H. Michels, C.L. Neumann

Kurzlehrbuch Anatomie

Hellmuth Michels, Claas Lennart Neumann

Kurzlehrbuch Anatomie

1. Auflage

Mit 183 Abbildungen und 80 Tabellen

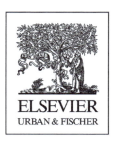

URBAN & FISCHER

München · Jena

Zuschriften und Kritik an:
Elsevier GmbH, Urban & Fischer Verlag, Lektorat Medizinstudium, z.Hd. Dr. Andrea Richarz, Karlstraße 45, 80333 München, medizinstudium@elsevier.de

Wichtiger Hinweis für den Benutzer
Die Erkenntnisse in der Medizin unterliegen laufendem Wandel durch Forschung und klinische Erfahrungen. Herausgeber und Autoren dieses Werkes haben große Sorgfalt darauf verwendet, dass die in diesem Werk gemachten therapeutischen Angaben (insbesondere hinsichtlich Indikation, Dosierung und unerwünschten Wirkungen) dem derzeitigen Wissensstand entsprechen. Das entbindet den Nutzer dieses Werkes aber nicht von der Verpflichtung, anhand der Beipackzettel zu verschreibender Präparate zu überprüfen, ob die dort gemachten Angaben von denen in diesem Buch abweichen und seine Verordnung in eigener Verantwortung zu treffen.

Wie allgemein üblich wurden Warenzeichen bzw. Namen (z. B. bei Pharmapräparaten) nicht besonders gekennzeichnet.

Bibliografische Information der Deutschen Nationalbibliothek
Die Deutsche Nationalbibliothek verzeichnet diese Publikation in der Deutschen Nationalbibliografie; detaillierte bibliografische Daten sind im Internet über http://dnb.d-nb.de abrufbar.

Alle Rechte vorbehalten
1. Auflage 2007

© Elsevier GmbH, München
Der Urban & Fischer Verlag ist ein Imprint der Elsevier GmbH.

07 08 09 10 11   5 4 3 2 1

Für Copyright in Bezug auf das verwendete Bildmaterial siehe Abbildungsnachweis.

Das Werk einschließlich aller seiner Teile ist urheberrechtlich geschützt. Jede Verwertung außerhalb der engen Grenzen des Urheberrechtsgesetzes ist ohne Zustimmung des Verlages unzulässig und strafbar. Das gilt insbesondere für Vervielfältigungen, Übersetzungen, Mikroverfilmungen und die Einspeicherung und Verarbeitung in elektronischen Systemen.

Um den Textfluss nicht zu stören, wurde bei Patienten und Berufsbezeichnungen die grammatikalisch maskuline Form gewählt. Selbstverständlich sind in diesen Fällen immer Frauen und Männer gemeint.

Planung: Dr. Dorothea Hennessen
Lektorat: Dr. Andrea Richarz
Redaktion: Dr. Daniela Kandels, Augsburg
Herstellung: Cornelia Reiter
Satz: Mitterweger & Partner, Plankstadt
Druck und Bindung: LegoPrint, Italien
Zeichnungen: Helmut Holtermann, Dannenberg
Umschlaggestaltung: SpieszDesign, Neu-Ulm
Titelabbildung: © mauritius images / Photo Researchers

ISBN 978-3-437-41332-2

Aktuelle Informationen finden Sie im Internet unter **www.elsevier.de** und **www.elsevier.com**

Gewidmet meinem Großvater

Dr. Fritz Michels

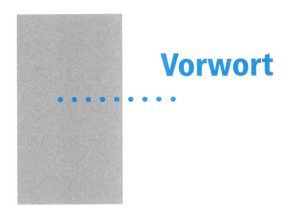

Vorwort

„Warum noch ein neues Anatomiebuch?"

Diese Frage habe ich mittlerweile oft gehört, wenn jemand meine schriftstellerischen Ambitionen kommentieren wollte. Doch die Begründung liegt auf der Hand:
Das Medizinstudium in seiner jetzigen Form ist vollgepackt mit Fächern, die alle das Prädikat des Wichtigsten für sich beanspruchen.
Und so ist es dem Studenten überlassen, sich einen beschreitbaren Weg durch das Dickicht des Fachwissens zu suchen, also herauszufinden, wie viel er wirklich für jedes einzelne Fach lernen muss, um erfolgreich bis zum Physikum zu gelangen und dieses mit einer gewissen Sicherheit auch zu bestehen.
Für mich war es wichtig, für jedes Fach ein Buch zu haben, das erstens alle relevanten und für ein gutes Bestehen notwendigen Fakten und nicht mehr beinhaltet, zweitens in verständlicher Weise geschrieben ist und drittens nicht aus dem preislichen Rahmen fällt.
Die großen Lehrbücher gehen zwar bis in die kleinsten Details, jedoch braucht ein Student ein Vielfaches der Zeit, die er zur Verfügung hat, um mit einem solchen Buch zu arbeiten. Des Weiteren sind die großen Lehrbücher meist von honorigen Fachleuten geschrieben, die um ihren Ruf besorgt sind und oft, so scheint es, einen einfachen Sprachstil vermeiden wollen. Darüber hinaus sind die großen Lehrbücher meist sehr teuer.
Die kleinen Lehrbücher hingegen sind zwar leicht verständlich geschrieben und vom Lesezeit- und pekuniären Aufwand optimal für den Studenten geeignet, jedoch liefern sie nach meiner Erfahrung oft zu spärliche Informationen, so dass man in einer mündlichen Prüfung selten den Nachfragen des Prüfers standhalten kann.
Es gibt auf dem Büchermarkt leider sehr wenige Anatomiebücher, die den Mittelweg darstellen.
Daher habe ich mich während meiner Anatomiezeit dazu entschlossen, ein Skript zu verfassen, das die fachliche Quintessenz aus mehreren Büchern und die zusätzlichen Informationen meiner Anatomiedozenten aus Vorlesung und vom Präptisch in sich vereinigt. Dieses Skript war zunächst nur zu meiner eigenen Vorbereitung für das Physikum konzipiert, das ich, zumindest was die Anatomie anbelangt, dank dieses Skriptes sehr erfolgreich bestanden habe.
Einige Semester später habe ich das Skript nochmal hervorgeholt und mir überlegt, dass auch andere Studenten von dieser Faktensammlung profitieren könnten. So habe ich es u. a. an den Elsevier-Verlag geschickt, wo ich auf offene Ohren stieß. Nach einiger Zeit wurde beschlossen, dass ich das Skript ausweiten und zu einem vollständigen Anatomie-Kurzlehrbuch erweitern sollte.
Diese große Aufgabe, die nun vor mir lag, hätte ich nicht bewältigen können ohne meinen Freund und Kommilitonen Claas Lennart Neumann, der für dieses Projekt sofort Feuer und Flamme war.
Über ein Jahr später halten Sie, geneigte Leser, nun die Frucht unserer Arbeit in den Händen.
Wir sind davon überzeugt, dass dieses Buch allen Anforderungen gerecht wird.
Es beinhaltet alle relevanten und notwendigen Informationen, die für das gute Bestehen von Testaten und dem Physikum erforderlich sind, und nicht

mehr, ist leicht verständlich formuliert und preislich absolut erschwinglich.

So sind wir voll der Hoffnung, dass dieses Buch, dessen Entstehung sehr viel Zeit und Mühe gekostet hat, auch bei Ihnen Gefallen findet.

Die Anatomie ist in der Tat ein sehr interessantes Fach und kann viel Freude machen. Wir hoffen, dass dieses Buch Ihnen dabei hilft, diese Freude zu entdecken!

Danksagung von Hellmuth Michels:

Es gibt einige Menschen, denen ich zu großem Dank verpflichtet bin, denn ohne sie wäre dieses Buch nicht entstanden.

Zunächst gilt der vielleicht größte Dank meinen Eltern, die ohne zu verzweifeln, und dafür hätte es genug Anlässe gegeben, mir die deutsche Rechtschreibung und die lateinische Sprache beigebracht haben. An dieser Stelle sei besonders meine Mutter erwähnt, der ich es verdanke, dass ich bereits mit vier Jahren den Abzählreim der Handwurzelknochen aufsagen konnte, ohne zu wissen, wo die Wurzeln meiner Hände überhaupt liegen.

Meinem Bruder Volker sei an dieser Stelle ebenfalls gedankt, der sich stets Mühe gegeben hat, mich auf die Härten des Lebens vorzubereiten, der aber auch immer für mich da war, wenn ich ihn brauchte.

Als nächstes möchte ich mich ganz besonders herzlich bei Lennart Neumann bedanken, ohne dessen fulminanten Einsatz ich dieses Projekt nicht hätte stemmen können. Ich hätte mir keinen besseren Co-Autor wünschen können. Die Zuverlässigkeit und Qualität seiner Arbeit sucht seinesgleichen.

Des Weiteren bedanke ich mich bei Herrn Gattnarzik, mit dem ich dieses Projekt aus der Taufe gehoben habe. Ohne seine freundliche Art und seine Bemühungen wäre meine Idee nie in die Realität umzusetzen gewesen.

Außerdem möchte ich mich bei Frau Dr. Richarz und Frau Dr. Kandels bedanken, mit denen ich gerne zusammengearbeitet habe. Ohne ihre Mühen wäre das Buch nicht so gut geworden, wie es jetzt ist.

Ein ganz besonderer Dank gilt meiner Freundin Katharina, die ich leider oft vertrösten musste, weil das Buch wieder einmal Vorrang hatte. Ich will mich bemühen, die verlorene Zeit nachzuholen!

Danksagung von Claas Lennart Neumann:

Auch ich möchte an dieser Stelle die Gelegenheit nutzen, um mich bei einigen Menschen besonders zu bedanken.

Als erstes möchte ich meinem Freund Hellmuth Michels danken, da dieser das Vertrauen hatte, mich an der Entwicklung dieses Buches zu beteiligen und mich als Autor hierzu „an Bord" nahm. Die Zusammenarbeit mit ihm war äußerst angenehm und motivierend, jederzeit würde ich gern wieder mit ihm arbeiten.

Weiterhin möchte ich meinen Eltern für ihre Unterstützung und Ermutigung danken, nicht nur während der Arbeit an diesem Buch. Ohne sie wäre mein Weg bis hierhin so nicht möglich gewesen.

Meiner Freundin Nicole möchte ich für ihre Geduld und Rücksicht auf meine Arbeit danken. Besonders für ihren liebevollen Beistand und ihre Aufmunterung möchte ich ihr großen Dank aussprechen. Meine Arbeit wäre ohne dies alles nicht möglich gewesen. Auch die Unterstützung ihrer Eltern sei hier ausdrücklich erwähnt.

Ein Dank geht auch an meine Freunde, die mich in kritischen Phasen ermuntert und unterstützt haben.

Des Weiteren möchte ich mich natürlich bei allen bedanken, die an der Entstehung dieses Buches mitgewirkt haben und ohne deren Hilfe und Unterstützung dieses Buch in seiner nun vorliegenden Form nicht möglich gewesen wäre.

Mein Dank gilt hier besonders Herrn Gattnarzik für sein Engagement, Frau Dr. Richarz für die freundliche Zusammenarbeit und Unterstützung während des Entstehens dieses Buches und Frau Dr. Kandels für die nette und anregende Kritik als Redakteurin, aber auch allen anderen, die im Elsevier-Verlag an der Erstellung dieses Buches beteiligt waren.

Zuletzt möchten wir noch zweieinhalb Zeilen an die Leser richten:

Kritik, positive wie negative, ist unbedingt willkommen. Denn nur durch Ihre Hinweise kann das Buch noch verbessert werden!

Göttingen, im Frühjahr 2007

Hellmuth Michels
Claas Lennart Neumann

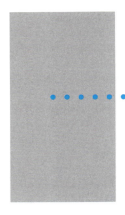

Benutzerhinweis

Prüfungsrelevanz

Die Themen, zu denen in den Physika bzw. Examina zum 1. Abschnitt der Ärztlichen Prüfung der letzten fünf Jahre Fragen gestellt wurden, sind besonders gekennzeichnet:

- ▶ ◀ blaue Pfeile zu Beginn und am Ende kennzeichnen die Abschnitte, die zur Beantwortung bisheriger Examensfragen (der letzten fünf Jahre) notwendig sind.
- Ausrufezeichen am rechten Rand vieler Überschriften:
  - ! ! ! = absolut prüfungsrelevant – sehr gut lernen! Mit drei Ausrufezeichen sind die Kapitel gekennzeichnet, zu denen bisher häufig Fragen gestellt wurden und die von ihrem Inhalt her absolut prüfungsrelevant sind.
  - ! ! = prüfungsrelevant – gut lernen. Mit zwei Ausrufezeichen sind die Kapitel gekennzeichnet, zu denen hin und wieder Fragen gestellt wurden.
  - ! = bedingt prüfungsrelevant. Mit einem Ausrufezeichen sind die Kapitel gekennzeichnet, zu denen bisher nur wenige Fragen gestellt wurden.

Nicht gekennzeichnet sind die Kapitel, zu denen in den letzten 10 Examina keine Fragen gestellt wurden.

Textkästen

  Merkekasten: wichtige Sachverhalte, Merkregeln

Klinik! Klinischer Bezug zum Thema

  Der Tutor gibt Hinweise zum Erarbeiten des Lernstoffs.

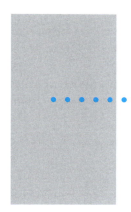

Inhaltsverzeichnis

1	**Allgemeine Embryologie**	1
1.1	Befruchtung, Furchung und Implantation	1
1.1.1	Befruchtung	1
1.1.2	Furchung	2
1.1.3	Implantation	3
1.2	Plazentation	3
1.2.1	Allgemeines	3
1.2.2	Entwicklung der Plazenta	3
1.2.3	Plazentaschranke	5
1.2.4	Endokrine Funktionen der Plazenta	5
1.2.5	Ablösung der Plazenta	6
1.3	Entwicklung des Keims	6
1.3.1	Zweiblättrige Keimscheibe (2. Entwicklungswoche)	6
1.3.2	Dreiblättrige Keimscheibe (3. Entwicklungswoche)	7
1.3.3	Embryonalperiode (4.–8. Entwicklungswoche)	8
1.4	Mehrlingsgeburten	10

2	**Allgemeine Anatomie**	11
2.1	Allgemeines	11
2.1.1	Gestalt des Menschen	11
2.1.2	Allgemeine Begriffe	11
2.1.3	Körperproportionen und Geschlechtsdimorphismus	14
2.2	Histologische Methoden	14
2.3	Gewebe	15
2.3.1	Epithelgewebe	17
2.3.2	Oberflächenepithel	18
2.3.3	Drüsenepithel	20
2.3.4	Sinnesepithel	20
2.4	Allgemeine Anatomie der Drüsen	20
2.4.1	Exokrine Drüsen	21
2.4.2	Endokrine Drüsen	23
2.5	Binde- und Stützgewebe	24
2.5.1	Mesenchym	26
2.5.2	Gallertartiges Bindegewebe	26
2.5.3	Lockeres Bindegewebe	26
2.5.4	Dichtes Bindegewebe	27
2.5.5	Elastisches Bindegewebe	27
2.5.6	Retikuläres Bindegewebe	27
2.5.7	Fettgewebe	28
2.5.8	Knorpelgewebe	29
2.5.9	Knochengewebe	30
2.6	Muskelgewebe	33
2.6.1	Quergestreifte Muskulatur	34
2.6.2	Glatte Muskulatur	35
2.6.3	Herzmuskulatur	37
2.7	Allgemeine Anatomie des Bewegungsapparats	37
2.7.1	Knochen	37
2.7.2	Knochenverbindungen	38
2.7.3	Skelettmuskeln	40
2.7.4	Weitere Strukturen der Muskeln und Sehnen	42
2.8	Nervengewebe	43
2.9	Allgemeine Anatomie des Nervensystems	46
2.10	Allgemeine Anatomie des Kreislaufsystems	49
2.10.1	Prä- und postnataler Kreislauf	49
2.10.2	Blutgefäße	50
2.10.3	Lymphgefäße	52
2.11	Blut und Knochenmark	53
2.11.1	Blutzellen	53

| 2.11.2 | Blutbildung und Knochenmark | 55 |
| 2.12 | Allgemeine Anatomie des Immunsystems | 56 |

3	**Obere Extremität**	**60**
3.1	Knochen	60
3.1.1	Brachium	60
3.1.2	Antebrachium	61
3.1.3	Manus	63
3.2	Gelenke und Bänder	64
3.2.1	Schultergelenk	64
3.2.2	Ellbogengelenk	66
3.2.3	Handgelenk	67
3.2.4	Binnengelenke der Hand	68
3.2.5	Sehnenscheiden	69
3.3	Muskeln	70
3.3.1	Muskeln des Schultergelenks	70
3.3.2	Muskeln des Unterarms	73
3.3.3	Muskeln des Handgelenks	75
3.3.4	Muskeln der Finger	76
3.4	Gefäße und Nerven	78
3.4.1	Arterielle Blutgefäße	78
3.4.2	Venöse Blutgefäße	80
3.4.3	Lymphgefäße	80
3.4.4	Nerven	80

4.	**Untere Extremität**	**85**
4.1	Knochen	85
4.1.1	Femur	85
4.1.2	Tibia und Fibula	87
4.1.3	Fußknochen	89
4.2	Gelenke und Bänder	90
4.2.1	Hüftgelenk	90
4.2.2	Kniegelenk	92
4.2.3	Tibiofibulargelenke	93
4.2.4	Oberes Sprunggelenk	93
4.2.5	Unteres Sprunggelenk	94
4.2.6	Binnengelenke und -bänder des Fußes	95
4.3	Muskeln	95
4.3.1	Muskeln des Hüftgelenks	95
4.3.2	Muskeln des Kniegelenks	98
4.3.3	Muskeln der Sprunggelenke	99
4.3.4	Fußmuskulatur	102
4.4	Gefäße und Nerven	103
4.4.1	Arterielle Blutgefäße	103
4.4.2	Venöse Blutgefäße	104
4.4.3	Lymphgefäße	105
4.4.4	Nerven	105

5	**Kopf und Hals**	**110**
5.1	Cranium	110
5.1.1	Viscerocranium	110
5.1.2	Neurocranium	115
5.1.3	Verbindungen der Schädelknochen	121
5.1.4	Orbita	122
5.1.5	Innere Schädelgruben	122
5.1.6	Äußere Schädelgruben	123
5.1.7	Foramina der Schädelbasis	125
5.1.8	Kiefergelenk	125
5.1.9	Nasenhöhle	126
5.1.10	Nasennebenhöhlen	128
5.1.11	Mimische Muskulatur	130
5.1.12	Mundhöhle	130
5.1.13	Pharynx	138
5.2	Collum	141
5.2.1	Muskeln des Halses	142
5.2.2	Endokrine Drüsen des Halses	144
5.2.3	Larynx	145
5.2.4	Faszien von Kopf und Hals	151
5.3	Gefäße und Nerven	151
5.3.1	Gefäße von Kopf und Hals	151
5.3.2	Nerven von Kopf und Hals	154

6	**Leibeswände**	**161**
6.1	Rücken	161
6.1.1	Skelettelemente der Wirbelsäule	161
6.1.2	Verbindungen der Wirbel	165
6.1.3	Muskulatur der Wirbelsäule	167
6.2	Brustwand	172
6.2.1	Skelettelemente der Brustwand	172
6.2.2	Verbindungen der Brustwand	174
6.2.3	Muskulatur der Brustwand	174
6.3	Schultergürtel	175
6.3.1	Skelettelemente des Schultergürtels	175
6.3.2	Verbindungen des Schultergürtels	177
6.3.3	Muskulatur des Schultergürtels	177
6.4	Zwerchfell	177
6.4.1	Makroskopie	177
6.4.2	Gefäße und Nerven	178
6.5	Das Rückenmark	179
6.5.1	Makroskopie	179
6.5.2	Histologie	181
6.6	Bauchwand	181
6.6.1	Allgemeines	181
6.6.2	Makroskopie	181
6.6.3	Gefäße und Nerven	187
6.7	Becken und Beckenwände	188

6.7.1	Allgemeines	188	8.2	Leber, Gallenblase und Pankreas	240
6.7.2	Makroskopie	188	8.2.1	Allgemeines	240
6.7.3	Gefäße und Nerven	195	8.2.2	Embryologie	241
			8.2.3	Leber	242
7	**Brusteingeweide**	**197**	8.2.4	Gallenblase	247
			8.2.5	Pankreas	247
7.1	Atmungsorgane	197	8.3	Milz	249
7.1.1	Allgemeines	197	8.4	Endokrine Organe	252
7.1.2	Trachea	197	8.4.1	Nebenniere	252
7.1.3	Lunge	198	8.5	Harnorgane	253
7.2	Ösophagus	207	8.5.1	Allgemeines	253
7.2.1	Allgemeines	207	8.5.2	Embryologie	253
7.2.2	Embryologie	207	8.5.3	Niere	254
7.2.3	Makroskopie	207	8.5.4	Harnleiter	257
7.2.4	Histologie	208	8.5.5	Harnblase	258
7.2.5	Gefäße und Nerven	208	8.5.6	Harnröhre	260
7.3	Thymus	209	8.6	Weibliche Geschlechtsorgane	260
7.3.1	Allgemeines	209	8.6.1	Allgemeines	260
7.3.2	Makroskopie	209	8.6.2	Ovar	261
7.3.3	Histologie	209	8.6.3	Tuba uterina	264
7.3.4	Gefäße	209	8.6.4	Uterus	265
7.4	Herz	210	8.6.5	Vagina	269
7.4.1	Allgemeines	210	8.6.6	Äußere weibliche Geschlechtsorgane	269
7.4.2	Makroskopie	210	8.7	Männliche Geschlechtsorgane	270
7.4.3	Histologie	215	8.7.1	Allgemeines	270
7.4.4	Gefäße und Nerven	215	8.7.2	Hoden	271
7.5	Arterien, Venen und Lymphgefäße des Thorax	217	8.7.3	Nebenhoden	275
			8.7.4	Ductus deferens	275
7.5.1	Arterien	217	8.7.5	Vesicula seminalis	276
7.5.2	Venen	220	8.7.6	Cowper-Drüsen	277
7.5.3	Lymphgefäße	221	8.7.7	Ductus ejaculatorius	277
7.6.	Nerven	221	8.7.8	Prostata	277
7.6.1	Nervus vagus	221	8.7.9	Äußere männliche Geschlechts-	
7.6.2	Nervus phrenicus	222		organe	278
7.6.3	Nervi splanchnici	222	8.8	Arterien	280
7.7	Angewandte und topographische Anatomie	223	8.8.1	Pars abdominalis aortae	280
			8.8.2	Arteria iliaca communis	282
7.7.1	Mediastinum	223	8.9	Venen	283
7.7.2	Pleura und Lungengrenzen	223	8.9.1	Beckenvenen	283
			8.9.2	Vena cava inferior	283
8	**Baucheingeweide**	**225**	8.9.3	Pfortader	283
8.1	Organe des Magen-Darm-Kanals	225	8.10	Lymphknoten und -gefäße	284
8.1.1	Allgemeines	225	8.10.1	Allgemeines	284
8.1.2	Die Bauchhöhle	225	8.10.2	Parietale Lymphknoten	284
8.1.3	Embryologie	226	8.10.3	Viszerale Lymphknoten	284
8.1.4	Magen	228	8.10.4	Ductus thoracicus	284
8.1.5	Intestinum tenue	232	8.11	Vegetatives Nervensystem	285
8.1.6	Intestinum crassum	236	8.11.1	Sympathisches Nervensystem	285
8.1.7	Rektum	238	8.11.2	Parasympathisches Nervensystem	285

9 Zentrales Nervensystem 286

9.1	Rückenmark	286
9.1.1	Allgemeines	286
9.1.2	Histologie und Funktion	286
9.1.3	Gefäße	291
9.2	Gliederung des Gehirns	291
9.3	Rhombencephalon	292
9.3.1	Allgemeines	292
9.3.2	Makroskopie	292
9.3.3	Innere Gliederung	292
9.4	Mesencephalon	297
9.4.1	Allgemeines	297
9.4.2	Makroskopie	297
9.4.3	Innere Gliederung	297
9.5	Cerebellum	305
9.5.1	Allgemeines	305
9.5.2	Makroskopie	305
9.5.3	Histologie	306
9.6	Diencephalon	310
9.6.1	Allgemeines	310
9.6.2	Makroskopie	310
9.6.3	Innere Gliederung	312
9.7	Telencephalon	316
9.7.1	Großhirnhemisphären	316
9.7.2	Basalganglien	323
9.7.3	Bahnsysteme des Großhirns	325
9.8	Systeme	326
9.8.1	Hörbahn	326
9.8.2	Sehbahn	327
9.8.3	Riechbahn	328
9.8.4	Geschmacksbahn	329
9.9	Hirnhäute und Liquorsystem	329
9.9.1	Hirnhäute	329
9.9.2	Liquorsystem	330
9.10	Gefäße	332
9.10.1	Arterien	332
9.10.2	Venen	333

10 Sehorgan 335

10.1	Embryologie	335
10.2	Makroskopie	336
10.3	Histologie	338
10.3.1	Tunica fibrosa	338
10.3.2	Tunica vasculosa	338
10.3.3	Tunica interna	340
10.4	Gefäße und Nerven	341
10.5	Zusätzliche Einrichtungen des Auges	342
10.5.1	Augenlid	342
10.5.2	Tränenapparat	342

11 Hör- und Gleichgewichtsorgan 344

11.1	Allgemeines	344
11.2	Hörorgan	344
11.2.1	Außenohr	344
11.2.2	Mittelohr	346
11.2.3	Innenohr	348
11.3	Statisches Organ	351
11.3.1	Knöcherne Strukturen des statischen Organs	351
11.3.2	Häutige Strukturen des statischen Organs	352

12 Haut und Hautanhangsgebilde 353

12.1	Allgemeines	353
12.2	Histologie	353
12.2.1	Epidermis	354
12.2.2	Dermis	354
12.2.3	Subcutis	354
12.3	Gefäße und Nerven	355
12.4	Hautanhangsgebilde	356
12.4.1	Drüsen	356
12.4.2	Haare	357
12.4.3	Nägel	358

Index 359

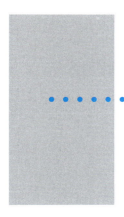

Abbildungsverzeichnis

[1] Mitchell B, Sharma R: Embryology, an illustrated colour text. Elsevier Churchill Livingstone 2005
[2] Kiechle M (Hrsg.): Gynäkologie und Geburtshilfe. Elsevier 2006
[3] Netter FH: Atlas of Human Anatomy, 4. Auflage. Saunders Elsevier 2006
[4] Sist T, Miner M, Lema M: Characteristics of postradical neck pain syndrome: a report of 25 cases. Journal of Pain and Symptom Management 18 (2): 95–102, Elsevier 1999
[5] Trepel M: Neuroanatomie, 3. Auflage. Elsevier 2004

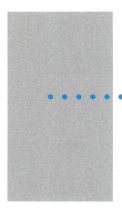

Abkürzungsverzeichnis

A.	Arteria (Arterie)	Ig	Immunglobulin
a.p.	anterior-posterior	IL	Interleukin
Aa.	Arteriae	LH	luteinisierendes Hormon, Lutropin
ABP	Androgen-bindendes Protein	Lig.	Ligamentum (Band)
ACh	Acetylcholin	Ligg.	Ligamenta
ACTH	adrenokortikotropes Hormon	LWK	Lendenwirbelkörper
ADH	antidiuretisches Hormon	LWS	Lendenwirbelsäule
ANP	atriales natriuretisches Peptid	M.	Musculus (Muskel)
APUD	amine precursor uptake and decarboxylation	MHC	major histocompatibility complex
		Mm.	Musculi
ARAS	aufsteigendes retikuläres Aktivierungssystem	MPS	mononukleäres Phagozytosesystem
		N	Newton
Art.	Articulatio (Gelenk)	N.	Nervus (Nerv)
Artt.	Articulationes	Ncl.	Nucleus (Kern)
BWK	Brustwirbelkörper	Ncll.	Nuclei
BWS	Brustwirbelsäule	NK-Zellen	natürliche Killerzellen
cGMP	zyklisches Guanosinmonophosphat	Nn.	Nervi
Cl^-	Chlorid-Ionen	NNM	Nebennierenmark
DNA	Desoxyribonukleinsäure	NNR	Nebennierenrinde
ER	endoplasmatisches Retikulum	Op.	Operation
FSH	Follikelstimulierendes Hormon, Follitropin	PALS	periarterielle Lymphozytenscheide
		PDGF	Blutplättchen-Wachstumsfaktor
GABA	γ-Aminobuttersäure	PNS	peripheres Nervensystem
Gl.	Glandula (Drüse)	Proc.	Processus (Singular) (Fortsatz)
Gll.	Glandulae	Procc.	Processus (Plural)
GnRH	Gonadotropin Releasing Hormon, Gonadoliberin	R.	Ramus (Ast)
		rER	raues endoplasmatisches Retikulum
H^+	Wasserstoff-Ionen	Rr.	Rami
HCG	humanes Choriongonadotropin	STH	somatotropes Hormon, Wachstumshormon
HHL	Hypophysenhinterlappen		
HVL	Hypophysenvorderlappen	TNF	Tumornekrosefaktor
HWK	Halswirbelkörper	V.	Vena (Vene)
HWS	Halswirbelsäule	Vv.	Venae
ICR	Interkostalraum	WS	Wirbelsäule
IFN	Interferon	ZNS	zentrales Nervensystem

1 Allgemeine Embryologie

Dieses Kapitel beschreibt die Entwicklung des Menschen von der Befruchtung bis zur Geburt und umfasst:
- Befruchtung
- Furchung und Implantation
- Plazentation
- Entwicklung des Keims
- Organogenese und Ausbildung der äußeren Körperformen
- Mehrlingsbildung, Mehrfachbildung und Fehlbildungen.

 Zum Verständnis dieses Kapitels sollten Sie sich auch mit den Kapiteln 8.6 und 8.7 auseinandersetzen.

1.1 Befruchtung, Furchung und Implantation

1.1.1 Befruchtung

Definition
▶ Die **Befruchtung** ist der Zeitpunkt, an dem sich männliche und weibliche Keimzelle, die sog. **Gameten,** vereinigen und miteinander verschmelzen.

Das Einbringen der männlichen Samen in den weiblichen Genitaltrakt bezeichnet man als **Insemination.** ◀

Ablauf der Befruchtung
▶ Die Befruchtung findet im Normalfall in der **Ampulla tubae uterinae** statt, wo sich die Eizelle nach der Ovulation befindet. Während die Eizelle nur bis zu 12 Stunden fertil bleibt, sind Spermien in der Regel bis zu 48 Stunden befruchtungsfähig. Daher besteht beim Menschen ein **Konzeptionsoptimum** zur Zeit des Eisprungs.

Zur Befruchtung müssen die beweglichen Spermien in die Ampulle vordringen. Das erste Spermium, das die Eizelle erreicht, durchdringt mit Hilfe der Proteasen des Akrosoms die Corona radiata, die die Eizelle umgibt. Im Verlauf dieser **Akrosomenreaktion** wird auch die Zona pellucida teilweise aufgelöst. Dieser Vorgang wird über Rezeptorproteine der Zona pellucida gesteuert. Im Anschluss kann sich der Kopf des Spermiums an die Oberfläche der Eizelle anlagern. Die Plasmamembranen von Eizelle und Spermium verschmelzen miteinander.

Auf diese Verschmelzung reagiert die Eizelle schlagartig mit einer Veränderung der Zona pellucida, die nun für weitere Spermien undurchlässig wird. So wird sichergestellt, dass nur ein Spermium die Eizelle befruchten kann. Diesen Vorgang bezeichnet man auch als **Polyspermieblock.**

Nach der Verschmelzung beendet die sekundäre Oozyte ihre 2. Reifeteilung und bildet den **weiblichen Vorkern.** Der **männliche Vorkern** entsteht, indem der Kopf des Spermiums anschwillt, während der Schwanzfaden degeneriert. Anschließend kommt es zur Vereinigung der beiden Vorkerne.

Durch die Befruchtung entsteht aus dem haploiden Chromosomensatz von Mutter und Vater ein diploider Chromosomensatz.

Während der Spermatogenese entwickeln sich aus den männlichen Urkeimzellen vier Spermien mit jeweils haploidem Chromosomensatz, von denen zwei ein X- und zwei ein Y-Chromosom enthalten. Bei der Frau hingegen trägt jede Eizelle ein X-Chromosom. Daher entscheidet die Chromosomenausstattung des Spermiums über das Geschlecht des Kindes.

Bei der Befruchtung kommt es durch die Neukombination von mütterlichen und väterlichen Chromosomen sowie durch Crossing-over-Prozesse bei der Meiose zur **Mischung des Erbguts.**

Die befruchtete Eizelle heißt nun nicht mehr Oozyte, sondern **Zygote.** ◀

1.1.2 Furchung

Bis zum 5. Entwicklungstag ist der Keim noch von der Zona pellucida umgeben. In diesem Zeitraum finden die ersten Zellteilungen der Zygote statt, die man als **Furchung** bezeichnet. ▶ Dabei erfolgt jedoch zunächst kein Größenwachstum. Daher sind alle Zellen, die bei der Furchung entstehen, kleiner als die Ausgangszelle. Die Zellen, die während der Furchung entstehen, nennt man **Blastomeren.** Bis zu ihrem dritten Teilungsschritt sind sie noch **omnipotent,** das heißt, sie sind alle in der Lage, einen kompletten Embryo zu bilden.

Ab dem 8-Zell-Stadium bezeichnet man den Keim aufgrund seines Aussehens als **Morula** (Maulbeere, ☞ Abb. 1.1a).

Wenn die Morula das 16-Zell-Stadium erreicht hat, beginnen die Zellen, sich in einer inneren und einer äußeren Schicht anzuordnen. Dabei entwickelt sich aus der Morula die sog. **Blastozyste** (☞ Abb. 1.1b). Von diesem Zeitpunkt an ist die Entwicklung der einzelnen Zellen festgelegt; sie sind also nicht mehr omnipotent. Stattdessen bezeichnet man sie als **pluripotent,** da sie sich immer noch in verschiedene Gewebe differenzieren können.

Die inneren Zellen bilden den **Embryoblast,** aus dem sich der Embryo entwickelt. Die äußeren Zellen werden zum **Trophoblast,** welcher später die Plazenta und Teile der Fruchthüllen bildet. Der Trophoblast legt sich wie eine Hülle um den Embryoblast und nimmt von außen Flüssigkeit auf. Dadurch entsteht eine flüssigkeitsgefüllte Höhle: die **Blastozystenhöhle.** ◀

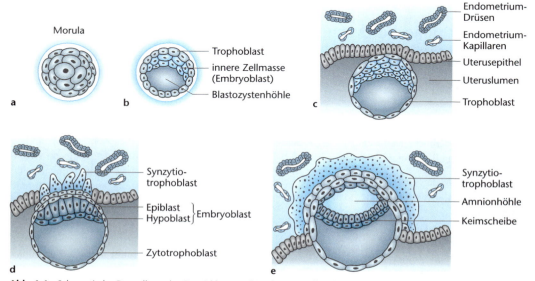

Abb. 1.1: Schematische Darstellung der Entwicklung und Implantation der Blastozyste. (mod. nach [1])

Den meisten Studenten fällt es schwer, die zahlreichen embryologischen Fachbegriffe wie Trophoblast, Blastozyste usw. auseinanderzuhalten und definieren zu können. Alle fett gedruckten Begriffe sollten Sie aber unbedingt verstanden haben.

Transport in den Uterus

Während sich aus der Zygote die Blastozyste entwickelt, wandert der Keim von der Tube (Eileiter) in den Uterus (Gebärmutter). Nach der Befruchtung gelangt er innerhalb von 2–3 Tagen – angetrieben vom Zilienschlag der Schleimhautzellen des Eileiters – von der Ampulle zur Einmündungsstelle der Tube in die Gebärmutter. Etwa am 4. Tag nach der Befruchtung erreicht der Keim als Blastozyste das Uteruslumen.

1.1.3 Implantation

Etwa am 6. Tag nach der Befruchtung nistet sich die Blastozyste in die Uterusschleimhaut ein, nachdem sich zuvor die Zona pellucida aufgelöst hat. Man bezeichnet diesen Vorgang als **Implantation** (☞ Abb. 1.1c bis e). Die wichtigste Grundvoraussetzung dafür ist der Zustand der Uterusschleimhaut, die sich zu diesem Zeitpunkt hormonell bedingt in der Sekretionsphase befindet (☞ Kap. 8.6.4).

Die Implantation des Keims erfolgt meist an der Hinterwand, seltener an der Vorderwand des Uterus. Dabei nistet sich die Blastozyste direkt unterhalb des Epithels in die Uterusschleimhaut ein.
▶ Dies gelingt den Trophoblastzellen durch Lysierung und Phagozytose einiger Zellen der Dezidua. Als Deziduazellen bezeichnet man die Zellen des Endometriumstromas während der Schwangerschaft. Sie wandeln sich unter Einfluss der Implantation um und spielen später für die Ernährung über die Plazenta eine wichtige Rolle. ◀

> **Klinik!**
>
> **Abweichende Implantationsorte**
> Nicht immer findet die Implantation in der Vorder- oder Hinterwand des Uterus statt.
> - Nistet sich die Blastozyste in Nähe des inneren Muttermundes ein, wird dieser durch die sich bildende Plazenta überlagert. Dies bezeichnet man als **Placenta praevia**. Als Komplikation kann es im Verlauf der Schwangerschaft oder während der Geburt zu gefährlichen Blutungen kommen.
> - Bei Störungen des Transports gelangt die Blastozyste nicht in die Gebärmutter, sondern nistet sich in der Tube ein. Man spricht von einer **Tubargravidität** oder Eileiterschwangerschaft. Wächst der Embryo heran, rupturiert der Eileiter, was wegen der starken Durchblutung des Gewebes zu schweren inneren Blutungen führen kann.
> - Wird die Eizelle nicht von den Fimbrien des Eileiters aufgenommen, kann eine **extrauterine Einnistung** resultieren. Eine mögliche Lokalisation ist beispielsweise die Excavatio retrouterina.

1.2 Plazentation

1.2.1 Allgemeines

Die Plazenta hat, wenn sie voll entwickelt ist, die Form eines Kuchens. Deswegen wird sie häufig auch als Mutterkuchen bezeichnet. Sie besitzt dann ein Gewicht von 500–600 g, hat einen Durchmesser von 15–25 cm und eine Dicke von 2–3 cm. Als Nachgeburt wird die Plazenta zusammen mit den Eihäuten und dem Nabelstrang nach der Geburt abgestoßen.

▶ Die Plazenta setzt sich zusammen aus
- einem fetalen Anteil: **Chorion**
- einem maternalen Anteil: **Endometrium.** ◀

1.2.2 Entwicklung der Plazenta

Fetaler Anteil der Plazenta
▶ Die Blastozyste lagert sich während der Implantation mit dem embryonalen Pol an das Endometrium des Uterus an (☞ Abb. 1.1c und d). Dabei wachsen die Trophoblastzellen in die Schleimhaut ein und bilden den **Zytotrophoblast.** Ein Teil dieser Zytotrophoblastzellen verschmilzt miteinander und bildet ein Synzytium. Entsprechend nennt man das entstehende Gewebe **Synzytiotrophoblast.** Dabei handelt es sich um eine zellkernreiche Plasmamasse, die keine Zellgrenzen aufweist. Die Zytotrophoblastzellen, die nicht zum Synzytiotrophoblast verschmelzen, bleiben erhalten und umgeben weiterhin den Embryoblast als Blastozystenhülle.

Der **Synzytiotrophoblast** wächst weiter in die Uterusschleimhaut vor. Dabei bilden sich sog. **Lakunen,** die Anschluss an die Kapillaren der Uterusscheimhaut und des Uterusstromas erhalten und daher mit mütterlichem Blut gefüllt sind. Dieser Vorgang ist die Basis für die Ausbildung des **uteroplazentaren Kreislaufs,** der etwa am 9. Tag nach der Befruchtung in Gang kommt. ◄ Bis zu diesem Zeitpunkt wurde der Keim über Stoffe ernährt, die durch Proteolyse bei der Einwanderung des Trophoblasten freigesetzt wurden **(histotrophe Phase).** Mit dem uteroplazentaren Kreislauf beginnt die ▶ **hämotrophe Phase** der Versorgung.

Während der Synzytiotrophoblast in die Uterusschleimhaut vordringt und so die Grundlage für die Plazenta schafft, differenzieren sich die Zellen des Zytotrophoblasten zu **Mesenchymzellen.** Diese wandern in die Blastozystenhöhle ein und liegen dort dem Zytotrophoblast als **extraembryonales Mesoderm** von innen an.

Die vom Synzytiotrophoblast gebildeten Lakunen formieren sich zu einem durch Trabekel untergliederten Hohlraumsystem, das später **intervillöser Raum** genannt wird. Die Trabekel sind Reste des Synzytiotrophoblasten. Zytotrophoblastzellen wandern in diese Trabekel ein, so entwickeln sich die **Primärzotten.**

Im Verlauf der Entwicklung verzweigen sich die Primärzotten immer weiter. Mesoderm aus der Somatopleura wächst in sie ein und differenziert sich im Inneren der Zotten zu Bindegewebe. Diese bindegewebig durchsetzten Zotten bezeichnet man als **Sekundärzotten;** sie entstehen etwa am 16. Tag nach der Befruchtung.

In Bindegewebe der Sekundärzotten sprossen Gefäße und Kapillaren, damit werden die Sekundär- zu **Tertiärzotten.** Die Gefäße erhalten Anschluss an das Blutsystem des sich entwickelnden Embryos. ◄

Maternaler Anteil der Plazenta
▶ Die mütterlichen Anteile der Plazenta werden von der Uterusschleimhaut gebildet, die im schwangeren Uterus als **Dezidua** bezeichnet wird (☞ Abb. 1.2). Man unterscheidet folgende Abschnitte:
- **Decidua basalis:** Sie legt sich dem Chorion von außen an. Man findet sie vor allem im Bereich des embryonalen Pols, wo sich die Plazenta entwickelt.

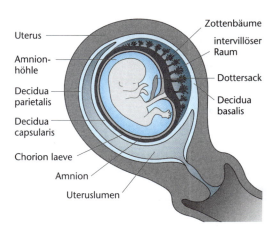

Abb. 1.2: Gliederung der Dezidua.

- **Decidua capsularis:** Sie umgibt den Embryo, da dieser ja vollständig in die Uterusschleimhaut eingewachsen ist.
- **Decidua parietalis:** Sie kleidet den nicht von Plazenta bedeckten Teil des Uterus aus.

Mit dem Embryo wachsen auch die Decidua capsularis und die Decidua parietalis und füllen so fast das komplette Uteruslumen aus.

In der 8. Woche nach der Befruchtung differenziert sich das den Embryo umgebende Chorion in zwei Anteile:
- **Chorion villosum (frondosum):** Es bildet sich am embryonalen Pol und steht in Kontakt mit der Decidua basalis. Hier bleiben die Zotten erhalten.
- **Chorion laeve:** Es grenzt an die Decidua capsularis. In diesem Bereich degenerieren die Zotten.

Im fetomaternalen Grenzbereich vermischen sich Zellen des Zytotrophoblasten mit Zellen der Dezidua und bilden so die sog. **Durchdringungszone.** Gleichzeitig wachsen die Zottenbäume, vergrößern ihre Oberfläche und bilden an ihrer Oberfläche vermehrt Kapillaren aus. Beide Prozesse dienen dem besseren Austausch von Stoffen zwischen Mutter und Embryo. Die Zotten sind an der sog. **Chorionplatte** verankert und ragen von hier aus in den **intervillösen Raum,** welcher mit mütterlichem Blut gefüllt ist. Eine **Basalplatte** grenzt den intervillösen Raum von der mütterlichen Dezidua ab. Die Chorionplatte und die Basalplatte gehen an ihren seitlichen Grenzen ineinander über und umschließen so den intervillösen Raum.

Sobald die Plazenta ausdifferenziert ist, spricht man von einer **reifen Plazenta.** ◀

1.2.3 Plazentaschranke

▶ Die Plazentaschranke ist durch den histologischen Aufbau der Plazentazotten bedingt: Durch diesen Aufbau stellt die Plazenta eine passive Filtermembran dar, die mütterliches und fetales Blut trennt. Sie kann den Übertritt von verschiedenen im Blut gelösten Substanzen ermöglichen oder verhindern. Von außen nach innen, also von der maternalen zur fetalen Seite, bestehen die Zotten aus folgenden Strukturen:
- Synzytiotrophoblast
- Zytotrophoblast
- Bindegewebe der Zotten
- Kapillarendothel der fetalen Kapillaren.

Dieser Aufbau ändert sich ab der 20. Schwangerschaftswoche. Zu dieser Zeit beginnt das Bindegewebe sich zurückzubilden, während sich die Kapillaren vergrößern. Die vorher komplette Schicht der Zytotrophoblastzellen wird lückenhaft.

Alle Veränderungen lassen die Kapillaren näher an die Oberfläche der Zotten gelangen und verkürzen so die Diffusionsstrecke für den Stoffaustausch.

Folgende Transportprozesse finden durch die Plazenta statt:
- **Diffusion:** v. a. Sauerstoff und Kohlendioxid
- **erleichterte Diffusion:** Glucose und Milchsäure
- **aktiver Transport:** Elektrolyte und Aminosäuren
- **Transzytose:** IgG-Antikörper.

Durch die Übertragung von IgG-Antikörpern hat das spätere Neugeborene am Immunschutz der Mutter teil, man spricht von **Nestschutz.** Er ist essenziell für die Abwehrlage des Neugeborenen. ◀

Für Blutzellen ist die Plazenta undurchlässig, es kommt also nicht zum Übertritt von z. B. Erythrozyten von der Mutter auf das Kind oder umgekehrt.

🩺 Klinik!

Blutgruppeninkompatible Schwangerschaften
Bei der Geburt, bei Fehlgeburten oder bei Traumen kann es durch Verletzung der Zotten bzw. der darin enthaltenen Kapillaren zum Übertritt von fetalen Blutzellen in den mütterlichen Kreislauf kommen. Ist das Kind Rhesus-positiv, die Mutter aber Rhesus-negativ, bildet die Mutter Antikörper gegen die kindlichen Erythrozyten, sie wird sensibilisiert. In der Regel ist das erste Kind von dieser Antikörperbildung nicht betroffen. Kommt es aber erneut zu einer Schwangerschaft mit einem weiteren Rhesus-positiven Kind, so können die mütterlichen Antikörper die Plazenta passieren und das Kind schädigen: **Morbus haemolyticus neonatorum.** Die Symptome reichen von einer hämolytischen Anämie bis zum intrauterinen Tod des Embryos bzw. Fetus.
Da sich die Sensibilisierung nicht mehr rückgängig machen lässt, muss sie während jeder Schwangerschaft verhindert werden. Dazu wird der Mutter Anti-D-Immunglobulin gespritzt. Anti-D-Immunglobulin ist ein Medikament, das kindliche rote Blutkörperchen mit dem Merkmal D bei einem Übertritt auf die Mutter aus deren Kreislauf entfernt, bevor sie das Immunsystem der Mutter aktivieren können. Auf diese Weise kommt es nicht zu einer Sensibilisierung der Mutter.
Zur Vorsorge wird Rhesus-negativen Schwangeren in der 28.–30. Schwangerschaftswoche eine Dosis Anti-D-Immunglobulin verabreicht. Nach der Geburt eines Rhesus-positiven Kindes erhält die Mutter erneut eine Dosis Anti-D-Immunglobulin. Dadurch wird die Sensibilisierung durch D-positives Blut, das während der Geburt in den Kreislauf der Mutter gelangt ist, verhindert. Das Immunglobulin soll 2–72 Stunden nach der Geburt gespritzt werden.

1.2.4 Endokrine Funktionen der Plazenta

▶ Die Plazenta, genauer gesagt der Trophoblast bildet Hormone. Das wichtigste Hormon ist dabei das **humane Choriongonadotropin (HCG).** Es handelt sich um ein Proteohormon, hat also Eiweißstruktur. Es wird im Synzytiotrophoblast gebildet und dient der Aufrechterhaltung der Schwangerschaft. ◀

Das HCG verhindert, dass sich während der Schwangerschaft das Corpus luteum graviditatis im Ovar zurückbildet. Dieses produziert weiter Progesteron, wodurch die Abstoßung der Uterusschleimhaut verhindert wird (☞ Kap. 8.6.4).

> **Klinik!**
>
> **Schwangerschaftstest**
> HCG wird schon sehr früh produziert und mit dem Harn ausgeschieden. Bei einer Schwangerschaft ist es bereits vor der nächsten erwarteten Regelblutung im Urin nachweisbar. Dies macht man sich bei Schwangerschaftstests zunutze.

1.2.5 Ablösung der Plazenta

▶ Nach der Geburt löst sich die Plazenta im Bereich der Basalplatte ab und wird ausgestoßen, darum spricht man auch von der sog. **Nachgeburt**. ◀

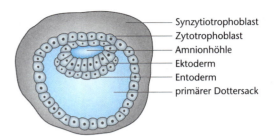

Abb. 1.3: 8 Tage alte Blastozyste.

1.3 Entwicklung des Keims

1.3.1 Zweiblättrige Keimscheibe (2. Entwicklungswoche)

▶ Am 7. Tag nach der Befruchtung bildet sich eine Schicht aus platten Epithelzellen an der Grenze zur Blastozystenhöhle. Diese Zellen sind Bestandteil des **ersten Keimblatts**. Während der Entwicklung werden sich drei verschiedene Keimblätter bilden. Das erste Keimblatt bezeichnet man als **Entoderm**, manchmal auch als **Hypoblast**.

Aus den übrigen Zellen des Embryoblasten entwickeln sich hohe Zylinderzellen. Sie bilden das **zweite Keimblatt**, das **Ektoderm** oder **Epiblast**.

Ungefähr am 8. Tag der Entwicklung ist so eine **zweiblättrige Keimscheibe** entstanden, aus der sich der Embryo entwickelt. ◀ Abbildung 1.3 zeigt eine ca. 8 Tage alte Blastozyste.

▶ Zur gleichen Zeit kommt es zur Spaltbildung zwischen Zyto- und Embryoblast. Aus diesem Spalt entwickelt sich die **Amnionhöhle**, die ab dem 9. Tag von **Amnionepithel** ausgekleidet ist. Dieses Epithel besteht aus Zellen, die aus dem Ektoderm der Keimscheibe ausgewandert sind.

Aus dem Entoderm wandern nun stark abgeplattete Zellen in die Blastozystenhöhle aus und bilden dort den **primären Dottersack**, der fast die ganze Blastozystenhöhle einnimmt. Aus diesem Dottersack entwickelt sich im Verlauf der **sekundäre Dottersack**, dessen Entstehungsmechanismus beim Menschen noch nicht vollständig geklärt ist.

Andere Zellen aus der Keimscheibe wandern in den Raum zwischen Zytotrophoblast und Dottersack ein und füllen ihn netzartig aus. Sie bilden das **extraembryonale Mesenchym**, aus dem sich das embryonale Bindegewebe entwickelt. Zwischen den vom Mesenchym gebildeten Netzen entstehen Hohlräume, die sich schließlich zu einer gemeinsamen Höhle vereinigen. Diese Höhle bezeichnet man als **extraembryonales Zölom**. ◀ Zu diesem Zeitpunkt ist der Embryo etwa 13 Tage alt.

In Abbildung 1.4 ist eine ca. 13 Tage alte Blastozyste dargestellt.

▶ Das extraembryonale Mesenchym kann in zwei Schichten unterteilt werden:
- Das extraembryonale **Splanchnopleuramesenchym (viszerales Mesenchym)** überzieht den Dottersack.
- Das extraembryonale **Somatopleuramesenchym (parietales Mesenchym)** liegt dem Zytotrophoblast von innen an und umhüllt so das Amnion.

In der 2. Entwicklungswoche bildet sich auch der Haftstiel aus. Er entsteht aus der lateralen Vereinigung von parietalem und viszeralem extraembryonalem Mesenchym und verbindet den Zytotrophoblast mit dem Embryoblast. Aus dem Haftstiel entwickelt sich später die Nabelschnur.

Am 13. – 14. Tag werden die Zellen des Entoderms zunehmend kubisch, und es entsteht eine Verbindung zwischen Ento- und Ektoderm: die **Prächordalplatte**. Gleichzeitig beginnt der Keim, sich nach kranial und kaudal auszurichten. ◀

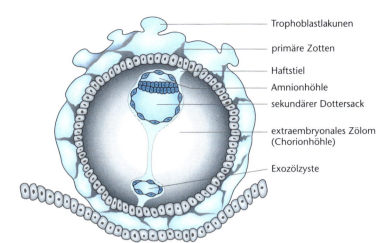

Abb. 1.4: 13 Tage alte Blastozyste.

1.3.2 Dreiblättrige Keimscheibe (3. Entwicklungswoche)

▶ Die 3. Entwicklungswoche beginnt mit der Bildung eines Streifens auf der Ektodermoberfläche, welche vom kaudalen Ende bis zur Mitte der Keimscheibe reicht. Diesen Streifen bezeichnet man als **Primitivstreifen.** Auf ihm bildet sich eine Rinne, die sog. **Primitivrinne,** die nach vorn durch den **Primitivknoten** abgeschlossen wird. Die Keimscheibe wächst in die Länge, wobei der Primitivstreifen jedoch seine Länge nicht ändert. Der Primitivstreifen teilt die Keimscheibe in zwei Hälften, die den späteren Körperhälften entsprechen.

Zellen aus dem Ektoderm wandern zum Primitivstreifen und senken sich in die Primitivrinne hinein. Dieser Vorgang wird als **Gastrulation** bezeichnet. Die Zellen dringen zwischen das Ento- und das Ektoderm und bilden dort das noch nicht untergliederte **primitive Mesoderm** aus. Das Mesoderm ist die **dritte Keimscheibe** und wird auch als **Keimschild** bezeichnet.

In der Nähe des Primitivknotens senken sich Zellen des Ektoderms und bilden die **Primitivgrube.** Von hier wandern Zellen in Richtung der Prächordalplatte und bilden dabei den **Chordafortsatz,** der die Anlage für die **Chorda dorsalis** darstellt. Diese Anlage ist also zwischen Ektoderm und Entoderm lokalisiert. ◀

Das primitive Mesoderm breitet sich fast flächendeckend zwischen Ento- und Ektoderm aus. An zwei Stellen sind Ekto- und Entoderm jedoch nicht voneinander getrennt: an der Prächordalplatte, die vor dem Chordafortsatz liegt, und an der Kloakenmembran am kaudalen Ende des Primitivstreifens (☞ Abb. 1.5).

▶ Aus dem Chordafortsatz entwickelt sich die Chorda dorsalis. Dabei verschmilzt der Chordafortsatz mit dem Entoderm. An manchen Stellen löst sich der Boden des Chordafortsatzes und des Entoderms auf; dort kommt es kurzzeitig zu einer Verbindung zwischen der Amnionhöhle und dem Dottersack. Diese Verbindung bezeichnet man als **Canalis neurentericus.**

Der Chordafortsatz wird zur **Chordaplatte,** welche lateral noch immer mit dem Entoderm in Kontakt steht. Die Chorda löst sich vom Entoderm und bildet die stabförmige Chorda dorsalis, die aus einer kontinuierlichen Zellschicht besteht. Die Chorda dorsalis wird auch als **Achsenorgan** bezeichnet.

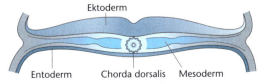

Abb. 1.5: Chorda dorsalis und die drei Keimblätter in der 3. Entwicklungswoche.

Sie bildet sich später zurück; beim Erwachsenen finden sich lediglich Reste in Form der Nuclei pulposi der Zwischenwirbelscheiben.

Am kaudalen Embryonalpol bildet sich aus dem Entoderm eine Aussackung, welche sich bis in den Haftstiel erstreckt. Sie wird als **Allantoisdivertikel** bezeichnet und stellt einen rudimentären Harnsack dar, wie er auch bei niederen Wirbeltieren zu finden ist.

Während der 3. Entwicklungswoche entwickeln sich auch die Blutsysteme. Extraembryonal bilden sie sich im Mesenchym des Dottersacks. Vor der Prächordalplatte formieren sich Endokardialschläuche. Intraembryonale Gefäße vereinigen sich mit den extraembryonalen. Die Herzanlage beginnt, Blut zu pumpen; der **Dottersackkreislauf** bildet sich aus. Später wird er durch den **Plazentakreislauf** ersetzt. Die Entwicklung des Herz-Kreislauf-Systems sowie die Phasen der Blutbildung sind in Kapitel 2.10.1 dargestellt. ◄

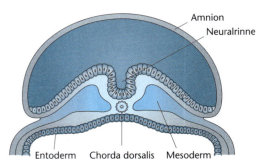

Abb. 1.6: Bildung der Neuralrinne und der Keimblätter.

1.3.3 Embryonalperiode (4.–8. Entwicklungswoche)

In der Embryonalperiode erfolgt die Differenzierung der Organe und Organsysteme aus der Keimscheibe; der Embryo nimmt langsam Gestalt an. Allgemein kann man sagen, dass sich diese Entwicklungen immer von kranial nach kaudal vollziehen; dadurch ist der kraniale Abschnitt des Embryos immer etwas weiter entwickelt als der kaudale.

Ektodermale Differenzierung

▶ Als **Neurulation** bezeichnet man die Induktion zur Entwicklung des Nervensystems durch die Chorda dorsalis im kranialen Teil des Embryos.

Es kommt zur Bildung der **Neuralplatte** aus dem Ektoderm, die sich in der Mittellinie der Keimscheibe ausrichtet. In der Mitte der Neuralplatte senkt sich allmählich die **Neuralrinne** ein und wird von beiden Seiten durch die **Neuralfalten** begrenzt (☞ Abb. 1.6). Die beiden Falten wachsen in der Höhe aufeinander zu und vereinigen sich schließlich in der Mittellinie zum **Neuralrohr**. Diese Verschmelzung beginnt in der Mitte des Embryos und schreitet von dort nach kranial und kaudal fort. Über dem geschlossenen Neuralrohr, das sich in die Tiefe absenkt, bildet das Ektoderm wieder eine zusammenhängende Schicht aus. ◄

Am kaudalen und kranialen Ende bleibt das Neuralrohr für eine kurze Zeit noch geöffnet und formt dort den **Neuroporus caudalis** (schließt sich am 25. Embryonaltag) und den **Neuroporus rostralis** (schließt sich am 27. Embryonaltag). Über diese Öffnungen steht das Neuralrohr mit der Amnionhöhle in Verbindung.

▶ Während sich aus dem **Neuralrohr** das zentrale Nervensystem entwickelt, senken sich weitere Zellen aus dem Ektoderm ab und bilden die **Neuralleiste**. Aus dieser entsteht im weiteren Verlauf das periphere Nervensystem. Aus der Neuralleiste entwickeln sich:
- afferente Neurone
- Gliazellen
- Schwann-Zellen
- Mesoektoderm, das beteiligt an der Bildung von Hirnhäuten, dem Dentin der Zähne, dem Viszeralskelett und den Deckknochen des Schädels ist
- sensible Ganglien der Hirnnerven III, V, VII, IX, X
- parasympathische Ganglien der Hirnnerven III, VII, IX, X
- multipolare Ganglienzellen des vegetativen Nervensystems
- paravertebrale Ganglien
- prävertebrale Ganglien
- intramurale Ganglien der Eingeweide (Auerbach- und Meissner-Plexus im Darm)
- chromaffine Zellen der Paraganglien
- chromaffine Zellen des Nebennierenmarks
- Melanoblasten und Melanozyten. ◄

Neuralrohr und Neuralleiste dürfen Sie nicht verwechseln! Die Derivate der Neuralleiste sind übrigens nicht nur ein beliebtes IMPP-Fragenthema, sondern auch Steckenpferd zahlreicher Physikumsprüfer.

▶ Aus dem **Ektoderm** entstehen mehrere Plakoden (Verdickungen des Ektoderms), die paarig angelegt werden:
- Ohrplakoden, die sich später in die Tiefe senken und zu Ohrbläschen werden. Aus ihnen gehen Sinneszellen hervor.
- Linsenplakoden, die im Bereich der Augenbläschen entstehen und zu Epithelzellen der Augenlinse werden.
- Riechplakoden, aus denen wie aus der Ohrplakode Sinneszellen hervorgehen.
- Epipharyngealplakoden, aus denen Ganglienzellen von Hirnnerven entstehen. ◀

Aus dem Ektoderm entwickelt sich die Epidermis mit ihren Anhangsorganen.

Mesodermale Differenzierung

Gleichzeitig differenziert sich das Mesoderm weiter zum paraaxialen Mesoderm, zum intermediären Mesoderm und zum Seitenplattenmesoderm.

Paraaxiales Mesoderm

▶ Das paraaxiale Mesoderm liegt seitlich der Chorda dorsalis und bildet hier die sog. **Somiten.** Diese werden paarig auf beiden Seiten der Chorda dorsalis angelegt. Die ersten Somiten entstehen dort, wo sich das Neuralrohr zuerst geschlossen hat. Von hier aus setzt sich die Entwicklung nach kraniokaudal fort. Während des Längenwachstums werden immer neue Somiten gebildet.

Die Somiten differenzieren sich medial zu **Sklerotomen,** die später die knöcherne Substanz des Achsenskeletts bilden. Außerdem entstehen aus ihnen die **Dermatomyotome,** aus denen sich das Bindegewebe der Haut und myogene Zellen für die Bildung der Extremitätenmuskulatur entwickeln. Darüber hinaus sind die Somiten das Ausgangsgewebe für die **Myotome,** aus denen später die Muskulatur der Rumpfwand entsteht.

Die Myotome bestehen jeweils aus einem Epimer und einem Hypomer:
- Das **Epimer** ist der dorsale Anteil, aus dem die autochthone Rückenmuskulatur entsteht, die durch die Rr. dorsales innerviert wird.
- Das **Hypomer** bildet die laterale und ventrale Rumpfmuskulatur, die über die Rr. ventrales innerviert wird.

Intermediäres Mesoderm

Das intermediäre Mesoderm untergliedert sich kranial in sog. **Nephrotome,** aus denen später die Vorniere und die Urniere entstehen. Kranial bildet es einen durchgehenden **nephrogenen Strang,** der die Urniere und die reife Niere bildet (☞ Kap. 8.5.2)

Seitenplattenmesoderm

Das Seitenplattenmesoderm besteht aus Zellen, die während der Bildung des mittleren Keimblatts in den medialen Abschnitt des Primitivstreifens einwandern. In den Seitenplatten bildet sich ein Spalt, der sich mit dem Spalt der Gegenseite verbindet. Dadurch entsteht das **intraembryonale Zölom,** aus dem sich im Verlauf die geschlossene Leibeshöhle bildet. Dies wird durch eine **kraniokaudale Krümmung** und **laterale Abfaltung** der Keimscheibe ermöglicht.

Das intraembryonale Zölom besteht aus zwei Schichten, dem **parietalen** und dem **viszeralen Mesoderm.**
- Das viszerale Mesoderm **(Splanchnopleura)** umgibt den sich entwickelnden Verdauungstrakt.
- Das parietale Mesoderm **(Somatopleura)** bildet die Körperwand. ◀

Entodermale Differenzierung

▶ Aus dem Entoderm bildet sich der Darmkanal. Dieser hat zunächst noch großflächig Anschluss an den Dottersack; mit der Verlagerung des Darms in die Leibeshöhle geht dieser jedoch weitgehend verloren. Eine Verbindung besteht dann nur noch über den **Dottergang (Ductus omphaloentericus).** Der Darm wird unterteilt in einen **Vorderdarm,** einen **Mitteldarm** und einen **Hinterdarm.** Der Vorderdarm ist kranial durch die **Rachenmembran** und der Hinterdarm kaudal durch die **Kloakenmembran** verschlossen.

Am Ende der lateralen Abfaltung ist der Embryo nun vollständig von Oberflächenektoderm umgeben und liegt komplett in der Amnionhöhle. ◀

Entwicklung der Nabelschnur

▶ In den Haftstiel, aus dem sich später die Nabelschnur entwickelt, wächst ein Teil des Dottersacks ein, der als Allantois bezeichnet wird. In seiner Wand bilden sich Blutgefäße, die künftigen **Umbilikalgefäße**. Die fertige Nabelschnur enthält eine Vene und zwei Arterien. Das in der Plazenta oxygenierte Blut fließt über die **V. umbilicalis** in die Leberpforte des Embryos. Über die beiden **Aa. umbilicales** fließt das sauerstoffarme Blut zurück zur Plazenta. ◀ Ausführlicher wird der embryonale Kreislauf in Kapitel 2.10.1 dargestellt.

Tabelle 1.1 zeigt, welche Strukturen sich aus den drei Keimblättern entwickeln. Die weitere Organentwicklung wird in den jeweiligen Kapiteln besprochen.

 Die wichtigsten Derivate der drei Keimblätter sollten Sie auswendig kennen.

1.4 Mehrlingsgeburten

Die verschiedenen Möglichkeiten der Mehrlingsbildung entnehmen Sie bitte Tabelle 1.2.

▶ **Tab. 1.1: Derivate der drei Keimblätter.** ◀

Ektoderm	• zentrales Nervensystem • peripheres Nervensystem • Riechepithel • Innenohr • sensorisches Augenepithel • Haut und Hautanhangsorgane • Hypophyse • Dentin der Zähne
Mesoderm	• quergestreifte Muskulatur • glatte Muskulatur • Knochen und Knorpel • Binde- und Stützgewebe • subkutanes Bindegewebe • Blut und Lymphsystem • Endo-, Myo- und Perikard • Pleuraepithel • Peritonealepithel • Milz • Urogenitalsystem
Entoderm	• Epithel des Gastrointestinaltraktes • Epithel des Respirationstraktes • Epithel der Harnblase • Epithel des Mittelohrs • Parenchym der Tonsillen, Schilddrüse, Nebenschilddrüse, Pankreas und Leber

▶ **Tab. 1.2: Möglichkeiten der Mehrlingsbildung.** ◀

		Geschlecht	Genetik	Chorion	Amnion	Plazenta
zweieiige Zwillinge (Ovulation und Befruchtung mehrerer Eizellen)		gleich oder unterschiedlich	nicht gleich	getrennt	getrennt	grundsätzlich getrennt, die beiden Plazenten können jedoch im Verlauf der Schwangerschaft verschmelzen
eineiige Zwillinge (Ovulation und Befruchtung einer Eizelle)	Teilung im Morulastadium	gleich	gleich	getrennt	getrennt	getrennt
	Teilung nach Ausbildung der Amnionhöhle	gleich	gleich	gemeinsam	gemeinsam	gemeinsam
	Teilung im Blastozystenstadium	gleich	gleich	gemeinsam	getrennt	gemeinsam

2 Allgemeine Anatomie

2.1 Allgemeines

 Die allgemeine Anatomie mag Ihnen in Teilen sicher etwas trocken erscheinen, in diesem Kapitel machen Sie aber den „Führerschein" zum späteren Verständnis der speziellen Anatomie!

Merke!

▶ Sämtliche Seitenangaben in der Anatomie wie rechts oder links werden grundsätzlich aus der Sicht des Patienten, nicht aus der des Arztes angegeben. ◀

2.1.1 Gestalt des Menschen

Der menschliche Körper gliedert sich, von außen betrachtet, grob in folgende Abschnitte:
- Kopf (Caput)
- Hals (Collum)
- Rumpf (Corpus)
- Gliedmaßen (Extremitäten).

Der Körper besteht aus verschiedenen **Organen** bzw. Organsystemen. Die **makroskopische Anatomie** betrachtet den Körper auf der Organebene.

Die Organe bestehen aus unterschiedlichen **Geweben**. Die Betrachtung auf der Ebene der Gewebe bezeichnet man als **Histologie**.

Die Gewebe wiederum stellen Verbände einzelner Zellen dar. Mit diesen Zellen und ihren Bestandteilen beschäftigt sich die **Zytologie**.

2.1.2 Allgemeine Begriffe

Um in der makroskopischen Anatomie die Lage der einzelnen Organe zueinander exakt zu beschreiben, gibt es eine Vielzahl verschiedener Fachbegriffe. Die wichtigsten sind in Tabelle 2.1 zusammengestellt.

▶ Tab. 2.1: Anatomische Richtungsdefinition und Bewegungsbezeichnungen. ◀

dexter	rechts
sinister	links
dorsal	rückenwärts
ventral	bauchwärts
anterior	weiter vorn
posterior	weiter hinten
kranial	kopfwärts
kaudal	schwanzwärts
superior	weiter oben
inferior	weiter unten
lateral	seitlich
medial	zur Mittelebene hin
median	in der Mittelebene
medianus	der Mittlere
proximal	näher am Rumpf
distal	vom Rumpf entfernt
internus	der Innere
externus	der Äußere
profundus	der tief Gelegene
superficialis	der oberflächlich Gelegene
frontal	in Richtung Stirn
nasal	in Richtung Nase
Flexion	Beugung

▶ Tab. 2.1: Fortsetzung. ◀	
Extension	Streckung
Adduktion	Seitsenkung
Abduktion	Seithebung
Rotation	Drehung
Supination	• Hand: Drehung der Daumenseite nach lateral und des Handrückens nach hinten • Fuß: Hebung des medialen Fußrandes bei gleichzeitiger Senkung des lateralen Fußrandes
Pronation	• Hand: Drehung der Daumenseite nach medial und des Handrückens nach vorn • Fuß: Hebung des lateralen Fußrandes bei gleichzeitiger Senkung des medialen Fußrandes

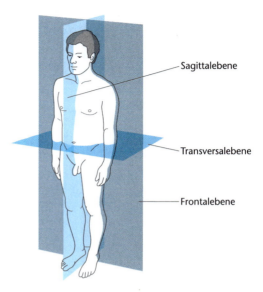

Abb. 2.1: Ebenen des menschlichen Körpers.

▶ Die menschlichen Körperachsen entsprechen den Raumachsen (☞ Abb. 2.1). Analog dazu unterscheidet man folgende Körperebenen, die jeweils senkrecht zueinander stehen:
- **Frontalebene:** Fläche, die sich zwischen der Longitudinal- und Transversalachse aufspannt und somit parallel zur Stirn verläuft
- **Transversalebene:** Fläche, die sich zwischen Transversal- und Sagittalachse aufspannt und den Körper in eine obere und eine untere Körperhälfte teilt
- **Sagittalebene:** jede gedachte Ebene, die den Körper von vorn nach hinten durchschneidet. Im Lateinischen bedeutet „sagitta" Pfeil. Man kann sich die Ebene also wie einen Pfeil vorstellen, der von vorn auf den Menschen geschossen wurde. Von vorn betrachtet erscheint die Sagittalebene daher als Linie. Die mediane Sagittalebene ist ein Sonderfall: Sie teilt den Körper in zwei symmetrische Hälften und wird deshalb auch Symmetrieebene genannt.

Darüber hinaus gibt es Hilfslinien, die zur anatomischen Beschreibung genutzt werden. Diese kann man sich wie mit einem Filzstift auf den Körper gezeichnet vorstellen, sie haben eine kranial/kaudale (vertikale) Ausrichtung:
- **Parasternallinie:** Sie verläuft vertikal neben dem Sternum.
- **Medioklavikularlinie:** Sie zieht vertikal durch die Projektion der Mitte der Clavicula.
- **mittlere Axillarlinie:** Sie verläuft vertikal durch die tiefste Stelle der Achselhöhle.
- **vordere und hintere Axillarlinie:** Sie verlaufen durch die vordere bzw. hintere Falte der Achselhöhle.
- **Skapularlinie:** Sie verläuft vertikal durch die Mitte des Schulterblatts.
- **Paravertebrallinie:** Sie verläuft vertikal neben der Wirbelsäule.

Bei der Betrachtung von einzelnen Zellen bezeichnet der Begriff **basal** die Seite der Zelle, die der Basalmembran aufsitzt, während die **apikale** Seite zur Oberfläche gerichtet ist. ◀

Weitere Grundbegriffe, die in Anatomie und Histologie häufig verwendet werden, sind:
- **bilaterale Symmetrie:** Gleichheit der Körperhälften in Bezug auf die mediane Sagittalebene. Hierbei handelt es sich keinesfalls um eine strenge mathematische Symmetrie, sondern eher um eine Annäherung, da es immer Unterschiede zwischen den beiden Körperhälften gibt. So sind z. B. manche inneren Organe unpaarig entwickelt.
- **Norm und Variabilitäten:** Schwankungen um einen Normalzustand sind stark von der Genetik und äußeren Einflüssen abhängig und stellen, wenn es nicht zu Funktionseinschränkungen kommt, einen gesunden Zustand dar.
- **Metamerie:** Gliederung eines Organismus in hintereinanderliegende Segmente oder Meta-

mere gleicher oder ungleicher Bauweise. Dabei besteht jedes Segment aus annähernd gleichen Bauelementen wie z.B. Wirbelkörper, Nerven etc., die sich immer wieder in ähnlicher Form wiederholen.

- **Atrophie:** Gewebeschwund aus unterschiedlichen Ursachen, z.B. genetische Defekte, Krankheiten, Traumen, Alter oder Minderversorgung mit Nährstoffen. Bei der Atrophie kommt es in der Regel zur Funktionseinschränkung des betroffenen Gewebes.
- **Involution:** Sonderform der Atrophie, die physiologisch auftritt. Sie bezeichnet die Rückbildung eines Organs oder eines Gewebes (z.B. Thymus).
- **Hyperplasie:** Vergrößerung eines Gewebes oder Organs durch Zunahme der Zellzahl, z.B. bei erhöhter funktioneller Belastung oder unter hormoneller Stimulation
- **Hypertrophie:** Vergrößerung eines Gewebes oder Organs durch Zunahme des Zellvolumens bei gleichbleibender Zellzahl. Die Ursachen für eine Hypertrophie können die gleichen sein wie bei der Hyperplasie. Hypertrophie und Hyperplasie können auch gleichzeitig vorliegen. In der Regel ist die Hypertrophie reversibel.
- **Regeneration:** funktionelle und morphologische Wiederherstellung eines geschädigten Gewebes oder Organs durch Neubildung von Zellen. Die Regeneration kann dabei vollständig **(Restitutio ad integrum)** oder unvollständig **(Reparatio)** sein. Die Regenerationsfähigkeit menschlicher Gewebe wird durch die Teilungsfähigkeit ihrer Zellen determiniert. Mit zunehmender Differenzierung der Zellen sinkt die Regenerationsfähigkeit eines Gewebes. So können sich z.B. Herzmuskelzellen und Nervenzellen nicht mehr teilen. Daher kommt es nach Schädigungen von Herz und Gehirn nur zu Defektheilungen. Blut- und Epithelzellen hingegen werden aus weniger differenzierten Vorläuferzellen ständig neu gebildet. Eine vollständige Regeneration ist also möglich.
- **Degeneration:** funktionelle oder morphologische Veränderung einer Zelle, eines Gewebes oder eines Organismus, die zur Verschlechterung der Leistungsfähigkeit führt. Charakteristisch ist dabei der schrittweise Kompetenzver-

lust einer Struktur, der sich schließlich als krankhafter Zustand manifestiert.

- **Agenesie:** vollständiges Fehlen eines Organs, welches in der Regel genetisch nicht angelegt worden ist
- **Aplasie:** ausbleibende Entwicklung eines angelegten Gewebes oder Organs
- **Metaplasie:** Umdifferenzierung eines Gewebes in ein morphologisch oder funktionell anderes Gewebe. Im Allgemeinen handelt es sich dabei um eine Anpassungsreaktion des Gewebes, z.B. auf eine andauernde Entzündung oder einen anderen Reiz. In der Regel ist eine Metaplasie reversibel.
- **Transdifferenzierung:** Umdifferenzierung von Zellen eines Keimblatts in Zellen eines anderen Keimblatts
- **Nekrose:** Tod einer Zelle durch Schädigung der Zellstruktur. Diese Schädigung kann durch mechanische Verletzungen, Kontakt mit Toxinen, Sauerstoffmangel oder durch Krankheitserreger hervorgerufen werden. Bei der Nekrose kommt es zu Membrandefekten der Zelle. Der Zellinhalt kann unkontrolliert in die Umgebung der Zelle austreten und führt zu einer Entzündungsreaktion. Die Nekrose bezeichnet den mikroskopisch oder makroskopisch sichtbaren Untergang von Gewebe in einem lebenden Organismus.
- **Nekrobiose:** Vorstufe einer kompletten Nekrose, bei der schon irreversible Kern- und Zytoplasmaveränderungen eingetreten sind. Die sonstigen Merkmale einer Nekrose fehlen aber noch.
- **Apoptose:** kontrollierter, durch Genexpression gesteuerter Zelltod. Im Gegensatz zur Nekrose kommt es nicht zur Freisetzung von Zellplasma und somit auch nicht zur Entzündungsreaktion. Die Apoptose stellt einen physiologischen Vorgang dar, der sich ständig im gesunden Organismus vollzieht. Ablauf: Schrumpfung der Zelle, schrittweise Kondensation und Degradierung der DNA, Abbau der Mitochondrien, Fragmentierung der Zelle in kleine, membranumhüllte Teilstücke (Apoptosekörper), die dann durch Makrophagen abgebaut werden
- **Parenchym:** spezifische Anteile von Organen, die bestimmte Funktionen und Leistungen erfüllen

- **Stroma:** bindegewebiger Anteil eines Organs, der das Organgerüst bildet, aber sonst keine spezifischen Aufgaben übernimmt.

2.1.3 Körperproportionen und Geschlechtsdimorphismus

Die durchschnittlichen Körperproportionen lassen ein „Normalbild" des Körpers entstehen. Die folgenden Angaben gelten für einen aufrecht stehenden, erwachsenen Menschen. Hierbei handelt es sich aber nur um Durchschnittswerte; Abweichungen beim einzelnen Individuum sind möglich:
- Die Körpergröße des Menschen beträgt das 7,5- bis 8fache seiner Kopfgröße.
- Die Schamgegend befindet sich in Mitte des Körpers.
- Der Unterschenkel ist genauso lang wie der Oberschenkel.
- Die schlaff herunterhängenden Arme sind so lang, dass die Fingerspitzen die Mitte der Oberschenkels erreichen.
- Die Spannweite der Arme (von Spitze zu Spitze der Mittelfinger) entspricht der gesamten Körpergröße.
- Der Fuß ist etwa so lang wie der Unterarm ohne die Hand.

Diese Proportionen entwickeln sich allmählich mit dem Wachstum. Bei Kindern treffen sie so noch nicht zu. Beim Neugeborenen beträgt die Kopfgröße beispielsweise etwa ein Viertel der Körpergröße.

Geschlechtsunterschiede zeigen sich nicht nur bei den Geschlechtsorganen, sondern auch im Körperbau und in der geschlechtstypischen Behaarung, die sich als sekundäre Geschlechtsmerkmale im Laufe der Pubertät herausbilden. Unterschiede im Körperbau finden sich im Skelettsystem, in der Fettverteilung, in der Ausbildung der Muskeln und vielen anderen Merkmalen. Alle Unterschiede zwischen Mann und Frau bezeichnet man zusammenfassend als **Geschlechtsdimorphismus.**

2.2 Histologische Methoden

Um Gewebe und Zellen unter einem Mikroskop untersuchen zu können, müssen sie in mehreren Schritten vorbehandelt werden:

- Fixierung
- Einbettung
- Schneiden
- Färbung.

Dazu stehen verschiedene Techniken zur Verfügung, auf welche im Folgenden kurz eingegangen werden soll.

Fixierung

Als Erstes muss das zu untersuchende Gewebe fixiert werden. Die Fixierung verhindert die autolytische Zersetzung, dient also dem Haltbarmachen des Gewebes. Es kommen dabei drei unterschiedliche Verfahren zur Anwendung:
- **Immersionsfixierung:** Dabei wird das zu fixierende Gewebe oder die Biopsie in eine Fixierlösung eingelegt.
- **Perfusionsfixierung:** Die Fixierlösung wird durch die Blutgefäße in das Organ eingebracht.
- **Kältefixierung:** Das Gewebe wird mittels flüssigen Stickstoffs schockgefroren.

Die Fixierung ist ein heikler Schritt in der Erstellung eines histologischen Präparats, da es auf dieser Stufe häufig zur Bildung von Artefakten kommt. Dies bedeutet, dass sich das Gewebe nach der Behandlung anders darstellt als unter natürlichen Bedingungen. So kann es z.B. durch die Behandlung mit einem chemischen Fixierungsmittel zur Herauslösung von Eiweiß kommen.

Einbettung

Der nächste Schritt in der Erstellung eines histologischen Präparats ist die Einbettung. Hierbei wird das Präparat für die Lichtmikroskopie in Paraffin oder Gelatine, für die Elektronenmikroskopie in Kunstharz eingebettet. Die Einbettung ist die Voraussetzung für den nächsten Schritt, das Schneiden des Präparats.

Schneiden

Beim Schneiden wird das Präparat für die Lichtmikroskopie in 5–10 µm, für die Elektronenmikroskopie in 40–100 nm dicke Scheiben geschnitten.

Färbung

▶ Der Sinn des Färbens besteht in einer besseren Darstellung und Differenzierung von verschiedenen Strukturen im Präparat. Es gibt keine Färbung, mit der sich alle Strukturen einer Zelle sichtbar machen lassen; allerdings kann man unterschiedliche Färbungen miteinander kombinieren, um verschiedene Strukturen differenzieren zu können.

Beim Färben werden die chemischen Eigenschaften der im Präparat vorhandenen Strukturen ausgenutzt. Von besonderer Bedeutung ist dabei, ob es sich um azidophile, basophile oder neutrophile Substanzen handelt: Mit basischen Farbstoffen kann man negative, basophile Strukturen anfärben, während sich saure Farbstoffe besser in positiv geladene, azidophile Strukturen einlagern (☞ Tab. 2.2).

▶ **Tab. 2.2:** Basophile und azidophile Strukturen und Farbstoffe, die sich zur Färbung eignen. ◀

basophile Strukturen	basische Farbstoffe
• Nukleinsäuren • raues endoplasmatisches Retikulum (rER) • Knorpelgrundsubstanz	• Methylenblau • Toluidinblau • Hämatoxylin
azidophile Strukturen	**saure Farbstoffe**
• Plasmaproteine • Zytoplama • viele Interzellularsubstanzen	• Eosin • Anilinblau • Pikrinsäure • Azokarmin

Eine der häufigsten Färbemethoden ist die **Hämatoxylin-Eosin-Färbung.** Dabei stellen sich die basophilen Zellstrukturen blau und die azidophilen rot dar. Mit dieser Methode ist es möglich, viele Zellstrukturen anzufärben.

Eine weitere häufig benutzte Färbung ist die **Azan-Färbung** (Azokarmin-Anilinblau). Mit dieser lassen sich Bindegewebsfasern besonders gut anfärben.

Außerdem gibt es die **Elastika-Färbung,** mit der sich retikuläre Fasern gut darstellen lassen.

Zur Darstellung von Nervenzellen haben sich die **Golgi-** und die **Silberimprägnation** durchgesetzt. Bei diesen Färbemethoden werden die Präparate mit Metallen imprägniert. ◀

Weitere Methoden
▶ Ein weiteres in der Histologie oft benutztes Verfahren ist die **PAS-Reaktion.** Durch die Reaktion mit Perjod-Schiff-Reagens werden dabei Kohlenhydrate (Glykogene, Proteoglykane, Glykoproteine etc.) sichtbar gemacht.

Verfahren, die auf ähnlichen Reaktionen beruhen, werden unter dem Begriff **Histochemie** zusammengefasst. Mit ihrer Hilfe können Strukturen wie Enzyme, Fette oder Kohlenhydrate nachgewiesen werden.

Die **Immunhistochemie** nutzt Antigen-Antikörper-Reaktionen zum Nachweis bestimmter Proteine.

Mit der **Enzymhistochemie** lassen sich Enzyme in Schnittpäparaten nachweisen. Hierzu wird die Aktivität der gesuchten Enzyme ausgenutzt. Das von dem Enzym umgesetzte Substrat wird dabei mittels Farbstoffreaktion nachgewiesen. Der Farbstoff zeigt also das Vorhandensein und die Lokalisation des gesuchten Enzyms im Schnittpräparat an.

Die **In-situ-Hybridisierung** ermöglicht den Nachweis spezifischer Nukleinsäuren (DNA oder RNA) im Gewebeschnitt. Dazu werden die gesuchten Nukleinsäuren im Präparat zunächst in Einzelstränge aufgebrochen und anschließend mit einer Reagens-Sonde versetzt, welche die Nukleotidabfolge der vermuteten Sequenz enthält. Lagern sich die Nukleinsäuren der Reagens-Sonde an diejenigen im Präparat an, entsteht ein sog. Hybrid („Bastard"), das anschließend mittels Farbreaktion nachgewiesen werden kann. Auf diese Weise lässt sich beispielsweise überprüfen, ob eine spezielle mRNA im Zytoplasma vorhanden ist. So sind auch Rückschlüsse auf die Aktivität von Genen oder auf Virusinfektionen in den untersuchten Zellen möglich. ◀

2.3 Gewebe

▶ Bei einem **Gewebe** handelt es sich um einen Verband aus gleichartigen Zellen. Diese Zellen haben dabei die gleichen funktionellen und histologischen Merkmale. Sie stellen die Bauteile des gesamten Organismus dar. Es lassen sich folgende Gewebe unterscheiden:
• Epithelgewebe
• Bindegewebe
• Muskelgewebe
• Nervengewebe. ◀

Damit Zellen einen Verband bilden können, müssen zwischen ihnen **Zellkontakte** und **interzelluläre**

Verbindungen bestehen. Die Zellkontakte werden durch **Haftproteine** ermöglicht, welche die Zellen in einem Verband zusammenhalten. Diese Haftproteine verbinden entweder die Zellen miteinander oder mit der extrazellulären Matrix, die sich zwischen den Zellen eines Gewebes befindet. Zu den Haftproteinen zählen:
- Cadherine
- neuronale Adhäsionsmoleküle
- Selektine
- Integrine.

 Für das genauere Studium der Haftproteine sei auf ein Histologie- oder Biochemiebuch verwiesen.

▶ Die interzellulären Verbindungen (☞ Abb. 2.2) dienen der Verbindung der Zellen untereinander, übernehmen aber auch andere Aufgaben. Zu den wichtigsten interzellulären Verbindungen gehören:
- Desmosomen:
  - Fleckdesmosom (Macula adhaerens)
  - Gürteldesmosom (Zonula adhaerens)
- Nexus (Gap junction)
- Zona occludens (Tight junction)
- Haftkomplex.

Desmosomen finden sich häufig zwischen Epithelzellen. Dabei handelt es sich um Verdichtungen des Zytoplasmas zweier benachbarter Zellen, die auch als **Haftplatten** bezeichnet werden. Sie dienen quasi als intrazellulärer Anker und sind mit intrazellulären Fasern verbunden. Der Interzellularraum ist im Bereich eines Desmosoms erweitert, in ihm befinden sich transmembranöse Glykoproteine. Die Verbindung zweier Zellen über die Haftplatten und die transmembranösen Glykoproteine im Interzellularraum dienen der mechanischen Stabilität. Durch Desmosomen wird der Interzellularraum nicht verschlossen; der parazelluläre Transport zwischen den Zellen hindurch wird durch sie nicht behindert. Diese Verbindung findet sich häufig bei Epithelzellen.

Anhand ihrer Form werden zwei Arten von Desmosomen unterschieden:
- scheibenförmige **Fleckdesmosomen (Maculae adhaerentes)**
- gürtelförmig um die ganze Zelle herum reichende **Gürteldesmosomen (Zonulae adhaerentes)**.

Eine Sonderform stellen die sog. **Hemidesmosomen** dar. Sie verbinden nicht zwei Zellen miteinander, sondern eine Zelle mit einer Basalmembran.

Beim **Nexus (Gap junction)** kommt es zur Annäherung der Zellmembran zweier Zellen mit Verkleinerung des Interzellularspalts. In diesem Bereich

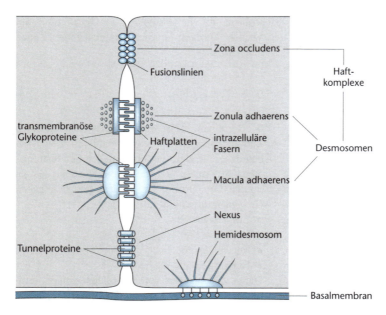

Abb. 2.2: Schematische Darstellung der interzellulären Verbindungen.

finden sich Membranproteine, welche über eine zentral gelegene Öffnung die beiden Intrazellularräume der Zellen miteinander verbinden. Die Proteine bezeichnet man aufgrund ihrer Form auch als **Tunnelproteine.** Sie ermöglichen Stoffaustausch und Weiterleitung von elektrischen Signalen zwischen den beteiligten Zellen. Diese Art der Zellverbindung findet man z. B. bei Herzmuskelzellen.

Bei der **Zona occludens (Tight junction)** wird der Interzellularspalt durch die Verschmelzung der beiden äußeren Schichten der Zellwände zweier benachbarter Zellen völlig verschlossen. Dabei bilden sich sog. Fusionslinien. Die Aufgabe der Tight junctions ist die Behinderung des inter- und parazellulären Transports. Man findet sie unter anderem bei Oberflächenepithelien, wo sie durch ihre Barrierefunktion Schutz bieten.

Haftkomplexe stellen eigentlich keine interzellulären Verbindungen dar, sondern das Aufeinanderfolgen von Desmosom und Zona occludens. Dabei liegt die Zona occludens weiter apikal an der Zelle als das Desmosom. Lichtmikroskopisch entsprechen die Haftkomplexe den sog. **Schlussleisten.** Haftkomplexe finden sich unter anderem in Epithelzellverbänden. ◄

2.3.1 Epithelgewebe

Lokalisation
▶ Allen Epithelien ist gemeinsam, dass sie Oberflächen abdecken. Hierbei kann es sich um innere oder äußere Körperoberflächen handeln. So finden sich Epithelgewebe an folgenden Stellen des Körpers:
- Haut (Epidermis)
- Schleimhäute
- Magen-Darm-Kanal
- Harnwege
- Blutgefäße **(Endothel)**
- seröse Höhlen wie Peritoneum, Pleura, Perikard **(Mesothel).**

Funktionen
Darüber hinaus unterteilt man die Epithelien nach ihrer Funktion:
- Schutzfunktion: Deckepithel, Oberflächenepithel
- Schleimbildung: Drüsenepithel
- Reizwahrnehmung: Sinnesepithel.

Epithelien dienen auch dem Stoffaustausch mit der Umgebung, sowohl in Form von **Sekretion** (Abgabe, z. B. Drüsenepithelien) als auch von **Resorption** (Aufnahme, z. B. Epithelien im Darm).

Bevor nun auf die einzelnen Epithelien eingegangen wird, soll vorab der allgemeine Bauplan beschrieben werden, der bei allen Epithelzellverbänden gleich ist.

Alle Epithelien lassen sich in einen **apikalen,** der Oberfläche zugewandten, und einen **basalen** Anteil gliedern. Die basal gelegenen Zellen liegen der sog. **Basalmembran** auf. Diese grenzt die Zellen des Epithels von dem tiefer liegenden Bindegewebe ab. Die Basalmembran stellt eine extrazelluläre Struktur dar, die von kollagenen und nichtkollagenen Bestandteilen gebildet wird. Bei den kollagenen Bestandteilen handelt es sich typischerweise um Kollagen Typ IV und Typ III, bei den nichtkollagenen Bestandteilen um Glykoproteine, Proteoglykane und Glykosaminoglykane. Die basalen Epithelzellen sind über Hemidesmosomen an der Basalmembran befestigt. Die Basalmembran dient der Befestigung und nimmt Einfluss auf die Diffusionseigenschaften des Epithels.

Die Basalmembran darf nicht mit der **Basallamina** verwechselt werden. Die Basallamina besteht aus zwei Schichten:
- Lamina densa (basal)
- Lamina rara (apikal).

Im Gegensatz zur Basallamina besitzt die Basalmembran eine zusätzliche Schicht, die sog. **Lamina fibroreticularis,** die sich basal der Lamina densa befindet. Sie besteht aus Kollagenfasern vom Typ IV, welche retikulär angeordnet sind.

Die Basallamina ist dünner als die Basalmembran und daher nur elektronenmikroskopisch sichtbar, wohingegen die Basalmembran auch lichtmikroskopisch erkennbar sein kann. Muskelzellen und Nervenfasern werden z. B. von einer Basallamina umschlossen.

Epithelien besitzen so gut wie keine Interzellularsubstanz; die Zellen liegen also eng nebeneinander. Sie verfügen auch nicht über Blutgefäße, sondern werden per Diffusion ernährt.

Zusammenfassend zeichnen sich Epithelien also durch folgende Eigenschaften aus:
- enger und flächenhafter Zellverband
- überziehen innere und äußere Oberflächen
- Gefäßlosigkeit
- Abgrenzung zu anderen Geweben durch eine Basalmembran. ◀

2.3.2 Oberflächenepithel

Apikale Strukturen
Die verschiedenen Oberflächenepithelien lassen sich nach mehreren morphologischen Gesichtspunkten unterteilen, z. B. durch die Oberflächenstruktur ihrer apikalen Zellen. Hier können sich folgende Strukturen finden (☞ Abb. 2.3):
- ▶ Mikrovilli
- Stereozilien
- Kinozilien
- Crusta. ◀

Mikrovilli
▶ Bei Mikrovilli handelt es sich um fingerförmige Einstülpungen der Zelle, durch die sich die Zelloberfläche vergrößert. Bei massenhaftem Vorkommen von Mikrovilli auf Epithelien spricht man auch von einem **Bürstensaum.** Diese Art der Oberflächendifferenzierung findet sich auf den Zellen des Darms, deren Hauptaufgabe in der **Resorption** von Nährstoffen besteht. Durch die Oberflächenvergrößerung verbessern Mikrovilli die Resorptionsleistung des Darms. ◀

Stereozilien
▶ Die Stereozilien sind ebenfalls apikal gelegen und stellen unbewegliche Zellfortsätze dar. Sie sind im Vergleich zu Mikrovilli länger und in Büscheln angeordnet und stehen untereinander in Kontakt. Ihre Funktion ist noch nicht genau geklärt, aber man vermutet einen Zusammenhang mit der Resorptionstätigkeit. Stereozilien finden sich auf dem Epithel im Nebenhoden und auf dem Epithel der Bogengänge des Innenohrs. ◀

Kinozilien
▶ Die Kinozilien sind im Gegensatz zu den Stereozilien bewegliche, apikale Zellfortsätze. Sie zeichnen sich durch rhythmische Bewegung aus, bei der sich der vorwärts gerichtete Schlag schnell und der rückwärts gerichtete Schlag langsam vollziehen. Es ergibt sich eine Art von Wellenbewegung, die zum **Transport** genutzt wird. Kinozilien finden sich in der Trachea, wo sie z. B. Staubpartikel in Richtung Mund transportieren. In der Tuba dienen sie dem Transport von Eizellen. ◀

Crusta
▶ Bei der Crusta handelt es sich um eine Verdickung des Zytoplasmas an der apikalen Oberfläche, die die **chemischen Schutzeigenschaften** des Epithels erhöht. Eine Crusta findet man beim Übergangsepithel des Nierenbeckens, der Harnröhre und der Harnblase. ◀

Zellschichten und -reihen
▶ Eine weitere Möglichkeit, die unterschiedlichen Oberflächenepithelien zu differenzieren, ist die Betrachtung der Anzahl der Zelllagen. Man unterscheidet:
- einschichtiges Epithel
- mehrreihiges Epithel
- mehrschichtiges Epithel.

Einschichtiges Epithel
Beim einschichtigen Epithel sitzt lediglich eine Lage von Zellen der Basalmembran auf; es erreichen also alle Zellen die Basalmembran.

Mehrreihiges Epithel
Im mehrreihigen Epithel erreichen zwar alle Zellen des Verbandes die Basalmembran, aber nicht alle die apikale Oberfläche. Die Zellkerne der größeren Zellen stehen dabei höher als die der kleineren Zellen, die nicht die Oberfläche erreichen. Die kleineren Zellen beim mehrreihigen Epithel sind teilungsfähig und dienen der Regeneration.

Mehrschichtiges Epithel
Das mehrschichtige Epithel besitzt eine Zellschicht, die der Basalmembran aufliegt. Die Zellen in weiter apikal gelegenen Schichten weisen dagegen keine Verbindung zur Basalmembran auf. Die Regeneration des mehrschichtigen Epithels erfolgt von den basal gelegenen Zellen aus.

Außerdem wird zwischen verhorntem und unverhorntem mehrschichtigem Epithel unterschieden.

Ein typisches Beispiel für verhorntes Epithel stellt die Haut dar, unverhorntes Epithel findet sich z. B. an den Schleimhäuten.

Zellform

Oberflächepithelien werden auch anhand der Form der Zellen differenziert in:

- **plattes Epithel:** Plattenepithelzellen sind breit und niedrig. Von oben betrachtet ähneln sie den Platten eines Gehwegs, wobei sie an ihren Grenzen vieleckig miteinander verzahnt sind. Beim Plattenepithel buckelt der Zellkern den Zellleib etwas vor.
- **isoprismatisches (kubisches) Epithel:** Die Zellen zeichnen sich durch eine würfelartige Form mit gleich langen Zellseiten aus. Die Zellkerne stellen sich rund dar.
- **hochprismatisches Epithel:** Die Zellen des hochprismatischen Epithels sind vergleichswei-

se hoch und schmal und besitzen längsovale Zellkerne.

> **⌖ Merke!**
>
> ▶ Bei mehrschichtigen Epithelien ist die am weitesten apikal gelegene Zellschicht für die Einteilung entscheidend. ◀

Übergangsepithel

▶ Übergangsepithel ist ein mehrschichtiges Epithel, dessen oberste Zelllage aus großen Zellen, sog. **Deckzellen,** besteht. Nach basal schließen sich diesen Zellen mehrere Schichten kleinerer Zellen an. Übergangsepithel findet man z. B. in der Harnblase, da es seine Form an unterschiedliche Füllungszustände anpassen kann. ◀

Zusammenfassend sind alle Oberflächepithelien in Tabelle 2.3 dargestellt, ihren histologischen Aufbau zeigt Abbildung 2.3 schematisch.

▶ Tab. 2.3: Oberflächepithelien mit ihrem Vorkommen und ihrer Funktion. ◀

Anzahl der Zellschichten	Zellform	Vorkommen	Funktion
einschichtig	platt	Alveolarepithel Auskleidung von Gefäßen (Endothel) Perikard, Pleura, Peritoneum (Mesothel) Synovialhaut der Gelenke	Durchlässigkeit im Rahmen von Diffusion aktiver Transport Erleichterung von Gleitbewegungen der Organe
	isoprismatisch	Oberfläche des Ovars, Drüsenausführungsgänge Linsenepithel und Pigmentepithel des Auges Plexus choroideus der Hirnventrikel	Oberflächenbedeckung Sekretion
	hochprismatisch	Schleimhaut des Magen-Darm-Kanals Uterus Gallenblase einige Drüsenausführungsgänge Sammelrohre der Niere	Schutz Resorption Sekretion
mehrreihig	alle Zellen sitzen der Basalmembran auf, aber nicht alle erreichen die Oberfläche	Trachea, Bronchien, Nasenhöhle (auch als Flimmerepithel bezeichnet, da Kinozilien vorkommen)	Schutz Sekretion Transport von Partikeln
mehrschichtig	verhornt, platt	gesamte Oberhaut (Epidermis)	Schutz Verringerung des Wasserverlusts durch Verdunstung

▶ Tab. 2.3: Fortsetzung. ◀

Anzahl der Zellschichten	Zellform	Vorkommen	Funktion
mehrschichtig	unverhornt, platt	Lippen (innen) Mundhöhle Ösophagus Anus Vagina Glans penis Hornhautepithel Conjunctiva bulbi	Schutz
	unverhornt, hochprismatisch	große Ausführungsgänge der Speicheldrüsen männliche Harnröhre (Pars cavernosa) Fornix conjunctivae des Auges	Schutz
	Übergangsepithel	Nierenbecken Nierenkelche Ureter Harnblase männliche Harnröhre (Pars prostatica)	Schutz

2.3.3 Drüsenepithel

▶ Drüsenepithelzellen sind spezialisierte Epithelzellen, deren Aufgabe die Produktion, Speicherung und Abgabe bestimmter **Sekrete** darstellt. Den Vorgang der Abgabe von Sekreten bezeichnet man auch als **Sekretion** (☞ Kap. 2.4). ◀

Klinik!

Mukoviszidose
Bei der Mukoviszidose handelt es sich um eine der häufigsten Stoffwechselerkrankungen. Sie wird autosomal-rezessiv vererbt und beruht auf einem Mangel an CFTR, einem Regulatorprotein des Chloridtransports. Es kommt zur Erhöhung der Viskosität von Körpersekreten. Die schwersten Folgeerscheinungen finden sich pulmonal in Form von chronischen Bronchitiden sowie gastrointestinal. Die Prognose ist schlecht, und eine Therapie ist derzeit nur symptomatisch möglich.

2.3.4 Sinnesepithel

▶ Auch beim Sinnesepithel handelt es sich um spezialisierte Epithelzellen, die spezifische Reize wahrnehmen.

- **Primäre Sinneszellen** können nicht nur Reize aufnehmen, sondern sind auch für dessen Weiterleitung verantwortlich. Sie sind dazu nicht auf die Mithilfe von anderen Nervenzellen angewiesen. Zu den primären Sinneszellen zählt z. B. das Riechepithel der Nasenschleimhaut.
- **Sekundäre Sinneszellen** stehen über Synapsen mit Nervenzellfortsätzen in Kontakt, die die Erregung der Sinneszellen an das zentrale Nervensystem weiterleiten. Sie leiten die Erregung also nicht selbst weiter. Zu den sekundären Sinneszellen gehören unter anderem die Mechanorezeptoren der Haut sowie die Geschmackszellen der Zunge. ◀

2.4 Allgemeine Anatomie der Drüsen

Die Hauptaufgabe der Drüsen ist die Sekretion. Je nachdem, wohin sie ihr Sekret abgeben, unterscheidet man:

- ▶ **exokrine Drüsen:** sondern ihr Sekret an eine innere oder äußere Körperoberfläche ab

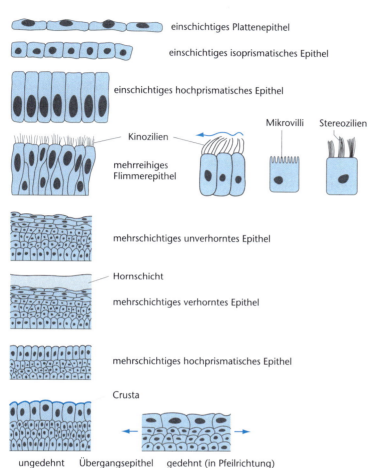

▶ **Abb. 2.3:** Schematischer Aufbau der Oberflächenepithelien. Die Größenrelation ist nicht maßstabsgetreu. ◀

- **endokrine Drüsen:** sezernieren ihre Produkte direkt in das Blut. Daher nennt man diese Sekrete auch **Inkrete;** meist handelt es sich dabei um Hormone. ◀

 Eine genauere Darstellung der Bildung und Speicherung von Sekreten und Hormonen auf mikrobiologischer bzw. biochemischer Ebene bieten Lehrbücher der Biochemie oder Histologie/Mikrobiologie, auf die hier nur verwiesen werden kann.

2.4.1 Exokrine Drüsen

Anhand ihrer Lage zur Oberfläche unterscheidet man zwei Arten von exokrinen Drüsen:
- ▶ endoepitheliale Drüsen
- exoepitheliale Drüsen.

Endoepitheliale Drüsen

Die Drüsenzellen endoepithelialer Drüsen befinden sich direkt an der Oberfläche, an die sie ihr Sekret abgeben. Diese Zellen können zu mehreren als Verband, aber auch einzeln vorliegen. Typische Beispiele stellen die sog. **Becherzellen** des Magen-Darm-Kanals und die **Clara-Zellen** des Atmungstrakts dar. Beide Zellarten liegen dabei einzeln im Oberflächenepithel. Die Becherzellen haben eine charakteristische Form: Zur Basalmembran, an welcher sie verankert sind, verjüngen sie sich, zur apikalen Seite hin sind sie deutlich breiter. Dies verleiht ihnen die Form eines Sektkelchs. Sie produzieren Schleim, der hauptsächlich aus Glykoproteinen besteht und dem Schutz der Magenschleimhaut und der besseren Gleitfähigkeit des Nahrungsbreis dient. Dieser Schleim wird durch Einreißen der apikalen Zellspitze an das Lumen des Verdauungskanals abgegeben. Anschließend erscheinen die Becherzellen strichförmig.

Es gibt auch **mehrzellige,** also im Verband auftretende, endoepitheliale Drüsenzellen, beispielsweise in der Harnröhre und der Nasenschleimhaut.

Exoepitheliale Drüsen

Die exoepithelialen Drüsen sind nicht direkt an den Oberflächen lokalisiert. Sie sind komplexer und können in ihrem Aufbau als eigenständiges Organ angesehen werden. Sie setzen sich aus einem Drüsenkörper und einem Drüsenausführungsgangsystem zusammen.

Aufbau exoepithelialer Drüsen

Der **Drüsenkörper** besteht aus
- sekretbildenden Endstücken
- Teilen des Ausführungsgangsystems
- Bindegewebe mit Nerven und Gefäßen (Stroma).

Die **Drüsenendstücke** weisen – ähnlich wie Epithelzellen – eine polare Gliederung auf. Ihre Zellen sitzen einer Basalmembran auf und geben nach apikal, also zum Lumen hin, ihr Sekret ab. Das Bindegewebe umhüllt als **Stroma** die Drüsen. In ihm verlaufen ernährende Blutgefäße, die den Drüsen auch die Substrate zur Sekretbildung liefern. Darüber hinaus verlaufen hier Nerven, die über Reizvermittlung die Sekretion und die Sekretbildung der Drüsen beeinflussen. Zwischen den Drüsenzellen und dem Bindegewebe befindet sich eine Basalmembran. Gelegentlich (z. B. bei der Glandula parotidea) finden sich an der Basis der Drüsenzellen sog. **Korb- oder Myoepithelzellen.** Vermutlich führen sie durch Kontraktion zum Auspressen des Sekrets.

Das **Ausführungsgangsystem** dient der Ableitung des Sekrets an die Oberfläche. Außerdem erfolgt hier auch eine Modifikation des Sekrets, z. B. in Form von Rückresorption von Wasser. Es untergliedert sich in drei Abschnitte (☞ Abb. 2.4):
- Schaltstücke
- Streifenstücke
- Ductus excretorius.

Die **Schaltstücke** schließen sich den Drüsenendstücken an. Sie bestehen in der Regel aus einem platten bis isoprismatischen Epithel und sind meist kurz und englumig. Sie verbinden die Endstücke mit den **Streifenstücken,** die aus einschichtigem iso- bis hochprismatischem Epithel bestehen. Ihren Namen verdanken sie einer lichtmikroskopisch sichtbaren basalen Streifung. Sie ist das morphologische Korrelat einer basalen Einfaltung der Zellmembran und palisanderartig angeordneten Mitochondrien. Beide sind ein sichtbares Zeichen für die rege Stoffwechselaktivität dieser Zellen, die der Modifikation des Sekrets dient. Das Vorliegen von Schalt- und Streifenstücken ist bei den einzelnen Drüsen sehr variabel, so finden sich bei der Glandula lacrimalis z. B. weder Streifen- noch Schaltstücke.

Die **Ductus excretorii** werden durch ein zwei- bis mehrreihiges Epithel aus iso- bis hochprismatischen Zellen ausgekleidet. Sie können verzweigt oder einfach sein. Während in manchen Drüsen nur ein Ausführungsgang vorhanden ist, besitzen andere mehrere, wie z. B. die Tränen- oder die Brustdrüse.

Einteilung der exoepithelialen Drüsen

Die Drüsen lassen sich nun nach mehreren Kriterien unterteilen. Eine Möglichkeit der Differenzierung stellt die nach der Art der von ihnen gebildeten **Sekrete** dar. Man unterscheidet:
- **seröse Drüsen:** Sie produzieren ein dünnflüssiges, eiweißreiches Sekret, welches in der Regel auch Verdauungsenzyme enthält. Die Zellen der Endstücke weisen runde, zentral gelegene Kerne auf. Sie haben meist eine tubuläre Form und bilden ein enges Lumen. Beispiele für rein seröse Drüsen sind die Glandula parotidea, das exokrine Pankreas und die Glandula lacrimalis.
- **muköse Drüsen:** Sie produzieren ein zähflüssiges, schleimiges Sekret, das bei Stofftransporten die Gleitfähigkeit verbessern soll. Die Zellkerne der mukösen Drüsen liegen basal und sind abgeplattet. Sie besitzen in der Regel eine azinöse Form, und das Lumen der Endstücke ist eher weit. Rein muköse Drüsen findet man im menschlichen Körper relativ selten, zu ihnen zählen die Brunner-Drüsen des Duodenums und die Cowper-Drüsen der männlichen Harnröhre.
- **gemischte Drüsen:** In ihren Endstücken kommen sowohl seröse als auch muköse Zellen vor. Je nachdem, welche Zellart überwiegt, spricht

man von seromukösen oder mukoserösen Drüsen. Auch in gemischten Drüsen kann es rein muköse und rein seröse Abschnitte geben. Bisweilen sitzen seröse Drüsenzellen einem rein mukösen Endstück kappenförmig auf; da dies lichtmikroskopisch einem Halbmond ähnelt, bezeichnet man diese Strukturen als **von-Ebner-Halbmonde.** Diese Halbmonde finden sich in der Glandula submandibularis und in der Glandula lingualis.

Ein Bespiel für eine seromuköse Drüse stellt die Glandula submandibularis dar, eine muköseröse Drüse ist z. B. die Glandula sublingualis. ◄

Eine weitere Differenzierungsmöglichkeit beruht auf der unterschiedlichen Morphologie der Endstücke (☞ Abb. 2.4). Folgende Formen kommen vor:
- einfach tubulös
- gewunden tubulös
- einfach verzweigt tubulös
- einfach verzweigt azinös
- vielfach verzweigt tubulös
- vielfach verzweigt azinös
- vielfach verzweigt gemischt tubuloazinös.

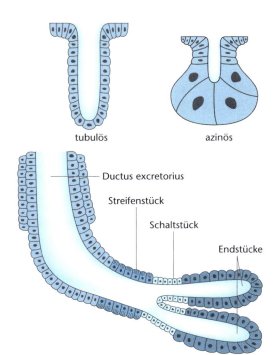

Abb. 2.4: Hauptdrüsenformen und Aufbau einer Drüse.

▶ In Abhängigkeit von der Art, wie die Drüsen ihr Sekret abgeben, wird ferner weiter unterschieden:
- **merokrine Sekretion (ekkrine Sekretion):** Das Sekret wird durch **Exozytose** abgegeben. Dabei werden die Sekrete in vom Golgi-Apparat gebildete Granula verpackt und zur apikalen Zellseite transportiert. Dort verschmelzen die Granula mit der Plasmamembran der Zelle, öffnen sich und geben ihr Sekret an die Oberfläche ab. Die Membranbestandteile der Granula, die während der Sekretion mit der Plasmamembran verschmolzen sind, werden anschließend über einen retrograden vesikulären Transport wieder zurück zum Golgi-Apparat gebracht. Dort können sie dann erneut zur Verpackung von Sekreten genutzt werden. Bei diesem Sekretionsmodus gehen keine Teile der Zelle verloren, sondern werden ständig „recycelt". Deshalb bleibt die Zelle stets sekretionsbereit und erreicht so eine hohe Sekretionleistung. Diese Sekretionsform findet man bei Schweiß- und Speicheldrüsen, den Drüsen des Geschlechtsapparats sowie bei allen endokrinen Drüsen.
- **apokrine Sekretion:** Diese Drüsen stoßen bei der Sekretfreisetzung ihren apikalen Teil mit ab. Es kommt also zu einem Verlust eines Teils der Zelle und des Zytoplasmas. Diese Sekretionsform findet sich z. B. bei der Milchdrüse.
- **holokrine Sekretion:** Hier kommt es bei der Sekretion zum kompletten Verlust der Drüsenzellen. Die völlig mit Sekret ausgefüllte Zelle geht nach der Sekretion unter. Holokrine Sekretion findet sich bei den Talgdrüsen der Haut. ◄

2.4.2 Endokrine Drüsen

Endokrine Drüsen sezernieren ihre Hormone stets merokrin, also durch Exozytose (☞ Kap. 2.4.1). Meist erfolgt die Abgabe direkt in das Blut. Morphologisch sind die Drüsen daher durch das Fehlen von Ausführungsgängen gekennzeichnet. Daneben gibt es auch endokrine Zellen, die ihre Hormone nicht in das Blut, sondern in das Gewebe abgeben – man spricht daher von **Gewebshormonen.** Diese bedienen sich folgender Sekretionsformen:

- ▶ **parakrine Sekretion:** Abgabe der Hormone nicht in das Blut, sondern in den Interzellularraum, wo sie sich durch Diffusion verteilen. Sie wirken daher nur auf benachbarte Zellen.
- **autokrine Sekretion:** Dabei wirken die abgegebenen Hormone auf die sezernierende Zelle selbst.

Je nach ihrer Organisation im Gewebsverband unterscheidet man:

- **endokrine Drüsen:**
  - Hypophyse (☞ Kap. 9.6.3)
  - Glandula pinealis (Corpus pineale; ☞ Kap. 9.6.3)
  - Schilddrüse (☞ Kap. 5.2.2)
  - Nebenschilddrüse (☞ Kap. 5.2.2)
  - Nebenniere (☞ Kap. 8.4.1)
- **endokrine Zellgruppen:**
  - Zellen des Hypothalamus (☞ Kap. 9.6.3)
  - Langerhans-Inseln des Pankreas (☞ Kap. 8.2.5)
  - Leydig-Zwischenzellen des Hodens (☞ Kap. 8.7.2)
  - Follikelepithelzellen des Ovars (☞ Kap. 8.6.2)
  - Corpus-luteum-Zellen des Ovars (☞ Kap. 8.6.2)
  - Zellen der Plazenta (☞ Kap. 8.9.2)
- **einzelne endokrine Zellen:** v. a. endokrine Zellen im Verdauungskanal; sie werden dem sog. **APUD-System** zugerechnet (☞ Kap. 8.1.4). ◀

 In den jeweiligen Kapiteln werden die endokrinen Drüsen genauer beschrieben.

2.5 Binde- und Stützgewebe !!

Binde- und Stützgewebe sind weitverbreitete Gewebe im menschlichen Körper und besitzen unterschiedlichste Funktionen. Gemeinsam ist ihnen der embryonale Ursprung aus dem **Mesoderm.** Zellen, die sich aus dem Mesoderm ableiten, bezeichnet man als **Mesenchymzellen.**

▶ Grundsätzlich bestehen alle Binde- und Stützgewebe aus einem **zellulären Anteil** mit fixen (ortsständigen) und/oder freien (beweglichen) Zellen sowie einer **Interzellularsubstanz (extrazelluläre Matrix).** Diese kann geformt, beispielsweise als Fasern, vorliegen, aber auch ungeformt sein. ◀

Zellen des Binde- und Stützgewebes

▶ Bei den **fixen Zellen** des Binde- und Stützgewebes handelt es um die eigentlichen Zellen dieses Gewebes. Ihre Hauptaufgabe ist die Bildung und der Aufbau der Interzellularsubstanz. Die fixen Zellen werden nach dem Gewebe benannt, in dem sie vorkommen:

- Chrondrozyten (Knorpelgewebe, ☞ Kap. 2.5.8)
- Osteozyten (Knochengewebe, ☞ Kap. 2.5.9)
- Fibrozyten im Bindegewebe.

Fibrozyten, die eine starke Syntheseleistung aufweisen, also viel Interzellularsubstanz produzieren, werden als **Fibroblasten** bezeichnet. Bei Fibrozyten und Fibroblasten handelt es sich nicht um unterschiedliche Zellarten, sondern um zwei verschiedene Funktionszustände der gleichen Zellpopulation. Histologisch zeichnen sich die Fibroblasten durch lange zytoplasmatische Fortsätze aus. Das in ihrem Zytoplasma reichlich vorhandene raue endoplasmatische Retikulum (rER) stellts ein morphologisches Zeichen ihrer hohen Syntheseleistung dar. Im Gegensatz zu den Fibrozyten sind die Kerne der Fibroblasten deutlich größer und besitzen einen gut sichtbaren Nukleolus. **Fibrozyten** sind spindelförmig und enthalten wesentlich weniger rER.

Die **freien Zellen** beteiligen sich nicht an der Synthese von Interzellularsubstanz. Ihre Hauptaufgabe liegt in der unspezifischen Abwehr, die sich gegen Toxine, Fremdkörper und Bakterien richtet (☞ Kap. 2.12). Die freien Zellen werden nicht im Bindegewebe gebildet, sondern wandern aus dem Blut ein. Sie finden sich nur im Bindegewebe und nicht im Stützgewebe. Zu den freien Zellen zählen:

- Leukozyten
- Plasmazellen
- Makrophagen
- Mastzellen (☞ Kap. 2.12). ◀

Interzellularsubstanz

▶ Bei der geformten Interzellularsubstanz handelt es sich um Fasern. Verschiedene Fasertypen kommen in unterschiedlichen Anteilen in den Geweben vor und bestimmen maßgeblich deren Eigenschaften:

- Kollagenfasern
- retikuläre Fasern
- elastische Fasern. ◀

Kollagenfasern

▶ Die Kollagenfasern stellen die mit Abstand häufigste Faserart im Bindegewebe dar. Sie sind extrem **zugfest,** was durch ihre Molekularstruktur (s. u.) bedingt ist. Kollagenfasern sind unverzweigt und haben einen Durchmesser von 1–20 μm. Ihre Länge ist stark abhängig von ihrem Dehnungszustand: Dauerhaft gedehnte Fasern verlängern sich, Fasern die nicht unter Spannung stehen, verkürzen sich. Meist lagern sie sich zu **Kollagenfaserbündeln** zusammen. ◀

Klinik!

Bindegewebsverkürzung durch Ruhigstellung
Bei der Ruhigstellung von Gelenken, z. B. durch Fixierung nach einer Fraktur, kommt es zur Verkürzung des Bindegewebes, da dieses nicht mehr unter Spannung steht. Dadurch ist der Bewegungsumfang nach der Ruhigstellung eingeschränkt, kann aber durch entsprechendes Training in vollem Maße zurückerlangt werden.

▶ Kollagenfasern setzen sich aus einzelnen **Kollagenfibrillen** von 0,3–0,5 μm Durchmesser zusammen. Das ist auch der Grund für den stark variierenden Durchmesser der Fasern. Jede Kollagenfibrille lässt sich wiederum in 20–200 nm breite **Mikrofibrillen** unterteilen, die ihrerseits aus sog. **Protofibrillen** aufgebaut sind. Die Protofibrillen werden aus **Tropokollagen** gebildet. Ein Molekül Tropokollagen besteht aus drei umeinander gewundenen, lang gestreckten **Polypeptid-α-Ketten.** Die Polypeptidketten bestehen aus Aminosäuren und enthalten einen hohen Anteil an Prolin und Glycin. Daneben verfügen sie über eine Reihe hydroxylierter Aminosäuren wie Hydroxyprolin und Hydroxylysin, die eine Quervernetzung der Proteine und die Ausbildung einer stabilen Kollagenmatrix ermöglichen.

Kollagenfasern werden teils intra- und teils extrazellulär von Fibroblasten gebildet. Intrazellulär erfolgt die Bildung der sog. **Prokollagenmoleküle,** die dann an den Interzellularraum abgegeben werden. Extrazellulär werden Teile der Polypeptidketten abgespaltet. Dadurch entstehen die nicht löslichen Tropokollagenmoleküle, die sich über Proto- und Mikrofibrillen (s. o.) zu Kollagen zusammenlagern. Im Verlauf dieses Anordnungsprozesses kommt es zu Aggregationen und Quervernetzungen, die für die typischen physikalischen Eigenschaften des Kollagens verantwortlich sind. Morphologisches Zeichen dafür ist die im Elektronenmikroskop sichtbare charakteristische Querstreifung der Mikrofibrillen.

An der Synthese von Kollagen sind unterschiedliche Polypeptidketten beteiligt. Abhängig von der Zusammensetzung dieser Polypeptidketten kann man verschiedene Kollagenfasertypen unterscheiden. Die vier wichtigsten **Kollagentypen** und ihr Vorkommen im Körper sind in Tabelle 2.4 zusammengefasst. Darüber hinaus werden aber heute viele weitere Typen unterschieden. ◀

 Das Vorkommen der Kollagentypen wird gern geprüft – also unbedingt auswendig lernen.

Tab. 2.4: Kollagentypen.

Kollagentyp	Vorkommen	Funktion
I	Dermis, Faszien, Sehnen, Sklera, Organkapseln, Faserknorpel, Dentin, Knochen	hohe Zugfestigkeit
II	hyaliner und elastischer Knorpel, Nucleus pulposus der Bandscheiben, Glaskörper des Auges	hohe Belastbarkeit durch intermittierende Drücke
III	retikuläre Fasern, Gefäßwande, glatte Muskulatur, Leber, Milz, Lunge, Teile der Basalmembran	Strukturerhalt von dehnbaren Organen
IV	Basallamina (Lamina densa) von Epithelien; Besonderheit: bildet keine Fibrillen!	Zellhaftung, Permeabilitätsbarriere

Klinik!

Skorbut
Die Synthese von Kollagen ist abhängig von Ascorbinsäure (Vitamin C). Mangel an Vitamin C ruft das Krankheitsbild Skorbut hervor, bei dem es durch Bildungsstörungen der Fasern des Zahnhalteapparates bis zum Zahnausfall kommen kann (☞ Kap. 5.1.12). Auch die Bildung anderer kollagener Fasern ist beeinträchtigt, daher kommt es im Extremfall sogar zu Knochenbrüchen.

Retikuläre Fasern
▶ Bei den retikulären Fasern handelt es sich um eine weitere Klasse von extrazellulären Fasern. Sie sind dünner als die Kollagenfasern und bestehen aus quergestreiften Mikrofibrillen, zwischen denen sich eine polyglykanreiche Kittsubstanz befindet. Im Gegensatz zu den in Bündeln gelagerten Kollagenfasern sind retikuläre Fasern gitterartig an den Zelloberflächen der Zellen im retikulären Bindegewebe angeordnet. ◀

Elastische Fasern
▶ Die elastischen Fasern sind untereinander stark verzweigt und bilden auch Netze aus. Sie bestehen aus Mikrofibrillen, welche ein elastinhaltiges Zentrum besitzen. Elektronenmikroskopisch zeigen elastische Fasern keine Querstreifung. ◀

Ungeformte Interzellularsubstanz
▶ Bei der ungeformten extrazellulären Matrix handelt es sich um die Grundsubstanz der Bindegewebe. Sie besteht aus Glykosaminoglyganen, Proteoglykanen, Wasser und den **Adhäsionsproteinen,** zu denen beispielsweise Fibronektin und die Laminine gehören. Die Aufgabe der Adhäsionsmoleküle besteht in der Verbindung der Zellen des Bindegewebes mit der sie umgebenden extrazellulären Matrix. Hierzu sind sie mit speziellen Rezeptoren ausgestattet.

Die ungeformte und die geformte Interzellularsubstanz setzt sich von Gewebe zu Gewebe unterschiedlich zusammen. Dies verleiht jedem Gewebe seine Morphologie und unterstützt seine Funktion. ◀

2.5.1 Mesenchym

▶ Das Mesenchym stellt die Urform des Bindegewebes dar, aus der alle anderen Bindegewebsformen hervorgehen. Man findet es nur während der embryonalen Entwicklung des Menschen und bezeichnet es daher auch als **embryonales Bindegewebe.** Es entwickelt sich aus dem **Mesoderm.**

Das Mesenchym besteht aus einem lockeren, dreidimensionalen Netz aus verzweigten, fortsatzreichen Zellen, zwischen denen sich große Mengen amorpher Interzellularsubstanz befinden. Die Zellen sind pluripotent, sie besitzen also noch die Fähigkeit, sich in andere Zellen umzuwandeln.

Dieses embryonale Bindegewebe ist aufgrund seiner vielfältigen Entwicklungsmöglichkeiten von größter Wichtigkeit für die Bildung sämtlicher Organe des Körpers. ◀

2.5.2 Gallertartiges Bindegewebe

▶ Diese Art von Bindegewebe imponiert vor allem durch seine großen Mengen an amorpher Interzellularsubstanz. Diese besteht zu großen Teilen aus Glykosaminoglykanen und besitzt eine gelartige Konsistenz. In der reichlich vorhandenen Interzellularsubstanz finden sich vereinzelte Kollagenfaserbündel und retikuläre Fasern. Den zellulären Anteil stellen langverzweigte Fibrozyten dar.

Gallertartiges Bindegewebe findet sich in der Nabelschnur und in der Pulpa von Zähnen. ◀

2.5.3 Lockeres Bindegewebe

▶ Auch im lockeren Bindegewebe überwiegt die Interzellularsubstanz. Darin finden sich Kollagenfaserbündel, die in unterschiedliche Richtungen verlaufen und häufig in Form eines Scherengitters angeordnet sind. Diese Anordnung gewährleistet, dass das Gewebe nach einer Zugbelastung wieder seine ursprüngliche Form einnehmen kann. Elastische und retikuläre Fasern sind im lockeren Bindegewebe nur spärlich vorhanden. Als zelluläre Bestandteile kommen vor allem Fibrozyten vor, es gibt dort aber auch freie Zellen.

Lockeres Bindegewebe befindet sich an vielen Stellen des Körpers:
- Es kommt zwischen Muskeln und auch zwischen einzelnen Muskelfasern vor.
- Es umschließt Nerven, Lymph- und Blutgefäße.
- Es bildet das Stroma zahlreicher Organe.
- Es bildet die Grundlage von Epithelgeweben und findet sich in der Subkutis.

Das lockere Bindegewebe dient häufig als Wasserspeicher und Verschiebeschicht; die in ihm enthaltenen freien Zellen erfüllen vor allem Abwehraufgaben. ◀

2.5.4 Dichtes Bindegewebe

▶ Beim dichten Bindegewebe unterscheidet man zwei Unterformen:
- geflechtartiges Bindegewebe
- parallelfaseriges Bindegewebe. ◀

Geflechtartiges Bindegewebe
▶ Es besteht hauptsächlich aus einem dreidimensionalen Netz aus Kollagenfaserbündeln. Die Fasern sind hier dichter gepackt als im lockeren Bindegewebe und weisen in ihrem Verlauf keine besondere Richtungsanordnung auf. Seine Funktion ist vor allen die mechanische Stabilisierung. Es findet sich in der Kapsel zahlreicher Organe, in der Dermis der Haut sowie in der Sklera des Auges. ◀

Parallelfaserige Bindegewebe
▶ Wie der Name schon sagt, weist das parallelfaserige Bindegewebe eine klare Richtung der Kollagenfasern auf. Sie verlaufen immer in Richtung der Längenbelastung und können so Zugkräften einen großen Widerstand entgegensetzen. Die beiden wichtigsten Vertreter des parallelfaserigen Bindegewebes sind die **Sehnen** und **Bänder,** welche von manchen Autoren auch zu den **Stützgeweben** gezählt werden. ◀

> **Klinik!**
>
> **Ehlers-Danlos-Syndrom**
> Beim Ehlers-Danlos-Syndrom besteht eine angeborene Synthese- und Vernetzungsstörung der Kollagenfasern. Dies führt zu einer erhöhten Verletzlichkeit der Haut und zur Überstreckbarkeit der Gelenke. Histologisch zeigt sich eine mangelhafte Verflechtung der straffen Kollagenfasernetze.

Sehnen
▶ Sehnen übertragen Muskelkräfte auf ihre Ansatzpunkte an den Knochen. Diese Funktion wird durch die Anordnung der Kollagenfaserbündel gewährleistet. Sehnen sind aus Sehnenzellen (Fibrozyten) und Sehnenfasern aufgebaut. Bei den Sehnenfasern handelt es sich um parallel zueinander angeordnete Kollagenfaserbündel. Betrachtet man den Querschnitt einer Sehne, erkennt man folgende Gliederung:
- **Primärbündel:** ◀ Sie bestehen aus mehreren Sehnenfasern und der zugehörigen Sehnenzelle. Umschlossen werden die Primärbündel von lockerem Bindegewebe.
- ▶ **Sekundärbündel:** ◀ Zahlreiche Primärbündel bilden ein Sekundärbündel. Dieses ist wiederum von Bindegewebe, dem sog. **Peritendineum internum,** umhüllt.
- ▶ **Sehne:** ◀ Sie setzt sich aus der Gesamtheit aller Primär- und Sekundärbündel zusammen und wird ebenfalls von Bindegewebe, dem **Peritendineum externum,** umschlossen.

Im Peritendineum verlaufen Nerven, welche z.B. zu den sog. **Sehnenorganen** ziehen. Hierbei handelt es sich um Rezeptoren, die die Zugspannung der Sehnen registrieren und nach zentral weiterleiten. Außerdem finden sich Blutgefäße zur Ernährung der Sehnen. Freie Zellen kommen in den Sehnen nicht vor.

Eine **Aponeurose** stellt eine Sonderform dar: eine flächenhaft ausgebildete Sehne.

2.5.5 Elastisches Bindegewebe

▶ Im Gegensatz zu den bisher beschriebenen Bindegeweben finden sich im elastischen Bindegewebe vor allem elastische Fasern. Es weist daher einen großen Anteil an Elastin auf. Funktionell ist es in der Lage, nach aufgetretenen Zugspannungen wieder in die ursprüngliche Form zurückzukehren. Zusätzlich enthält es Kollagenfasern, die für die nötige Festigkeit sorgen. Diesen Bindegewebstyp findet man z.B. in der Wand der Aorta, da dieses Gewebe schnell wechselnden Drücken und Volumina gewachsen sein muss. Darüber hinaus kommt dieser Typ auch in einigen Bandverbindungen des Körpers vor, beispielsweise den Ligg. flava der Wirbelsäule. ◀

2.5.6 Retikuläres Bindegewebe

▶ Dieses Bindegewebe bildet ein dreidimensionales Netz aus, nach dem es auch benannt ist. Es stellt die Grundlage der lymphatischen Organe wie Milz, Lymphknoten und Knochenmark dar. Innerhalb des Netzes finden sich flüssige Interzellularsubstanz sowie massenhaft freie Zellen. Seine Festigkeit erhält dieses Gewebe durch retikuläre Fasern, welche den Retikulumzellen außen aufliegen. Bei den Retikulumzellen handelt es sich um eine Art von Fibroblasten, die einen dreidimensionalen Zellverband bilden und retikuläre Fasern synthetisieren. Neben reinen Stützfunktionen übernimmt dieses Gewebe mit seinen freien Zellen auch Abwehraufgaben. Im Knochenmark findet außerdem die Blutbildung statt. ◄

2.5.7 Fettgewebe

Beim Fettgewebe handelt es sich um eine spezielle Art von Bindegewebe. Es besteht hauptsächlich aus Fettzellen, den sog. **Adipozyten.** Fettgewebe tritt an verschiedenen Stellen des Körpers auf. Grundsätzliche Aufgabe der Adipozyten ist es, in ihrem Zellleib Fett zu speichern und bei Bedarf wieder freizugeben. Dabei unterscheidet man:
- ▶ weißes Fettgewebe
- braunes Fettgewebe. ◄

Weißes Fettgewebe
Spricht man von Fett, ist in der Regel das weiße Fett gemeint, das im menschlichen Körper wesentlich häufiger vorkommt.

Einzelne oder gruppierte Fettzellen kommen – eingelagert in lockeres Bindegewebe – fast überall im Körper vor. Im eigentlichen Fettgewebe, das sich in bestimmten Körperregionen ansammelt, sind zahlreiche Fettzellen durch Bindegewebe in Läppchen zusammengefasst. Fettgewebe sind immer gut mit Blutgefäßen versorgt.

Aufgaben
Weißes Fettgewebe erfüllt seine Hauptfunktionen als:
- ▶ **Speicher- oder Depotfett**
- **Isolierfett**
- **Baufett.**

Das **Speicherfett** dient als Energiespeicher des Körpers. Da dieser ständig Energie braucht, aber nur in diskontinuierlichen Abständen Nahrung zugeführt bekommt, ist eine solche Speicherung von Energie für die Aufrechterhaltung der Körperfunktionen unerlässlich.

Daneben dient das weiße Fettgewebe auch der **thermischen Isolation.** Fett ist ein schlechter Wärmeleiter; es hilft, Kälte von außen abzuhalten und die Körperwärme im Inneren zu speichern.

Als **Baufett** erfüllt das Fettgewebe mechanische Aufgaben. Es dient beispielsweise als Polster, um Stöße aufzufangen. Außerdem hilft das Baufett, die Organe in ihrer Position zu halten, und trägt auch zur geschlechtsspezifischen Körpergestaltung bei.

Weitere Aufgaben des Fettgewebes sind die **Speicherung von Wasser** und der **Gewebsersatz,** z. B. von nicht mehr aktiven Zellen. Ein Beispiel dafür ist der Thymus, der nach der Pubertät verfettet. ◄

Morphologie
▶ Bei den Adipozyten des weißen Fettgewebes handelt es sich um recht große Zellen (bis zu 100 µm), deren Zellleib fast vollständig von einem großen Lipidtropfen ausgefüllt ist; man spricht von **univakuolären Fettzellen.** Der Kern ist an den Rand gedrückt und abgeflacht. Zellorganellen oder andere Zellbestandteile sind meist nicht zu erkennen. Das Fett in den Adipozyten ist nicht von einer eigenen Membran umgeben, sondern liegt frei im Zytoplasma.

Während der Präparation für die mikroskopische Betrachtung löst sich durch den verwendeten Alkohol das Fett aus den Zellen – sie erscheinen leer mit an den Rand gedrängtem Zellkern. Aufgrund dieses typischen Aussehens bezeichnet man diese Fettzellen auch als Siegelringzellen.

Jeder einzelne Adipozyt ist von einer Basallamina und von retikulären Fasern umgeben. Hierdurch werden die Zellen in ihrer Form gehalten und können so mechanische Aufgaben als Gewebe übernehmen. ◄

Lipogenese und Lipolyse
▶ Die Adipozyten sind in der Lage, Fettsäuren aus dem Blut aufzunehmen. Sie synthetisieren mit Glycerin aus ihrem Stoffwechsel daraus Lipide (**Lipogenese),** die in der Zelle gespeichert werden.

Bei Bedarf können diese Lipide wieder in ihre Bausteine gespalten (**Lipolyse)** und an das Blut abgegeben werden. So werden sie dem Körper wieder zur Energiegewinnung zur Verfügung gestellt. Die

Steuerung der Lipogenese und der Lipolyse wird unter anderem durch die Hormone Insulin und Adrenalin beeinflusst. ◄

 Um sich näher mit dem Vorgang der Lipogenese, Lipolyse und der Steuerung des Fettstoffwechsels vertraut zu machen, sollte ein Lehrbuch der Biochemie hinzugezogen werden.

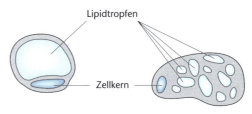

Abb. 2.5: Histologischer Aufbau der Zellen des weißen und braunen Fettgewebes.

▶ Verändert sich die Menge des gespeicherten Fetts, führt dies vor allem zur entsprechenden Vergrößerung oder Verkleinerung der bereits bestehenden Fettzellen. Seltener kommt es zur Neubildung von Fettzellen. Allerdings werden auch bei andauerndem Hungern keine Fettzellen abgebaut. Stattdessen nehmen sie eine spindelförmige Gestalt an, die nur sehr wenige Lipidtropfen enthält. ◄

Braunes Fettgewebe
▶ Im Gegensatz zum weißen Fettgewebe dient das braune überwiegend der Erzeugung von Wärme. Dieser Vorgang wird als **Thermogenese** bezeichnet. Da Säuglinge noch keine Wärme durch Zittern produzieren können (Kältezittern), findet man bei ihnen mit einem Anteil von rund 5 % des Körpergewichts vergleichsweise viel braunes Fettgewebe. Es befindet sich hauptsächlich entlang den großen Gefäßen und dem Rücken. Mit der Zeit bildet es sich zurück; beim Erwachsenen findet man höchstens noch Reste um die großen Arterien, im Mediastinum, an den Nieren und unter den Achseln.

Die Zellen des braunen Fettgewebes besitzen im Gegensatz zum weißen Fettgewebe viele kleine Lipidtropfen. Man spricht daher von **plurivakuolären Fettzellen**. Ihr Zytoplasma ist reich an Mitochondrien, die durch ihre spezielle Enzymausstattung der Wärmebildung dienen. Der starke Mitochondrienbesatz ist auch die Ursache für die braune Farbe der Zellen. Abbildung 2.5 zeigt die Zellen des weißen und des braunen Fettgewebes im Vergleich. ◄

> **Klinik!**
>
> **Adipositas**
> Von Adipositas spricht man bei übermäßiger Vermehrung des Fettgewebes. Die Adipositas stellt eine der häufigsten Erkrankungen der westlichen Welt dar. Sie zieht eine Reihe an schweren Folgeerkrankungen nach sich, die z. B. das Herz-Kreislauf-System betreffen können.

2.5.8 Knorpelgewebe

Das Knorpelgewebe zählt nicht zu den Bindegeweben, sondern zu den **Stützgeweben.** Knorpelgewebe entwickelt sich während der Embryonalphase aus dem Mesenchym. Die fixen Zellen des Knorpels bezeichnet man als **Chondrozyten.** Sie bilden die eigentliche Knorpelmasse. Diese Interzellularsubstanz zeigt für die jeweilige Knorpelart (s. u.) charakteristische Unterschiede.

Knorpelgewebe ist völlig frei von Nerven und Gefäßen; es wird durch Diffusion aus der Umgebung ernährt. Folgende Eigenschaften sind charakteristisch für Knorpelgewebe:
- Druckelastizität
- Gewichtstoleranz
- formgebende Wirkung.

Es werden drei Arten von Knorpel unterschieden:
- ▶ hyaliner Knorpel
- elastischer Knorpel
- Faserknorpel.

Die aktiven Vorläufer der eigentlichen Knorpelzellen **(Chondrozyten)** sind die sog. **Chondroblasten.** Diese Chondroblasten synthetisieren **Chondroid**, die Knorpelgrundsubstanz. Je mehr Chondroid gebildet wird, umso weiter weichen die Chondroblasten auseinander und bilden auf diese Weise die sog. **Chondrome.** Dabei handelt es sich um Gruppen von bis zu acht Chondrozyten, die von reichlich extrazellulärer Matrix umgeben sind. Die sich einmauernden Chondroblasten nehmen dabei immer mehr die histologische Form von Chondrozyten an, zu den sie dann schließlich werden. Die ausgereiften Chondrozyten, die im Gegensatz zu den Chondroblasten nicht mehr teilungsfähig sind, bleiben weiterhin in der Lage, Knorpelsubstanz zu bilden. Sie liegen dabei in sog. Knorpelhöhlen. Diese Höhlen sind außen von Knorpelgrundsubstanz umschlossen und werden komplett durch die Chondrozyten ausgefüllt. Als Hohlräume stellen sie sich daher erst nach Entfernung der Knorpelzellen dar.

Das Chondroid – die Extrazellularmatrix also – besteht aus Proteoglykanen, Typ-II-Kollagenfasern und Glykoproteinen, welche von den Chondroblasten und den Chondrozyten gebildet werden. Die Proteoglykane bedingen die starke Basophilie des Knorpels. Die Kollagenfasern sind im histologischen Präparat lichtmikroskopisch nicht zu erkennen, weil sie den gleichen Brechungsindex haben wie die restliche Extrazellularsubstanz. Man sagt, sie liegen „maskiert" vor. ◀

Hyaliner Knorpel
▶ Der hyaline Knorpel ist mit Abstand die häufigste Knorpelart beim Menschen. Abgesehen von den Gelenkflächen, die er überzieht, ist er überall von einer Knorpelhaut, dem **Perichondrium,** umgeben.

Man findet hydralinen Knorpel an den Epiphysenfugen, außerdem handelt es sich beim Gelenk- und Rippenknorpel, dem Nasenknorpel, den Knorpelspangen der Luftröhre sowie der Cartilago thyroidea und der Cartilago cricoidea um hyaline Knorpelstrukturen. ◀

Elastischer Knorpel
▶ Der elastische Knorpel besitzt zusätzlich zu den Strukturen des hyalinen Knorpels elastische Fasern, die die Chondrome umgeben und in das umgebende Perichondrium einstrahlen. Dadurch ist elastischer Knorpel dehnbarer und biegsamer als hyaliner. Er bildet die Ohrmuschel und Teile des äußeren Gehörgangs, der Tuba auditiva und der Epiglottis. ◀

Faserknorpel
▶ Faserknorpel weist wesentlich mehr Kollagenfasern auf als hyaliner Knorpel. Diese Fasern sind im Gegensatz zum hyalinen Knorpel nicht mehr von der Grundsubstanz maskiert, sondern lichtmikroskopisch sichtbar. Die Chondrome des Faserknorpels sind relativ zellarm und weit auseinandergedrängt. Die Chondrozyten sind nur von wenig

Grundsubstanz umgeben und eingebettet in Kollagenfasern vom Typ I. Faserknorpel findet man überall dort im Körper, wo die Druckbeanspruchung hoch ist, z.B. in den Zwischenwirbelscheiben, in der Symphysis pubica sowie in den Disci und Menisci diverser Gelenke. ◀

> ### 🖰 Klinik!
>
> **Arthrose**
> Unter einer Arthrose versteht man die degenerative Veränderung der Knorpel- und Knochenstruktur eines oder mehrerer Gelenke. Dabei kommt es im Verlauf zu zunehmenden Gelenkdeformierungen. Volkswirtschaftlich betrachtet ist die Arthrose die bedeutendste chronische Erkrankung des Bewegungsapparats.

2.5.9 Knochengewebe ‖‖‖

▶ Das Knochengewebe gehört zu den Stützgeweben des Körpers. Es ist besonders hart und stabil gegen Druck und Zug sowie gegen Biege- und Drehbelastungen. Wie die anderen Binde- und Stützgewebe setzt es sich aus zellulären Bestandteilen und extrazellulärer Matrix zusammen. Die **Knochengrundsubstanz (Osteoid)** besteht aus:
- 35 % organischen Bestandteilen (Kollagen, Glykosaminoglykane, Proteoglykane)
- 65 % anorganischen Bestandteilen (Hydroxylapatit-Kristalle).

Die Hydroxylapatit-Kristalle enthalten Calciumphosphat, Calciumcarbonat, Magnesiumphosphat und Alkalisalze. Im Knochen sind über 99 % des gesamten im Körper gespeicherten Calciums gebunden.

Zu den Zellen des Knochens gehören:
- Osteoblasten
- Osteozyten
- Osteoklasten. ◀

Osteoblasten
▶ Osteoblasten sezernieren das Kollagen und die Grundsubstanz des Knochens, die anschließend – ebenfalls vermittelt durch Osteoblasten – verkalkt. Dabei mauern sich die Osteoblasten förmlich in den Kollagenfasern ein. Man bezeichnet diese Fasern auch als **Sharpey-Fasern.**

Osteoblasten sind auf der Oberfläche des entstehenden Knochens epithelartig angeordnet und durch Zellfortsätze miteinander verbunden. Sie besitzen eine kubische Form und basophiles Zytoplasma, in dem sich reichlich raues endoplasmatisches Retikulum und ein gut ausgebildeter Golgi-Apparat finden – als morphologische Zeichen ihrer hohen Syntheseaktivität. Das somatotrope Hormon (STH) steigert die Aktivität der Osteoblasten. ◄

Osteozyten
▶ Haben sich die Osteoblasten vollständig eingemauert, fahren sie ihre Syntheseaktivität herunter. Von diesem Zeitpunkt an bezeichnet man sie als Osteozyten. Diese längsovalen Zellen liegen in Höhlen in der verkalkten Grundsubstanz, sog. **Lakunen**. Von hier ziehen ihre Zellfortsätze durch **Canaliculi** bis zu den kortikalen Gefäßen des Knochens. ◄

Osteoklasten
▶ Osteoklasten entstehen aus Monozyten und gehören somit zum monozytären Phagozytosesystem. Sie wandern über die Blutgefäße in den Knochen ein und entstehen durch Verschmelzung mehrerer Vorläuferzellen. Dadurch werden Osteoklasten mit ca. 30–100 μm vergleichsweise groß und besitzen 5–50 Zellkerne. Ihre Aufgabe besteht darin, Knochen abzubauen. Dabei bilden sie Einbuchtungen in der Knochenoberfläche, die als als **Howship-Lakunen** bezeichnet werden.

Osteoklasten produzieren eine Säure, mit der sie anorganische Knochensubstanz abbauen. Organischen Anteile werden danach enzymatisch zersetzt. Die Osteoklasten dienen der Mobilisation von Calcium aus den Knochen und tragen so zur Regulation des Calciumspiegels im Blut bei. Ihre Aktivität steigt unter dem Einfluss von **Parathormon** sowie von **Kortison** an. Das in der Nebenschilddrüse gebildete Parathormon fördert aber nicht nur die Aktivität der Osteoklasten, sondern steigert auch die Calciumaufnahme aus dem Darm und die Rückresorption von Calcium in der Niere.

Hemmend auf die Osteoklastenfunktion wirken **Calcitonin, Östrogene** und **Androgene.** Diese Hormone fördern daher die Mineralisierung des Knochens. ◄

Merke!
Osteo**k**lasten **k**nabbern Knochen, Osteo**b**lasten **b**auen Knochen auf.

Knochenbildung
Knochenbildung **(Ossifikation)** kann auf zwei unterschiedliche Arten geschehen:
- ▶ direkte (desmale) Verknöcherung (findet lediglich in der Embryonalentwicklung statt)
- indirekte (chondrale) Verknöcherung. ◄

Desmale Ossifikation
▶ Bei der desmalen Ossifikation wird der Knochen direkt aus einer bindegewebigen Vorstufe gebildet. Die Mesenchymzellen differenzieren sich zu **Osteoblasten,** die die Knochengrundsubstanz, das Osteoid, aufbauen (☞ Abb. 2.6). Es entstehen **Verknöcherungspunkte,** die sich im Verlauf zu Knochenspangen vereinigen und schließlich den fertigen Knochen bilden. Die Osteoblasten mauern sich dabei ein und werden zu **Osteozyten.**

An der desmalen Ossifikation sind auch **Osteoklasten** beteiligt, indem sie die entstehenden Knochenspangen in ihrem Wachstum und ihrer Form modulieren. Auf diese Weise entstehen die platten Schädelknochen, Teile der Clavicula sowie die knöchernen Anteile der Rippen. ◄

Chondrale Ossifikation
▶ Bei der chondralen Ossifikation wird zunächst ein „Modell" des Knochens aus hyalinem Knorpelgewebe angelegt, das dann allmählich verknöchert. Je nachdem, von wo die Verknöcherung ausgeht, unterscheidet man:
- perichondrale Ossifikation
- enchondrale Ossifikation.

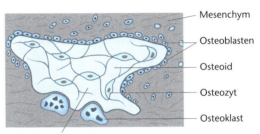

Abb. 2.6: Desmale Verknöcherung.

Bei der **perichondralen Ossifikation** sondern sich Osteoblasten vom Perichondrium, das das knorpelige Knochenmodell umgibt, ab. Diese bilden Osteoid, welches sich ringförmig um das Knorpelmodell anlagert; es entsteht eine **Knochenmanschette.** Perichondrale Ossifikation dient daher dem **Dickenwachstum** des Knochens. Ausgehend von der Knochenhaut bauen Osteoblasten Knochensubstanz an den schon bestehenden Knochen an, während im Inneren der Manschette Knochen abgebaut wird. Diesen Vorgang bezeichnet man auch als **appositionelles Wachstum.**

Neben der perichondralen Ossifikation findet im Inneren des Knochens die sog. **enchondrale Ossifikation** statt. Dabei gelangen zunächst Gefäße und Mesenchymzellen durch die sich bildende Knochenmanschette in das Knorpelmodell. Dort entwickelt sich ein Teil der Mesenchymzellen zu Knorpel abbauenden Chondroklasten und ein anderer Teil zu Knochengrundsubstanz aufbauenden Osteoblasten. Die Osteoblasten bilden dabei **primäre Ossifikationszentren.** Durch enchondrale Ossifikation im Bereich der Epiphysenfugen kommt es zum **Längenwachstum,** indem dort ständig Knorpel abgebaut und dafür Knochen aufgebaut werden. An dieser sich ständig im Auf- und Abbau befindenden Knorpel-Knochen-Grenze erkennt man vier unterschiedliche Zonen (☞ Abb. 2.7):

- **Säulenknorpel:** Knorpelproliferation, Wachstum des Knorpels
- **Blasenknorpel:** Vergrößerung der Knorpelzellen
- **Eröffnungszone:** Knorpelabbau, Gefäßproliferation
- **Knochenanbauzone:** Knochenbälkchen und Verkalkung der Grundsubstanz.

Durch chondrale Ossifikation entstehen sämtliche Röhrenknochen und alle anderen Knochen außer den platten Knochen des Schädels und Teilen der Clavicula (s. o.). ◀

> **Merke!**
> Ein Knochen wächst nur so weit in die Länge, wie zuvor Knorpel angelegt wurde.
> ✓ **Längenwachstum** geschieht durch **enchondrale** Ossifikation,
> ✓ **Dickenwachstum** hingegen durch **perichondrale** Ossifikation.

Geflecht- und Lamellenknochen

▶ Sowohl desmal als auch chondral angelegte Knochen haben zunächst einen ungeordneten Aufbau, man spricht von **Geflechtknochen.** Im Laufe der Zeit wandelt sich die Substantia compacta des Knochens (☞ Kap. 2.7.1) in geordneten **Lamellenknochen** um.

Die kleinste Baueinheit des Lamellenknochens ist das **Osteon.** Es besteht aus einem zentral gelegenen kleinen Blutgefäß, das im sog. **Havers-Kanal** verläuft. Um diesen lagern sich zwiebelschalenartig die Knochenlamellen, die auch als **Speziallamellen** bezeichnet werden. Sie enthalten Knochengrundsubstanz und Osteozyten. Kleine Knochenkanälchen verbinden die Osteozyten miteinander sowie mit

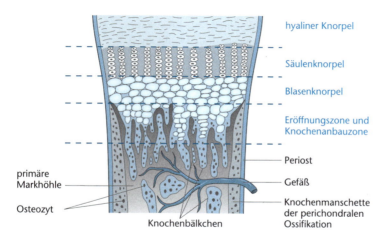

Abb. 2.7: Zonen der enchondralen Ossifikation.

dem zentralen Blutgefäß des Osteons. Die Havers-Kanäle stehen durch die kurzen, quer verlaufenden **Volkmann-Kanälchen** miteinander in Kontakt. Auch in diesen verlaufen Blutgefäße und Nerven.

Neben den Speziallamellen findet man im Knochenquerschnitt (☞ Abb. 2.8) noch folgende weitere Lamellen:
- **äußere Generallamellen:** liegen direkt unter der Knochenhaut (Periost) und umgeben den gesamten Knochen
- **innere Generallamellen:** bilden in den hohlen Knochen den Abschluss zum innen liegenden Knochenmark
- **Schaltlamellen:** stellen Lamellenbruchstücke dar, die durch Auf- und Umbauprozesse entstehen. Sie liegen zwischen den Speziallamellen.

Allerdings wird der Geflechtknochen nicht vollständig zu Lamellenknochen umgebaut. An den Ansätzen der Sehnen bleibt der Geflechtknochen erhalten. Die von den Sehnen hier einstrahlenden Fasern bezeichnet man als **Sharpey-Fasern.** ◀

Periost

▶ Außen ist der Knochen von Knochenhaut, dem **Periost,** umgeben. Dabei handelt es sich um ein spezielles Bindegewebe, das in der Lage ist, neues Knochengewebe zu bilden. Das Periost überzieht alle Knochen mit Ausnahme der überknorpelten Gelenkflächen. Das ausgereifte Periost ist sehr blut- und lymphgefäßreich und enthält viele Nervenfasern. Daher ist es auch extrem schmerzempfindlich.

Das Periost teilt sich histologisch in zwei Schichten:
- **Stratum osteogenicum:** zellreiche innere Schicht, enthält Stammzellen zur Regeneration von Knochenteilen
- **Stratum fibrosum:** zellarme äußere Schicht mit vielen Kollagenfasern.

Die Binnenräume des Knochens sind mit **Endost** ausgekleidet, das ebenfalls osteogene Funktion besitzt und in seinem Aufbau dem Periost entspricht. Es kleidet auch die Havers-Kanäle aus. ◀

> **Klinik!**
>
> **Knochenfraktur**
> Bei einem Knochenbruch (Fraktur) bildet sich zunächst ein **Frakturhämatom** aus. Dieses wird durch bindegewebiges Narbengewebe, den sog. **Kallus,** ersetzt. Ausgehend vom Periost bzw. Endost differenzieren sich Chondro- und Osteozyten aus, die Geflechtknochen bilden. So entsteht ein **ossärer Kallus,** der später in stabilen **Lamellenknochen** umgebaut wird.

2.6 Muskelgewebe

Im Muskel sind zahlreiche Muskelzellen zu einer funktionellen Einheit zusammengeschlossen, deren Hauptaufgabe in der Bewegung, genauer gesagt der Kontraktion besteht. Zu diesem Zweck besitzen Muskelzellen spezielle **Myofibrillen.** Über Sehnen wird die Muskelkraft auf Knochen übertragen.

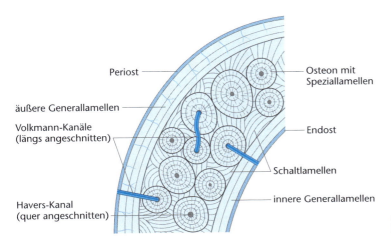

Abb. 2.8: Aufbau von Lamellenknochen.

Entstehungsgeschichtlich stammt das Muskelgewebe aus dem Mesoderm; nur die Binnenmuskulatur des Auges ist ektodermaler Herkunft.

> **Merke!**
>
> Für die Zellorganellen von Muskelzellen existiert eine eigene Nomenklatur:
> - ✓ **Sarkoplasma** = Zytoplasma
> - ✓ **sarkoplasmatisches Retikulum** = endoplasmatisches Retikulum
> - ✓ **Sarkolemm** = Plasmamembran einschließlich Basallamina und retikulärer Fasern
> - ✓ **Sarkosomen** = Mitchondrien.

Anhand ihres histologischen Aufbaus werden drei Arten von Muskelgewebe unterschieden (☞ Abb. 2.9):
- ▶ **quergestreifte Muskulatur**
- **glatte Muskulatur**
- **Herzmuskulatur.** ◀

2.6.1 Quergestreifte Muskulatur !!

▶ Quergestreifte Muskulatur ist die willkürgesteuerte Muskulatur und findet sich in der gesamten Skelettmuskulatur, der Zunge, im Schlund sowie im oberen Drittel des Ösophagus und im äußeren M. sphincter ani.

Jede Muskelfaser der quergestreifen Muskulatur ist ein Synzytium, also ein Zusammenschluss mehrerer Zellen. Dabei findet man 500–10000 Kerne

pro Muskelfaser. Die Kerne sind länglich und liegen in der Regel peripher. Die Muskelfasern selbst sind eosinophil, und das Zytoplasma ist angefüllt mit Myofibrillen, wenig sarkoplasmatischem Retikulum und Mitochondrien.

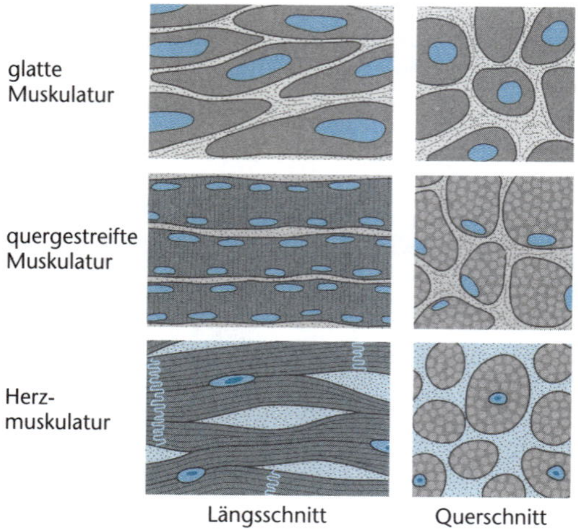

Die Muskelfasern werden von **Sarkolemm** umhüllt. Von der Zelloberfläche aus ziehen abgeplattete Membranschläuche, die sog. **T-Tubuli** (Transversal-Tubuli), senkrecht in die Muskelfaser hinein. Ihre Funktion besteht in der schnellen Erregungsübermittelung von außen in das Faserinnere. Die T-Tubuli sind über die sog. **L-Tubuli** (Longitudinal-Tubuli) miteinander verbunden. Die L-Tubuli entsprechen dem sonst üblichen endoplasmatischen Retikulum und dienen der Speicherung von Calcium-Ionen, welche für die Auslösung einer Muskelkontraktion benötigt werden.

Die quergestreifte Muskulatur ist willkürlich steuerbar und gewährleistet die Mobilität des Menschen. Sie wird über Nervenfasern innerviert, die an den Muskelfasern Synapsen ausbilden. Diese Strukturen bezeichnet man als **motorische Endplatten.** Durch Freisetzung von Acetylcholin (ACh) wird die Plasmamembran depolarisiert. Dadurch kommt es zur Freisetzung von Calcium aus dem sarkoplasmatischen Retikulum, das über die T-Tubuli in das Faserinnere transportiert wird und zur Kontraktion der Muskelfaser führt.

Jede Muskelfaser wird von mindestens einer Faser eines motorischen Nervs erreicht. ◀

Abb. 2.9: Histologischer Aufbau der unterschiedlichen Arten von Muskulatur.

> **Klinik!**
>
> **Myasthenia gravis**
> Die Myasthenia gravis ist eine Autoimmunerkrankung der Skelettmuskulatur. Zirkulierende Antikörper binden an den ACh-Rezeptor der motorischen Endplatte. Über Aktivierung des Komplementsystems kommt es zur Immunreaktion, bei der die postsynaptische Membran zerstört wird. Die Erkrankung verursacht eine progressive Muskelschwäche, die bis zur Atemlähmung führen kann.

Histologischer Aufbau

▶ **Myofibrillen** sind die kontraktilen Elemente der Muskelzellen. Sie bestehen aus dicken **Myosin-** und dünnen **Actinfilamenten.**

Beim Actin handelt es sich um kugelförmige Proteine, die sich zu Fibrillen zusammenlagern. Zwei miteinander verdrillte Stränge bilden ein Actinfilament. In den Furchen zwischen den Strängen befindet sich ein langes, starres Protein, das **Tropomyosin**. Dieses ist in regelmäßigen Abständen mit dem Protein **Troponin** verbunden. Myosin ist ein Faserprotein mit einem langen, stabförmigen Schaft. Am Ende dieses Schafts schließt sich seitlich ein beweglicher, kugelförmiger Kopf an.

Bei der Kontraktion gleiten Actin- und Myosinfilamente aneinander vorbei und überlappen sich **(Filament-Gleit-Konzept)**. Die Myosinköpfe binden an die Actinfilamente, kippen dann ein Stück ab und schieben sich so am Myosin vorbei. ◂

 Der Vorgang der Kontraktion ist nicht nur in der Anatomie ein beliebtes Prüfungsthema. Deshalb ist es dringend geraten, sich die Vorgänge auch mit Hilfe eines Physiologiebuchs klarzumachen.

▶ Im histologischen Längsschnitt sieht man die typische Querstreifung der Myofibrillen, die durch die regelhafte Anordnung der Sarkomere entsteht. Sarkomere sind die Baueinheiten des quergestreiften Muskelgewebes. Ein Sarkomer lässt sich in folgende Abschnitte unterteilen (☞ Abb. 2.10):
- **Z-Scheibe:** Verankerung der Actinfilamente
- **A-Bande:** dunkler Bereich, entspricht der Länge der Myosinfilamente
- **I-Bande:** heller Streifen, der nur Actin enthält, verkürzt sich bei Kontraktion
- **H-Streifen:** enthält ausschließlich Myosin
- **M-Streifen:** Verbindung der Myosinmoleküle. ◂

> **Merke!**
> Die Reihenfolge der Banden und Streifen kann man sich durch folgenden Merksatz einprägen: „**Z**ieh **I**ch **A**m **H**aare **M**ir."

Ein Abschnitt zwischen zwei Z-Scheiben wird als **Sarkomer** bezeichnet. Eine Myofibrille besteht aus vielen hintereinanderliegenden Sarkomeren. Die Myofibrillen sind über das Protein **Desmin** mit dem Sarkolemm verbunden. Außerdem befestigt Desmin die Actinfilamente am Z-Streifen und verbindet die Z-Streifen untereinander und mit der Zellwand. Diese Verbindungen gewährleisten, dass die Kontraktion der Sarkomere auf die gesamte Muskelfaser und schließlich auch auf die extrazelluläre Matrix übertragen wird.

Am **Muskel-Sehnen-Übergang** ist die Muskelfaser an beiden Enden mit Kollagenfibrillen fixiert.

Der Aufbau des Muskels aus Muskelfasern und Faserbündeln ist in Kapitel 2.7.3 dargestellt.

Regeneration
Die Regeneration von untergegangenen Muskelfasern erfolgt durch die **Satellitenzellen.** Dies sind spindelförmige Zellen, die unter der Basalmembran liegen. Wird eine Muskelfaser geschädigt, proliferieren und fusionieren diese Zellen und bilden so neue Muskelfasern.

Muskelspindeln
▶ Muskelspindeln gehören zur Gruppe der **Propriorezeptoren** und erfassen den **Dehnungszustand** innerhalb der Skelettmuskulatur. Wird ein Muskel plötzlich gedehnt, lösen sie den **Dehnungsreflex** aus, wodurch sich der Muskel wieder zusammenzieht. Auf diese Weise schützen sie die Muskeln vor Überdehnung.

Eine Muskelspindel besteht aus quergestreiften Muskelfasern von 1–3 mm Länge, die von einer Bindegewebshülle umgeben sind. An der dehnungsfähigen Mitte dieser Muskelspindelfasern befinden sich afferente (sensible) Nervenfasern. Diese leiten Informationen an das ZNS weiter (☞ Kap. 9.1). Je mehr Muskelspindeln in einem Muskel vorhanden sind, desto feinere Bewegungskoordination ist möglich. ◂

2.6.2 Glatte Muskulatur

▶ Im Gegensatz zur quergestreiften unterliegt die glatte Muskulatur nicht der Willkürkontrolle. Glatte Muskelfasern finden sich in Gefäßwänden, den Wänden von Darm, Ureter, Uterus und Gallenblase, in der Haut, den Luftwegen sowie in der inneren Atemmuskulatur.

Die glatte Muskulatur besteht aus spindelförmigen Muskelzellen, die manchmal auch sternförmig verzweigt sein können. Die Zellen besitzen einen zentralständigen Zellkern. Ihre Zellkörper sind im gestreckten Zustand oft zigarrenförmig ausgezogen, im kontrahierten Zustand dagegen korkenzieherförmig gestaucht. Sie sind von einer Basallamina umgeben und besitzen zahlreiche Zellorganellen

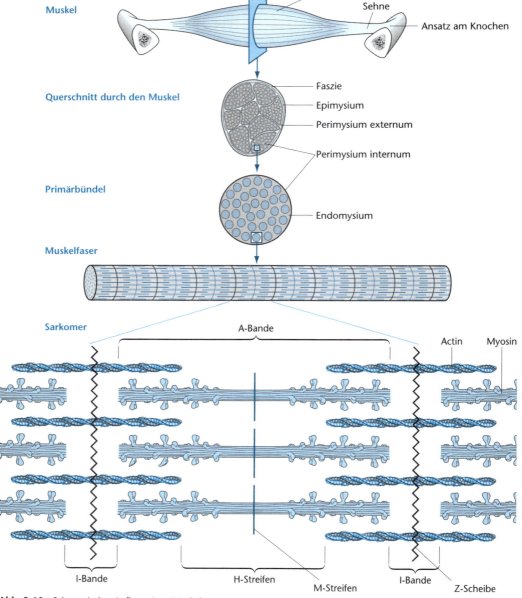

Abb. 2.10: Schematischer Aufbau eines Muskels.

wie Mitochondrien und Ribosomen sowie sarkoplasmatisches Retikulum und Glykogeneinlagerungen. Das sarkoplasmatische Retikulum, das in der Skelettmuskulatur gehäuft vertreten ist, findet man in der glatten Muskulatur in quantitativ sehr unterschiedlichen Mengen.

Eine Besonderheit der glatten Muskulatur stellen die sog. **Caveolae** dar. Hierbei handelt es sich um Einstülpungen der Zellmembran, welche mit der extrazellulären Matrix in Kontakt stehen und vermutlich an der elektromechanischen Kopplung beteiligt sind. Die Muskelzellen der glatten Muskulatur sind über Nexus (Gap junctions, ☞ Kap. 2.3) miteinander verbunden, die unter anderem der Erregungsausbreitung dienen.

Für die Kontraktion besitzen sie wie alle Muskelzellen Myofibrillen, die ebenfalls aus Actin und Myosin bestehen. Die Myofibrillen sind über **Anheftungsplaques** mit der gesamten Zellmembran verbunden. Die Muskelzellen stehen über bindegewebige Fasern miteinander in Kontakt.

Im Gegensatz zur quergestreiften Muskulatur, die der regelmäßigen Anordnung der Myofibrillen ihren Namen verdankt, existiert eine derartige Anordnung von Filamenten in der glatten Muskelzelle nicht. Lichtmikroskopisch erscheint das Zytoplasma der glatten Muskelzellen daher homogen. Es finden sich in den glatten Muskelzellen lediglich sog. **Verdichtungszonen,** die den Z-Scheiben in der Skelettmuskulatur entsprechen.

Die glatte Muskulatur ist durch ihren Aufbau in der Lage, eine bestimmte Muskelspannung ohne großen Energiebedarf aufrechtzuerhalten, das heißt, sie arbeitet, ohne zu ermüden. Sie kann nicht willkürlich erregt werden, sondern wird durch das vegetative Nervensystem innerviert. Als Transmitter dienen Substanzen, die aus Nervenfasern freigesetzt werden oder die Zellen über Diffusion aus dem Blut erreichen. Es gibt auch glatte Muskelzellen, die spontane Erregungen bilden können.

Darüber hinaus sind glatte Muskelzellen zur Synthese von Kollagen und anderen Bestandteilen der extrazellulären Matrix, wie z.B. Proteoglykanen, Tropoelastin und Laminin, fähig. ◄

> **Klinik!**
>
> **Asthma bronchiale**
> Die starke Luftnot beim Asthmaanfall beruht auf einer starken Kontraktion der glatten Muskulatur in den Bronchien.

2.6.3 Herzmuskulatur

▶ Der Herzmuskel stellt eine Sonderform des quergestreiften Muskelgewebes dar. Im Myokard sind einzelne Muskelzellen zu einem Netzwerk verbunden, zwischen dem sich lockeres Bindegewebe, Blutgefäße und Nerven befinden.

Die Kerne der Herzmuskelzellen liegen in der Mitte des Zellleibs. Ein charakteristisches Erkennungsmerkmal der Herzmuskelzellen sind die **Glanzstreifen,** welche auch als **Disci intercalares** bezeichnet werden. Die Erregungsleitung in der Herzmuskulatur unterliegt einem speziellen Reizleitungssytem (☞ Kap. 7.4). ◄

2.7 Allgemeine Anatomie des Bewegungsapparats

2.7.1 Knochen

Der Knochen besteht aus Knochengewebe (☞ Kap. 2.5.9). In diesem Kapitel wird die allgemeine makroskopische Anatomie besprochen.

Knochenformen
Anhand ihrer Morphologie werden folgende Formen unterschieden:
- **Ossa longa** (lange Knochen, Röhrenknochen): z.B. Oberarmknochen, Elle und Speiche, Oberschenkelknochen, Schien- und Wadenbein
- **Ossa plana** (platte Knochen): z.B. Schädel, Rippen, Schulterblatt, Brustbein und Becken
- **Ossa brevia** (kurze Knochen): ungeformte Knochen, z.B. Handwurzelknochen
- **Ossa sesamoidea** (Sesambeine): kleine rundliche Knochen wie z.B. die Kniescheibe; können zum Teil variabel auftreten
- **Ossa pneumatica** (luftgefüllte Knochen): enthalten mit Schleimhäuten ausgekleidete Hohlräume, z.B. das Stirnbein
- **Ossa irregularia** (unregelmäßige Knochen): lassen sich keinem der anderen Knochentypen zuordnen. Zu ihnen werden die Wirbel der Wirbelsäule und der Unterkieferknochen gezählt.

▶ **Röhrenknochen** (Ossa longa) lassen sich makroskopisch in vier Abschnitte gliedern:
- **Diaphyse** (Schaft)
- **Epiphyse** (Gelenkende)
- **Metaphyse** (Epiphysenfuge)
- **Apophyse** (Knochenfortsatz für den Ansatz von Sehnen).

Die **Diaphyse** stellt den Hauptteil des Knochens dar. In ihrer Mitte befindet sich ein mit Knochenmark gefüllter Hohlraum.

An den beiden Enden der Diaphyse finden sich die **Epiphysen.** Sie enthalten Knochenbälkchen, welche je nach Belastung und Krafteinwirkung auf den Knochen ausgerichtet sind. Dadurch erhöht sich die Stabilität des Knochens. Auf eine dauerhafte Änderung der Belastungssituation können sie mit einer Änderung ihrer Ausrichtung reagieren. Dies zeigt, dass Knochen keineswegs eine tote Masse darstellt, sondern vielmehr ein Gewebe, welches ständigen Umbauprozessen unterliegt. Da die Epiphysen an der Bildung von Gelenken mit anderen Knochen beteiligt sind, sind sie von hyalinem Knorpel überzogen.

Die **Metaphyse** befindet sich zwischen Dia- und Epiphyse. Bei Kindern besteht sie aus Knorpel. Dieser wird kontinuierlich durch Knochensubstanz ersetzt, wobei bis zum Abschluss des Wachstums ständig neuer Knorpel gebildet wird. Auf diesem Vorgang beruht das Längenwachstum (☞ Kap. 2.5.9). Erst nach Abschluss des Wachstums verknöchert die Metaphyse völlig.

Die **Apophyse** dient als Knochenfortsatz dem Ansatz von Sehnen. Über die Apophyse werden die Kräfte der Muskulatur auf den Knochen übertragen. Die Apophysen haben in der Regel ein eigenes Ossifikationszentrum, welches sich aber im Lauf der Entwicklung mit dem der Epiphyse vereinigt. Manchmal bleiben die Ossifikationszentren der Apophysen selbstständig. ◂

Knochenstrukturen
▶ Im Knochen findet man zwei Arten von Knochenstrukturen:
- **Substantia spongiosa:** Sie befindet sich im Innenraum des Knochens und ist ein schwammartig aufgebautes System aus feinen Knochenbälkchen, den sog. **Trabekeln.** Die Spongiosa bildet ein engmaschig vernetztes Gerüst, in dem die meisten Bälkchen entlang den wichtigsten Belastungslinien des Knochens angeordnet sind. In den Hohlräumen zwischen den Spongiosabälkchen befindet sich Knochenmark, das beim Neugeborenen noch der Blutbildung dient (rotes Knochenmark). Später wandelt es sich in gelbes, von Fettzellen durchsetztes Knochenmark um.
- **Substantia compacta:** Sie umhüllt die Spongiosa als kompakter Teil des Knochens. Sie besteht aus dicht gepackten Knochenlamellen und lässt sich morphologisch leicht von der schwammartigen Substantia spongiosa differenzieren. Die Substantia compacta wird auch als Substantia corticalis bezeichnet, da sie die Substantia spongiosa wie eine Rinde umgibt.

Die Knochen stellen eine sehr gut durchblutete Struktur dar. Ein eigenes Blutgefäßsystem versorgt die Knochenzellen mit Nährstoffen und Sauerstoff. Die Gefäße dringen durch das Periost und die Substantia compacta in den Knochen ein und verteilen sich dort. ◂

2.7.2 Knochenverbindungen

Die einzelnen Knochen sind auf unterschiedliche Art miteinander verbunden, wobei grob zwischen echten Gelenken, sog. **Diarthrosen,** und unechten Gelenken, den **Synarthrosen,** unterschieden wird.

Diarthrosen
▶ Die echten Gelenke weisen zwischen den am Gelenk beteiligten Knochen eine Unterbrechung auf: den **Gelenkspalt.** Er trennt die vom Gelenkknorpel überzogenen Gelenkflächen. Von außen ist das Gelenk von einer straffen **Gelenkkapsel** umgeben, die aus faserreichem Bindegewebe besteht. Sie kann zusätzlich an einigen Stellen durch Gelenk- bzw. Kapselbänder verstärkt sein. Die Gelenkkapsel bildet einen rundherum abgeschlossenen Hohlraum, die **Gelenkhöhle.** Sie ist mit einer viskösen Flüssigkeit gefüllt, die als **Synovia** bezeichnet wird und unter anderem der Ernährung des Gelenkknorpels dient. Die Gelenkkapsel stellt die Fortsetzung des Periosts des Knochens dar. Sie besteht aus zwei Schichten:
- **Membrana fibrosa:** äußere derbe Kollagenfaserschicht, die das Gelenk durch funktionell ausgebildete Bandstrukturen verstärkt
- **Membrana synovialis:** faserärmere Innenschicht, die den inneren Gelenkraum auskleidet. Sie bildet gefäßreiche Falten, die sog. **Plicae synoviales,** die zur Vergrößerung der Oberfläche der Innenmembran beitragen. Ihre Hauptaufgabe ist die Produktion und Resorption der Synovialflüssigkeit. Die Membrana synovialis ist extrem schmerzempfindlich, da sie eine hohe Anzahl an Nervenfasern und Rezeptoren besitzt.

Diarthrosen sind z. B. das obere und untere Sprunggelenk, das Knie- und das Schultergelenk. ◀

Gelenkformen
▶ Aufgrund ihres Aussehens werden folgende Gelenkformen unterschieden (☞ Abb. 2.11):
- **Kugelgelenk** (Articulatio spheroidea)
- **Scharniergelenk** (Articulatio cylindrica, Ginglymus)
- **Sattelgelenk** (Articulatio sellaris)
- **Kondylengelenk** (Articulatio condylaris)
- **Zapfengelenk/Radgelenk** (Articulatio trochoidea)
- **Eigelenk/Ellipsoidgelenk** (Articulatio ellipsoidea)
- **ebenes Gelenk** (Articulatio plana).

Eine weitere Unterteilung berücksichtigt die Beweglichkeit des Gelenks – man spricht in diesem Zusammenhang auch von den **Freiheitsgraden** eines Gelenks:
- **einachsige Gelenke** (z. B. Scharniergelenke)
- **zweiachsige Gelenke** (z. B. Eigelenke, Sattelgelenke)
- **dreiachsige Gelenke** (z. B. Kugelgelenke). ◀

Klinik!

Neutral-Null-Methode
Bei der Neutral-Null-Methode werden alle Gelenkbewegungen von einer einheitlich definierten Null-Stellung aus gemessen. Diese Null-Stellung entspricht der Gelenkstellung, die ein gesunder Mensch im aufrechten Stand mit hängenden Armen, nach vorn gehaltenen Daumen und parallelen Füßen entspannt einnimmt. Anschließend wird der bei maximaler Bewegung erreichte Winkel (in Relation zur Null-Stellung) gemessen. Notiert werden dabei immer drei Ziffern, da Gelenke üblicherweise in zwei Richtungen über die Null-Stellung hinaus bewegt werden können: Anfangsstellung, Null- und Endstellung. Bei Gelenken mit mehreren Freiheitsgraden wird jede Bewegung einzeln betrachtet, also beispielsweise erst die Flexion/Extension separat und dann die Abduktion/Adduktion. Kann ein Gelenk nur in eine Richtung bewegt werden und erreicht dabei nicht die Null-Stellung, z. B. bei Versteifungen, so setzt man, um dies anzuzeigen, die Null an den Anfang bzw. das Ende.

Synarthrosen
▶ **Synarthrosen** sind kontinuierliche knorpelige Knochenverbindungen, die keine Unterbrechungen aufweisen. Daher ist ihre Beweglichkeit deut-

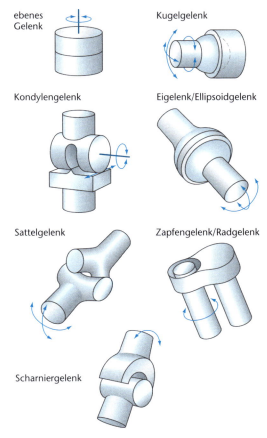

▶ **Abb. 2.11:** Gelenkformen und ihre Bewegungsmöglichkeiten. ◀

lich geringer als die der Diarthrosen. Man unterscheidet:
- **Knorpelgelenke** (Synchondrosen, Articulationes cartilagineae):
  - **Synchondrosen:** Verbindung der Knochen über hyalinen Knorpel (z. B. zwischen den einzelnen Knochenanteilen des Brustbeins)
  - **Symphysen:** Verbindung der Knochen über Faserknorpel; z. B. Bandscheiben der Wirbelsäule
- **Bindegewebsgelenke** (Articulationes fibrosae):
  - **Suturen** (Knochennähte), z. B. bei den Knochen des Schädels
  - **Syndesmosen** (Bandhaft): Die beteiligten Knochen sind durch Bänder fest miteinander verbunden, z. B. die Verbindung zwischen Radius und Ulna.

- **Gomphosen:** Verbindung durch Einkeilung von Skelettelementen, z. B. Zähne im Zahnfach.

Nach Abschluss des Wachstums kann es zur vollständigen knöchernen Durchwachsung des Knorpel- bzw. Bindegewebes der unechten Gelenke kommen. Dies bezeichnet man als **Synostose**.

In Gelenken finden sich gelegentlich noch **zusätzliche Strukturen,** z. B. Disci, Menisci, Labra, Ligamenta oder Recessus. Sie werden bei den jeweiligen Gelenken beschrieben. ◄

2.7.3 Skelettmuskeln

Dieses Kapitel behandelt den allgemeinen Aufbau von Muskeln des menschlichen Körpers. Die unterschiedlichen Muskelgewebe sind in Kapitel 2.6 näher beschrieben.

Aufbau
▶ Skelettmuskeln sind aus mehreren Einheiten aufgebaut (☞ Abb. 2.10). Die kleinsten Bausteine sind die **Sarkomere**. Sie vereinigen sich zu **Muskelfasern** (☞ Kap. 2.6). Jeweils 10–50 Muskelfasern lagern sich zu **Primärbündeln** zusammen und werden von Bindegewebe, dem **Perimysium internum,** umhüllt. Das Perimysium gewährleistet die Verschieblichkeit der Primärbündel gegeneinander. Zwischen den einzelnen Muskelfasern befindet sich ebenfalls Bindegewebe, welches als **Endomysium** bezeichnet wird. Mehrere Primärbündel werden von dem gefäß- und nervenreichen **Perimysium externum** umschlossen. Das **Epimysium** besteht aus lockerem kollagenem Bindegewebe und umgibt schließlich den gesamten Muskel. Es liegt jedoch noch unter der Muskelfaszie, der äußersten, den ganzen Muskel umhüllenden Struktur. Sie besteht aus straffem kollagenem Bindegewebe, dessen Fasern sich scherengitterförmig überkreuzen. Die Faszien bilden Führungsröhren für die Muskeln. ◄

Ursprung und Ansatz
▶ Um Teile des Skeletts bewegen zu können, benötigt jeder Skelettmuskel einen Ursprung und einen Ansatz. Dabei zieht der Muskel immer über mindestens ein Gelenk hinweg, in welchem er eine Bewegung auslöst. Je nachdem, über wie viele Gelenke der Muskel zieht, bezeichnet man ihn als **ein-** oder **mehrgelenkigen Muskel**.

Als **Ursprung** eines Muskels bezeichnet man den Teil des Muskels, der am weniger beweglichen und rumpfnäheren Skelettabschnitt entspringt. Der **Ansatz** des Muskels liegt dagegen am stärker beweglichen und rumpfferneren Skelettabschnitt. Hier kann er seine Kraft auf unterschiedliche Weise übertragen:
- **direkter Ansatz** am Knochen oder Knorpel durch **Sharpey-Fasern**
- Ansatz über eine **Sehne** (☞ Kap. 2.5.4); der Muskelbauch zwischen den Sehnen leistet die Bewegungsarbeit: bei Anspannung des Muskels verdickt er sich, bei Erschlaffung wird er dünner.
- Ansatz über eine **Aponeurose** (platte, flächenhaft ausgebreitete Sehne).

Eine Sonderform stellen die **Raphe musculi** dar: Dabei handelt es sich um Muskelfasern, die von zwei Seiten in einen Bindegewebestrang einstrahlen. ◄

Muskelformen
▶ Wie Knochen werden auch Muskeln anhand ihres Aussehens eingeteilt (☞ Abb. 2.12). Man unterscheidet:
- spindelförmige, parallelfaserige Muskeln (M. fusiformis)

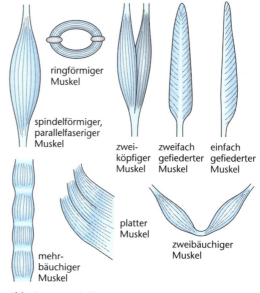

Abb. 2.12: Muskelformen.

2.7 Allgemeine Anatomie des Bewegungsapparats

- ein-, zwei- oder mehrfach gefiederte Muskeln (M. unipennatus, bipennatus oder multipennatus)
- platte Muskeln (M. planus)
- ringförmige Muskeln (M. sphincter bzw. M. orbicularis)
- ein-, zwei- oder mehrköpfige Muskeln
- ein-, zwei- oder mehrbäuchige Muskeln. ◄

Muskelquerschnitt
Der Muskelquerschnitt ist entscheidend für die Kontraktionskraft. Dabei werden zwei Größen unterschieden:

- Der **anatomische Querschnitt** wird immer senkrecht zur Hauptachse durch den dicksten Teil des Muskels gelegt. Dies gilt grundsätzlich für alle Muskeln, egal ob es sich um einbäuchige, mehrbäuchige, parallelfaserige oder gefiederte Muskeln handelt.
- Der **physiologische Querschnitt** wird hingegen immer rechtwinklig zur Verlaufsrichtung der Muskelfaserbündel gelegt und ist definiert als die Summe der Querschnitte aller Muskelfasern.

Bei parallelfaserigen Muskeln sind der anatomische und der physiologische Querschnitt identisch. Bei gefiederten Muskeln trifft dies jedoch nicht zu: Da der physiologische Querschnitt senkrecht zur Fiederungsachse verläuft, ist er in der Regel größer als der anatomische. Der physiologische Querschnitt korreliert direkt mit der absoluten Kontraktionskraft (Hubkraft; ca. 40 N/cm^2). Die Kraft eines Muskels hängt also von seinem physiologischen Querschnitt ab. Bei gefiederten Muskeln wird allerdings nicht die gesamte Muskelkraft auf die Sehne übertragen, sondern diese reduziert sich um den Faktor cos α des Federungswinkels. Daher ist die Kontraktionskraft von parallelfaserigen Muskeln höher als die von gefiederten.

Der Vorteil von parallelfaserigen Muskeln liegt in der größeren Hubhöhe, der von gefiederten Muskeln in der größeren Hubkraft.

Kontraktionsformen
Es werden grob drei Arten von Muskeltätigkeiten unterschieden:

- ▶ **isotonische Kontraktion:** Die Muskellänge ändert sich, die Muskelspannung bleibt gleich.
- **isometrische Kontraktion:** Die Muskelspannung ändert sich, die Muskellänge bleibt gleich.
- **auxotonische Kontraktion:** Muskelspannung und Muskellänge ändern sich gleichzeitig (häufigste Kontraktionsform bei Bewegungsabläufen). ◄

Begriffe der allgemeinen Muskellehre
▶ Ein Muskel, der eine bestimmte Bewegung ausführt, ist definitionsgemäß ein **Agonist.** Ein Muskel, der dieser Bewegung entgegenwirkt, wird als **Antagonist** bezeichnet. Bei **direkten Synergisten** handelt es sich um Muskeln, die die Arbeit eines Agonisten unterstützen, indem sie auf das gleiche Gelenk wirken. **Indirekte Synergisten** erleichtern ebenfalls die Arbeit des Agonisten, wirken aber nicht auf das gleiche Gelenk. Stattdessen sorgen sie beispielsweise für eine günstigere Einstellung des Gelenks oder für eine Vordehnung des Agonisten.

Der **Ruhetonus** eines Muskels bezeichnet den Spannungszustand eines Muskels, der gerade nicht für eine Kontraktion rekrutiert wird. Aktivierung steigert den Tonus; Narkose oder andere das ZNS dämpfende Manipulationen senken ihn. ◄

> **Klinik!**
>
> Ist der Ruhetonus stark erhöht, spricht man von einer **Spastik.**

Muskeln können nach ihrer Funktion unterteilt werden in Halte- und Bewegungsmuskeln.

- **Haltemuskeln** führen hauptsächlich isometrische Kontraktionen (s. o.) durch und dienen in erster Linie der Stabilisierung des Skelettsystems.
- **Bewegungsmuskeln** bewirken überwiegend isotonische Kontraktionen.

Rein isotonische Kontraktionen sind selten. In der Regel besteht jede Bewegung aus einer initialen isometrischen Anspannungsphase des Agonisten. Übersteigt seine Spannung die des Antagonisten, setzt eine isotonische Kontraktion ein.

▶ Zwei weitere wichtige Begriffe sind zu differenzieren:

- Die **aktive Insuffizienz** tritt vor allem bei mehrgelenkigen Muskeln auf. Da jeder Muskel sich nur um ca. 40–50 % kontrahieren kann, können diese nicht auf alle von ihnen beeinflussten Gelenke maximal wirken.

- Die **passive Insuffizienz** entsteht bei unzureichender Dehnungsfähigkeit eines Antagonisten. Dadurch vermindert sich der maximale Bewegungsumfang des Agonisten. ◀

Klinik!

Muskelkater

Beim Muskelkater handelt es sich um eine vorübergehende, schmerzhafte Muskelermüdung (evtl. mit Krampfneigung), die nach Überbeanspruchung auftritt. Er beruht auf Mikrofaserrissen. Früher nahm man eine Anreicherung von Stoffwechselprodukten als Ursache an. Dies gilt jedoch als nicht mehr wahrscheinlich – Stoffwechselprodukte dürften höchstens eine untergeordnete Rolle spielen.

2.7.4 Weitere Strukturen der Muskeln und Sehnen

- ▶ **Muskelfaszien:** derbe Schicht aus Bindegewebe, die einzelne Muskeln umgibt. Die Faszie besteht zum größten Teil aus straffen, geflechtartigen Kollagenfasern und Elastin. An den Enden eines Muskels läuft die Faszie in die Sehne des Muskels aus. Faszien sind passive Strukturen, die dem Muskel Form und Festigkeit geben. Sie sind ein Widerlager, welches verhindert, dass die Fasern des Muskels während der Kontraktion die Form verlieren. Darüber hinaus dienen sie der Abgrenzung der Muskeln untereinander und verhindern so, dass eng zusammenliegende Muskeln sich bei der Kontraktion gegenseitig beeinflussen oder gar behindern. In einigen Fällen dienen Faszien auch als Ursprung oder Ansatzstelle für Muskeln.
- **Muskelloge:** Faszie, die eine Muskelgruppe mit gleicher Funktion umgibt
- **Schleimbeutel** (Bursa synovialis) und **Sehnenscheide** (Vagina tendinis, ☞ Kap. 3.2.5): Sie dienen als Gleitlager oder Druckverteiler und finden sich an Stellen, wo Sehnen mit Skelettelementen in engen Kontakt kommen und dadurch Reibung entsteht oder wo Sehnen umgeleitet werden. Sehnenscheiden entsprechen dabei einem schlauchförmigen Schleimbeutel.

Beide besitzen jeweils ein **Stratum fibrosum** (Vagina fibrosa) und ein **Stratum synoviale** (Vagina synovialis). Vom Stratum synoviale ausgehend leitet ein Mesotendineum Blutgefäße und Nerven zum Sehnengewebe.

- **Retinaculum:** Rückhalteband für Sehnen im Bereich der Handwurzel und an den Sprunggelenken des Fußes. Diese bindegewebigen, derben Strukturen fesseln die Sehnen an das Skelett, um deren Vorspringen bei bestimmten Bewegungen zu verhindern. Unterhalb der Retinacula findet man Sehnenfächer, die tunnelförmige Durchtrittskanäle für die Sehnen bilden. Innerhalb dieser osteofibrösen Kanäle befinden sich Sehnenscheiden als Gleitlager für die hindurchtretenden Sehnen.
- **Sesambeine:** knöcherne oder knorpelige Strukturen, die in der Nähe von Ursprung oder Ansatz der Sehne liegen und dort als Druckverteiler die erhöhte Druckbeanspruchung reduzieren; Beispiel: Patella.
- **Hypomochlion:** Knochenabschnitt oder Retinaculum, das als Drehpunkt oder Stützpunkt wirkt und an dem Sehnen oder Muskeln ihre Verlaufsrichtung ändern. Dadurch wird eventuell die funktionell wirksame Zugrichtung verändert. Ein Hypomochlion kann auch den physikalischen Hebelarm für bestimmte Bewegungen vergrößern und so die Kraftentfaltung verbessern. So dient beispielsweise die Patella als Hypomochlion für die Sehne des M. quadriceps femoris. ◀

Klinik!

Kompartmentsyndrom

Beim Kompartmentsyndrom kommt es zu einem Anstieg des Drucks in der Muskelloge oder Muskelfaszie. Dieser Druckanstieg wird z. B. durch einen Knochenbruch ausgelöst, welcher ein Ödem des Muskelgewebes nach sich zieht. Er führt zur Kompression der in der Muskelloge verlaufenden Gefäße und Nerven, da das anschwellende Muskelgewebe nicht ausweichen kann.

2.8 Nervengewebe

Das Nervengewebe dient zur Aufnahme von Reizen, zur Erregungsleitung und zur Reizbeantwortung. ▶ Es wird von zwei Zellpopulationen gebildet: den Nerven- und den Gliazellen. ◀ Ihre Vorläuferzellen sind die Neuroblasten und die Gliablasten.

Nervenzellen

Die Nervenzellen (Neurone) und ihre Fortsätze sind Abkömmlinge des Ektoderms und entwickeln sich aus dem Neuralrohr.

Morphologie
▶ Nervenzellen sind spezialisiert auf die Aufnahme, Weiterleitung und Verarbeitung von Reizen. Man kann an ihnen folgende Abschnitte unterscheiden:
- **Dendriten:** feine plasmatische Ausläufer des Zellkörpers, über welche die Nervenzelle mit anderen Neuronen in Kontakt steht und über die Reize aufgenommen werden. Zahlreiche Synapsen anderer Nervenzellen enden hier.
- **Soma:** Zellkörper der Nervenzelle; nicht zum Soma gerechnet werden die Dendriten und das Axon. Im Soma befinden sich der relativ große Zellkern, **Neurofibrillen,** die Anteile des Zytoskeletts darstellen, und die sog. **Nissl-Substanz.** Dabei handelt es sich um stark ausgebildetes endoplasmatisches Retikulum und Ribosomen.
- **Axon:** Synonym: Neurit; langer Fortsatz der Nervenzelle, der der Weiterleitung von Nervenimpulsen in Form von elektrischen Potenzialen dient. Diese Aktionspotenziale werden über das Axon zu anderen Nerven- oder Muskelzellen fortgeleitet.
- **Axonhügel:** Übergang vom Soma zum Axon; hier wird bei Überschreiten der Depolarisationsschwelle eine Folge von Aktionspotenzialen ausgelöst.
- **Synapse:** Der synaptische Endknopf am Ende des Axons überträgt das einlaufende elektrische Signal durch chemische Erregungsübertragung mit Hilfe von Neurotransmittern auf die Dendriten der nachgeschalteten Zelle oder Gewebe (s. u.). ◀ Je nachdem, wo sich die Kontaktstelle befindet, unterscheidet man:
  – axosomatische Synapsen: zwischen Axon und Soma
  – axodendritische Synapsen: zwischen Axon und Dendritenbaum
  – axoaxonische Synapsen: zwischen zwei Axonen.

Synapsen
Die Synapse dient der Reizübermittlung zwischen zwei Nervenzellen. Sie kann aber auch eine Erregung von einer Nervenzelle auf Muskelgewebe übertragen.

▶ Synapsen bestehen aus drei Abschnitten:
- **Präsynapse:** löst die Erregung aus
- **Postsynapse:** empfängt die Erregung
- **synaptischer Spalt:** zwischen Präsynapse und Postsynapse.

Je nachdem, auf welche Weise die Erregung übertragen wird, unterscheidet man:
- **elektrische Synapsen:** ◀ Sie leiten die Erregung durch einen sehr engen Zellkontakt über Ionenkanäle direkt von Nervenzelle zu Nervenzelle weiter. Dies wird durch Gap junctions ermöglicht. Elektrische Synapsen arbeiten verzögerungsfrei und erlauben die Erregungsübertragung in beide Richtungen. Sie kommen vor allem dort vor, wo eine schnelle Reizübertragung notwendig ist.
- ▶ **chemische Synapsen:** ◀ Sie haben einen breiteren synaptischen Spalt. Die Reizübertragung erfolgt durch exozytotische Freisetzung von Neurotransmittern (s. u.) aus Vesikeln in der Präsynapse. Die Neurotransmitter diffundieren durch den synaptischen Spalt und binden an Rezeptoren der Postsynapse. Diese Rezeptoren leiten die Erregung der postsynaptischen Zelle ein. Chemische Synapsen arbeiten mit einer geringen Zeitverzögerung und erlauben die Erregungsübertragung nur in eine Richtung: von der Prä- auf die Postsynapse.

Nicht alle Synapsen wirken erregend – es gibt auch hemmende Synapsen, die eine Depolarisation unterdrücken:
- Erregende Synapsen bilden in der postsynaptischen Zelle ein **exzitatorisches postsynaptisches Potenzial (EPSP),** das zur Depolarisation der nachfolgenden Zelle führt.
- Hemmende Synapsen rufen in der postsynaptischen Zelle ein **inhibitorisches postsynaptisches Potenzial (IPSP)** hervor, das eine Depolarisation unterdrückt.

Die genauen Abläufe bei der neuronalen Signalübertragung lernen Sie im GK Physiologie kennen.

Neurotransmitter

Neurotransmitter sind Stoffe, die Information an den Synapsen von einer Nervenzelle zur nächsten oder zu einem Zielorgan weitergeben. Nach ihrer Ausschüttung aus präsynaptischen Vesikeln werden sie schnell enzymatisch inaktiviert und abgebaut. Es kommt aber auch zu einer Wiederaufnahme in die Präsynapse.

Die verschiedenen Neurotransmitter beim Menschen gehören unterschiedlichen biochemischen Klassen an:
- **Monoamine:** Noradrenalin, Serotonin, Acetylcholin, Dopamin, Glutamat, Glycin, Octopamin
- **Neuropeptide:** Endorphine, Enkephaline
- **Aminosäuren:** γ-Aminobuttersäure (GABA), Aspartat
- **lösliche Gase:** NO.

 Bildung, Wirkung, Auf- und Abbau sowie biochemische Struktur der Neurotransmitter sind nicht nur kompliziert, sondern für das Verständnis der physiologischen und pathophysiologischen Abläufe sowie als Grundlage vieler pharmakologischer Prozesse immer wieder ein wichtiges Thema. Deshalb lohnt es sich, sich in entsprechenden Biochemie- und Physiologiebüchern intensiv mit ihnen zu befassen.

Formen von Nervenzellen

▶ Nervenzellen werden nach ihrer Form und der Anzahl ihrer Ausläufer unterschieden (☞ Abb. 2.13):
- **bipolare Nervenzellen:** besitzen ein Axon und nur einen Dendriten. Beim Menschen kommen sie nur relativ selten vor, z. B. in der Retina des Auges und im Ganglion vestibulocochleare.
- **multipolare Nervenzellen:** besitzen ein Axon, aber eine große Anzahl von Dendriten. Sie sind im gesamten Nervensystem verbreitet und die häufigste Neuronenform.
- **pseudounipolare Nervenzellen:** Axon und Dendrit sind miteinander verschmolzen. Man findet sie in Spinalganglien des Rückenmarks und in den sensiblen Kopfganglien. ◀

Nervenzellen können sehr unterschiedlich groß werden. Die größten Nervenzellen sind die **Betz-Riesenzellen** mit einer Breite von bis zu 120 μm. Es gibt andere Nervenzellen, die nur 4 μm breit sind. Die Länge der Axone der Nervenzellen kann je nach Typ zwischen 1 μm und 1 m betragen.

Gliazellen

▶ Gliazellen bilden das Stützgewebe des Nervensystems und sind im Gegensatz zum Bindegewebe zum größten Teil ektodermaler Herkunft. Die Gliazellen sind nicht an der Erregungsleitung beteiligt, sondern übernehmen folgende Funktionen:
- Stützung (Gewebearchitektur)
- Bildung von Myelinscheiden im peripheren Nervensystem
- Isolierung einzelner Nervenfasergruppen und Nervenendigungen
- Stoffwechsel- und Transportprozesse
- Regulierung des neuronalen Mikromilieus
- Reparatur verletzter Nervengewebe durch Proliferation
- Phagozytose
- Abwehrfunktionen
- Beteiligung an der Blut-Hirn-Schranke
- Beteiligung an der Bildung von Synapsen (Umhüllung, Separation).

Es gibt im Nervengewebe deutlich mehr Gliazellen als Neuronen. Man unterscheidet sie grob in Gliazellen des zentralen und des peripheren Nervensystems:

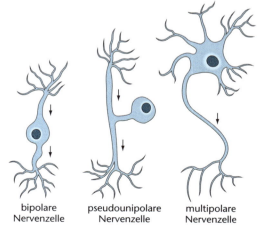

Abb. 2.13: Verschiedene Nervenzellformen. Die Pfeile zeigen die Richtung der Reizleitung an.

- periphere Gliazellen: Schwann-Zellen
- zentrale Gliazellen:
  - Makroglia: Astrozyten
  - Mikroglia: Oligodendrozyten
  - Ependymzellen
  - Sonderformen: Müller-Stützzellen, Pituizyten.

Sowohl morphologisch als auch in Bezug auf ihre Herkunft unterscheiden sich die einzelnen Gliazellen deutlich voneinander. Während die meisten Gliazellen dem Neuroektoderm entstammen, ist die Mikroglia mesenchymalen Ursprungs. ◄

Schwann-Zellen

▶ Schwann-Zellen sind die Gliazellen des peripheren Nervensystem. Sie können über 100 μm lang werden. Sie bilden die **Myelinscheiden** der **markhaltigen Nervenfasern.** Dabei wickelt sich die Zellmembran der Schwann-Zelle in mehreren konzentrischen Schichten um die Nervenfaser herum. Durch das von den Schwann-Zellen abgelagerte Myelin, ein Lipoprotein, entsteht eine Lamellenstruktur. Wo zwei benachbarte Schwann-Zellen entlang einem Axon aufeinandertreffen, ist die Myelinscheide unterbrochen. Diese Unterbrechungen, an denen die Axone nicht elektrisch isoliert sind, bezeichnet man als **Ranvier-Schnürringe.** Bei der Reizweiterleitung springt die Erregung von Schnürring zu Schnürring – man spricht daher von **saltatorischer Reizleitung.** Sie erfolgt wesentlich schneller als die kontinuierliche Weiterleitung in nicht von Myelin ummantelten Axonen (s. u.).

Gelegentlich finden sich schräg verlaufende Unterbrechungen der sonst sehr engen Wickelungen der Myelinscheide. Dabei handelt es sich um **Schmidt-Lantermann-Einkerbungen.** Diese dienen als Transportwege zwischen dem Axon und der Schwann-Zelle. Durch sie wird eine Instandsetzung der Myelinscheide ermöglicht.

Nicht alle Zellen des peripheren Nervensystems sind von Myelinscheiden umgeben. Die sog. **marklosen Fasern** sind lediglich vom Zytoplasma der Schwann-Zellen umgeben. Da die Schwann-Zellen hier dichter beieinanderliegen, bilden sich keine Ranvier-Schnürringe; die Erregung wird daher kontinuierlich geleitet. ◄

Astrozyten

▶ Die Astrozyten bilden die **Makroglia** des zentralen Nervensystems. Sie besitzen einen verhältnismäßig kleinen Zellkörper und einen großen Zellkern und sind mit teilweise verzweigten Fortsätzen ausgestattet.

- **Fibrilläre Astrozyten** mit zahlreichen schlanken und wenig verzweigten Fortsätzen kommen vor allem in der weißen Substanz vor.
- **Protoplasmatische Astrozyten** haben dickere, reich verzweigte Fortsätze. Sie sind charakteristisch für die graue Substanz.

Die Astrozyten sind wesentlich an der Bildung der Blut-Hirn-Schranke beteiligt, wo sie mit ihren Fortsätzen die Gefäße des Gehirns umschließen. ◄

Oligodendrozyten

▶ Die Oligodendrozyten bilden die Mikroglia des zentralen Nervensystems; sie werden auch als **Satellitenzellen** bezeichnet. Sie kommen sowohl in der grauen als auch in der weißen Substanz vor und bilden dort Myelinscheiden um die Axone.

Oligodendrozyten sind relativ kleine und grazile Zellen mit nur wenigen Zellfortsätzen. Ihre Funktion ist mit der der Schwann-Zellen des peripheren Nervensystems vergleichbar. ◄

Ependymzellen

▶ Die Ependymzellen kleiden die Ventrikel des Gehirns aus und trennen so den Liquor vom Hirngewebe. An ihrer der Oberfläche tragen sie Kinozilien zum Liquortransport und zahlreiche Mikrovilli als Zeichen ihres Sekretions- und Resorptionsvermögens. ◄

Spezialisierte Gliazellen

▶ Sonderformen sind die **Müller-Stützzellen,** die als spezielle Gliazellen nur in der Retina des Auges zu finden sind (☞ Kap 10.3), und die **Pituizyten** als spezielle Gliazellen des Hypophysenhinterlappens.

Es gibt noch weitere Formen von Gliazellen, z.B. die **Bergmann-Stützzellen** oder die **Fananas-Zellen,** auf die hier jedoch nicht näher eingegangen werden soll. ◄

Aufbau von Nerven

▶ Als **Nervenfaser** bezeichnet man das Axon zusammen mit den ihm eng anliegenden Gliazellen, die es umhüllen. Ein **Nerv** besteht aus mehreren

von Bindegewebe umgebenen Nervenfasern. Dieses Bindegewebe wird untergliedert in:
- **Endoneurium:** lockeres Bindegewebe, das Nervenfasern und Schwann-Zellen umgibt. In ihm verlaufen Blutgefäße, die der Ernährung der Nervenfaser und der Gliazellen dienen. Gelegentlich können sich hier auch Makrophagen finden.
- **Perineurium:** straffes Bindegewebe, das viele einzelne Nervenfasern zu Bündeln (**Faszikel**) zusammenfasst. Es stützt den Nerv und dient als Diffusionsbarriere. Die Zellen des Perineuriums besitzen zahlreiche Tight junctions.
- **Epineurium:** Bindegewebe mit zahlreichen Kollagenfasern, das den kompletten Nerv umgibt. In ihm finden sich die versorgenden größeren Gefäße des Nervs, außerdem dient es als Verschiebeschicht. ◄

 Bezüglich der Klassifizierung nach Durchmesser und Leitungsgeschwindigkeit von Nerven sei auf ein Physiologiebuch verwiesen.

Klinik!
Waller-Degeneration
Wurde ein Nerv verletzt, geht der distal der Verletzungsstelle liegende Anteil des Nervs unter und wird von Makrophagen abgebaut. Diesen Vorgang bezeichnet man als Waller-Degeneration. Proximal der Schädigung schwellen Axon und Zellleib an. Die Zellorganellen vermehren sich, und der Zellleib entwickelt eine Reizungsreaktion. Nach einer kurzen Degenerationsphase erfolgt die Regeneration von proximal nach distal. Vom distal bereits abgebauten Nerv sind im günstigsten Fall noch die bindegewebigen Leitstrukturen erhalten geblieben und können den neu einwachsenden Schwann-Zellen als „Wegweiser" dienen, welche wiederum dem proximalen Axonstumpf das Einsprossen ermöglichen können. Unter optimalen Bedingungen findet das Axon dann wieder peripheren Anschluss. Dieser Vorgang geschieht sehr langsam und kann sich über mehrere Monate hinziehen.

2.9 Allgemeine Anatomie des Nervensystems

In diesem Abschnitt werden die Grundbegriffe, die für das Verständnis der speziellen Anatomie nötig sind, erklärt.

▶ Das Nervensystem teilt sich in zwei Abschnitte auf:

- zentrales Nervensystem
- peripheres Nervensystem.

Im **zentralen Nervensystem** werden die verschiedenen Informationen aus der Körperperipherie aufgenommen und verarbeitet. Des Weiteren wird von hier aus die motorische Aktivität ausgelöst bzw. koordiniert. Das zentrale Nervensystem ist auch der Ort des unbewussten und bewussten Denkens. Es setzt sich anatomisch aus dem Gehirn und dem Rückenmark zusammen.

Das **periphere Nervensystem** liegt anatomisch außerhalb des Schädels und des Rückenmarks. Es wird dabei durch die Hirnnerven und die Spinalnerven gebildet. Es verbindet das zentrale Nervensystem mit den Effektororganen und bildet so mit ihm eine funktionelle Einheit. ◄

Klinik!
Zentrale und periphere Lähmung
Wurden Zellen bzw. Neuriten der Pyramidenbahn geschädigt, zeigen sich Symptome einer **spastischen Lähmung** mit **Tonuserhöhung** der Muskulatur. Man spricht von einer zentralen Lähmung. Dagegen beruht eine periphere Lähmung auf einer Schädigung des motorischen Neurons bzw. im Verlauf seines Axons. Dabei ist der Tonus der Muskulatur komplett aufgehoben; es resultiert eine schlaffe Lähmung.

▶ Die Einheit aus zentralem und peripherem Nervensystem bezeichnet man auch als **somatisches Nervensystem** – im Unterschied zum viszeralen, **autonomen Nervensystem**. Das autonome Nervensystem unterliegt kaum der Willkürkontrolle, während das somatische Nervensystem zum größten Teil willkürlich steuerbar ist. ◄

Autonomes Nervensystem
▶ Die Hauptaufgabe des autonomen Nervensystems ist die **Kontrolle der lebenswichtigen Funktionen** wie z. B. der Atmung, der Verdauung und des Stoffwechsel. Es beeinflusst auch einzelne Organe. Das autonome Nervensystem gliedert sich in drei Teile:
- Sympathikus
- Parasympathikus
- intramurale Systeme. ◄

Sympathikus
▶ Der Sympathikus innerviert vorwiegend Organe, die den Körper in erhöhte **Leistungsbereitschaft**

2.9 Allgemeine Anatomie des Nervensystems

versetzen können. Unter dem Einfluss des Sympathikus werden also Energiereserven abgebaut: **ergotrope Wirkung.**

Die anatomischen Kerngebiete des Sympathikus liegen im Nucleus intermediomedialis und im Nucleus intermediolateralis des Seitenhorns im Bereich des thorakalen Rückenmarks. Seine Nervenfasern treten aus den Segmenten Th1 bis L2 aus. Sie bilden auf beiden Seiten der Wirbelsäule eine Reihe von **Ganglien.** Diese Ganglien stehen über Fasersysteme miteinander in Verbindung und werden in ihrer Gesamtheit als **Grenzstrang** bezeichnet.

Im Halsbereich befinden sich drei Ganglien, von denen das unterste, das Ganglion cervicale inferius, mit dem ersten Ganglion im Brustbereich verschmolzen sein kann. Dieses Ganglion bezeichnet man als **Ganglion stellatum.** Im Brustbereich gibt es zwölf Ganglien, die beidseits der Wirbelsäule im Grenzstrang liegen. Der Lumbalbereich hat in der Regel vier Ganglien. Im Sakralmark befindet sich nach Fusion der letzten Fasern des Grenzstranges ein einziges, unpaares Ganglion, das **Ganglion impar.**

Aus dem thorakalen Bereich des Grenzstrangs treten drei sympathische Nn. splanchnici aus, die in ihrem Verlauf durch das Zwerchfell hindurchziehen: N. splanchnicus major, N. splanchnicus minor und N. splanchnicus imus. Die Fasern dieser Nerven bilden schließlich folgende Nervenplexus:
- Plexus coeliacus
- Plexus mesentericus superior
- Plexus mesentericus inferior.

In diesen Plexus werden Teile der sympathischen Nervenfasern vom präganglionären auf das postganglionäre Neuron umgeschaltet und ziehen neben den nicht umgeschalteten Faserzügen zu den Plexus der inneren Organe.

Die sympathischen Fasern, die den Kopf innervieren, treten ebenfalls aus dem Brustmark aus.

Präganglionärer Transmitter der sympathischen Nerven ist **Acetylcholin,** der postganglionäre Transmitter ist **Noradrenalin.** Dessen Wirkung wird über sog. **Adrenozeptoren** vermittelt. ◄

⚕ Klinik!

Sympathektomie
Die Sympathektomie bezeichnet eine teilweise oder komplette chirurgische Entfernung des Sympathikus-Grenzstrangs. Ein solcher Eingriff wird als Mittel der letzten Wahl bei bestimmten Hypertonieformen, bei vasospastischen Syndromen und schwerer akraler Ischämie durchgeführt, wenn die medikamentöse Therapie ausgeschöpft ist.

Parasympathikus

▶ Der Parasympathikus ist der Gegenspieler des Sympathikus. Er innerviert vorwiegend Organe, die der **Regeneration** des Organismus dienen. Er unterstützt den Aufbau von Energiereserven und vermeidet ihren Abbau: **trophotrope Wirkung.**

Die anatomischen Kerngebiete des Parasympathikus liegen im Bereich des Hirnstamms und des Sakralmarks. Die parasympathischen Fasern im Kopfbereich verlaufen mit einem großen Teil der Hirnnerven zu ihren Erfolgsorganen. Die inneren Organe des Thorax und einige Organe des Abdomens werden vom N. vagus (X. Hirnnerv) erreicht. Daneben treten aus den sakralen Rückenmarkssegmenten S1–S3 parasympathische Nn. splanchnici pelvici aus, die den aboralen Bereich des Dickdarms und die Strukturen des kleinen Beckens innervieren.

Die parasympathischen Nerven verwenden **Acetylcholin** als prä- und postganglionären Neurotransmitter. Die Wirkung von Acetylcholin wird **über muskarinerge Rezeptoren** vermittelt.

Die Wirkungen des Sympathikus und des Parasympathikus zeigt Tabelle 2.5.

Zwischen zentralem Nervensystem und Erfolgsorgan liegen im autonomen Nervensystem immer zwei Neurone: ein **präganglionäres** und **ein postganglionäres Neuron.** Beim Sympathikus erfolgt die Umschaltung auf das postganglionäre Neuron sehr früh, und zwar bereits im Grenzstrang. Beim Parasympathikus findet die Umschaltung auf das postganglionäre Neuron erst kurz vor dem Erfolgsorgan, manchmal sogar erst in ihm selbst statt. Die parasympathischen Ganglien befinden sich daher stets in der Nähe der Erfolgsorgane. ◄

Tab. 2.5: Wirkungen des Sympathikus und Parasympathikus.

Erfolgsorgan	Sympathikus	Parasympathikus
Herz	positiv chronotrop positiv dromotrop positiv inotrop positiv bathmotrop	negativ chronotrop negativ inotrop
Blutgefäße	Vasokonstriktion Tonus ↑	im Genitalbereich Vasodilatation indirekte Vasodilatation durch Hemmung des tonisierenden Sympathikus
Bronchien	Dilatation Schleimsekretion ↓	Konstriktion Schleimsekretion ↑
Gastrointestinaltrakt	Drüsensekretion ↓ Peristaltik ↓	Drüsensekretion ↑ Peristaltik ↑
Harnblase	Kontraktion des M. sphincter urethrae Erschlaffung des M. detrusor vesicae	Kontraktion des M. detrusor vesicae Erschlaffung des M. sphincter urethrae
Auge	Dilatation des M. sphincter pupillae (Mydriasis) Dilatation des M. ciliaris (verminderte Akkommodation)	Kontraktion des M. sphincter pupillae (Miosis) Kontraktion des M. ciliaris (verstärkte Akkommodation)
Schweißdrüsen	Schweißsekretion ↑	Schweißsekretion ↓

Intramurales Nervensystem

▶ Zum intramuralen Nervensystem gehören unter anderem der Plexus myentericus und der Plexus submucosus des Darmkanals. Morphologisch handelt es sich um Nervengeflechte innerhalb der Wände von Hohlorganen. Sie können unabhängig arbeiten, stehen aber meist mit dem Sympathikus und dem Parasympathikus in Kontakt und werden durch sie beeinflusst. ◀

Informationsqualitäten von Nervenfasern

- ▶ **Efferenzen** leiten Informationen von zentral nach peripher.
- **Afferenzen** leiten Informationen aus der Peripherie nach zentral.

Somatomotorische Efferenzen dienen der willkürlichen Innervation der Skelettmuskeln.

Allgemeine viszeromotorische Efferenzen leiten sympathische und parasympathische Erregungen zu den Eingeweiden (unwillkürliche Innervation).

Spezielle viszeromotorische Efferenzen innervieren die Kiemenbogenmuskulatur des Gesichts, des Kauapparats, des Kehlkopfs und des Schlunds und verlaufen in den Hirnnerven V, VII, IX und X. Sie dienen der Willkürmotorik.

Allgemeine somatosensible Afferenzen leiten sensible Informationen von Haut und Schleimhäuten zum Gehirn. Diese Informationsqualität bezeichnet man auch als **exterozeptive Sensibilität.** Sie leiten auch Informationen aus den Gelenken und der Muskulatur **(propriozeptive Sensibilität).** Gemeinsam handelt es sich bei den beiden Formen von Informationen um die **epikritische Sensibilität.**

Allgemeine viszerosensible Afferenzen sind Fasern, die die Sensibilität aus den Eingeweiden und Blutgefäßen leiten. Diese gelangen in der Regel nicht in das Bewusstsein.

Spezielle somatosensible Afferenzen führen Informationen aus der Retina des Auges und aus den Sinneszellen des Innenohrs.

Spezielle viszerosensible Afferenzen leiten Sinnesimpulse aus der Riechschleimhaut und den Geschmacksknospen. Sie werden mit den speziellen somatosensiblen Afferenzen zusammen als **sensorische Afferenzen** bezeichnet. ◀

2.10 Allgemeine Anatomie des Kreislaufsystems

2.10.1 Prä- und postnataler Kreislauf

In diesem Abschnitt werden die Grundbegriffe des Kreislaufs, die Unterschiede zwischen prä- und postnatalem Kreislauf und der Aufbau des blutleitenden Systems besprochen.

Die wichtigsten Aufgaben des Blutkreislaufs sind:
- Sauerstoffversorgung
- Versorgung der Körperzellen mit Nährstoffen
- Abtransport von Stoffwechselendprodukten
- Wärmetransport.

▶ Der große und der kleine Blutkreislauf bilden zusammen eine funktionelle Einheit, da sie hintereinandergeschaltet sind. ◀

Körperkreislauf
▶ Der große Blutkreislauf oder Körperkreislauf beginnt im linken Ventrikel des Herzens. Von dort wird sauerstoffreiches Blut in die Aorta und die ihr nachgeordneten Arterien gepumpt. Es gelangt schließlich in die Kapillaren des Körpers, wo es seinen Sauerstoff abgibt. Das sauerstoffarme venöse Blut fließt aus den Kapillaren in die Venolen und Venen und gelangt von dort aus über die obere und untere Hohlvene in den rechten Vorhof und den rechten Ventrikel des Herzens. ◀

Lungenkreislauf
▶ Der kleine Blutkreislauf oder Lungenkreislauf hat seinen Ausgangspunkt im rechten Ventrikel. Das sauerstoffarme Blut wird durch die Lungenarterien in die Lungenkapillaren gepumpt und dort mit Sauerstoff angereichert. Über die Lungenvenen gelangt es zum linken Vorhof des Herzens und von dort in den linken Ventrikel, aus dem es erneut in den großen Blutkreislauf gepumpt wird. ◀

Pränataler Kreislauf
▶ Pränatal ist der Kreislauf grundsätzlich anders organisiert, da die Lunge des Ungeborenen noch nicht arbeitet. Daher muss der Fetus Sauerstoff und alle anderen lebenswichtigen Stoffe aus dem mütterlichen Blut über die Nabelschnur aus der Plazenta beziehen. Die Plazentaschranke verhindert, dass sich mütterliches und kindliches Blut durchmischen. Der Sauerstoff tritt per Diffusion über die Plazentazotten in die fetalen Kapillaren über.

Das sauerstoffreiche Blut gelangt über die **Nabelvene** in der Nabelschnur durch den **Ductus venosus** in die untere Hohlvene. Nur ein kleiner Teil des Blutes passiert die Leber und versorgt sie über die Pfortader mit sauerstoffreichem Blut. Aus der unteren Hohlvene fließt das Blut, das sich zu diesem Zeitpunkt schon mit sauerstoffarmem Blut aus dem Körperkreislauf vermischt hat, in den rechten Vorhof des Ungeborenen.

Ein Teil dieses Blutes strömt durch das **Foramen ovale** direkt vom rechten in den linken Vorhof, wird dann in die linke Herzkammer gepumpt und verlässt das Herz durch die Aorta und gelangt so in den Körperkreislauf.

Das Blut, das nicht durch das Foramen ovale strömt, wird stattdessen in die rechte Herzkammer gepumpt und gelangt von dort in den Truncus pulmonalis. Etwa ein Drittel dieses Blutes versorgt die noch nicht entfalteten Lungen. Die restlichen zwei Drittel umgehen den Lungenkreislauf und erreichen über den **Ductus arteriosus** die Aorta. Dieses Mischblut versorgt den Körper, bis es schließlich von den **Nabelarterien,** die von den inneren Beckenarterien abgehen, wieder in die Plazenta fließt. Hier wird es erneut mit Sauerstoff aus dem mütterlichen Kreislauf angereichert (☞ Abb. 2.14). ◀

Postnatale Umstellung des Kreislaufs
▶ Mit der Geburt endet die Versorgung des Kindes durch die Plazenta. Der gesteigerte Atemantrieb führt zur Entfaltung der Lungen, in denen nun der Gasaustausch erfolgen kann. Dabei weiten sich die Lungengefäße; der Gefäßwiderstand sinkt, und es gelangt mehr Blut in die Lungen. Dies hat zur Folge, dass sich die Flussrichtung im Ductus arteriosus umkehrt. Bis dieser sich geschlossen hat, wird die Lunge noch kurze Zeit mit Blut aus der Aorta versorgt. Nach dem Verschluss obliteriert (= verödet) der Ductus arteriosus zum Ligamentum arteriosum, das auch beim Erwachsenen noch zu finden ist.

Während sich das Blutvolumen im rechten Vorhof reduziert, weil der Zufluss aus der Plazenta wegfällt, steigt es im linken Vorhof durch den Zufluss

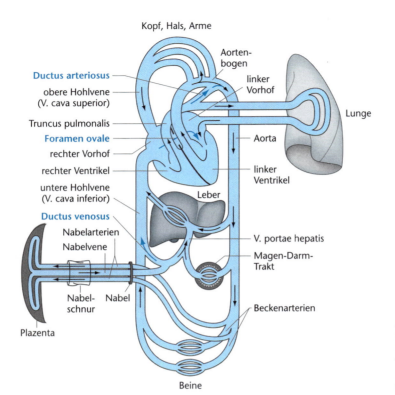

Abb. 2.14: Schematische Darstellung des fetalen Kreislaufs. Durch blaue Pfeile sind der Ductus venosus, das Foramen ovale und der Ductus arteriosus hervorgehoben. (mod. nach [2])

aus den Lungenvenen an. Daraus resultiert ein Druckgefälle, das innerhalb der ersten 2 Lebenswochen zum Verschluss des Foramen ovale führt. Auch der Ductus venosus, der das fetale Blut an der Leber vorbeigeführt hatte, verschließt sich. ◄

 Der fetale Kreislauf ist ein beliebtes Prüfungsthema und wird sowohl vom IMPP als auch in mündlichen Prüfungen gern abgefragt. Merken Sie sich insbesondere die drei Shunts (Ductus venosus, Foramen ovale, Ductus arteriosus)!

Klinik!

Shuntvitien

Ein Shuntvitium ist ein angeborener Herzfehler, bei dem es zum Kurzschluss zwischen Lungen- und Körperkreislauf kommt. Shuntvitien können durch Offenbleiben der fetalen Kurzschlussverbindungen entstehen, beispielsweise durch ein offenes Formanen ovale oder einen offenen Ductus arteriosus.

2.10.2 Blutgefäße

In der Regel sind die Blutgefäße aus drei Schichten aufgebaut:

- ▶ **Tunica intima:** innerste Schicht der Gefäßwand von Arterien, Venen und Lymphgefäßen; sie besteht aus einer einzelnen Schicht von Endothelzellen und dient dem Gas-, Flüssigkeits- und Stoffaustauch zwischen Blut und umliegendem Gewebe.
- **Tunica media:** mehr oder weniger ausgeprägte Schicht aus Muskeln und elastischem Bindegewebe. Je nach der Zusammensetzung von Muskulatur und elastischen Fasern unterscheidet man einen **elastischen** und einen **muskulären Typ.**
- **Tunica externa (Tunica adventitia):** äußere Schicht aus lockerem Bindegewebe, durch die das Gefäß in das umgebende Gewebe eingebettet ist. Abhängig von der Größe des Gefäßes können hier kleinere Versorgungsgefäße, sog. **Vasa vasorum,** verlaufen, die es ernähren. In der Tunica adventitia finden sich auch Nervenfasern. ◄

Nach dem Verlassen des Herzens durchströmt das Blut nacheinander folgende Gefäße:
- Aorta
- Arterien
- Arteriolen
- Kapillaren
- Venolen
- Venen
- Vena cava superior bzw. inferior.

Aorta
Die Aorta ist die größte Arterie des Körpers und eine Arterie vom **elastischen Typ.** In ihrer Media besitzt sie eine Vielzahl von elastischen Fasern, die von glatter Muskulatur durchsetzt sind. Dieser Aufbau gewährleistet die Windkesselfunktion der Aorta (☞ Kap. 7.5.1).

Arterien
Die sich anschließenden großen Arterien gehören zunächst ebenfalls noch zum elastischen Typ; zur Peripherie hin findet man dann zunehmend den **muskulären Typ.** Typisch für diese Arterien sind eine deutlich erkennbare **Membrana elastica interna** und eine kompakte Muskulatur in der Media, die der Regulation des Gefäßtonus dient. Bei der Membrana elastica interna handelt es sich um eine Schicht von elastischen Fasern, die sich zwischen der Tunica intima und der Tunica media befindet.

Eine Sonderform der Arterien vom muskulären Typ sind die sog. **Sperrarterien.** Sie besitzen in der Intima eine Längsmuskelschicht, die den völligen Verschluss der Arterie ermöglicht.

Arteriolen
Die nächstkleineren Gefäße sind die Arteriolen. Ihr Wandaufbau gleicht dem der Arterien, allerdings ist die Media nur schwach ausgebildet. Trotzdem sind ihre glatten Muskelzellen in der Lage, die Arteriole vollständig zu verschließen. Deshalb bezeichnet man sie auch als **Sphincter precapillaris.** Sind sie verschlossen, gelangt kein Blut in das sich anschließende Kapillarbett. Dieser Mechanismus ermöglicht eine dem jeweiligen Bedarf angepasste Gewebsdurchblutung. In den Arteriolen nimmt der Reibungswiderstand stark zu, Fließgeschwindigkeit und Blutdruck nehmen ab. Man bezeichnet sie daher als **Widerstandsgefäße.** Bereits geringe Veränderungen des Arteriolenlumens beeinflussen den Blutdruck stark.

 Der Zusammenhang zwischen Gefäßen und Blutdruck ist sehr wichtig! Man sollte ihn sich unbedingt mit Hilfe eines Physiologiebuches klarmachen.

Klinik!
Atherosklerose
Atherosklerose ist eine sehr häufige Gefäßerkrankung, bei der es zur Einengung des Lumens der Arterien kommt. Ursache sind Veränderungen in der Gefäßwand, in die Fette eingelagert werden, die zu einer Entzündungsreaktion führen. Reißt im Rahmen der Erkrankung die Arterienwand ein, können sich rasch Thromben bilden, die das Gefäß komplett verschließen. Die Folge ist ein Infarkt des betroffenen Organs oder Organabschnitts.

Kapillaren
▶ Den Arteriolen schließen sich die Kapillaren an. Kapillaren haben einen Durchmesser von ca. 6 μm und sind der Ort des eigentlichen Stoffaustauschs zwischen Blut und Gewebe. Es gibt drei unterschiedliche Kapillarformen:
- nichtfenestrierte kontinuierliche Kapillaren
- fenestrierte kontinuierliche Kapillaren
- fenestrierte diskontinuierliche Kapillaren.

Die **nichtfenestrierten kontinuierlichen Kapillaren** besitzen ein Endothel ohne Fensterung, unter dem sich eine kontinuierliche Basalmembran befindet. Sie sind der häufigste Typ; man findet sie in der Lunge, dem ZNS, der Retina des Auges und im Muskelgewebe.

Die **fenestrierten kontinuierlichen Kapillaren** sind dagegen mit einem gefensterten Endothel ausgekleidet, haben aber ebenfalls eine kontinuierliche Basalmembran. Sie kommen im Magen-Darm-Kanal, in endokrinen Drüsen sowie in der Niere vor. Die fenestrierten Kapillaren ermöglichen einen besseren Stofftransport von der Umgebung in das Kapillarlumen.

Die **fenestrierten diskontinuierlichen Kapillaren** haben ein gefenstertes Endothel und eine unterbrochene Basalmembran. Diese Art von Kapillaren ist typisch für die Leber, die Milz sowie für das Knochenmark. Sie ermöglicht eine freie Kommunikation zwischen dem Kapillarlumen und der Umgebung. Selbst Zellen können das Kapillarlumen verlassen und in die Umgebung übertreten. Eine Sonderform dieses Typs stellen die **Sinusoide** dar. Sie haben einen gewundenen Verlauf, weshalb das Blut in ihnen nur langsam fließt. Man findet sie in der Leber.

Bei den Kapillaren lässt sich ein arterieller Schenkel von einem venösen Schenkel unterscheiden: Im **arteriellen Schenkel** der Kapillaren treibt der hydrostatische Druck Flüssigkeit und kleinmolekulare Verbindungen aus dem Blut in das Gewebe. Im **venösen Schenkel** dagegen sorgt der hohe onkotische Druck innerhalb der Kapillaren dafür, dass die ausgepresste Flüssigkeit zum größten Teil rückresorbiert wird.

Die Dichte des Kapillarnetzes richtet sich nach dem Sauerstoffbedarf des Gewebes. Organe mit einer hohen Stoffwechselaktivität haben ein stark ausgeprägtes Kapillarnetz. ◀

Venolen
▶ Dem venösen Schenkel der Kapillaren schließen sich die Venolen an. Diese sind als kleine Venen zu betrachten und vereinigen sich zu größeren Venen. Sie besitzen keine deutliche Tunica media. Ansonsten gleicht ihr Grundaufbau dem der Venen, allerdings besitzen sie keine Venenklappen. ◀

Venen
▶ Die Venen führen das sauerstoffarme Blut zurück zum Herzen. Lediglich in den Lungenvenen fließt mit Sauerstoff beladendes Blut. Die peripheren Venen dienen überdies als Blutspeicher.

Der histologische Aufbau der Venen ähnelt in etwa dem der Arterien, allerdings gibt es auch deutliche Unterschiede. Ihre Wände sind wesentlich dünner, und der Schichtbau ist schwächer ausgeprägt als bei den Arterien. Neben glatter Muskulatur und elastischen Fasern findet man auch große Mengen an Kollagenfasern, die die Dehnbarkeit der Venen reduzieren. Die Tunica media ist schwächer als die der Arterien, und ihre Tunica adventitia lässt sich meist nicht klar vom umgebenden Bindegewebe abgrenzen.

Die Venen der Körperperipherie sind mit **Venenklappen** ausgestattet. Diese bestehen aus zwei Segeln und verhindern den Rückfluss des Blutes.

Die herznahen Venen wie die **V. cava superior** und die **V. cava inferior** weisen kaum glatte Muskulatur auf. Deshalb können sie den Querschnitt ihres Lumens fast nicht aktiv verändern. In Organen mit konstantem Blutfluss gibt es ebenfalls muskelfreie Venen. Beispiele sind die Venen im Gehirn und in der Retina.

Eine Sonderform von Venen stellen die sog. **Drosselvenen** dar, die ihr Lumen verschließen können. Dazu besitzen sie Längs- oder Ringmuskelfasern, die über eine Tonussteigerung das Gefäß abdichten können. Derartige Venen finden sich z. B. im Penis. ◀

Arterio-venöse Anastomosen
▶ Eine Besonderheit stellen arteriovenöse Anastomosen dar. Dabei handelt es sich um eine Art Kurzschlussverbindung zwischen Arterie und Vene. Durch Sperreinrichtungen, ähnlich wie bei Sperrarterien, kann die Durchblutung dieser Anastomosen reguliert werden, je nachdem ob eine Kapillardurchblutung des Gewebes nötig ist oder nicht. Man findet solche arteriovenösen Anastomosen z. B. in der Haut, aber auch in vielen anderen Organen, in denen die Durchblutung dem jeweiligen Funktionszustand angepasst werden kann. ◀

🫀 Klinik!

Varizen
Bei Varizen handelt es sich um stark ausgeweitete, oberflächliche Venen, die dadurch insuffizient geworden sind. Der Rückfluss des Blutes zum Herzen ist gestört; das Blut „steht" quasi in den Venen. Ein massiver Varizenbefund kann zu Kreislaufproblemen, im schlimmsten Fall zu einer Thrombose führen. Ein Thrombus, also ein Blutgerinnsel, bildet sich, wenn aufgrund des verminderten Blutflusses in den Varizen die Blutgerinnung aktiviert wird.

2.10.3 Lymphgefäße

▶ Lymphgefäße führen kein Blut, sondern **Lymphe:** eine wässrige, leicht milchig trübe Flüssigkeit, die Elektrolyte, Proteine, Chylomikronen und weiße Blutkörperchen enthält. Dabei handelt es sich um die extrakapilläre Flüssigkeit, die aus den Blutkapillaren in den Interzellularraum ausgetreten ist, aber nicht wieder vom venösen Schenkel des Blutkreislaufs aufgenommen wurde.

Die Lymphgefäße nehmen diese Flüssigkeit auf und transportieren sie zurück in das Blutsystem. Sie beginnen blind oder als feines Netz aus **Lymphkapillaren** im Gewebe. Lymphkapillaren fehlt eine Basalmembran; sie werden von Endothelzellen gebildet, die nicht durch Tight junctions verbunden und dadurch sehr durchlässig sind. Die Lymphkapillaren vereinigen sich in ihrem Verlauf zu größeren Lymphgefäßen und schließlich zu **Lymphstämmen** (☞ Kap. 8.10.4 und Kap. 7.5.3).

Der Aufbau der Lymphgefäße ähnelt dem der Venen; sie besitzen auch Klappen. Ähnlich wie bei den peripheren Venen wird der Flüssigkeitsstrom durch die Aktivität der Muskulatur aufrechterhalten, man bezeichnet dies als **Muskelpumpe.** ◄

Lymphknoten
▶ In den Verlauf der Lymphgefäße sind Lymphknoten zwischengeschaltet. Die Lymphe erreicht einen solchen Lymphknoten über mehrere zuführende Lymphgefäße, die **Vasa afferentia,** und verlässt ihn durch ein abführendes Lymphgefäß, das **Vas efferens.** Lymphknoten dienen als Filterstationen. Bei der Passage wird die Lymphe mit Lymphozyten angereichert.

Lymphknoten bestehen aus retikulärem Bindegewebe, das in einem außen liegenden **Randsinus** und einem innen liegenden **Marksinus** angeordnet ist. Beide stehen über den radiär verlaufenden **Intermediärsinus** in Kontakt. Umschlossen werden die Lymphknoten von einer Kapsel.

Aus peripheren regionären Lymphknoten durchfließt die Lymphe weiter zentral die Sammellymphknoten. Aus diesen gelangt sie dann über größere Lymphgefäße und Lymphstämme in den venösen Schenkel des Blutkreislaufs.

Lymphknoten dienen der Abwehr und sind Teil des Immunsystems (☞ Kap. 2.12). ◄

> **Klinik!**
>
> **Lymphödem**
> Staut sich die Lymphe, z. B. im Rahmen einer Entzündung der Lymphgefäße, kann die extrazelluläre Flüssigkeit nicht mehr abtransportiert werden. Im Gewebe bildet sich ein Erguss, der als Lymphödem bezeichnet wird.

2.11 Blut und Knochenmark !!!

Das Blut lässt sich als Gewebe begreifen, dessen Zellen mesenchymaler Herkunft sind.

▶ Blut besteht zu etwa 45 % aus zellulären Bestandteilen; die restlichen 55 % bezeichnet man als **Blutplasma.** Wesentliche Bestandteile des Blutplasmas sind Wasser, Ionen und Eiweiße. Diese Eiweiße machen etwa 7–8 % des Blutplasmas aus und untergliedern sich in Albumin (60–80 %), Globuline (20–40 %) und Fibrinogen (ca. 4 %). ◄

2.11.1 Blutzellen !!!

▶ Bei den **Blutzellen** handelt es sich um:
- Erythrozyten: ca. 43 %
- Leukozyten: ca. 1 %
- Thrombozyten: < 1 %. ◄

Erythrozyten
▶ Erythrozyten bilden den bei weitem größten Anteil der Blutzellen. Männer besitzen pro mm^3 Blut etwa 5 Millionen, Frauen 4,5 Millionen Erythrozyten. Sie enthalten den Blutfarbstoff Hämoglobin, dem das Blut seine rote Farbe verdankt, und werden auch als rote Blutkörperchen bezeichnet.

Erythrozyten verfügen weder über Organellen noch besitzen sie einen Zellkern. Daher können sie sich nicht teilen. Im Blut zirkulieren auch Vorstufen der Erythrozyten, sog. **Retikulozyten,** die noch ein paar Zellorganellen enthalten.

Die roten Blutkörperchen haben eine charakteristische, bikonkave Form, einen Durchmesser von 7,5 μm und eine Dicke von ca. 2 μm. Kleinere Erythrozyten bezeichnet man als **Mikrozyten,** größere als **Makrozyten.** Hauptbestandteil der Erythrozyten ist das Protein **Hämoglobin,** das für den Sauerstofftransport verantwortlich ist. Erythrozyten können sich verformen und daher auch Kapillaren passieren. Ihre bikonkave Form vergrößert ihre Oberfläche, wodurch der Gasaustausch erleichtert wird.

Die Hauptaufgabe der Erythrozyten ist der Transport von Sauerstoff und Kohlendioxid. Die Erythrozyten haben eine Lebensdauer von ca. 120 Tagen. Gealterte oder geschädigte Erythrozyten werden in der Milz abgebaut. ◄

> **Klinik!**
>
> **Anämie**
> Eine Anämie liegt vor, wenn die Hämoglobinkonzentration oder die Erythrozytenzahl im Blut unter den Normalwert absinkt. Dieser ist bei Frauen, Männern und Kindern verschieden. Die Ursachen für Anämien sind vielfältig und reichen vom Blutverlust bis zu Bildungsstörungen.

Leukozyten

▶ Leukozyten ist der Überbegriff für die weißen Blutkörperchen. Folgende Populationen lassen sich unterscheiden:
- Granulozyten
  - neutrophile Granulozyten (60–70 %)
  - eosinophile Granulozyten (1–4 %)
  - basophile Granulozyten (0–1 %)
- Lymphozyten (20–25 %)
- Monozyten (4–6 %). ◀

Granulozyten

▶ Granulozyten besitzen eine Vielzahl von Granula in ihrem Zytoplasma, denen sie ihren Namen verdanken. In Abhängigkeit vom Färbeverhalten dieser Granula unterscheidet man neutrophile, eosinophile und basophile Zellen. ◀

> **Klinik!**
>
> **Drumstick**
> ▶ Häufig findet man bei Granulozyten einen sog. Drumstick. Dabei handelt es sich um ein Anhängsel des Zellkerns, von dem man annimmt, dass er das morphologische Korrelat des Geschlechtschromosoms ist. Da es bei Frauen wesentlich häufiger vorkommt als bei Männern, ermöglicht es die Identifizierung des genetischen Geschlechts. ◀

Die genaue morphologische Differenzierung der Blutzellen lässt sich in einem Histologieatlas gut nachvollziehen.

▶ **Neutrophile Granulozyten** sind ca. 9–12 μm groß und haben nur eine Lebensdauer von etwa 7 Stunden. Die Kerne der neutrophilen Granulozyten sind vielgestaltig und lassen die Unterscheidung in zwei Altersklassen zu:
- jugendliche stabkernige neutrophile Granulozyten
- ausgereifte segmentkernige neutrophile Granulozyten.

Die neutrophilen Granulozyten sind Teil der unspezifischen zellulären Immunabwehr (☞ Kap. 2.12). Morphologisch zeichnen sie sich durch zahlreiche Granula mit Lysosomen aus. Diese Lysosomen enthalten saure Phosphatasen, Proteasen und Lysozym. Das Lysozym kann Zellwände von Bakterien andauen und sie so zerstören. Außerdem besitzen neutrophile Granulozyten Lactoferrin, das Eisen bindet, welches die Bakterien zum Wachsen benötigen. Mit diesen Komponenten können Granulozyten Bakterien zunächst schädigen, um sie später zu phagozytieren und abzubauen.

Granulozyten können gezielt aus der Blutbahn in das Gewebe einwandern und gelangen so zum Sitz einer Entzündung. Diesen Vorgang nennt man **Chemotaxis;** er wird durch chemotaktische Reize gefördert.

Beim Abwehrprozess zugrunde gegangene neutrophile Granulozyten sind ein Hauptbestandteil des bei bakteriellen Entzündungen vorkommenden Eiters. Bei Infektionen steigt die Zahl der neutrophilen Granulozyten im Blut an. Zusätzlich kann der Anteil von stabkernigen Granulozyten zunehmen, und Vorstufen der Granulozyten können im Differenzialblutbild auftauchen. Dieses Phänomen bezeichnet man als **Linksverschiebung.**

Ein Mangel an neutrophilen Granulozyten kann zu schweren bakteriellen Infektionen führen.

Eosinophile Granulozyten sind ca. 8–15 μm groß und enthalten relativ grobe Granula, die sich mit Eosin leuchtend rot anfärben lassen. Auch sie gelangen aus der Blutbahn in das Gewebe und spielen eine wichtige Rolle bei der Abwehr von Parasiten. Dazu geben sie ihre toxischen Proteine direkt auf die Parasiten ab und schädigen sie. Darüber hinaus besitzen Eosinophile die Fähigkeit, Antigen-Antikörper-Komplexe zu phagozytieren und Histamin zu binden und zu deaktivieren.

Basophile Granulozyten sind etwa 10 μm groß und besitzen zahlreiche grobe, unregelmäßig geformte Granula, die unter anderem Histamin und Heparin enthalten. Sie tragen an ihrer Oberfläche Rezeptoren für Immunglobulin (Ig) E. IgE ist der Hauptvermittler von Allergien. Vermehrtes Auftreten von spezifischem IgE führt zur Degranulation der basophilen Granulozyten mit Freisetzung von Histamin und anderen vasodilatativen Stoffen. Dies verursacht die typischen Allergiesymptome. ◀

Lymphozyten
▶ Lymphozyten lassen sich leicht an ihrer Plasma-Kern-Relation erkennen. Ihr Kern füllt fast die gesamte Zelle aus, das Zellplasma bildet nur noch einen schmalen Saum. Lymphozyten sind ein maßgeblicher Bestandteil der spezifischen Immunabwehr und werden in Kapitel 2.12 näher besprochen. ◀

Monozyten
▶ Die Monozyten sind ebenfalls Teil der Immunabwehr des Körpers. Sie zirkulieren im Blut und sind die Vorläuferzellen der Gewebsmakrophagen. Zu diesen differenzieren sie sich, wenn sie aus dem Blut in das jeweilige Gewebe auswandern. Monozyten und Makrophagen sind zur Phagozytose befähigt und bilden das sog. **mononukleäre Phagozytensystem.** An ihrer Oberfläche tragen sie Rezeptoren für das Fc-Fragment von Immunglobulinen, welches ihnen die Phagozytose von Fremdstoffen ermöglicht. Mit einer Größe von bis zu 20 μm sind Monozyten die größten Zellen im Blut. Ihr Kern liegt randständig und ist nierenförmig. Monozyten stammen wie fast alle Blutzellen aus dem Knochenmark und verweilen nur kurz im Blut. Sie haben eine Halbwertszeit von ca. 12–100 Stunden. ◀

Thrombozyten
▶ Thrombozyten (Blutplättchen) sind keine Zellen im eigentlichen Sinn. Es handelt sich um flache, unregelmäßig rundlich geformte, kernlose Zellbruchstücke, die durch Abschnürung aus Megakaryozyten des Knochenmarks entstehen.

Mit einem Durchmesser von nur 2–4 μm sind sie die kleinsten geformten Bestandteile des Blutes. Thrombozyten sind maßgeblich an der Blutgerinnung beteiligt. Sie zirkulieren nur für 5–10 Tage im Blut und werden dann in der Milz abgebaut.

Das Zytoplasma der Blutplättchen ist in zwei Zonen aufgeteilt: das zentrale **Granulomer** und das periphere **Hyalomer.** Das Hyalomer enthält kontraktile Mikrofilamente, die aus Actin, Myosin und Tropomyosin bestehen. Im Granulomer befinden sich Mitochondrien, Lysosomen, Ribosomen und Glykogenbestandteile sowie dichte Granula und helle α-Granula, die den Von-Willebrand-Faktor,

Fibronektin, Thrombospondin, den Blutplättchen-Wachstumsfaktor (PDGF) und ein Heparin neutralisierendes Protein enthalten.

Thrombozyten werden erst durch Kontakt mit freiliegenden Oberflächenstrukturen von Blutgefäßen aktiviert. Dann setzen sie Stoffe frei, die für die Blutstillung unerlässlich sind. Bei einer Verletzung eines Blutgefäßes kommt es innerhalb kurzer Zeit zur Adhäsion und Aggregation von Thrombozyten und zur Fibrinbildung. Dadurch kommt die Blutung zum Stillstand. ◀

2.11.2 Blutbildung und Knochenmark

Während der Embryonalentwicklung findet die Blutbildung (**Hämatopoese**) nacheinander in verschiedenen Organsystemen statt. Man unterscheidet:
- megaloblastische Phase
- hepatolienale Phase
- medulläre Phase.

Die **megaloblastische Phase** beginnt etwa in der 3. Embryonalwoche mit der Bildung extraembryonaler Blutinseln aus Hämatogonien im Mesenchym des Dottersacks, des Chorions und des Haftstiels. Die Hämatogonien lösen sich von den Blutinseln ab und differenzieren sich zu Megaloblasten. Die Blutinseln sind auch Ort der Gefäßentstehung: Die randständigen Inselzellen werden zu Angioblasten.

Ab dem 2. Embryonalmonat übernimmt die fetale Leber die Blutbildung und leitet damit die **hepatolienale Phase** ein. Ab dem 4. Monat sind auch die Milz und später – in etwas geringerem Umfang – Thymus und Lymphknoten an der Blutbildung beteiligt.

In der anschließenden **medullären Phase** erfolgt die Hämatopoese im Knochenmark. Dieser Prozess beginnt in den Claviculae und erfasst mit der Zeit alle markhaltigen Knochen des Fetus. Die medulläre Phase beginnt in den Claviculae bereits zwischen dem 3. und 4. Fetalmonat und für die übrigen markhaltigen Knochen etwa ab dem 5. Monat.

Beim Erwachsenen beschränkt sich die Blutbildung auf das rote Knochenmark in Becken, Sternum, Wirbelkörpern, Rippen sowie den proximalen Epi-

Tab. 2.6: Reifungsstufen der Blutbildung.

Zelllinie	Erythropoese	Granulopoese	Thrombopoese	Monopoese	Lymphopoese
Stammzelle	Proerythroblast		Myeloblast		Lymphozyten-stammzellen (im Knochenmark)
Reifungsstufe	basophiler Erythroblast polychromatischer Erythroblast Normoblast Retikulozyt	Promyelozyt Myelozyt (verschiedene Stufen) Metamyelozyt	Megakaryoblast Megakaryozyt	Promonozyt	Lymphoblast Prolymphozyt
reife Zelle	Erythrozyt	Granulozyt	Thrombozyt	Monozyt	Lymphozyt

physen der langen Röhrenknochen. Das vormals blutbildende Mark der übrigen Knochen wandelt sich in gelbes Knochenmark um.

Im roten Knochenmark findet die Bildung der meisten Blutzellen mit Ausnahme der Lymphozyten statt. Diese werden in den lymphatischen Organen gebildet und reifen dort. Die Stammzellen der Lymphozyten finden sich dagegen im Knochenmark und gelangen von hier in die lymphatischen Organe. Eine Ausnahme bilden die B-Lymphozyten, welche im Knochenmark gebildet werden, dort ausdifferenzieren und erst danach in die lymphatischen Organe wandern. Die T-Lymphozyten gelangen schon als sehr undifferenzierte Vorläuferzellen in den Thymus und reifen hier aus.

Die Vorläuferzellen der Blutzellen sind im Knochenmark in ein bindegewebiges Netz eingebunden. Sie teilen sich kontinuierlich, können ihre Proliferationsrate bei Bedarf jedoch beträchtlich steigern. Die Zellen reifen im Knochenmark heran und werden dann an Gefäße, die das Mark durchziehen, abgegeben und in das periphere Blut gespült. Tabelle 2.6 zeigt die Reifungsstufen der Vorläuferzellen.

Klinik!
Leukämie
Leukämie ist ein Sammelbegriff für bösartige (maligne) Erkrankungen der myeloischen oder lymphatischen Zellen, welche sich vor allem im Knochenmark und in den lymphatischen Organen befinden und sich unkontrolliert vermehren. Je nachdem, welche Zellpopulation betroffen ist, gibt es zahlreiche Formen von Leukämien, die sich sowohl in ihren Symptomen und ihrem Verlauf als auch im therapeutischen Ansatz und in ihrer Prognose stark voneinander unterscheiden.

2.12 Allgemeine Anatomie des Immunsystems !!!

 Dieser Abschnitt kann nur einen groben Überblick über das Immunsystem geben und deckt die gesamte Immunologie keinesfalls vollständig ab. Es empfiehlt sich daher, das Thema in entsprechenden Fachbüchern weiter zu vertiefen.

▶ Die Immunabwehr besteht aus einem spezifischen und einem unspezifischen System:
- **unspezifische Abwehr:** angeborene Abwehr, die sich mit etwa gleicher Intensität gegen unterschiedliche Fremdstoffe richtet und bereits beim ersten Kontakt aktiv wird
- **spezifische Abwehr:** erworbene Abwehr, die sich im Laufe des Lebens ausbildet und sehr spezifisch auf jeweils bestimmte Fremdstoffe oder Erreger (Antigene) reagiert. Während sie beim ersten Kontakt erst mit einer gewissen Latenz wirksam wird, setzt sie bei späteren Begegnungen umso schneller und heftiger ein. Die jahrelange Gedächtnisfunktion der beteiligten Zellen gewährleistet eine dauerhafte Immunität gegenüber bekannten Erregern.

Sowohl die spezifische als auch die unspezifische Abwehr stützt sich auf **humorale** (nichtzelluläre) und **zelluläre** Komponenten (☞ Tab. 2.7). ◀

Unspezifische Abwehr
Makrophagen, Mikrophagen und natürliche Killerzellen
▶ **Makrophagen** sind Fresszellen und stammen von pluripotenten Stammzellen des Knochenmarks ab. Ihre Vorläuferzellen sind die Monozyten, die im

2.12 Allgemeine Anatomie des Immunsystems

Tab. 2.7: Komponenten der Abwehr.		
Abwehr	**unspezifisch**	**spezifisch**
zellulär	Makrophagen Mikrophagen natürliche Killerzellen	Lymphozyten
humoral	Komplementsystem Zytokine	Antikörper

Blut zirkulieren. Nachdem sie in die Gewebe eingewandert sind, heißen sie Makrophagen. Je nach ihrer Lokalisation bezeichnet man sie genauer als Alveolarmakrophagen (Lunge), Kupffer-Sternzellen (Leber), Osteoklasten (Knochen) etc. Ihre Hauptaufgabe ist die Phagozytose. Sie werden durch Zytokine (z.B. Interferone, s.u.) aktiviert. Sie sind aber auch fähig zur Antigenpräsentation und interagieren so mit der spezifischen zellulären Abwehr. Die **Antigenpräsentation** läuft in sechs Schritten ab:
- Aufnahme des Antigens durch Phagozytose
- Denaturierung des Antigens in Fragmente
- intrazellulärer Transport zu Vesikeln, die individuumspezifische Zellerkennungsmoleküle, sog. **MHC (major histocompatibility complex)**, enthalten
- Koppelung der Fragmente an diese MHC-Moleküle
- Transport des Komplexes an die Zellmembranoberfläche
- Präsentation der Komplexe an Zellen der spezifischen Abwehr.

Makrophagen können auch **Interleukin-1 (IL-1)** sezernieren. IL-1 stimuliert T-Helferzellen (s.u.); hier ergibt sich also eine weitere Schnittstelle mit der spezifischen Abwehr. Darüber hinaus synthetisieren Makrophagen auch **Komplementfaktoren** und wirken so bei der unspezifischen humoralen Abwehr mit.

Bei den **Mikrophagen** handelt es sich um die Granulozyten, deren Funktionen bereits in Kapitel 2.11.1 beschrieben sind.

Die **natürlichen Killerzellen** (NK-Zellen) sind verwandt mit den T-Lymphozyten (s.u.), benötigen aber keine vorherige Sensibilisierung, um ihrer Abwehrfunktion nachzukommen. NK-Zellen zerstö-

ren virusinfizierte Zellen und Tumorzellen, bei denen es sich ja um entartete und dabei teilweise „körperfremde" Zellen handelt. Außerdem produzieren sie Zytokine wie Interferon-(IFN-)γ, Tumor-Nekrose-Faktor-(TNF-)α und aktivieren dadurch das Immunsystem. ◄

Komplementsystem und Zytokine
▶ Zum **Komplementsystem** gehören rund 20 verschiedene Glykoproteine, die von Makrophagen synthetisiert werden. Ihre Aktivierung erfolgt kaskadenartig und führt zur Stimulation von Zellen mit Abwehrfunktion (Makrophagen, Granulozyten, Thrombozyten etc.), die an einer Entzündungsreaktion beteiligt sind. Die Einleitung der Phagozytose durch Abwehrzellen erfolgt komplementvermittelt. Das Komplementsystem kann auch eine direkte Lyse von Zellen hervorrufen, indem die Zellmembran durch Anlagerung der Komplementfaktoren geschädigt und durchlässig gemacht wird. Darüber hinaus wirkt das Komplementsystem bei der Auflösung von Immunkomplexen mit.

Die **Zytokine** wie Interferone (IFN), Interleukine (IL) oder der Tumor-Nekrose-Faktor (TNF) sind Polypeptide mit hormonartiger Wirkung. Sie werden von T-Lymphozyten, Makrophagen und Granulozyten gebildet und fördern die Proliferation und Differenzierung von Lymphozyten und Makrophagen. ◄

Spezifische Abwehr
B- und T-Lymphozyten
▶ Die Mechanismen der humoralen und der zellulären spezifischen Abwehr greifen eng ineinander. Zelluläre spezifische Abwehr wird durch Lymphozyten vermittelt, die man in B- und T-Lymphozyten unterteilt.

Etwa 20 % der Lymphozyten im Blut sind **B-Lymphozyten.** Sie werden im Knochenmark (**b**one marrow) gebildet. Das B im Namen bezieht sich auf die Bursa Fabricii, welche es nur bei Vögeln gibt und bei diesen den Ort der Bildung der B-Lymphozyten darstellt. Beim Menschen spricht man daher vom **Bursa-Äquivalent.** Gemeint sind damit das Knochenmark und das lymphatische Gewebe, wo die B-Lymphozyten gebildet und selektioniert werden. Über den Blut- und Lymphweg gelangen sie in die Keimzentren der Follikel von Milz und Lymphknoten, wo ihre Prägung erfolgt. B-Lymphozyten sind verantwortlich für die Bildung von Antikörpern, den Trägern der spezifischen humoralen Immunität. **Plasmazellen** sind B-Lymphozyten, die auf die Produktion spezifischer Antikörper spezialisiert sind. Sobald ein Antigen vorhanden ist, das an den membranständigen spezifischen Antikörper auf der Zelloberfläche des B-Lymphozyten passt (Schlüssel-Schloss-Prinzip), wandelt sich die betroffene Zelle zur Plasmazelle um. Dazu ist jedoch die Anwesenheit von IL-2 nötig. IL-2 wiederum wird nach der entsprechenden Antigenpräsentation von T-Helferzellen ausgeschüttet.

Nur ein Teil der B-Lymphozyten wird zu Plasmazellen, die übrigen wandeln sich bei Antigenkontakt zu langlebigen **B-Gedächtniszellen** um und gewährleisten bei erneutem Antigenkontakt das schnellere Ingangkommen der Immunantwort.

T-Lymphozyten machen mit etwa 80 % den größten Anteil der Lymphozyten im Blut aus. Ihre Stammzellen befinden sich ebenfalls im Knochenmark, doch ihre Reifung und Prägung finden im Thymus statt. Auch sie sind an der spezifischen zellulären Immunität beteiligt, können jedoch nur solche Antigene binden, die ihnen am MHC II (major histocompatibility complex) gebunden präsentiert werden. Zur Antigenpräsentation fähig sind z. B. Makrophagen und Retikulumzellen. Die Retikulumzellen sind untereinander netzartig verbunden und bilden so das Grundgerüst der lymphatischen Organe. Nach erfolgreicher Präsentation differenzieren sich die T-Lymphozyten entweder zu **T-Gedächtniszellen** mit ähnlichen Funktionen wie B-Gedächtniszellen oder zu T-Effektorzellen. Folgende Klassen von **T-Effektorzellen** kennt man:

- **T-Helferzellen (CD4-Lymphozyten):** setzen Zytokine, z. B. IL-2, frei und stimulieren so die B-Lymphozyten zur Umwandlung in Plasmazellen. Sie aktivieren Makrophagen und leiten sie mit Zytokinen an den Ort des Geschehens (Chemotaxis).
- **T-Supressorzellen (CD8-Lymphozyten):** werden von T-Helferzellen aktiviert und wirken hemmend auf diese. Dadurch sollen allzu heftige und überschießende Immunreaktionen verhindert werden.
- **T-Killerzellen (CD8-Lymphozyten):** vernichten als krank erkannte Zellen mit Hilfe bestimmter

Proteine, sog. Perforine. Diese bilden Poren in der Zellmembran der Zielzelle. Durch die Poren kommt es zu einem massiven Ionen- und Wassereinstrom, bis die Zelle platzt. ◄

Antikörper

▶ Antikörper werden auch als **Immunglobuline (Ig)** bezeichnet und stellen den **humoralen Teil der spezifischen Abwehr** dar. Chemisch handelt es sich um Proteine, die von Plasmazellen (s. o.) nach Antigenkontakt gebildet und ausgeschüttet werden. Sie sind gegen Bestandteile eines Antigens gerichtet und können daran binden.

Antikörper bestehen in ihrer Grundstruktur aus je zwei leichten und zwei schweren Ketten, die einen konstanten und einen variablen Teil des Antikörpers bilden. Im variablen Abschnitt besitzt jeder Antikörper eine spezifische, für ihn charakteristische Antigenbindungsstelle mit individueller Aminosäuresequenz. Im konstanten Teil gibt es eine weitere Bindungsstelle, über die sie z. B. an Makrophagen binden können und so die Phagozytose einleiten.

Es gibt fünf Klassen von Antikörpern: **IgG, IgM, IgA, IgD** und **IgE.** IgG und IgM zirkulieren frei im Blut, wobei IgG wesentlich häufiger vorkommt. IgA findet sich in Körperflüssigkeiten, z. B. im Speichel. Die Antigene können aber auch membranständig (zellgebunden) vorliegen. IgE befindet sich beispielsweise häufig gebunden an der Oberfläche von Mastzellen.

Zur Antikörperbildung ist zunächst die Mitwirkung von T-Helferzellen nötig, welche die B-Lymphozyten zur Umwandlung in Plasmazellen stimulieren. Kommt es dann zum Kontakt zwischen dem Antigen und der auf dieses Antigen spezialisierten Plasmazelle, beginnt sie mit der Produktion und Freisetzung spezifischer Antikörper. Es kommt dann zur klonalen Vermehrung dieser Plasmazellen, die alle genau die gleichen Antikörper produzieren: **monoklonale Antikörper.**

Die Antikörper sind in entscheidender Weise an der Neutralisation und Opsonisierung, also der Markierung von Antigenen beteiligt. ◄ Im Rahmen der Opsonisierung wird die Oberfläche von körperfremdem Material (z. B. Bakterien) aufgrund ihrer Antigenmuster von Immunglobulinen und

Faktoren des Komplementsystems umhüllt. Dadurch kann das körperfremde Material von phagozytierenden Zellen des Immunsystems erkannt und vernichtet werden.

▶ Zur Unterscheidung zwischen körpereigen und fremd dienen die MHC-Moleküle, von denen es zwei Klassen gibt:

- **MHC-Klasse-I-Moleküle:** werden auf der Oberfläche sämtlicher kernhaltiger Zellen exprimiert. Sie binden Proteine, die von der Zelle selbst synthetisiert wurden, und präsentieren diese an der Zelloberfläche. Das Immunsystem erkennt diese dann als körpereigene Strukturen und bleibt inaktiv. Ist eine Zelle z. B. von einem Virus befallen, werden auch dessen Proteine auf der Zelloberfläche präsentiert, die das Immunsystem als fremd erkennt und aktiv wird. Ähnlich verhält es sich auch bei Tumorzellen.
- **MHC-Klasse-II-Moleküle:** werden zusätzlich auf den antigenpräsentierenden Zellen exprimiert, wo sie ausschließlich körperfremde Proteine tragen. Die T-Helferzellen reagieren auf diese Komplexe und lösen eine Immunantwort aus. Da die präsentierenden Zellen selbst auch MHC-Klasse-I-Moleküle tragen, erkennt das Immunsystem sie als körpereigen und verschont sie – sie können also die Präsentation fortsetzen. ◀

☞ Klinik!

Allergien

Allergien sind Überempfindlichkeitsreaktionen, bei denen bestimmte spezifische Reize (Antigene) zu einer übersteigerten Immunreaktion führen. Nach Coombs und Gell werden vier Typen allergischer Reaktionen unterschieden:

- **Typ 1 (Sofortreaktion):** Antigenbeladene IgE-Antikörper binden an Rezeptoren auf Mastzellen und basophilen Granulozyten und bewirken deren Degranulation mit Freisetzung von Histamin.
- **Typ 2 (zytotoxische Reaktion):** Die Bindung von IgG- oder IgM-Antikörpern an zellständige Antigene führt zur Aktivierung des Komplementsystems mit nachfolgender Zytolyse.
- **Typ 3 (Antigen-Antikörper-Komplexe):** Zirkulierende Antigen-Antikörper-Komplexe (IgG- und/oder IgM-vermittelt) lagern sich ab und führen zu Zellschädigungen.
- **Typ 4 (Spätreaktion):** allergische Reaktion sensibilisierter T-Lymphozyten und Makrophagen, die erst mit etwa 48 Stunden Latenz einsetzt.

☞ Klinik!

Impfungen

Das Ziel einer Impfung ist ein immunologisch vermittelter Schutz vor Infektionskrankheiten. Bei der aktiven Immunisierung verabreicht man abgetötete oder abgeschwächte Krankheitserreger oder deren Fragmente und regt damit das Immunsystem zur Produktion von spezifischen Antikörpern und Abwehrzellen an. Kommt es später zum Kontakt mit dem entsprechenden Erreger, sind die Abwehrzellen bereits sensibilisiert und können ihn sofort mit massiver Antikörperproduktion eliminieren und so den Ausbruch der Erkrankung verhindern. Diese Sensibilisierung benötigt jedoch eine gewisse Zeit, daher besteht nach der Impfung kein sofortiger Schutz, und häufig sind mehrere Impfungen in zeitlichem Abstand nötig (sog. Boosterung).

Bei der passiven Immunisierung injiziert man direkt die spezifischen Antikörper – der Körper ist daher sofort vor einer Infektion geschützt. Da die spezifischen Abwehrzellen aber nicht selbst „gelernt" haben, diese Antikörper zu produzieren, erlischt der passive Immunschutz mit dem Abbau der Antikörper.

3 Obere Extremität

Der Rumpf ist über den Schultergürtel mit der oberen Extremität verbunden. Der Schultergürtel ist in Kapitel 6.3 ausführlich beschrieben. Deshalb beschränkt sich dieses Kapitel auf die obere Extremität.

3.1 Knochen

▶ Die einzelnen Abschnitte der oberen Extremität unterteilt man anhand der funktionellen Abschnitte des Arms in:
- **Brachium** (Oberarm)
- **Antebrachium** (Unterarm)
- **Manus** (Hand). ◀

3.1.1 Brachium

▶ Der Knochen des Oberarms ist der **Humerus**. Bei ihm handelt es sich um einen geraden Röhrenknochen von ca. 32 cm Länge. Aufgrund seines Aufbaus unterscheidet man drei Abschnitte:
- Caput humeri
- Corpus humeri
- Condylus humeri. ◀

Caput humeri
▶ Das Caput humeri besitzt eine kugelige Form und bildet mit der Cavitas glenoidalis der Scapula das Schultergelenk. Dieser Kopf ist vom übrigen proximalen Humerusende durch eine furchenartige Einziehung abgegrenzt. Diese Einziehung wird als anatomischer Hals, **Collum anatomicum,** bezeichnet. Direkt unterhalb des Collum anatomicum befinden sich zwei kräftig ausgebildete Knochenhöcker, das **Tuberculum majus,** das nach lateral zeigt und etwas größer ist als das **Tuberculum minus,** welches nach ventral gerichtet ist. Zwischen beiden Knochenhöckern verläuft eine Knochenrinne, der **Sulcus intertubercularis,** nach distal. Parallel zu dieser Rinne sind die beiden Knochenhöcker etwas in die Länge gezogen und bilden so zwei Knochenleisten, die **Crista tuberculi majoris** und die **Crista tuberculi minoris.** Am Übergang vom Caput zum Corpus humeri verjüngt sich der Oberarmknochen deutlich. ◀

> **Klinik!**
> ▶ Da der Humerus aufgrund der geringeren Knochendicke an dieser Stelle bei Unfällen oft bricht, bezeichnet man sie als **Collum chirurgicum.** ◀

Corpus humeri
▶ Das Corpus humeri wird auch als Humerusschaft bezeichnet. Er besitzt in seinem proximalen Abschnitt einen runden Querschnitt, der sich nach distal hin zu einem dreieckigen Querschnitt verändert. Im mittleren Abschnitt findet sich lateral eine Rauigkeit, die als **Tuberositas deltoidea** bezeichnet und vom Ansatz des M. deltoideus hervorgerufen wird. Etwas distal und weiter lateral von dieser Tuberositas findet man eine seichte Rinne im Knochen, den **Sulcus nervi radialis.** In dieser Rinne verläuft der N. radialis nach distal. ◀

3.1 Knochen

> **Klinik!**
> ▶ Da der N. radialis hier direkt dem Periost des Corpus humeri anliegt, kann er bei Frakturen in diesem Bereich leicht verletzt werden. ◄

▶ Durch den eher dreieckigen Querschnitt im distalen Bereich des Humerusschaftes sind zwei scharfe Kanten zu erkennen, die als **Margo medialis** und **Margo lateralis** bezeichnet werden. ◄

Condylus humeri
▶ Die Form des Condylus humeri ist maßgeblich durch das Ellbogengelenk und die Ursprünge der Unterarmmuskeln geprägt. Im Ellbogengelenk sind drei Knochen gelenkig miteinander verbunden:
- der Humerus
- der Radius
- die Ulna.

Gegenüber dem Corpus humeri ist das distale Ende des Oberarmknochens stark verbreitert. So läuft der Margo medialis in den **Epicondylus medialis** aus, der Margo lateralis entsprechend in den **Epicondylus lateralis**. Beide Epikondylen sind beim Lebenden leicht zu tasten. Der Epicondylus medialis ist wesentlich kräftiger, da von ihm die stärkere Muskelgruppe des Unterarms, die Flexorengruppe, entspringt. Vom Epicondylus lateralis hingegen entspringen die Muskeln der Extensorengruppe. Der Condylus humeri trägt an seinem distalen Ende zwei Gelenkflächen: die medial gelegene Rolle, **Trochlea,** und das lateral gelegene kleine Oberarmköpfchen, **Capitulum humeri.** Direkt oberhalb der Trochlea befindet sich auf der ventralen Seite des Condylus eine Grube, die **Fossa coronoidea.** Oberhalb des Capitulum humeri gibt es auf der ventralen Humerusseite eine etwas flachere Grube, die **Fossa radialis** (☞ Abb. 3.1).

Bei extremer Beugung des Ellbogengelenks dringt der Processus coronoideus der Ulna (☞ Kap. 3.1.2) bis in die Fossa coronoidea vor. Auf der dorsalen Seite des Humerus befindet sich ebenfalls eine tiefe Grube, die **Fossa olecrani.** Bei Streckstellung im Ellbogengelenk nimmt diese Grube den Hakenfortsatz der Elle, das **Olecranon,** auf. ◄

3.1.2 Antebrachium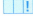

Der Unterarm besitzt zwei Knochen:
- die Elle **(Ulna)**
- die Speiche **(Radius).**

Bei beiden Knochen handelt es sich um Röhrenknochen von ca. 25 cm Länge. Die Ulna hat proximal ein starkes Ende, während der Radius hier sehr

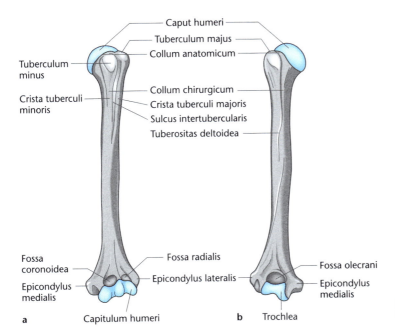

Abb. 3.1: Linker Humerus a) von ventral, b) von dorsal.

schlank ist. Umgekehrt ist der Radius distal kräftig und die Ulna eher zierlich ausgebildet. Aufgrund dieser Verhältnisse ist die Ulna der tragende Knochen für das Ellbogengelenk und der Radius der tragende Knochen für das Handgelenk.

Ulna

▶ Das proximale Ende der **Ulna** ähnelt in seiner Form einem Schraubenschlüssel. Bei den beiden „Schlüsselzinken" handelt es sich ventral um den **Processus coronoideus** und dorsal um das **Olecranon**. Sie umfassen einen halbkreisförmigen Ausschnitt, der als **Incisura trochlearis** bezeichnet wird. Die Incisura trochlearis bildet mit der Trochlea humeri ein Gelenk (Articulatio, abgekürzt Art.), die **Art. humeroulnaris**. Der Processus coronoideus besitzt auf seiner lateralen Seite eine kleine Kerbe, die **Incisura radialis**. Sie bildet mit dem proximalen Radiuskopf die **Art. radioulnaris proximalis**. Ähnlich wie der Humerus besitzt die Ulna in ihrem proximalen Abschnitt einen rundlichen und distal einen eher dreieckigen Querschnitt. Daher lässt sich distal eine ventrale von einer dorsalen Fläche unterscheiden, die als **Facies anterior** und **Facies posterior** bezeichnet werden. Beide Flächen sind durch den nach lateral gerichteten, scharfen **Margo interosseus** voneinander getrennt, welcher zum Radius hin gerichtet ist. Das distale Köpfchen der Ulna ist rundlich. Diese Auftreibung ist das **Caput ulnae,** welches medial einen kleinen Knochenhöcker erkennen lässt, den **Processus (Proc.) styloideus ulnae.**

Das Caput ulnae trägt zwei Gelenkflächen, eine zur gelenkigen Verbindung mit den Handwurzelknochen, die **Facies articularis carpalis,** und die zweite, die **Circumferentia articularis,** zur gelenkigen Verbindung mit dem distalen Radiusende. Dieses Gelenk wird auch als **Art. radioulnaris distalis** bezeichnet (☞ Abb. 3.2). ◀

Radius

▶ Proximal besitzt der **Radius** eine knöcherne Auftreibung, die als **Caput radii** bezeichnet wird. Dieses Radiusköpfchen trägt zwei Gelenkflächen: Direkt proximal befindet sich die runde **Fovea articularis,** welche mit dem Capitulum humeri die **Art. humeroradialis** bildet. Die zweite Gelenkfläche verläuft wie ein Ring um das Radiusköpfchen herum: **Circumferentia articularis.** Sie bildet mit der Incisura radialis ulnae das proximale Radioulnarge-

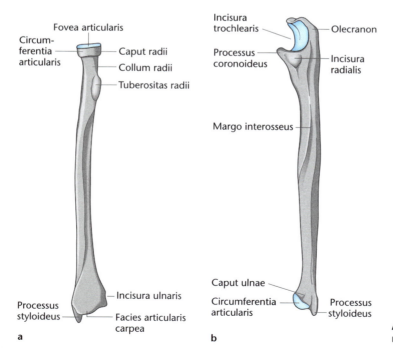

Abb. 3.2: Radius (a) von medial und Ulna (b) von ventral.

lenk. Direkt distal von der Circumferentia articularis verjüngt sich der Radius deutlich. Diesen Bereich bezeichnet man als **Collum radii** (☞ Abb. 3.2). Knapp unterhalb des Collum radii befindet sich ein Knochenvorsprung, die **Tuberositas radii.** Sie wird durch den Ansatz der Sehne des M. biceps brachii gebildet. Nach distal hin nimmt der proximal rundliche Radius einen dreieckigen Querschnitt an. So lassen sich auch hier eine **Facies anterior** und eine **Facies posterior** unterscheiden. Der die beiden Flächen voneinander trennende **Margo interosseus** ist hier jedoch nach medial zur Ulna hin gerichtet. Im Gegensatz zur Ulna lässt sich am Radius noch eine dritte Fläche abgrenzen. Diese **Facies lateralis** ist zur Seite hin gerichtet. Das distale Ende des Radius ist breit und dick und besitzt einen kurzen, stumpfen Knochenvorsprung, den **Proc. styloideus radii.** Auch er besitzt zwei Gelenkflächen: die **Facies articularis carpalis,** welche eine gelenkige Verbindung mit den Handwurzelknochen bildet, und die **Incisura ulnaris,** welche mit der Circumferentia articularis ulnae die Articulatio radioulnaris distalis bildet. ◀

3.1.3 Manus

▶ Die Hand, **Manus,** dient als Greifwerkzeug und wird in drei Abschnitte unterteilt:
- **Carpus** (Handwurzel)
- **Metacarpus** (Mittelhand)
- **Digiti manus** (Finger). ◀

Carpus
▶ Die acht Knochen der Handwurzel bilden ein Puzzle kleiner, gedrungener Knochen, an denen man eine proximale und eine distale Reihe unterscheiden kann (☞ Abb. 3.3). Radiusseitig beginnend, handelt es sich in der proximalen Reihe dabei um folgende Knochen:
- **Os scaphoideum** (Schiff- oder Kahnbein)
- **Os lunatum** (Mondbein)
- **Os triquetrum** (Dreiecksbein)
- **Os pisiforme** (Erbsenbein).

In der distalen Reihe schließen sich an (ebenfalls beginnend von der Radiusseite):
- **Os trapezium** (großes Vieleckbein)
- **Os trapezoideum** (kleines Vieleckbein)
- **Os capitatum** (Kopfbein)
- **Os hamatum** (Hakenbein). ◀

Merke!
Handwurzelknochen
Ein Schifflein fuhr im Mondenschein
ums Dreieck- und ums Erbsenbein.
Vieleck groß und Vieleck klein,
der Kopf, der muss beim Haken sein.

Klinik!
Bei der Radialabduktion wölbt sich das Os scaphoideum deutlich tastbar vor!

An jedem Handwurzelknochen kann man jeweils sechs Gelenkflächen unterscheiden: proximal, distal, dorsal (volar), ventral (palmar), radial und ulnar.

Die am weitesten radial gelegenen Knochen der proximalen und distalen Reihe, also das Os scaphoideum und das Os trapezium, haben auf ihrer plamaren Seite einen Knochenvorsprung, welche zusammen die **Eminentia carpi radialis** bilden. Auch die beiden am weitesten ulnar gelegenen Handwurzelknochen, das Os pisiforme und das Os hamatum, haben solche palmaren Knochenvorsprünge. Sie bilden gemeinsam die **Eminentia carpi ulnaris.** Zusätzlich sind die Handwurzelknochen so angeordnet, dass sie ein Gewölbe bilden. Durch die beiden Eminentiae und die Gewölbebildung entsteht so auf der palmaren Fläche der Handwurzel eine Rinne, die als **Sulcus carpi** bezeichnet wird. Zwischen ihnen spannt sich ein straffes Bindegewebsband, wodurch der Sulcus carpi zum **Canalis carpi,** dem Karpalkanal oder Karpaltunnel, wird.

 Auch wenn Sie noch keine Radiologie im Studium hatten, müssen Sie damit rechnen, dass Ihnen in Prüfungen gern Röntgenbilder z. B. der Handwurzelknochen vorgelegt werden.

Metacarpus
▶ Die Knochen der Mittelhand, die **Ossa metacarpi,** bestehen aus fünf kurzen Röhrenknochen und bilden den Handteller (☞ Abb. 3.3). An den Metakarpalknochen lassen sich ein proximaler Teil, die **Basis ossis metacarpi,** ein Hauptteil, das **Corpus ossis metacarpi,** und ein Kopf, der **Caput ossis metacarpi,** unterscheiden. Während die Basen mit der Handwurzel in gelenkiger Verbindung stehen, bilden die Köpfe Gelenke mit den Fingern. Das erste

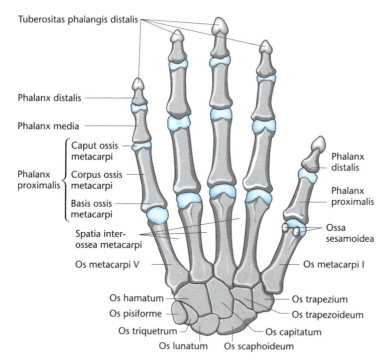

Abb. 3.3: Knöcherne Grundlage der Hand.

Os metacarpi ist der kürzeste und dickste Mittelhandknochen. Das Os metacarpi II ist hingegen der längste Mittelhandknochen. Nach ulnar hin nimmt die Länge der Ossa metacarpi dann stetig ab. Ebenso wie die Handwurzelknochen bilden die Ossa metacarpi ein Gewölbe, dessen palmare Seite konkav geformt ist. ◂

Digiti manus

▶ Genau genommen besitzt die menschliche Hand vier Finger plus den Daumen. Anatomisch werden die Finger vom Daumen unterschieden, weil der Daumen, **Pollux,** nur zwei Knochen besitzt, während jeder der vier Finger, **Digiti,** aus jeweils drei Knochen aufgebaut ist. Bei diesen Knochen handelt es sich um kurze Röhrenknochen, die als **Phalangen** bezeichnet werden. Bei den Fingern unterscheidet man jeweils eine **Phalanx proximalis,** eine **Phalanx media** und eine **Phalanx distalis,** beim Daumen eine Phalanx proximalis und eine Phalanx distalis. Das proximale Ende jeder Phalanx stellt die **Basis phalangis** dar; das distale Ende bezeichnet man als **Caput phalangis.** Das Caput phalangis distalis ist etwas verbreitert und besitzt auf seiner palmaren Seite eine Aufrauung, die **Tuberositas phalangis distalis.** Die einzelnen Strahlen der Hand werden mit römischen Ziffern von I (Daumen) bis V (kleiner Finger) benannt.

Zusätzlich findet man bei den Fingern und beim Daumen noch sehr kleine Knochen, sog. Sesambeine oder **Ossa sesamoidea.** Sie sind in Sehnen oder Bänder eingelagert und dienen ihnen als Umlenkpunkte. Meist findet man jeweils ein solches Sesambein am ersten und vierten Finger; fast immer verfügt der Daumen über zwei Ossa sesamoidea. Sie liegen in der Regel am Übergang vom Os metacarpi zur Phalanx proximalis. ◂

Den knöchernen Aufbau der Finger und der Handwurzel illustriert Abbildung 3.3.

3.2 Gelenke und Bänder

3.2.1 Schultergelenk

▶ Das **Caput humeri** bildet mit der **Cavitas glenoidalis** der Scapula das Schultergelenk. Die relativ kleine und flache Gelenkfläche der Scapula wird hierbei durch eine faserknorpelige Gelenklippe vergrößert, die einmal um den Rand der Cavitas glenoidalis herum verläuft und als **Labrum glenoidale** bezeichnet wird. Die Gelenkfläche des Humerus ist kugelförmig und etwa viermal so groß wie die Gelenkfläche der Scapula. Dies ermöglicht einerseits einen sehr großen Bewegungsumfang, andererseits bedeutet es allerdings auch, dass das Gelenk selbst keine große Stabilität besitzt. ◄

Um den extremen Bewegungsumfang des Schultergelenks zu gewährleisten, ist die Gelenkkapsel der Schulter besonders weit und locker. Die Gelenkkapsel ist auf der Rumpfseite direkt am Labrum glenoidale fixiert. Am Humerus verläuft der Kapselansatz im lateralen Abschnitt entlang dem Collum anatomicum, weicht aber im medialen Abschnitt bis zum Collum chirurgicum ab.

> **Klinik!**
>
> Aufgrund des Verlaufs des Kapselansatzes liegt die Epiphysengrenze des Humerus medial innerhalb der Gelenkhöhle, lateral jedoch außerhalb. Auch eine Frakturlinie kann im medialen Bereich die Gelenkkapsel mitbetreffen, während sie die Gelenkhöhle im lateralen Bereich schont.

▶ Die Gelenkkapsel wird beim herabhängenden Arm in der Achselhöhle gefaltet und bildet dann den **Recessus axillaris,** welcher beim Heben des Arms wieder verschwindet.

Durch die Gelenkhöhle verläuft die Sehne des M. biceps brachii. Sie entspringt oberhalb der Cavitas glenoidalis und tritt zwischen Tuberculum majus und Tuberculum minus aus der Gelenkkapsel aus. Sie verläuft zunächst im Sulcus intertubercularis und bleibt dort noch von einer Aussackung der Gelenkkapsel umgeben. Diese Aussackung bezeichnet man als **Vagina tendinis intertubercularis.** ◄

Der Aufbau des Schultergelenks ist schematisch in Abbildung 3.4 dargestellt. Dort ist auch das Acromion zu erkennen, welches als Teil des Schulterblattes wie einen Dachbalken über dem Schultergelenk schwebt.
Die Gelenkkapsel wird lediglich durch das **Ligamentum (Lig.) coracohumerale** im vorderen Abschnitt verstärkt. Dieses Band zieht von der Basis des Processus coracoideus zur Oberkante der Tubercula majus et minus. So besitzt das Schultergelenk weder eine Knochen- noch eine Bandführung.

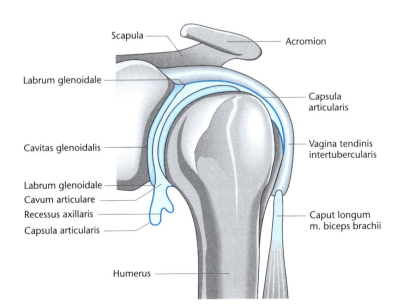

Abb. 3.4: Schematische Darstellung des Schultergelenks; blau: Gelenkkapsel.

> **Klinik!**
>
> Die Stabilität des Schultergelenks wird lediglich durch Muskeln gewährleistet. Da Muskeln jedoch nicht immer angemessen reagieren können, kommt es relativ oft zu Verrenkungen (**Luxationen**).

Die Gelenkhöhle der Schulter bildet einige Ausbuchtungen, die als Schleimbeutel (**Bursae**) bezeichnet werden. Sie vermindern die Reibung zwischen den beweglichen Strukturen und polstern sie ab. Im Schulterbereich gibt es – benannt nach ihrer Lage – folgende Schleimbeutel:
- Bursa subacromialis
- Bursa subdeltoidea
- Bursa subtendinea m. subscapularis
- Bursa subtendinea m. infraspinati
- Bursa subtendinea m. teretis majois
- Bursa subtendinea m. latissimi dorsi
- Bursa subcutanea acromialis.

3.2.2 Ellbogengelenk

▶ Das Ellbogengelenk ermöglicht dem Arm einen großen Bewegungsumfang. Auf der einen Seite handelt es sich beim Ellbogengelenk um ein Scharniergelenk, dessen Gelenkachse durch die Mitte von Trochlea und Capitulum humeri verläuft. Andererseits ermöglicht das Ellbogengelenk eine Rotation des Unterarms durch eine Gelenkachse, die mitten durch den Unterarm verläuft. Genau betrachtet besteht das Ellbogengelenk daher aus folgenden drei Gelenken:

- Art. humeroulnaris (☞ Abb. 3.5)
- Art. humeroradialis
- Art. radioulnaris proximalis. ◀

Articulatio humeroulnaris
▶ Dieses Gelenk ermöglicht die Beuge- und Streckbewegungen des Ellbogens. Es handelt sich um ein einachsiges Scharniergelenk, das einerseits von der **Trochlea humeri** und andererseits von der **Incisura trochlearis** gebildet wird. Neben der Gelenkkapsel wird dieses Gelenk durch das **Lig. collaterale ulnare** stabilisiert. Dieses Band entspringt am Epicondylus lateralis humeri und spaltet sich in zwei Stränge auf. Der vordere Strang inseriert am Seitenrand des Proc. coronoideus, der hintere Strang am Seitenrand des Olecranon. ◀

Articulatio humeroradialis
▶ Dieses Gelenk wird durch die **Fovea capitis radii** und das **Capitulum humeri** gebildet. Eigentlich handelt es sich um eine Articulatio sphaeroidea, also ein Gelenk mit drei Gelenkachsen. Doch der Bewegungsumfang wird durch das **Lig. anulare radii** deutlich eingeschränkt. Dieses Band hat seinen Ursprung und Ansatz an der Ulna und umschlingt den Radius wie ein lockerer Ring. Aus diesem Grund besitzt das Gelenk nur noch zwei Achsen, die folgende Bewegungen ermöglichen:
- Rotation um eine Längsachse
- Beugen und Strecken um eine Achse durch die beiden Humerus-Epikondylen.

Diese Bewegungsmöglichkeiten sind notwendig, damit der Radius den Bewegungen der Ulna folgen

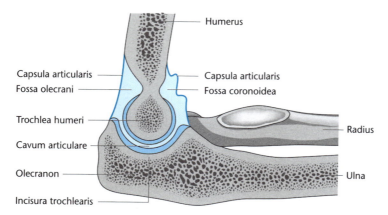

Abb. 3.5: Articulatio humeroulnaris im Sagittalschnitt.

kann. Entscheidend ist dabei die Bewegung um die Längsachse, da erst sie das Rotieren des Unterarms ermöglicht. Stabilisiert wird das Gelenk durch seine Gelenkkapsel sowie durch das **Lig. collaterale radii.** Dieses Band entspringt am Epicondylus medialis humeri und geht dann in das Lig. anulare radii über. Zusätzlich wird das Gelenk durch den Ansatz des M. biceps brachii fixiert. ◀

Articulatio radioulnaris proximalis
▶ Hier bilden die Incisura radialis der Ulna und die Circumferentia articularis des Radius ein Radgelenk, eine Articulatio trochoidea. Durch das Lig. anulare radii wird die Circumferentia articularis des Radius in die Incisura radialis der Ulna hineingedrückt. Dieses Gelenk ist ebenfalls notwendig für die Rotation des Unterarms. ◀

Alle drei Teilgelenke sind von einer gemeinsamen Gelenkkapsel umhüllt. Diese Kapsel ist im ventralen und dorsalen Bereich relativ dünn, wird aber seitlich durch die **Ligg. collateralia** des Radius und der Ulna verstärkt. Die Ansatzlinie der Gelenkkapsel verläuft am Humerus proximal der Fossa coronoidea und der Fossa radialis und folgt dann dem Knorpelrand von Trochlea und Capitulum humeri auf die dorsale Seite. Hier verläuft sie dann in der Mitte der Fossa olecrani. Die beiden Epikondylen bleiben außerhalb der Gelenkkapsel.

An der Ulna verläuft die Ansatzlinie der Gelenkkapsel um den Gelenkknorpel der Incisura trochlearis. Dabei werden der Proc. coronoideus und das Olecranon in die Gelenkkapsel integriert, so dass sie am Humerus in die entsprechenden Fossae greifen können.

Die Gelenkkapsel reicht am Radius bis zum Collum radii. Hier bildet sie eine ringförmige Aussackung, die als **Recessus sacciformis proximalis** bezeichnet wird.

3.2.3 Handgelenk

▶ Das Handgelenk, **Art. manus,** besteht funktionell aus verschiedenen Gelenken. Einerseits findet man hier die **Art. radioulnaris distalis,** andererseits das eigentliche Handgelenk, welches vom Radius und von den Handwurzelknochen gebildet wird. Dabei unterscheidet man das **proximale Handgelenk (Art. radiocarpalis),** das den Radius mit der proximalen Reihe der Handwurzelknochen verbindet, vom **distalen Handgelenk (Art. mediocarpalis)** zwischen proximaler und distaler Reihe der Handwurzelknochen. ◀

Articulatio radioulnaris distalis
▶ Das distale Radioulnargelenk liegt am Ende beider Unterarmknochen und ist ein eigenständiges Gelenk. Gebildet wird es durch die **Circumferentia articularis** der Ulna und der **Incisura ulnaris** am Radius. Die beiden Gelenkflächen werden von einer weiten Gelenkkapsel umschlossen, welche im proximalen Bereich eine Ausbuchtung aufweist, der **Recessus sacciformis distalis.**

Im Gegensatz zum proximalen Radioulnargelenk werden diese beiden Gelenkflächen durch eine Membran ineinandergedrückt, die sich zwischen dem Margo interosseus radii und dem Margo interosseus ulnae aufspannt. Zusätzlich werden die beiden Knochen im proximalen Abschnitt durch die **Chorda obliqua** verbunden. Dieses kräftige Band hat seinen Ursprung an der Tuberositas ulnae und setzt distal der Tuberositas radii an. ◀

Articulatio radiocarpalis
▶ Das proximale Handgelenk, die Art. radiocarpalis, wird von den distalen Gelenkflächen des Radius und der Ulna sowie von der proximalen Reihe der Handwurzelknochen gebildet. Hierbei bilden das Os scaphoideum, das Os lunatum und das Os triquetrum eine gemeinsame ovale Gelenkfläche. Sie korrespondiert mit der Facies articularis carpalis des Radius und dem Discus articularis der Ulna. Dieser Discus trennt die Ulna von der Hand, während nur der Radius in direkter Verbindung mit der Hand steht. Der Radius trägt also die Hand. ◀

> **Klinik!**
> ▶ Da der Radius im Gegensatz zur Ulna direkt am proximalen Handgelenk beteiligt ist, werden die Kräfte bei einem Sturz auf die Hand direkt auf ihn übertragen, während die Ulna geschont bleibt. Aus diesem Grund bricht der kräftige Radius hier häufiger als die wesentlich dünnere Ulna. ◀

Das proximale Handgelenk besitzt zwei Freiheitsgrade, es handelt sich also um ein Ellipsoidgelenk

(Art. ellipsoidea). Hierbei ist die radiokarpale Gelenkfläche radialseitig nach distal abgewinkelt.

Stabilität erhält das proximale Handgelenk maßgeblich durch drei Bänder:
- **Lig. radiocarpale dorsale:** entspringt auf der dorsalen Seite des Radius und ist an der Palmarfläche von Os lunatum und Os triquetrum befestigt
- **Lig. radiocarpale palmare:** entspringt auf der palmaren Seite des Radius und setzt an der palmaren Seite von Os lunatum und Os triquetrum an
- **Lig. ulnocarpale palmare:** spannt sich zwischen der Ulna und dem Os capitatum aus.

Articulatio mediocarpalis
▶ Die Gelenklinie des distalen Handgelenks (Art. mediocarpalis) verläuft zwischen der proximalen und der distalen Handwurzelknochenreihe. Im Gegensatz zum proximalen Handgelenk hat es hat keinen gleichmäßigen, sondern einen S-förmigen Verlauf.

Die Handwurzelknochen werden untereinander durch die **Ligg. intercarpalia interossea** stabilisiert. ◀

> **Merke!**
> Bei Bewegungen der Hand sind immer alle Anteile des Handgelenks beteiligt.

3.2.4 Binnengelenke der Hand

Im Folgenden werden zunächst die Gelenke der vier Fingerstrahlen besprochen. Anschließend wird noch auf die Sonderstellung des Daumens eingegangen.

 Angesichts der komplexen Anatomie der Hand empfiehlt es sich, die folgenden Beschreibungen auch in einem Anatomieatlas zu verfolgen!

Handwurzel-Mittelhandgelenk
▶ **Die Art. carpometacarpalis** verbindet die distale Reihe der Handwurzelknochen mit den vier ulnaren Strahlen der Mittelhandknochen. Es handelt sich um sehr straffe Gelenke mit minimalem Bewegungsumfang, sog. **Amphiarthrosen.** Diese Steifheit wird u. a. durch folgende Bänder verursacht:
- Ligg. carpometacarpalia dorsalia
- Ligg. carpometacarpalia palmaria. ◀

Mittelhand
▶ Die Knochen der Mittelhand können sich nur in geringem Maß bewegen. Daher bilden sie eine stabile Platte für die Finger, die durch zahlreiche Bänder stabilisiert wird:
- Ligg. metacarpalia dorsalia
- Ligg. metacarpalia palmaria
- Ligg. metacarpalia interossea
- Ligg. metacarpalia transversa profunda. ◀

Die Mittelhandknochen sind über die Fingergrundgelenke, die **Artt. metacarpophalangeae,** mit den Basen der Phalanges proximales der Finger verbunden. Bei diesen Gelenken sind die Gelenkkapseln schlaff und die Gelenkhöhlen weit.

> **Klinik!**
> Die schlaffen Gelenkkapseln sind der Grund, warum wir die Finger in den Fingergrundgelenken „knacken" lassen können: Zieht man die Finger in ihrer Längsrichtung nach distal, wird die schlaffe Gelenkkapsel durch den Unterdruck in den Gelenkspalt hineingepresst. Dies erzeugt das typische Geräusch.

▶ Bei den Fingergrundgelenken handelt es sich um Kugelgelenke, die einen großen Bewegungsradius haben. Um trotz dieses großen Bewegungsumfangs die Stabilität zu gewährleisten, besitzen sie sehr kräftig ausgebildete Seitenbänder:
- Lig. collaterale ulnare
- Lig. collaterale radiale. ◀

> **Merke!**
> Bei der Beugung der Finger werden die Kollateralbänder stärker gespannt. Daher ist es sehr schwer, die Finger gleichzeitig zu spreizen und zu beugen.

Fingergelenke
▶ Zwischen Phalanx proximalis und Phalanx media sowie zwischen Phalanx media und Phalanx distalis besitzt jeder Finger die **Artt. interphalangeae.**

An diesen Gelenken befinden sich Seitenbänder (Ligg. collateralia, ☞ Abb. 3.6), welche lediglich Beugung und Streckung der Finger zulassen. Bei den Interphalangealgelenken handelt es sich daher um **Scharniergelenke.** ◀

Daumengelenke
▶ Der Daumen nimmt eine Sonderstellung ein, da er als einziger Strahl den übrigen Fingern gegenübergestellt ist. Auf diese Weise ermöglicht er erst das eigentliche Greifen. ◀

> **Klinik!**
> Welche Bedeutung der Daumen besitzt, wird klar, wenn man mal versucht, ohne ihn auszukommen! Übrigens: Der Verlust eines Daumens wird von den Versicherungen mit dem Verlust eines Auges gleichgesetzt.

▶ Anders als die Mittelhandknochen der Finger ist der des Daumens mit der Handwurzel verbunden. Die **Art. carpometacarpalis pollicis** wird durch das Os trapezium und die Basis des Os metacarpi I gebildet und ist ein **Sattelgelenk.** Obwohl es als solches nur zwei Bewegungsachsen hat, kommt dieses Gelenk aufgrund seiner weiten Gelenkkapsel in seiner Beweglichkeit fast einem Kugelgelenk gleich.

Eine weitere Besonderheit des Daumens besteht darin, dass er nur zwei Phalangen und somit nur eine Art. interphalangea besitzt. ◀

3.2.5 Sehnenscheiden

Die Aufgabe der Sehnenscheiden ist es, die Sehnen an Knochen oder in der Nähe von Gelenken zu fixieren. Zu diesem Zweck bilden sie eine Art Schlauch, durch welchen die Sehne hindurchgeführt wird, ähnlich wie ein Bowdenzug am Fahrrad.

Diesem Bild folgend, wird die äußere Umhüllung durch kräftige Bindegewebszüge, die sog. **Vagina fibrosa,** gebildet. In dieser schlauchförmigen Hülle gleitet die Sehne hin und her. Um dieses Gleiten möglichst reibungsarm zu gestalten, sind die innere Oberfläche des Schlauchs und die Sehne mit einem speziellen Epithel überzogen. Diese **Vagina synovialis** bildet eine Flüssigkeit, die wie die Synovia in den Gelenken als Schmiermittel dient. Die Sehne selbst ist in unregelmäßigen Abständen locker mit dem unter der Sehnenscheide liegenden Gewebe verbunden. Diese sehr flexiblen Verbindungsstränge werden als **Mesotenon** bezeichnet und dienen der Heranführung von Nerven und Blutgefäßen zur Innervation und Ernährung der Sehne. Sie behindern die Gleitfähigkeiten der Sehnen nicht. Den Aufbau einer Sehnenscheide zeigt Abbildung 3.7.

Die Sehnen an der Hand werden in zwei voneinander getrennten Gruppen zur Hand geführt:
- ▶ dorsale Sehnenscheiden, in denen neun Sehnen in sechs Fächern geführt werden
- drei palmare Sehnenscheiden. ◀

Dorsale Sehnenscheiden
▶ Die dorsalen Sehnenscheiden verlaufen am Handgelenk parallel zueinander und werden von einem Bindegewebszug, dem **Retinaculum musculorum extensorum,** überbrückt. Bindegewebszüge, die vom Retinaculum zum Knochen verlaufen, unterteilen den Raum zwischen Retinaculum und

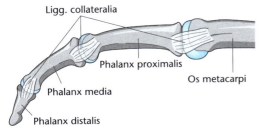

Abb. 3.6: Bänder der Fingergelenke.

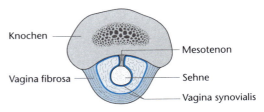

Abb. 3.7: Aufbau einer Sehnenscheide.

Knochen in sechs Fächer (☞ Tab. 3.3). Folgende Sehnen verlaufen durch diese Fächer, die von radial nach ulnar durchnummeriert sind:
- 1. Fach: Abductor pollicis longus und Extensor pollicis brevis
- 2. Fach: Extensor carpi radialis longus und Extensor carpi radialis brevis
- 3. Fach: Extensor pollicis longus
- 4. Fach: Extensor digitorum und Extensor indicis
- 5. Fach: Extensor digiti minimi
- 6. Fach: Extensor carpi ulnaris. ◀

Bei der **Tabatière** handelt es sich um ein Grübchen, das an der radialen Seite des Handgelenks zu sehen ist, wenn man den Daumen maximal streckt. Es wird durch die vorspringenden Sehnen des M. extensor pollicis longus (ulnar) und des M. extensor pollicis brevis (radial) begrenzt.

Palmare Sehnenscheiden

Die palmaren Sehnenscheiden liegen im Canalis carpi. Man kann drei verschiedene Sehnenscheiden erkennen:
- **Vagina communis tendinum musculorum flexorum:** liegt ulnar und umschließt die acht Fingerbeugersehnen
- **Vagina tendinis musculi flexoris pollicis longi:** liegt etwas weiter radial und führt den langen Daumenbeuger zur Basis des Daumenendglieds
- **Vagina tendinis musculi flexoris carpi radialis:** liegt am weitesten radial und führt die Sehne des M. flexor carpi radialis.

> **Klinik!**
> Die Beugesehnenscheide des Kleinfingers reicht bis zur Phalanx distalis. Alle anderen Beugesehnenscheiden reichen nur bis zur Mitte der Metakarpalknochen.

3.3 Muskeln

Die obere Extremität hat einen großen Bewegungsumfang und kann hohe Kräfte entwickeln, aber auch kleinste und äußerst präzise Bewegungen durchführen. Diese Fähigkeiten erfordern das koordinierte Zusammenspiel einer Vielzahl von Muskeln. In diesem Kapitel werden die Muskeln der oberen Extremität in tabellarischer Form dargestellt.

Es ist dringend geraten, sich die Muskelanordnung des Arms auch in einem Anatomieatlas oder direkt am Präparat vor Augen zu führen.

3.3.1 Muskeln des Schultergelenks

☞ Tabelle 3.1.
▶ Der Humerus bildet zusammen mit den Mm. teres minor und teres major sowie dem Caput longum des M. triceps zwei Lücken, die als **Achsellücken** bezeichnet werden. Die laterale Achsellücke ist viereckig, die mediale dreieckig (☞ Abb. 3.8). Durch diese Lücken verlaufen folgende Strukturen:
- **laterale Achsellücke:**
  - N. axillaris
  - A. und V. circumflexa humeri posterior
- **mediale Achsellücke:**
  - A. und V. circumflexa scapulae. ◀

Tabelle 3.2 fasst die Muskeln des Schultergelenks gemäß ihrer Funktion zusammen.

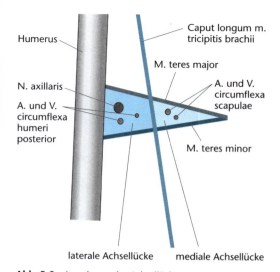
Abb. 3.8: Anordnung der Achsellücken.

3.3 Muskeln

▶ Tab. 3.1: Muskeln des Schultergelenks. ◀

Name	Ursprung	Ansatz	Innervation	Funktion
M. latissimus dorsi	Proc. spinosi Th6–L5, Facies dorsalis ossis sacri, Labium externum der Crista iliaca, Costae IX–XII	Crista tuberculi minoris humeri	N. thoracodorsalis aus dem Plexus brachialis	Innenrotation, Retroversion und Adduktion des Humerus
M. pectoralis major • Pars clavicularis • Pars sternocostalis • Pars abdominalis	 • medial der Clavicula • Manubrium und Corpus sterni • Rektusscheide	Tuberculum majus des Humerus	N. pectoralis	Innenrotation, Anteversion und Adduktion des Humerus, wirkt inspiratorisch
M. deltoideus • Pars clavicularis • Pars acromialis • Pars spinalis	 • laterales Drittel der Clavicula • Acromion • laterales Drittel der Spina scapulae	Tuberositas deltoidea	N. axillaris (Plexus brachialis)	 • Innenrotation und Anteversion des Humerus, (Adduktion) • Abduktion und Retroversion des Humerus • Außenrotation und Retroversion des Humerus, (Adduktion)
M. teres major	Angulus inferior der Scapula	Tuberculum minus	N. subscapularis	Innenrotation und Retroversion des Humerus, (Adduktion)
M. teres minor	Margo lateralis der Scapula	Tuberculum majus des Humerus	N. axillaris (Plexus brachialis)	Außenrotation des Humerus, (Abduktion)
M. supraspinatus	Fossa supraspinata	Tuberculum majus des Humerus	N. suprascapularis	Außenrotation des Humerus, (Abduktion)
M. infraspinatus	Fossa infraspinata	Tuberculum majus des Humerus	N. suprascapularis	Außenrotation des Humerus, (Abduktion)
M. subscapularis	Fossa subscapularis	Tuberculum minus des Humerus	N. subscapularis	Innenrotation des Humerus, (Adduktion)
M. coracobrachialis	Proc. coracoideus	ventral-medial im mittleren Drittel des Humerus	N. musculocutaneus	Innenrotation, Anteversion und Adduktion des Humerus
M. biceps brachii • Caput longum • Caput breve	 • Tuberculum supraglenoidale • Proc. coracoideus	Tuberositas radii	N. musculocutaneus	nur das Caput longum wirkt auf das Schultergelenk; das Caput breve wirkt auf das Ellbogengelenk! • Abduktion und Anteversion des Humerus, Supination • beugt das Ellbogengelenk, Supination

▶ Tab. 3.1: Fortsetzung. ◀

Name	Ursprung	Ansatz	Innervation	Funktion
M. triceps brachii • Caput longum	• Tuberculum infra-glenoidale	Olecranon	N. radialis	• Adduktion und Retro-version des Humerus, streckt das Ellbogen-gelenk, wirkt auch auf das Schulterge-lenk
• Caput laterale	• dorsale Fläche des Humerus, proximal vom Sulcus nervi radialis			• streckt das Ellbogen-gelenk
• Caput mediale	• dorsale Fläche des Humerus, distal vom Sulcus nervi radialis			• streckt das Ellbogen-gelenk

▶ Tab. 3.2: Funktionen der Muskeln des Schultergelenks. ◀

Bewegung	ausführende Muskeln
Abduktion	M. deltoideus, Pars acromialis M. supraspinatus M. infraspinatus M. biceps brachii, Caput longum M. teres minor
Adduktion	M. deltoideus, Pars clavicularis, Pars spinalis M. pectoralis major M. latissimus dorsi M. teres major M. subscapularis M. coracobrachialis M. triceps brachii, Caput longum
Anteversion	M. deltoideus, Pars clavicularis, Pars acromialis M. pectoralis major M. coracobrachialis M. biceps brachii, Caput longum
Retroversion	M. deltoideus, Pars acromialis, Pars spinalis M. latissimus dorsi M. teres major M. triceps brachii, Caput longum
Innenrotation	M. deltoideus, Pars clavicularis M. subscapularis M. teres major M. latissimus dorsi M. pectoralis major M. coracobrachialis
Außenrotation	M. deltoideus, Pars spinalis M. supraspinatus M. infraspinatus M. teres minor

> **Klinik!**
>
> Die Mm. supraspinatus, infraspinatus, teres minor und subscapularis bilden eine Muskelgruppe, die den Humerus rotieren kann. Daher bezeichnet man sie zusammenfassend als **Rotatorenmanschette**.

3.3.2 Muskeln des Unterarms

Die Muskeln des Unterarms werden in zwei Gruppen unterteilt: solche, die auf das Ellbogengelenk wirken und solche, die auf die beiden Unterarmknochen wirken. Einige Muskeln gehören zu beiden Gruppen.

Muskeln des Ellbogengelenks
☞ Tabelle 3.3.
▶ Die Muskulatur des Oberarms ist in sog. **Logen** um den Humerus angeordnet (☞ Abb. 3.9). Insgesamt gibt es am Oberarm zwei Logen: Durch das Septum intermusculare laterale und das Septum intermusculare mediale wird so die ventral gelegene **Flexorenloge** von der dorsal gelegenen **Extensorenloge** getrennt. ◀
In Tabelle 3.4 sind die Muskeln des Ellbogengelenks gemäß ihrer Funktion zusammengefasst.

▶ **Tab. 3.3: Muskeln des Ellbogengelenks.** ◀

Name	Ursprung	Ansatz	Innervation	Funktion
M. biceps brachii ☞ Tabelle 3.1				
M. brachialis	ventrale Fläche der distalen Humerushälfte	Tuberositas ulnae	N. musculocutaneus	beugt das Ellbogengelenk
M. brachioradialis	Crista supracondylaris lateralis	distale, seitliche Fläche des Radius, Basis des Proc. styloideus radii	N. radialis	beugt das Ellbogengelenk je nach Stellung Pro- oder Supination
M. extensor carpi radialis longus	Crista supracondylaris lateralis	dorsal an der Basis des Os metacarpi II	N. radialis	beugt das Ellbogengelenk streckt das Handgelenk
M. extensor carpi radialis brevis	Epicondylus lateralis humeri	dorsal an der Basis des Os metacarpi III	R. profundus n. radialis	beugt das Ellbogengelenk streckt das Handgelenk
M. flexor carpi radialis	Epicondylus medialis humeri	Basis ossis metacarpi II	N. medianus	beugt das Ellbogengelenk beugt das Handgelenk
M. palmaris longus	Epicondylus medialis humeri	Aponeurosis palmaris	N. ulnaris	beugt das Ellbogengelenk beugt das Handgelenk
M. pronator teres • Caput humerale • Caput ulnare	• Epicondylus medialis humeri • Processus coronoideus ulnae	lateral und dorsal des mittleren Radiusdrittels	N. medianus	beugt das Ellbogengelenk Pronation
M. flexor digitorum superficialis ☞ Tabelle 3.7				
M. anconeus	dorsal des Epicondylus lateralis humeri	Olecranon	N. radialis	streckt das Ellbogengelenk
M. triceps brachii ☞ Tabelle 3.1				

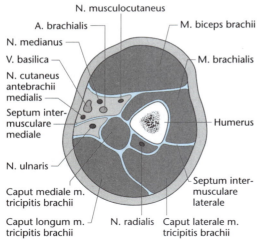

Abb. 3.9: Logenanordnung am Oberarm

► **Tab. 3.4:** Funktionen der Muskeln des Ellbogengelenks. ◄

Bewegung	ausführende Muskeln
Flexion	M. biceps brachii M. brachialis M. brachioradialis M. extensor carpi radialis longus M. extensor carpi radialis brevis M. flexor carpi radialis M. palmaris longus M. pronator teres M. flexor digitorum superficialis M. flexor carpi ulnaris
Extension	M. anconeus M. triceps brachii

Muskeln der Radioulnargelenke

Ansatz, Ursprung und Innervation der Muskeln sind in Tabelle 3.5 dargestellt; nach ihrer Funktion sind diese Muskeln in Tabelle 3.6 zusammengefasst.

Tab. 3.5: Muskeln der Radioulnargelenke.

Muskel	Ursprung	Ansatz	Innervation	Funktion
M. biceps brachii ☞ Tabelle 3.1				
M. pronator teres ☞ Tabelle 3.3				
M. pronator quadratus	distale Vorderfläche der Ulna	distal an der Vorderkante des Radius	N. interosseus antebrachii anterior des N. medianus	Pronation
M. supinator	Epicondylus lateralis humeri	proximale Vorderfläche des Radius	R. profundus des N. radialis	Supination
M. brachioradialis ☞ Tabelle 3.3				

Tab. 3.6: Funktionen der Muskeln der Radioulnargelenke.

Bewegung	ausführende Muskeln
Pronation	M. pronator teres M. pronator quadratus (M. brachioradialis)
Supination	M. biceps brachii M. supinator (M. brachioradialis)

🕮 Klinik!

► Bei rechtwinklig gebeugtem Ellbogengelenk ist der M. biceps brachii der stärkste Supinator (☞ Abb. 3.10)! ◄

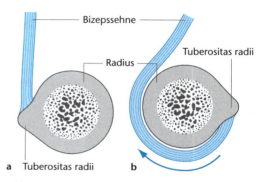

Abb. 3.10: Funktion des M. biceps brachii als stärkster Supinator; a) Supinationsstellung, b) Pronationsstellung.

3.3.3 Muskeln des Handgelenks

Merke!
▶ Pronations- und Supinationsstellung beschreiben die Stellung des Unterarms in Bezug auf die Längsrotation. Beim BROtschneiden nimmt der Unterarm die PROnationsstellung ein, beim SUPpeessen die SUPinationsstellung. ◄

Ansatz, Ursprung und Innervation der Muskeln sind in Tabelle 3.7 dargestellt; nach ihrer Funktion sind diese Muskeln in Tabelle 3.8 zusammengefasst.

▶ **Tab. 3.7: Muskeln des Handgelenks.** ◄

Name	Ursprung	Ansatz	Innervation	Funktion
M. flexor carpi radialis ☞ Tabelle 3.3				
M. flexor carpi ulnaris • Caput humerale • Caput ulnare	• Epicondylus medialis humeri • proximale zwei Drittel der Ulna	über das Os pisiforme zum Os hamatum und Os metacarpi V	N. ulnaris	beugt das Ellbogengelenk beugt das Handgelenk
M. flexor digitorum superficialis • Caput humeroulnare • Caput radiale	• Epicondylus medialis humeri • Vorderfläche des Radius	seitlich an den Phalanges mediae II–V	N. medianus	beugt das Ellbogengelenk beugt das Handgelenk beugt das proximale und mediale Fingergelenk
M. flexor digitorum profundus • Pars ulnaris • Pars radialis	• Vorderfläche der Ulna • Membrana interossea antebrachii	palmar an der Basis der Phalangae distales II–V	N. ulnaris	beugt das Handgelenk beugt alle Fingergelenke der Strahlen II–V
M. flexor pollicis longus	Vorderfläche des Radius, Membrana interossea antebrachii	palmar an der Basis der Phalanx distalis pollicis	N. interosseus antebrachii des N. medianus	beugt das Handgelenk beugt die Daumengelenke
M. palmaris longus ☞ Tabelle 3.3				
M. extensor carpi radialis longus ☞ Tabelle 3.3				
M. extensor carpi radialis brevis ☞ Tabelle 3.3				
M. extensor digitorum communis	Epicondylus lateralis humeri	Dorsalaponeurose der Strahlen II–V	R. profundus n. radialis	streckt das Handgelenk streckt die Fingergelenke II–V spreizt die Finger II–V ab
M. extensor digiti minimi	Epicondylus lateralis humeri	Dorsalaponeurose der Strahlen II–V	R. profundus n. radialis	streckt das Handgelenk streckt den kleinen Finger spreizt den kleinen Finger ab
M. extensor carpi ulnaris • Caput humerale • Caput ulnare	• Epicondylus lateralis humeri • Olecranon	Dorsalfläche der Basis des Os metacarpi V	R. profundus n. radialis	streckt und ulnarabduziert das Handgelenk

3.3.4 Muskeln der Finger

Bei den Muskeln der Finger unterscheidet man die langen und die kurzen Fingermuskeln sowie die Muskulatur des Daumens. Diese drei Gruppen werden tabellarisch dargestellt. Die Tabellen 3.9 und 3.10 zeigen die langen und kurzen Fingermuskeln; nach ihrer Funktion zusammengefasst sind sie in Tabelle 3.11. Analog stellen die Tabellen 3.12 und 3.13 die langen und die kurzen Daumenmuskeln dar, deren Funktion in Tabelle 3.14 dargestellt wird.

▶ **Tab. 3.8: Funktionen der Muskeln des Handgelenks.** ◀

Bewegung	ausführende Muskeln
Palmarflexion	M. flexor carpi radialis M. flexor carpi ulnaris M. flexor digitorum superficialis M. flexor digitorum profundus M. flexor pollicis longus M. palmaris longus
Dorsalflexion	M. extensor carpi radialis M. extensor carpi ulnaris M. extensor digitorum communis M. extensor digiti minimi M. extensor carpi ulnaris
Radialabduktion	M. flexor carpi radialis M. extensor carpi radialis
Ulnarabduktion	M. flexor carpi ulnaris M. extensor carpi ulnaris

Tab. 3.9: Lange Fingermuskeln.

Name	Ursprung	Ansatz	Innervation	Funktion
M. extensor indicis	distale Dorsalfläche der Ulna	Dorsalaponeurose des Zeigefingers	R. profundus n. radialis	streckt den Zeigefinger
M. flexor digitorum superficialis ☞ Tabelle 3.7				
M. flexor digitorum profundus ☞ Tabelle 3.7				
M. extensor digitorum communis ☞ Tabelle 3.7				
M. extensor digiti minimi ☞ Tabelle 3.7				

Tab. 3.10: Kurze Fingermuskeln.

Name	Ursprung	Ansatz	Innervation	Funktion
Mm. lumbricales (4)	radial an den Sehnen des M. flexor digitorum profundus	Dorsalaponeurose der Strahlen II–V	• I und II: N. medianus • III–V: N. ulnaris	beugt die Grundgelenke streckt die Mittel- und Endgelenke
Mm. interossei palmares (3)	ulnare Seite der Ossa metacarpi II, IV–V	Gelenkkapseln der Artt. metacarpophalangeae und Dorsalaponeurose der Finger II, IV und V	N. ulnaris	beugt die Grundgelenke streckt die Mittel- und Endgelenke adduziert zum Mittelfinger
Mm. interossei dorsales (4)	einander zugewandte Seitenflächen der Ossa metacarpi I–IV	Gelenkkapseln der Artt. metacarpophalangeae und Dorsalaponeurose der Finger II, III und V	N. ulnaris	beugt die Grundgelenke streckt die Mittel- und Endgelenke abduziert den Zeigefinger nach radial, den Ringfinger nach ulnar und den Mittelfinger nach radial und ulnar

3.3 Muskeln

Tab. 3.10: Fortsetzung.

Name	Ursprung	Ansatz	Innervation	Funktion
M. abductor digiti minimi	Retinaculum musculorum flexorum, Os pisiforme	Basis phalangis proximalis V	R. profundus n. ulnaris	abduziert im Grundgelenk des kleinen Fingers
M. flexor digiti minimi	Retinaculum musculorum flexorum, Os hamatum	Basis phalangis proximalis V	R. profundus n. ulnaris	beugt das Grundgelenk des kleine Fingers
M. opponens digiti minimi	Retinaculum musculorum flexorum, Os hamatum	ulnare Seite des Os metacarpi V	R. profundus n. ulnaris	zieht den Mittelhandknochen des kleinen Fingers nach palmar

Tab. 3.11: Funktionen der Fingermuskeln.

Gelenk	Bewegung	ausführender Muskel
Grundgelenk	Beugung	Mm. interossei Mm. lumbricales
	Streckung	M. extensor digitorum communis M. extensor digiti minimi
	Abduktion	Mm. interossei dorsales
	Adduktion	Mm. interossei palmares
Mittelgelenk	Beugung	M. flexor digitorum superficialis
	Streckung	Mm. interossei Mm. lumbricales
Endgelenk	Beugung	M. flexor digitorum profundus
	Streckung	Mm. interossei Mm. lumbricales

Tab. 3.12: Lange Muskeln des Daumens.

Name	Ursprung	Ansatz	Innervation	Funktion
M. flexor pollicis longus ☞ Tabelle 3.7				
M. extensor pollicis longus	Dorsalfläche der Ulna, Membrana interossea antebrachii	dorsal an der Basis der Phalanx distalis pollicis	R. profundus n. radialis	streckt das Grund- und Endgelenk des Daumens adduziert das Sattelgelenk
M. extensor pollicis brevis	Dorsalfläche des Radius, Membrana interossea antebrachii	dorsal an der Basis der Phalanx distalis pollicis	R. profundus n. radialis	streckt im Daumengrundgelenk Radialabduktion
M. abductor pollicis longus	Membrana interossea antebrachii	radial an der Basis des Os metacarpi I und Os trapezium	R. profundus n. radialis	streckt das Daumengrundgelenk Radialabduktion in der Art. carpometacarplis I

Tab. 3.13: Kurze Muskeln des Daumens.

Name	Ursprung	Ansatz	Innervation	Funktion
M. adductor pollicis • Caput obliquum • Caput profundum	• Basis des Os metacarpi II, Os capitatum, Os hamatum • Palmarfläche des Os metacarpi III	mediales Sesambein, Phalanx proximalis pollicis	N. ulnaris	adduziert, opponiert und beugt im Daumengrundgelenk
M. opponens pollicis	Retinaculum musculorum flexorum, Os trapezium	Vorderfläche des Os metacarpi I	N. medianus	opponiert und beugt im Daumengrundgelenk
M. flexor pollicis brevis • Caput superficiale • Caput profundum	• Retinaculum musculorum flexorum • Os trapezium, Os trapezoideum, Os capitatum	Phalanx proximalis pollicis, laterales Sesambein	 • N. medianus • N. ulnaris	adduziert, opponiert und beugt im Daumengrundgelenk
M. abductor pollicis brevis	Retinaculum musculorum flexorum, Os scaphoideum	Phalanx proximalis pollicis, laterales Sesambein	N. medianus	abduziert den Daumen

Tab. 3.14: Funktionen der Daumenmuskeln.

Gelenk	Bewegung	ausführender Muskel
Grundgelenk	Beugung	M. flexor pollicis longus M. opponens pollicis M. adductor pollicis, Caput obliquum
	Streckung	M. extensor pollicis brevis M. extensor pollicis longus
	Abduktion	M. abductor pollicis brevis M. flexor pollicis brevis, Caput superficiale
	Adduktion	M. flexor pollicis longus M. extensor pollicis longus M. flexor pollicis brevis, Caput profundum M. adductor pollicis, Caput obliquum M. adductor pollicis, Caput profundum
Endgelenk	Beugung	M. flexor pollicis longus
	Streckung	M. extensor pollicis longus

3.4 Gefäße und Nerven

Aufgrund der Vielzahl ihrer Fähigkeiten benötigt die obere Extremität eine starke Blutversorgung und ausgeprägte Innervation.

3.4.1 Arterielle Blutgefäße

Der Gefäßursprung für die arterielle Versorgung der oberen Extremität wird in Kapitel 7.5.1 erläutert. Die Hauptarterie des Arms ist die Fortsetzung der **A. axillaris,** welche ab dem Seitenrand des M. pectoralis major als **A. brachialis** bezeichnet wird. Die Blutversorgung der oberen Extremität wird im Folgenden etagenweise dargestellt.

Brachium

▶ Die **A. axillaris** verläuft medial entlang dem Humerus, in der Nähe des Bizepsansatzes. Als **A. brachialis** gelangt sie nach distal, wendet sich dabei auf die Vorderseite des Oberarms und gibt drei Äste ab:

- A. profunda brachii
- A. collateralis ulnaris superior
- A. collateralis ulnaris inferior.

Die **A. profunda brachii** entspringt am Übergang vom oberen zum mittleren Drittel des Humerus aus der A. brachialis. Mit ihren drei Ästen versorgt sie einen Großteil der Muskeln des Oberarms. Ihr erster Ast, die **A. posterior humeri,** bildet eine Anastomose mit der A. circumflexa humeri posterior. Bei den beiden anderen Ästen handelt es sich um die **A. collateralis radialis** und die **A. collateralis media.** Beide Aa. collaterales verlaufen die benachbarten Muskeln versorgend nach distal und bilden schließlich mit Ästen der A. ulnaris ein arterielles Gefäßnetzwerk um das Ellbogengelenk, das **Rete articulare cubiti.**

Die **A. collateralis ulnaris superior** entspringt etwas weiter distal aus der A. brachialis als die A. profunda brachii. Sie verläuft parallel zur A. brachialis nach distal und speist das Rete articulare cubiti.

Die **A. collateralis ulnaris inferior** entspringt etwas oberhalb des Condylus humeri aus der A. brachialis. Auch dieser Ast beteiligt sich an der Versorgung des Rete articulare cubiti.

In der Tiefe der Ellenbeuge teilt sich die A. brachialis in ihre beiden Endäste auf, die **A. radialis** und **A. ulnaris. ◀**

Antebrachium

▶ Die A. radialis und A. ulnaris sind die Hauptarterien des Unterarms.

Die **A. radialis** ist die schwächere der beiden und liegt meist oberflächlicher. Sie begleitet in ihrem Verlauf den Radius und liegt zu Anfang auf der Sehne des M. biceps. Nach distal verläuft sie zwischen dem M. pronator teres und dem M. brachioradialis. ◀

> **Klinik!**
>
> ▶ Im letzten Abschnitt des Unterarms wird die A. radialis nur noch von Haut bzw. Faszien bedeckt. ◀ Dort kann man den Pulsschlag am Radius tasten.

▶ Sie gelangt schließlich auf die Dorsalseite des Handgelenks und bricht dann zwischen den beiden ersten Mittelhandknochen auf die Palmarfläche der Hand durch. In ihrem Verlauf versorgt die A. radialis die sie umgebenden Strukturen, jedoch ist nur ein Ast namentlich benannt: die **A. recurrens radialis.** Dieser Ast wendet sich nach proximal und beteiligt sich an der Versorgung des Rete articulare cubiti.

Die **A. ulnaris** ist meist die stärkere der beiden Unterarmarterien und verläuft mit dem N. ulnaris in einer gemeinsamen Gefäß-Nerven-Straße unter dem M. pronator teres zwischen oberflächlichen und tiefen Beugern nach distal. Radial vom Os pisiforme verläuft sie zur Palmarfläche der Hand. Die A. ulnaris versorgt alle umliegenden Strukturen und gibt in ihrem proximalen Abschnitt zwei Äste ab:

- **A. recurrens ulnaris:** zieht nach proximal und beteiligt sich an der Bildung des Rete articulare cubiti
- **A. interossea communis:** hat einen sehr kurzen Verlauf, bevor sie sich in ihre Endäste aufspaltet:
  - A. interossea recurrens
  - A. interossea anterior
  - A. interossea posterior.

Während die **A. interossea recurrens** sich ebenfalls an der Versorgung des Rete articulare cubiti beteiligt, verlaufen die **A. interossea anterior** und die **A. interossea posterior** vor bzw. hinter der Membrana interossea nach distal. ◀

Manus

▶ Die Hand wird hauptsächlich durch zwei bogenförmige Arterien versorgt. Sowohl aus der A. radialis als auch aus der A. ulnaris entspringt ein solcher Arterienbogen, die beide auf der Palmarseite der Hand liegen. Der aus der A. ulnaris stammende Arcus palmaris superficialis liegt jedoch etwas oberflächlicher als der Arcus palmaris profundus aus der A. radialis. Beide Bögen geben insgesamt pro Finger je vier Äste ab, die als **Aa. digitales** bezeichnet werden. Diese vier Fingerarterien sind wie die Ecken eines Quadrats um den Fingerquerschnitt herum angeordnet.

Zusätzlich geben A. radialis und A. ulnaris noch weitere kleine Blutgefäße zur Hand ab. Aus der A. radialis stammen:

- R. carpalis palmaris
- R. palmaris superficialis

- R. carpalis dorsalis
- A. princeps pollicis (versorgt den Daumen).

Aus der A. ulnaris entspringen:
- R. carpalis dorsalis
- R. palmaris profundus. ◀

3.4.2 Venöse Blutgefäße

▶ Die Venen des Arms werden in tiefe und in oberflächliche Venen unterteilt. Während die tiefen Armvenen meist paarig vorliegen und dem Verlauf der zugehörigen Arterien folgen, verlaufen die oberflächlichen Venen nicht mit den Arterien. Sie bilden am Handrücken ein subkutanes Venennetz aus, das **Rete venosum dorsale manus.** Aus diesem Netz gehen folgende größere Venenstämme hervor:
- V. cephalica
- V. basilica
- (V. mediana antebrachii).

Die **V. cephalica** verläuft an der radialen Seite des Unterarms nach proximal, durch die Ellenbeuge und seitlich entlang dem Oberarm, bis sie in die V. axillaris mündet.

Die **V. basilica** folgt der Ulna nach proximal, verläuft durch die Ellenbeuge und entlang der Medialseite des Humerus nach proximal. Auch sie mündet in die V. axillaris.

Häufig gibt es noch ein drittes venöses Blutgefäß, die **V. mediana antebrachii.** Sie verläuft zwischen beiden Unterarmknochen zum Ellbogengelenk.

In der Ellenbeuge bilden die drei Venen Anastomosen. Eine besonders kräftige Anastomose wird als **V. mediana cubiti** bezeichnet (Synonym: V. intermedia cubiti). ◀

> **Klinik!**
> Für Blutentnahmen und i.v. Injektionen wird häufig die V. mediana cubiti punktiert. Durch eine mäßige Stauung am Oberarm werden die Venen komprimiert, die arteriellen Blutgefäße hingegen können aufgrund ihres höheren Druckes weiterhin Blut in den Arm pumpen, so dass sich die Venen distal der Stauung füllen. Durch Muskeltätigkeit des Patienten, z. B. kräftiges Öffnen und Schließen der Faust, wird zusätzlich venöses Blut aus den tiefen Venen in die oberflächlichen Venen gepumpt, wodurch diese besonders stark hervortreten.

3.4.3 Lymphgefäße

Die Lymphgefäße der oberen Extremität laufen meist ohne zwischengeschaltete Lymphknoten zu den Achsel- bzw. Schulterlymphknoten.

Man unterscheidet in der Achselhöhle tiefe von oberflächlichen Lymphknoten. Die **oberflächlichen Lymphknoten** sind in fünf Gruppen angeordnet:
- laterale Gruppe: Nodi lymphoidei brachiales
- ventrale Gruppe: Nodi lymphoidei pectorales und subpectorales
- dorsale Gruppe: Nodi lymphoidei subscapulares
- kaudale Gruppe: Nodi lymphoidei thoracoepigastrici
- zentrale Gruppe: Nodi lymphoidei intermedii

Die Lymphflüssigkeit der oberflächlichen Lymphknoten fließt zum **Truncus subclavius**.

Die **tiefen Lymphknoten** werden von den Nodi lymphoidei infraclaviculares gebildet, welche die Lymphflüssigkeit über die Nodi lymphoidei supraclaviculares ebenso wie die oberflächlichen Lymphknoten zum **Truncus subclavius** leiten.

3.4.4 Nerven

Wie auch in Kapitel 6.5.1 dargestellt, bilden die meisten Spinalnerven nach ihrem Austritt aus dem Canalis vertebralis ein Nervengeflecht **(Plexus),** bevor die einzelnen Fasern zu ihren Innervationsgebieten verlaufen. In diesen Plexus tauschen die Spinalnerven untereinander Fasern aus. Am Arm bilden die innervierenden Nerven den sog. **Plexus brachialis,** der samt den daraus entstehenden Nerven im Folgenden besprochen wird.

Plexus brachialis

▶ Der Plexus brachialis wird von den Rr. anteriores der **Segmente C5–Th1** gebildet. Er besitzt also fünf Wurzeln. Sie ziehen durch den lateralen Abschnitt der hinteren Skalenuslücke (☞ Kap. 5.2.1), dann unterhalb des seitlichen Halsdreiecks (☞ Kap. 5.2) nach lateral und kaudal und schließlich zwischen Clavicula und erster Rippe in die Achselhöhle. Hier schließen sich die Wurzeln zu drei Trunci zusammen:
- Truncus superior
- Truncus medius
- Truncus inferior.

Diese drei Trunci tauschen einzelne Faserbündel aus und bilden so drei Fasciculi:
- Fasciculus lateralis
- Fasciculus posterior
- Fasciculus medialis. ◄

 Die Bezeichnungen der drei Fasciculi geben ihre Lage in Bezug auf die A. axillaris an.

▶ Aus den Fasciculi entstehen schließlich die Nervenäste, die die obere Extremität versorgen:
- **Fasciculus lateralis:**
  – N. musculocutaneus
  – N. medianus (zusammen mit Fasciculus medialis)
- **Fasciculus posterior:**
  – N. axillaris
  – N. radialis
- **Fasciculus medialis:**
  – N. medianus (zusammen mit Fasciculus lateralis)
  – N. ulnaris
  – N. cutaneus brachii medialis
  – N. cutaneus antebrachii medialis. ◄

Nervus musculocutaneus
▶ Der N. musculocutaneus durchbohrt den M. coracobrachialis und zieht dann zwischen M. biceps und M. brachialis nach distal. Er durchbricht in der Ellenbeuge die Faszie des Arms und verläuft als N. cutaneus antebrachii lateralis entlang des Radius bis zum Handgelenk. Auf diese Weise innerviert er die genannten Muskeln und die radial gelegene Haut des Unterarms. ◄

Merke!
Der N. musculocutaneus stammt aus Wurzeln der Segmente C5–C7!

Nervus axillaris
▶ Dieser recht kräftige Nerv begleitet die A. circumflexa humeri und verläuft durch die laterale Achsellücke (☞ Abb. 3.8) unterhalb des M. teres major. Er gibt einen Ast an den M. teres minor ab und verzweigt sich im M. deltoideus. Er entsendet den N. cutaneus brachii lateralis superior, der die Haut über dem M. deltoideus sensibel innerviert. ◄

Merke!
Der N. axillaris wird aus Wurzeln der Segmente C5 und C6 gebildet!

Nervus radialis
▶ Der N. radialis verläuft zusammen mit der A. profunda brachii zwischen dem Caput mediale und dem Caput laterale des M. triceps hindurch und liegt im Sulcus nervi radialis humeri direkt dem Periost des Knochens an. Zwischen dem M. brachialis und dem M. brachioradialis verläuft er durch die Ellenbeuge und teilt sich hier in seine beiden Endäste, den Ramus profundus und den Ramus superficialis.

Er gibt insgesamt folgende Äste ab:
- **N. cutaneus brachii posterior:** innerviert die Haut auf der Rückseite des Oberarms
- **N. cutaneus antebrachii posterior:** innerviert die Haut auf der Rückseite des Unterarms
- **Rr. musculares:** innervieren die drei Köpfe des M. triceps brachii und den M. anconeus. ◄

Klinik!
Die Rr. musculares zweigen meist schon in der Achselhöhle ab, so dass bei Verletzungen des N. radialis, z. B. durch Fraktur des Oberarms, diese Muskeln nicht ausfallen.

- ▶ **R. profundus:** durchbohrt den M. supinator und gelangt auf die Streckseite des Unterarms. Hier versorgt er mit zahlreichen Ästen alle Streckermuskeln des Unterarms. Mit seinem sensiblen Endast, dem **N. interosseus antebrachii posterior,** innerviert er das Handgelenk und das Periost der Unterarmknochen.
- **R. superficialis:** begleitet die A. radialis zum unteren Radiusdrittel und gelangt dann unter dem M. brachioradialis zur Streckseite des Unterarms und zum Handrücken, wo er die Haut innerviert. ◄

Klinik!
Der N. radialis innerviert alle Streckermuskeln des Unterarms. Wenn der N. radialis ausfällt, können die Hand und die Finger nicht mehr gestreckt werden. Das Bild wird als **„Fallhand"** bezeichnet.

> ### 💡 Merke!
>
> Der N. radialis stammt aus Wurzeln der Segmente C5–Th1!

Nervus medianus

▶ Der N. medianus entsteht aus zwei Wurzeln. Die **Radix lateralis** entstammt dem Fasciculus lateralis, die **Radix medialis** dem Fasciculus medialis. Die beiden Wurzeln vereinigen sich ventral von der A. axillaris und bilden auf diese Weise eine Schlinge um dieses Blutgefäß, die sog. **Medianusgabel.**

Am Oberarm verläuft der N. medianus entlang dem Sulcus m. bicipitis nach distal, ohne Äste abzugeben. Zusammen mit der A. brachialis verläuft er durch die Ellenbeuge und durchbohrt dann den M. pronator teres. Am Unterarm zieht er zwischen dem M. flexor digitorum superficialis und dem M. flexor digitorum profundus nach distal. Nur von Haut und Faszie bedeckt, gelangt er dann zwischen den Sehnen von M. flexor carpi radialis und M. palmaris longus zum Handgelenk, welches er durch den Canalis carpi überquert. ◀

> ### 📖 Klinik!
>
> Bei einer Schwellung im Bereich des Karpalkanals kommt es zur Kompression der hindurchziehenden Strukturen. Da der N. medianus am empfindlichsten reagiert, werden seine Ausfallerscheinungen klinisch als Erstes manifest.

▶ Am Unterarm gibt der N. medianus folgende Äste ab:
- **Rr. musculares:** innervieren die Flexoren des Unterarms mit Ausnahme des M. flexor carpi ulnaris und des ulnaren Anteils des M. flexor digitorum profundus
- **N. interosseus antebrachii anterior:** innerviert den M. pronator quadratus
- **R. palmaris:** versorgt die Haut am Daumenballen und an der Hohlhand.

In der Palmarfläche der Hand teilt sich der N. medianus schließlich in seine Endäste auf:
- **R. muscularis:** innerviert die Muskeln des Daumenballens mit Ausnahme des M. adductor pollicis und des tiefen Kopfs des M. flexor pollicis brevis; diese werden vom N. ulnaris versorgt.
- **R. communicans cum nervo ulnari:** verbindet Äste des N. medianus mit dem R. superficialis des N. ulnaris.

- **drei Nn. digitales palmares communes:** teilen sich in sieben **Nn. digitales palmares proprii** auf. Sie versorgen die Haut von Daumen, Zeige- und Mittelfinger sowie der radialen Seite des Ringfingers sensibel und innervieren die Mm. lumbricales I und II. ◀

> ### 📖 Klinik!
>
> Wenn der N. medianus ausfällt, ist die Sensibilität von Daumen, Zeige- und Mittelfinger sowie der radialen Seite des Ringfingers gestört. Außerdem kann weder der Daumen noch der Zeige- oder Ringfinger gebeugt werden. Das Bild ähnelt einer **„Schwurhand"**.

> ### 💡 Merke!
>
> Der N. medianus entsteht aus Wurzeln der Segmente C5–Th1!

Nervus ulnaris

▶ Der N. ulnaris verläuft medial von A. axillaris und A. brachialis nach distal. Auf dem Epicondylus medialis humeri zieht er auf die Rückseite des Humerus und tritt dann durch den Sulcus n. ulnaris. An dieser Stelle ist er nur von Haut und Faszie bedeckt. Er gelangt zwischen den beiden Köpfen des M. flexor carpi ulnaris hindurch auf die Vorderfläche des Unterarms. Hier zieht er zusammen mit der A. ulnaris zwischen M. flexor digitorum profundus und M. flexor carpi ulnari zum Handgelenk. Medial vom Os pisiforme zieht er dann über das Lig. carpi transversum auf die Palmarfläche der Hand, wo er sich in seine Endäste aufteilt.

Am Unterarm gibt der N. ulnaris folgende Äste ab:
- **Rr. musculares:** innervieren den M. flexor carpi ulnaris und den ulnaren Teil des M. flexor digitorum profundus
- **R. cutaneus palmaris:** zieht gemeinsam mit der A. ulnaris in die Hohlhand und versorgt die Haut im distalen Drittel des Unterarms und am Kleinfingerballen
- **R. dorsalis:** zieht zwischen Ulna und M. flexor carpi ulnaris zur dorsalen Fläche des Unterarms und von hier weiter zum Handrücken. Auf dem Handrücken teilt er sich in drei **Nn. digitales dorsales,** welche die Dorsalseite der ulnaren zweieinhalb Finger sensibel innervieren.

An der Hand teilt sich der N. ulnaris in:
- **R. profundus:** innerviert alle Muskeln des Kleinfingerballens, alle Mm. interossei, die Mm. lumbricales III und IV, den M. adductor pollicis und den tiefen Kopf des M. flexor pollicis brevis
- **R. superficialis:** innerviert den M. palmaris brevis und teilt sich dann in **drei Nn. digitales palmares proprii** auf. Zwei von diesen innervieren den fünften Finger, einer die ulnare Seite des vierten Fingers. ◄

Klinik!
Fällt der N. ulnaris aus, ist die Sensibilität des vierten und fünften Fingers gestört. Außerdem fallen die Mm. interossei aus, wodurch die Grundgelenke überstreckt und die Mittel- und Endgelenke stark gebeugt werden. Das Bild ähnelt einer „Krallenhand".

Merke!
Der N. ulnaris entstammt Wurzeln der Segmente C7–Th1!

Die klinischen Bilder bei Ausfall von Nerven der oberen Extremität kann man sich mit folgendem Merksatz einprägen:
Ich schwöre (Schwurhand) beim heiligen Medianus (N. medianus), dass ich der Ulna (N. ulnaris) die Augen auskratze (Krallenhand), wenn ich vom Rad (N. radialis) falle (Fallhand)!

▶ Die Innervation der Haut der oberen Extremität zeigt Abbildung 3.11. ◄

Äste für den Schultergürtel
Der Plexus brachialis bildet noch einige weitere Äste, welche zum Großteil die Muskulatur des Schultergürtels innervieren. Tabelle 3.15 zeigt ihre Wurzelsegmente, ihren Austritt aus dem Plexus brachialis und ihre Innervationsgebiete.

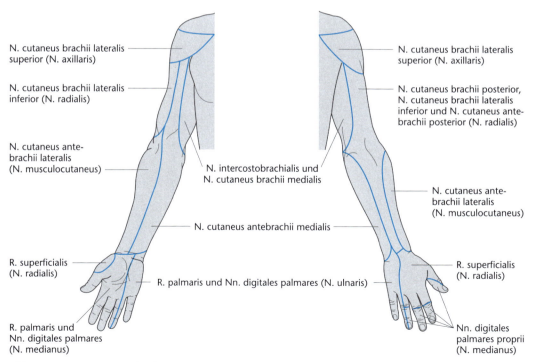

Abb. 3.11: Hautinnervation der oberen Extremität.

Tab. 3.15: Äste des Plexus brachialis.

Nerv	entspringt aus	Wurzelsegmente	innervierter Muskel
N. dorsalis scapulae	Wurzel C5	C5	M. levator scapulae M. rhomboideus major M. rhomboideus minor
N. suprascapularis	Truncus superior	C5, C6	M. supraspinatus M. infraspinatus
N. subscapularis	Fasciculus posterior	C5, C6	M. subscapularis M. teres minor
N. subclavius	Truncus superior	C5, C6	M. subclavius
N. pectoralis lateralis	Fasciculus lateralis	C5–C7	M. pectoralis major M. pectoralis minor
N. pectoralis medialis	Fasciculus medialis	C8, Th1	M. pectoralis major M. pectoralis minor
N. thoracodorsalis	Fasciculus posterior	C6–C8	M. latissimus dorsi M. teres major
N. thoracicus longus	Wurzel C5–C7	C5–C7	M. serratus anterior

4 Untere Extremität

Der Rumpf ist über das Becken mit der unteren Extremität verbunden. Das Becken ist in Kapitel 6.7 beschrieben.

- **Femur** im Oberschenkel
- **Tibia und Fibula** im Unterschenkel
- **Tarsus, Metatarsus und Digiti pedis** im Fuß. ◀

4.1 Knochen

▶ Wie bei der oberen Extremität sind die einzelnen Abschnitte der unteren Extremität durch Knochen definiert. Man unterscheidet:

4.1.1 Femur

▶ Das **Os femoris (Femur,** ☞ Abb. 4.1) ist das Schenkelbein, der Knochen des Oberschenkels. Das Femur ist der längste Röhrenknochen des menschlichen Körpers und gliedert sich in drei Abschnitte:

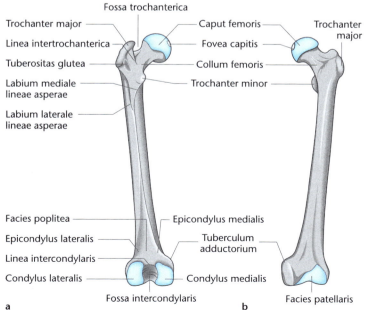

Abb. 4.1: Femur; a) von dorsal, b) von ventral.

- proximaler Abschnitt
- Schaft
- distaler Abschnitt. ◄

 Geben Sie sich in der mündlichen Prüfung keine Blöße, indem Sie „der" Femur sagen – es heißt „das" Femur.

Proximaler Abschnitt

▶ Der proximale Teil des Femurs wird maßgeblich durch den kugeligen Kopf, **Caput femoris,** und den langen Hals, **Collum femoris,** geprägt. In der Mitte der Gelenkfläche des Kopfs befindet sich eine kleine Grube, die **Fovea capitis femoris.** Ansonsten ist der Kopf gleichmäßig rund geformt. Der Oberschenkelhals, der den Kopf trägt, bildet mit dem Schaft einen Winkel, der als **Kollodiaphysenwinkel** bezeichnet wird. ◄

> **Klinik!**
>
> Der Kollodiaphysenwinkel wird in der Klinik mit CCD abgekürzt: Centrum-Collum-Diaphysenwinkel. Er beträgt beim gesunden Erwachsenen ziemlich genau 126 Grad.

▶ Am Übergang vom Collum zum Schaft befinden sich zwei große Knochenwülste:
- **Trochanter major:** Er ist der größere und bildet das laterale kraniale Ende des Schafts.
- **Trochanter minor:** Er ist deutlich kleiner und ragt nach mediodorsal aus dem Knochen heraus.

Beide dienen zahlreichen Muskeln als Ansatz bzw. Ursprung. Auf der ventralen Seite ist der Übergang vom Collum zum Corpus femoris durch die **Linea intertrochanterica** markiert. Auf der dorsalen Seite hingegen bildet die **Crista intertrochanterica** den Übergang. Ebenfalls auf der dorsalen Seite befindet sich knapp unterhalb der Spitze des Trochanter major eine kleine Knochenerhebung, die als **Tuberositas glutea** – oder, wenn sie kräftig ausgeprägt ist, auch als **Tuberculum quadratum** – bezeichnet wird. Auf der medialen Seite des Trochanter major befindet sich aufgrund seiner leicht geschwungenen Form eine knöcherne Grube, die **Fossa trochanterica.** Von beiden Trochanteren verlaufen zwei Knochenleisten nach kaudal: die medial gelegene **Linea pectinea,** die am Trochanter minor beginnt, und eine lateral gelegene, etwas breitere Knochenleiste,

die als **Trochanter tertius** bezeichnet wird. Sie ist die Fortsetzung der Linea intertrochanterica. ◄

> **Merke!**
>
> Das Caput femoris ist das schönste Beispiel für die trajektorielle Spongiosastruktur eines Röhrenknochens. Die Spongiosabälkchen sind entsprechend den Hauptspannungslinien angeordnet, die bei der Belastung des Knochens auftreten.

Schaft

Der Schaft des Oberschenkels verläuft nicht gerade, sondern leicht konvex, wobei die konvexe Seite nach ventral gerichtet ist. Die Knochenleisten, welche an den Trochanteren beginnen, konvergieren auf der dorsalen Seite des Femurschafts in ihrem Verlauf nach kaudal. Als **Labium mediale** und **Labium laterale** vereinigen sie sich zur **Linea aspera.** Die Knochenleisten dienen als Ansatz bzw. Ursprung für einen Teil der kräftigen Hüft- und Kniegelenksmuskeln.

Distaler Abschnitt

▶ Der distale Abschnitt des Femurs verbreitert sich sehr stark und spaltet sich dabei in zwei Strahlen auf. Man kann ihn sich wie ein umgedrehtes Y vorstellen. Die beiden nach kaudal gerichteten Strahlen, die auch als Knorren bezeichnet werden, sind der **Epicondylus lateralis** und der **Epicondylus medialis.** Nach distal endet das Femur in den beiden halbrund geformten Kondylen: **Condylus medialis** und **Condylus lateralis.** ◄

> **Merke!**
>
> Die Rundung eines Condylus ist nicht gleichmäßig: Während sie im ventralen Bereich recht flach ist, nimmt der Krümmungsgrad immer weiter zu; die Gelenkflächen sind daher dorsal deutlich stärker gekrümmt.

Von dorsal betrachtet reicht der Schaft des Femurs lediglich bis zwischen die beiden Kondylen. In der **Linea intercondylaris** geht er so in die **Fossa intercondylaris** über. Der dorsale Bereich oberhalb der Kondylen wird als **Facies poplitea** bezeichnet.

An der medialen Seite des Epicondylus medialis befindet sich eine kleine Knochenaufrauung, die als **Tuberculum adductorium** bezeichnet wird.

Die Gelenkflächen des distalen Femurs erstrecken sich dorsal über beide Kondylen und sind ventral nach kranial bis hin zum Femurschaft ausgezogen. Auf dieser Knorpelfläche gleitet die Kniescheibe des Kniegelenks, die **Patella.**

> **Klinik!**
>
> Die Achse durch beide Kondylen bildet mit der Achse durch das Collum femoris den sog. **Antetorsionswinkel** des Femurs. Beim Erwachsenen beträgt er ca. 12 Grad.

Patella

Die Kniescheibe, Patella, ist ein Sesambein, das als Teil des Kniegelenks in die Sehne des Unterschenkelstreckers eingebaut ist. Die Patella hat grob betrachtet eine dreieckige Form, deren Spitze **(Apex patellae)** nach kaudal zeigt. Die **Basis patellae** ist nach proximal gerichtet. Die Vorderfläche der Patella ist rau. Dorsal liegt ihre von Gelenkknorpel überzogene **Facies articularis.**

4.1.2 Tibia und Fibula

Zwei Knochen bilden das knöcherne Gerüst des Unterschenkels: das Schienbein **(Tibia)** und das Wadenbein **(Fibula)** (☞ Abb. 4.2). Die Tibia ist deutlich größer und bildet mit Femur und Patella das Kniegelenk. Das obere Sprunggelenk zwischen Unterschenkelknochen und Fuß wird von Tibia und Fibula gemeinsam gebildet – wenn auch nicht zu gleichen Anteilen.

Tibia

▶ „Schienbein", die deutsche Bezeichnung für die Tibia, hat nichts mit einer Schiene zu tun. Der Begriff leitet sich von dem heute nicht mehr gebräuchlichen Wort „Schin" her, mit dem früher die Haut bezeichnet wurde. Der Name soll verdeutlichen, dass die Tibia sehr dicht unter der Haut des Unterschenkels liegt.

Auch die Tibia lässt sich in drei Abschnitte unterteilen:
- proximaler Abschnitt
- Schaft
- distaler Abschnitt. ◀

Proximaler Abschnitt
▶ Der proximale Abschnitt der Tibia weicht der äußeren Form nach wie ein Y auseinander, jedoch sind die beiden oberen Strahlen des Y nicht voneinander getrennt wie beim distalen Femur. Man

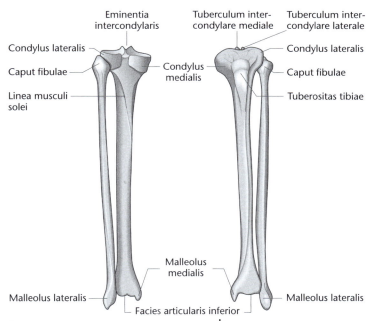

Abb. 4.2: Tibia und Fibula; a) von dorsal, b) von ventral.

nennt sie analog zum Femur **Condylus medialis** und **Condylus lateralis**. Sie tragen jeweils eine Gelenkfläche, **Facies articularis superior**, welche durch eine in der Mittellinie stehende Knochenleiste, die **Eminentia intercondylaris** voneinander getrennt werden. Diese Knochenleiste läuft in zwei Knochenspitzen aus, das **Tuberculum intercondylare mediale** und das **Tuberculum intercondylare laterale**. Vor und hinter der Eminentia intercondylaris befindet sich jeweils eine plane Fläche, welche als **Area intercondylaris anterior** bzw. **Area intercondylaris posterior** bezeichnet wird.

Am Condylus lateralis befindet sich unterhalb der Facies articularis superior eine weitere kleine Gelenkfläche, die **Facies articularis fibulae**. Sie bildet ein straffes Gelenk mit der Fibula. Auf der ventralen Seite ist die Tibia am Übergang von den Kondylen zum Schaft aufgeraut und bildet dort die **Tuberositas tibiae,** an der die Endsehne der Unterschenkelstrecker ansetzt. Eine ähnliche Aufrauung befindet sich auf der dorsalen Seite des Tibiakopfs: die **Linea m. solei** (sprich: sol-e-i), bedingt durch den Ansatz des Muskels. ◀

Schaft
Der Schaft der Tibia ist dreieckig geformt, besitzt also drei Flächen und drei Kanten:
- Die vordere Kante **(Margo anterior)** ist am schärfsten und leicht gebogen.
- Die laterale Kante **(Margo lateralis)** wird durch eine Bindegewebsmembran gebildet. Diese **Membrana interossea** spannt sich zwischen Tibia und Fibula auf.
- Die mediale Kante **(Margo medialis)** ist eher stumpf.

Zwei der drei durch die Kanten begrenzten Flächen werden durch Muskeln bedeckt: die **Facies lateralis** und die **Facies dorsalis**. Die mediale Fläche **(Facies medialis)** zwischen dem Margo anterior und dem Margo medialis ist lediglich von Haut bedeckt.

Distaler Abschnitt
▶ Nach distal verdickt sich die Tibia wieder, allerdings nicht so stark wie im proximalen Bereich. Medial läuft die Tibia in einen kräftigen Knochenfortsatz aus, der als **Malleolus medialis** bezeichnet wird. Lateral davon bildet die Tibia nach kaudal eine viereckige Gelenkfläche, die **Facies articularis inferior**. Diese Gelenkfläche bedeckt mit ihrem Knorpel auch die laterale Seite des Malleolus medialis. Am lateralen Rand der Facies articularis inferior gibt es eine kleine Vertiefung des Knochens, welche als **Incisura fibularis** das distale Ende der Fibula aufnimmt. ◀

Fibula
Die Fibula, das Wadenbein, liegt lateral von der Tibia und ist deutlich dünner (☞ Abb. 4.2). Im proximalen Bereich findet man eine Auftreibung des Knochens, welche als **Caput fibulae** bezeichnet wird. Sie trägt eine kleine, ovale Gelenkfläche, die mit der Facies articularis fibulae der Tibia ein straffes Gelenk, eine Amphiarthrose, bildet.

Auch der Schaft der Fibula besitzt drei Kanten, **Margo anterior, Margo posterior** und **Margo interosseus**. Am Margo interosseus ist die Membrana interossea des Unterschenkels befestigt.

Das distale Ende der Fibula ist ebenfalls aufgetrieben und bildet so den **Malleolus lateralis**. Ein wenig proximal dieser Auftreibung findet sich medial eine Gelenkfläche, die mit der Incisura fibularis der Ti-

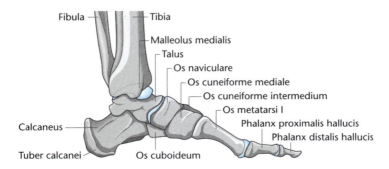

Abb. 4.3: Fußskelett.

bia das **untere Tibiofibulargelenk** bildet. Der Malleolus lateralis besitzt auf seiner medialen Seite die **Facies articularis malleoli.** So bilden Tibia und Fibula mit ihren Malleolen die sog. **Malleolengabel.** Sie ist die obere Gelenkfläche des Unterschenkel-Fuß-Gelenks, also der kraniale Teil des oberen Sprunggelenks.

4.1.3 Fußknochen

▶ Der Fuß, Pes, trägt das gesamte Gewicht des Menschen und muss daher sehr stabil gebaut sein. Er besteht aus drei knöchernen Abschnitten (☞ Abb. 4.3):
- **Tarsus** (Fußwurzel)
- **Metatarsus** (Mittelfuß)
- **Digiti pedis** (Zehen). ◀

Tarsus
▶ Im Gegensatz zur Handwurzel besitzt die Fußwurzel, der **Tarsus,** nur sieben Knochen, die jedoch deutlich größer sind (☞ Abb. 4.3):
- Talus (Sprungbein)
- Calcaneus (Fersenbein)
- Os naviculare (Kahnbein)
- Os cuboideum (Würfelbein)
- drei Ossa cuneiformia (Keilbeine). ◀

Talus
▶ Der **Talus** bildet als erster Fußwurzelknochen mit Tibia und Fibula das **obere Sprunggelenk.** Dabei handelt es sich um ein Scharniergelenk. Man erkennt am Talus einen Körper, **Corpus tali,** der nach ventral in einen Hals, **Collum tali,** übergeht. Dieser Hals trägt einen Kopf, das **Caput tali.**

Das Corpus besitzt auf seiner proximalen Fläche eine in sagittaler Richtung konvex gebogene Gelenkfläche, die **Facies articularis superior.** Diese wird als Rolle, **Trochlea tali,** bezeichnet. Auch seitlich ist diese Rolle mit Gelenkknorpel überzogen, da hier die Malleolengabel wie eine Zange um die Trochlea tali greift. Die seitlichen Gelenkflächen werden als **Facies malleolares medialis** und **lateralis** bezeichnet.

Das Corpus tali besitzt außerdem seitlich einen knöchernen Fortsatz, den **Processus lateralis tali.** Auch dorsal ist ein solcher Fortsatz zu erkennen, der **Processus posterior tali.** Der hintere Fortsatz ist in einen rechten und einen linken Anteil aufgespaltet, man spricht vom **Tuberculum laterale** und vom **Tuberculum mediale.** Beide bilden zwischen sich eine Knochenrinne, durch die die Sehne des Großzehenbeugers nach kaudal verläuft. Daher bezeichnet man diese Rinne als **Sulcus tendinis musculi flexoris hallucis longi.**

Auf der Unterseite des Corpus tali befinden sich drei Gelenkflächen, die **Facies articulares calcaneae anterior, media** und **posterior.** Zwischen den Facies articulares calcaneae posterior und media verläuft eine kleine Knochenrinne von lateral nach medial, der **Sulcus tali.**

Der Caput tali ist halbrund geformt und mit Gelenkknorpel überzogen. ◀

Calcaneus
▶ Der **Calcaneus** ist der größte Fußknochen des Menschen und bildet die prominente Ferse.

Proximal steht er über drei Gelenkflächen mit dem Talus in gelenkiger Verbindung: **Facies articulares talares anterior, media** und **posterior.** Zwischen der mittleren und der hinteren Gelenkfläche verläuft auch hier eine Knochenrinne, der **Sulcus calcanei.** Er bildet mit dem darüberliegenden Sulcus tali den **Sinus tarsi.**

Während das ventrale Ende des Calcaneus eine rundliche Gelenkfläche besitzt und mit dem Os cuboideum ein Gelenk bildet, ist das hintere Ende zu einem sehr kräftigen Knochenhöcker verdickt. Dieser Knochenhöcker bildet die Ferse des Fußes und wird als **Tuber calcanei** bezeichnet. An seiner plantaren Fläche kann man zwei kleine Knochenvorsprünge erkennen, die **Processus medialis** und **lateralis tuberis calcanei.** Proximal vom vorderen Ende des Calcaneus befindet sich an der medialen Fläche ein balkonartiger Knochenfirst, der als **Sustentaculum tali** bezeichnet wird. Er trägt die vordere Gelenkfläche für den Talus. Unterhalb des Sustentaculum tali verläuft der **Sulcus tendinis musculi flexoris hallucis longi,** eine Fortsetzung des gleichnamigen Sulcus am Talus. ◀

Os naviculare
▶ Das Os naviculare liegt zwischen dem Kopf des Talus und den Keilbeinen der Fußwurzel. An sei-

nem medialen Rand ist plantar ein Knochenhöcker zu erkennen, die **Tuberositas ossis navicularis.** ◀

Os cuboideum
▶ Am lateralen Fußrand liegt zwischen dem Calcaneus und dem 4. bzw. 5. Metatarsalknochen das Os cuboideum. Plantar lässt sich ein Knochenvorsprung erkennen, die **Tuberositas ossis cuboidei.** Sie begrenzt eine kleine Knochenrinne, den **Sulcus tendinis musculi fibularis longi.** ◀

Ossa cuneiformia
Die Keilbeine verdanken ihren Namen ihrer Keilform. Die Keilspitze des ersten Keilbeins **(Os cuneiforme mediale)** ist nach proximal gerichtet, während die Keilspitzen der **Ossa cuneiformia intermedium und laterale** nach plantar gerichtet sind. Das zweite Keilbein (Os cuneiforme intermedium) ist am kürzesten und wird von den beiden anderen so überragt, dass diese die Basis des zweiten Mittelfußknochens zwischen sich fassen.

Metatarsus
▶ Die Knochen des Mittelfußes, die **Ossa metatarsi,** ähneln in ihrer Form und Bezeichnung denen der Mittelhandknochen. Jedoch ist der erste Metatarsalknochen deutlich dicker und etwas kürzer als die übrigen vier. Außerdem besitzt er an der plantaren Fläche seiner Basis einen Knochenhöcker, die **Tuberositas ossis metatarsi I.**

Ein ähnlicher Knochenhöcker findet sich auf der lateralen Seite des Mittelfußes. Dort wird er vom fünften Mittelfußknochen gebildet und daher als **Tuberositas ossis metatarsi V** bezeichnet. ◀

Digiti pedis
Die Knochen der Zehen entsprechen in ihrem Aufbau den Fingerknochen. Allerdings sind die einzelnen Phalangen der Zehen deutlich kürzer als die der Finger. Ebenso wie der Daumen besitzt auch der Zeh, **Hallux,** nur zwei Phalangen. Diese sind jedoch besonders breit und dick. Beim Großzeh findet man außerdem zwei Ossa sesamoidea.

Die mittlere und distale Phalanx des fünften Zehs sind miteinander verschmolzen – daher besitzt der kleine Zeh nur zwei Phalangen.

> **Merke!**
> ▶ Der Daumen heißt Pollux, der Großzeh heißt Hallux! ◀

4.2 Gelenke und Bänder

4.2.1 Hüftgelenk

Wie das Schultergelenk ist auch das Hüftgelenk **(Art. coxae)** ein **Kugelgelenk** mit drei Gelenkachsen. Es wird gebildet durch die Gelenkpfanne der Hüfte und den Femurkopf (☞ Abb. 4.4).

Die Gelenkpfanne der Hüfte, das **Acetabulum,** ist eine halbkugelige Aushöhlung, deren Rand an der kaudalen Seite unterbrochen ist. Diese Unterbrechung wird als **Incisura acetabuli** bezeichnet. Der Rand wird durch einen faserknorpeligen Ring, das **Labrum acetabuli,** unterstützt. Dieser Ring überbrückt als **Lig. transversum acetabuli** auch die Incisura acetabuli, so dass ein vollständiger Gelenkrand besteht. Dieser knorpelige Gelenkrand bildet einen wichtigen Teil der Gelenkfläche der Hüftpfanne, da das Acetabulum nicht vollständig mit Gelenkknorpel überzogen ist. Der mit Gelenkknorpel überzogene Bereich ist halbmondförmig und wird deshalb als **Facies lunata** bezeichnet. Der nicht überknorpelte Bereich des Knochens ist nur mit

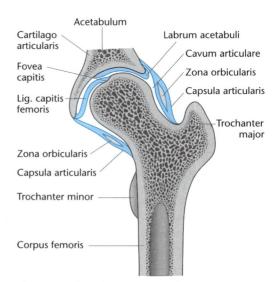

Abb. 4.4: Aufbau des Hüftgelenks; blau: Bänder und knorpelige Anteile.

lockerem Bindegewebe überzogen. Aus diesem Bereich entspringt ein dickes Band, das **Lig. capitis femoris,** und zieht zur Fovea capitis femoris. Dieses Band erfüllt jedoch keine mechanischen Aufgaben.

Klinik!
Innerhalb des Lig. capitis femoris verläuft der R. acetabularis der A. obturatoria zum Oberschenkelkopf. Besonders in der Jugend trägt dieses Blutgefäß zur Ernährung des Oberschenkelkopfs bei.

Die Gelenkkapsel des Hüftgelenks ist derb, fest und trichterförmig. Sie entspringt am knöchernen Acetabulum, so dass das Labrum acetabuli vollständig in der Gelenkkapsel enthalten ist. Am Femur ist die Gelenkkapsel ventral entlang der Linea intertrochanterica befestigt, dorsal reicht sie bis etwa zur Mitte des Schenkelhalses.

Klinik!
Schenkelhalsfrakturen können innerhalb, außerhalb oder kombiniert durch die Gelenkkapsel verlaufen.

Merke!
Die Epiphysenfuge des Oberschenkelkopfs liegt vollständig intrakapsulär!

▶ Mehrere Bänder verstärken die Gelenkkapsel des Hüftgelenks:
- **Lig. iliofemorale:** Es ist das stärkste Band des menschlichen Körpers und verstärkt die ventrale Wand der Gelenkkapsel. Es entspringt knapp unterhalb der Spina iliaca anterior inferior und setzt an der Linea intertrochanterica an.
- **Lig. pubofemorale:** Es beginnt am Ramus superior ossis pubis, verstärkt die mediale Kapselwand und ist an der Linea intertrochanterica befestigt.
- **Lig. ischiofemorale:** Es hat seinen Ursprung am Corpus ossis ischii, verstärkt die dorsale Kapselwand und inseriert ebenfalls an der Linea intertrochanterica.

Alle drei Bänder sind schraubenförmig um das Gelenk angeordnet. Wenn das Bein nach hinten geführt wird (Extension), pressen die Bänder aufgrund ihrer schraubenförmigen Anordnung den Femurkopf in das Acetabulum. Man spricht von der sog. **Bänderschraube.** ◀

Klinik!
▶ Entspannt sind Gelenkkapsel und die Bänder des Hüftgelenks in folgender Stellung: leichte Flexion, Abduktion, Außenrotation des Oberschenkels. ◀

▶ Alle drei Bänder werden zusätzlich durch einen ringförmig um den Schenkelhals angelegten Knorpel zusammengehalten. Diesen Knorpel nennt man **Zona orbicularis.** ◀

Klinik!
Das Hüftgelenk besitzt eine Knochen-, Band- und Muskelführung. Deshalb sind im Vergleich zum Schultergelenk Luxationen dieses Gelenks äußerst selten!

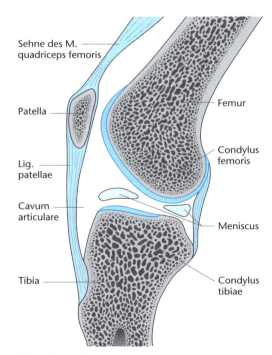

Abb. 4.5: Aufbau des Kniegelenks.

4.2.2 Kniegelenk

▶ Das Kniegelenk **(Art. genus)** ist das größte Gelenk des menschlichen Körpers und wird von den Femur- und den Tibiakondylen gebildet (☞ Abb. 4.5). ◀

> **Merke!**
> Die Fibula ist am Kniegelenk **nicht** beteiligt!

▶ Es hat jedoch einen entscheidenden Nachteil: Die Gelenkflächen von Femur und Tibia berühren sich nur punktförmig. Dies liegt zum einen daran, dass die Gelenkflächen des Femurs rund, die der Tibia hingegen eher flach geformt sind. Diese Inkongruenz der Gelenkflächen wird durch zwei Faserknorpelringe ausgeglichen. Diese Ringe, die sog. **Menisken,** haben einen keilförmigen Querschnitt und vergrößern so die druckübertragenden Kontaktflächen. Die Menisken befinden sich jeweils lateral und medial zwischen dem oberen und unteren Kondylus. Ihre Form ist uneinheitlich: Der **Meniscus lateralis** hat eine sehr gleichmäßige Rundung und sieht aus wie ein Dreiviertelkreis, wohingegen der **Meniscus medialis** eher etwas lang gestreckt ist und so eine C-förmige Gestalt hat. Ventral sind beide Menisken durch das **Lig. transversum genus** miteinander verbunden. Außerdem stehen die Menisken in Kontakt mit der Gelenkkapsel.

Die lockere Gelenkkapsel umgibt das Knie und bildet zahlreiche Ausbuchtungen, sog. **Recessus.** In der Umgebung des Kniegelenks kann man bis zu 30 Bursen finden, die miteinander in Verbindung stehen.

Die Sehnen zahlreicher Muskeln im Bereich des Kniegelenks geben Fasern an die Gelenkkapsel ab. Außerdem wird die Gelenkkapsel durch kräftige Bänder unterstützt. Dabei unterscheidet man die Außen- von den Innenbändern. ◀

Außenbänder des Kniegelenks
- ▶ **Lig. collaterale tibiale** (mediales Seitenband): verbindet als Verstärkungszug der Gelenkkapsel den Epicondylus medialis femoris mit dem Condylus medialis tibiae. Außerdem ist es mit dem Meniscus medialis verwachsen.
- **Lig. collaterale fibulare** (laterales Seitenband): verläuft als selbstständiges Band vom Epicondylus lateralis femoris zum Köpfchen des Wadenbeins und ist **nicht** mit dem Meniscus lateralis verwachsen ◀
- ▶ **Lig. patellae:** ◀ verbindet den Apex patellae mit der Tuberositas tibiae. Es stellt eine Fortsetzung der Sehne der Unterschenkelstrecker dar.
- ▶ **Lig. popliteum obliquum** und **Lig. popliteum arcuatum:** ◀ Beide verstärken den dorsalen Bereich der Gelenkkapsel.

> **Merke!**
> ▶ Der mediale Meniskus ist mit der Gelenkkapsel und dem medialen Seitenband verwachsen. Der laterale Meniskus ist nur mit der Gelenkkapsel, jedoch nicht mit dem lateralen Seitenband verwachsen! ◀

> **Klinik!**
> ▶ Da der mediale Meniskus mit dem medialen Seitenband verwachsen ist, ist er nur eingeschränkt beweglich. Bei extremen Belastungen des Kniegelenks reißt daher der mediale Meniskus deutlich häufiger! ◀

Wird das Knie gestreckt, sind die Kollateralbänder gespannt und stabilisieren das Gelenk in der Streckstellung. Wird das Knie gebeugt, relaxieren die Kollateralbänder und begrenzen lediglich die Rotation im Kniegelenk.

Innenbänder des Kniegelenks
- ▶ **Ligg. cruciata anterius** und **posterius:** Die beiden Kreuzbänder sind zwei starke, sich überkreuzende Bänder. Das vordere Kreuzband spannt sich zwischen der Area intercondylaris anterior der Tibia und der medialen Fläche des Condylus lateralis femoris aus. Das hintere Kreuzband reicht von der Area intercondylaris posterior zur lateralen Fläche des Condylus medialis femoris. Die Kreuzbänder sorgen dafür, dass die Oberschenkelkondylen nicht von den flachen Gelenkpfannen des Schienbeinkopfs abgleiten, und halten das Gelenk zusammen (☞ Abb. 4.6).
- **Lig. meniscofemorale posterius:** verläuft vom Meniscus lateralis dorsal vom hinteren Kreuzband zur Innenfläche des Condylus medialis femoris

- **Lig. meniscofemorale anterius:** zieht von der Rückseite des Meniscus lateralis zum vorderen Kreuzband
- **Lig. transversum genus:** verbindet die beiden Menisken im ventralen Bereich miteinander (☞ Abb. 4.6). ◄

> **Merke!**
> ▶ Bei der **A**ußenrotation wickeln sich die Kreuzbänder voneinander **ab**. ◄

▶ Im Knie treffen Femur und Tibia so zusammen, dass sie einen nach außen offenen Winkel von ca. 174 Grad bilden: das **physiologische Genu valgum.** Es kommt dadurch zustande, dass das Femur schräg im Oberschenkel steckt. Für die normale Statik des Beins ist dies jedoch ohne Belang, denn das Gewicht des Rumpfs wird durch die sog. **Traglinie**, die Verbindungslinie zwischen der Mitte des Hüftgelenks und der Mitte des oberen Sprunggelenks, auf den Fuß übertragen. ◄

Bei der Bewegung des Kniegelenks vollführen die Femurkondylen eine Roll-Gleit-Bewegung auf den Kondylen der Tibia. Starre Gelenkachsen sind beim Lebenden also nicht exakt festzulegen.

> **Klinik!**
> Rückt die Mitte des Kniegelenks nach medial neben die Traglinie, so wird der Tibiofemoralwinkel kleiner als 174 Grad.
> - Ist der Winkel kleiner als 150 Grad, so spricht man von einem pathologischen **Genu valgum** oder **X-Bein.**
> - Bei einem Winkel über 174 Grad liegt ein immer pathologisches **Genu varum** vor, ein **O-Bein.**

> **Merke!**
> General Varus sitzt O-beinig auf seinem Pferd.

4.2.3 Tibiofibulargelenke

▶ Wie beim Unterarm bilden auch die beiden Knochen des Unterschenkels Gelenke miteinander. Allerdings sind sie praktisch unbeweglich, da es sich um Amphiarthrosen handelt. Die kräftige **Membrana interossea cruris** fixiert Fibula und Tibia fest aneinander.

Die distalen Enden des Schien- und Wadenbeins werden durch die **Syndesmosis tibiofibularis** verbunden und an der Vorder- und Rückseite durch die **Ligg. tibiofibularia anterius** und **posterius** zusätzlich gesichert. ◄

> **Klinik!**
> Extreme Belastungen des oberen Sprunggelenks können die Malleolengabel aufspreizen. Dabei zerreißen die Strukturen, welche Tibia und Fibula zusammenhalten; das bezeichnet man als **Weber-Fraktur.** Je nachdem, welche Strukturen zerreißen, werden dabei unterschieden:
> - **Weber-A-Fraktur:** Querfraktur des Malleolus lateralis unterhalb der Syndesmosis tibiofibularis bei erhaltener Syndesmose
> - **Weber-B-Fraktur:** Fraktur des Malleolus medialis in Höhe der Syndesmose mit Anriss der Syndesmose
> - **Weber-C-Fraktur:** Fraktur der Fibula oberhalb der Syndesmose mit vollständiger Ruptur der Syndesmose. Darüber hinaus bezeichnet die sog. **hohe Weber-C-Fraktur** die Fraktur der Fibula unterhalb des Caput fibulae; dabei reißt neben der Syndesmose auch die Membrana interossea cruris.

4.2.4 Oberes Sprunggelenk

▶ Am Aufbau des oberen Sprunggelenks **(Art. talocruralis)** beteiligen sich der Malleolus medialis, der Malleolus lateralis, die Facies articularis inferior tibiae und die Trochlea tali (☞ Abb. 4.7). Die Gelenkkapsel des oberen Sprunggelenks ist vorn und hinten schlaff und dünn, an den Seiten jedoch durch Bänder verstärkt. So besitzt das obere Sprunggelenk als Scharniergelenk kräftige Seitenbänder, die **Ligg. collateralia.** Diese weisen jedoch

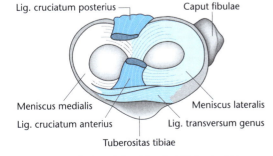

Abb. 4.6: Aufsicht auf die Kniegelenkfläche der Tibia.

eine Besonderheit auf: Sie sind fächerförmig in mehrere Züge aufgespalten und setzen an verschiedenen Stellen der Fußwurzel an. Die Nomenklatur dieser Bandanteile folgt den Knochen, die sie verbinden. Beim **fibularen Kollateralband** unterscheidet man:
- Lig. talofibulare posterius
- Lig. talofibulare anterius
- Lig. calcaneofibulare.

Das tibiale Seitenband ist einheitlicher und bildet mehrere breite Faseranteile:
- Pars tibionavicularis
- Pars tibiotalaris
- Pars tibiocalcanea. ◄

> **Klinik!**
> Da die Trochlea tali vorn breiter ist als hinten, ist der Gelenkschluss beim Heben des Fußes besonders fest. Ab- und Adduktionsbewegungen sind dann kaum noch möglich.

4.2.5 Unteres Sprunggelenk

▶ Das untere Sprunggelenk liegt im Bereich der Fußwurzel zwischen Talus, Calcaneus und Os naviculare. Anatomisch besteht es aus zwei völlig getrennten Gelenken, einer vorderen **Art. talocalcaneonavicularis** und einer hinteren **Art. subtalaris**. Funktionell bilden diese Gelenke jedoch eine Einheit. Die Achse dieses Gelenks tritt an der tibialen Seite des Taluskopfs oben ein und an der fibularen Seite unten aus dem Calcaneus wieder aus. Um diese Achse sind **Supination** und **Pronation** des Fußes möglich. ◄

Beide Gelenke haben eine eigene Gelenkkapsel.

Articulatio talocalcaneonavicularis

▶ Die vordere Abteilung des unteren Sprunggelenks wird von Talus, Calcaneus und Os naviculare gebildet, wobei der Talus den Gelenkkopf bildet und Calcaneus und Os naviculare die Gelenkpfanne. Der Talus besitzt zwei Gelenkflächen, die mit den entsprechenden Flächen des Calcaneus in Verbindung stehen: **Facies articularis calcanea anterior** und **Facies articularis calcanea media.** Zusätzlich gibt es am Kopf des Talus eine dritte Gelenkfläche, die **Facies articularis navicularis,** die mit der ausgehöhlten Fläche des Os naviculare artikuliert. Der Kopf des Talus ruht dabei auf einem Band, das sich vom Calcaneus zum Os naviculare ausspannt. Dieses sehr kräftige Band, das **Lig. calcaneonaviculare,** ist an seiner diesem Gelenk zugewandten Seite verknorpelt und so an der Bildung der Gelenkpfanne beteiligt (☞ Abb. 4.7). Man bezeichnet es daher auch als **Pfannenband.** ◄

Articulatio subtalaris

Der hintere Anteil des unteren Sprunggelenks liegt zwischen der konkaven hinteren Gelenkfläche des Talus und der konvexen Gelenkfläche des Calcaneus.

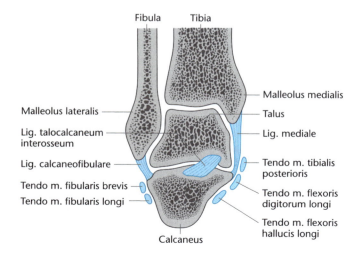

Abb. 4.7: Frontalschnitt durch das obere und untere Sprunggelenk.

Das untere Sprunggelenk trägt das gesamte Körpergewicht und muss daher ganz besonders hohen Drücken standhalten.

4.2.6 Binnengelenke und -bänder des Fußes

▶ Der menschliche Fuß trägt das gesamte Gewicht des Körpers. Um dieser Belastung gewachsen zu sein, ist der Fuß wie ein Gewölbe konstruiert. Man spricht einerseits von dem **Längsgewölbe** (Sagittalrichtung) und andererseits von dem **Quergewölbe** (Transversalrichtung). Diese Gewölbe ruhen auf drei knöchernen Punkten:
- Tuber calcanei
- Tuberositas ossis metatarsi I
- Tuberositas ossis metatarsi V.

Zwischen diesen drei Punkten spannt sich das Fußgewölbe auf. Der Talus nimmt den von oben kommenden Druck auf und verteilt ihn auf diese drei Punkte. Damit das Gewölbe unter der Belastung nicht zusammenbricht, besitzt es zahlreiche Strukturen, die dem Druck entgegenwirken: Zum einen üben viele Sehnen von Streckermuskeln Zug auf das Längsgewölbe aus, zum anderen wird das Fußgewölbe durch starke bindegewebige Strukturen passiv verklammert. Dabei handelt es sich um die Aponeurosis plantaris und das Lig. plantare longum.
- Die **Aponeurosis plantaris** entspringt am Tuber calcanei und spaltet sich in fünf Züge auf, die an den Grundgelenken der Zehen befestigt sind. Die Längszüge werden wie bei der Hand durch quer verlaufende Faserzüge zusätzlich verstrebt.
- Das **Lig. plantare longum** geht von der plantaren Fläche des Calcaneus aus und zieht dann nach distal zu den Basen der Ossa metatarsi. Oberflächliche Züge verlaufen über die an der plantaren Fläche des Würfelbeins vorhandene Rinne hinweg und bilden so den **Canalis plantae.**

Das Längsgewölbe ist an der medialen Seite deutlich höher als an der lateralen, die auf der Unterlage ruht. ◀

> **Klinik!**
>
> ▶ Man kann am Fuß zwei gedachte Linien erkennen, die für die Chirurgie von besonderer Bedeutung sind. Sie dienen als Grenzlinien bei Amputationen:
> - **Chopart-Gelenklinie:** trennt den Talus und den Calcaneus vom Os cuboideum und vom Os naviculare
> - **Lisfranc-Gelenklinie:** trennt die Ossa cuneiformia und das Os cuboideum von den Ossa metatarsi. ◀

4.3 Muskeln

 Um die Muskelanordnung des Beins zu verstehen, sollte man unbedingt auch einen guten Anatomieatlas oder – noch besser – das direkte Präparat zur Rate ziehen.

4.3.1 Muskeln des Hüftgelenks

☞ Tabelle 4.1.
▶ Die Muskulatur des Oberschenkels ist in sog. **Logen** um das Femur angeordnet (☞ Abb. 4.8). ◀

▶ **Tab. 4.1: Muskeln des Hüftgelenks.** ◀

Name	Ursprung	Ansatz	Innervation	Funktion
M. iliopsoas • M. psoas major • M. iliacus	• BWK12, LWK1–4 • Fossa iliaca	Trochanter minor	Plexus lumbalis, N. femoralis	Adduktion, Außen- und Innenrotation im Hüftgelenk
M. gluteus maximus	dorsale Fläche des Os sacrum	Tuberositas glutea femoris	N. gluteus inferior	Streckung, Außenrotation, Adduktion und Abduktion im Hüftgelenk
M. gluteus medius	Lineae gluteae anterior und posterior	Trochanter major	N. gluteus superior	Abduktion, Streckung, Außen- und Innenrotation im Hüftgelenk
M. gluteus minimus	Lineae gluteae anterior und posterior	Trochanter major	N. gluteus superior	wie M. gluteus medius

4. Untere Extremität

▶ Tab. 4.1: Fortsetzung. ◀

Name	Ursprung	Ansatz	Innervation	Funktion
M. piriformis	ventrale Fläche des Os sacrum	Trochanter major	N. piriformis	Abduktion und Außenrotation im Hüftgelenk
M. obturatorius internus	Membrana obturatoria	Fossa trochanterica	Plexus sacralis	Außenrotation im Hüftgelenk
M. obturatorius externus	Membrana obturatoria, außen am Foramen obturatum	Fossa trochanterica	N. obturatorius	Außenrotation und Adduktion im Hüftgelenk
M. gemellus superior	Spina ischiadica	Sehne des M. obturatorius internus	Plexus sacralis	Außenrotation im Hüftgelenk
M. gemellus inferior	Tuber ischiadicum	Sehne des M. obturatorius internus	Plexus sacralis	Außenrotation im Hüftgelenk I
M. quadratus femoris	Tuber ischiadicum	Crista intertrochanterica	N. ischiadicus	Außenrotation, Streckung und Adduktion im Hüftgelenk
M. pectineus	Pecten ossis pubis	Linea pectinea	N. femoralis und N. obturatorius	Beugung, Außenrotation und Adduktion im Hüftgelenk
M. adductor longus	Corpus ossis pubis, Symphysis pubica	Labium mediale der Linea aspera	N. obturatorius	Adduktion, Außenrotation und Beugung im Hüftgelenk
M. adductor brevis	Ramus inferior ossis pubis	Labium mediale der Linea aspera	N. obturatorius	Adduktion und Außenrotation im Hüftgelenk
M. adductor magnus	Ramus ossis ischii, Ramus inferior ossis pubis	Labium mediale der Linea aspera	N. obturatorius und N. tibialis	Adduktion, Streckung, Innen- und Außenrotation im Hüftgelenk
M. gracilis	Ramus inferior ossis pubis	Condylus medialis tibiae	N. obturatorius	Adduktion und Außenrotation im Hüftgelenk; Beugung und Innenrotation im Kniegelenk
M. rectus femoris	Spina iliaca anterior inferior	über die Patella an der Tuberositas tibiae	N. femoralis	Beugung, Abduktion und Außenrotation im Hüftgelenk; Streckung im Kniegelenk
M. tensor fasciae latae	zwischen Lineae gluteae anterior und inferior	Tractus iliotibialis	N. gluteus superior	Beugung, Abduktion und Innenrotation im Hüftgelenk; spannt die Fascia lata; Streckung und Außenrotation im Kniegelenk
M. sartorius	Spina iliaca anterior superior	Condylus medialis tibiae	N. femoralis	Beugung, Abduktion und Außenrotation im Hüftgelenk; Beugung und Innenrotation im Kniegelenk

4.3 Muskeln

▶ Tab. 4.1: Fortsetzung. ◀

Name	Ursprung	Ansatz	Innervation	Funktion
M. biceps femoris		Caput fibulae		
● Caput longum	● Tuber ischiadicum		● N. tibialis	● Streckung, Adduktion und Außenrotation im Kniegelenk
● Caput breve	● Labium laterale der Linea aspera		● N. fibularis communis	● Beugung und Außenrotation im Kniegelenk
M. semimembranosus	Tuber ischiadicum	Condylus medialis tibiae	N. tibialis	Streckung und Adduktion im Hüftgelenk; Beugung und Innenrotation im Kniegelenk
M. semitendinosus	Tuber ischiadicum	Condylus medialis tibiae	N. tibialis	Streckung und Adduktion im Hüftgelenk; Beugung und Innenrotation im Kniegelenk

Tabelle 4.2 fasst die Muskeln des Hüftgelenks gemäß ihrer Funktion zusammen.

▶ Tab. 4.2: Funktionen der Muskeln des Hüftgelenks. ◀

Bewegung	ausführende Muskeln
Abduktion	M. gluteus maximus M. gluteus medius M. gluteus minimus M. piriformis M. rectus femoris M. tensor fasciae latae M. sartorius
Adduktion	M. iliopsoas M. gluteus maximus M. obturatorius externus M. quadratus femoris M. pectineus M. adductor longus M. adductor brevis M. adductor magnus M. gracilis M. biceps femoris, Caput longum M. semimembranosus M. semitendinosus
Anteversion (Beugung)	M. iliopsoas M. gluteus medius, vorderer Teil M. gluteus minimus, vorderer Teil M. pectineus M. adductor longus M. rectus femoris M. tensor fasciae latae M. sartorius

▶ Tab. 4.2: Fortsetzung. ◀

Bewegung	ausführende Muskeln
Retroversion (Extension)	M. gluteus maximus M. gluteus medius, dorsaler Teil M. gluteus minimus, dorsaler Teil M. quadratus femoris M. adductor magnus M. biceps femoris, Caput longum M. semimembranosus M. semitendinosus
Innenrotation	M. iliopsoas M. gluteus medius, ventraler Teil M. gluteus minimus, ventraler Teil M. adductor magnus M. tensor fasciae latae
Außenrotation	M. ilipsoas M. gluteus maximus M. gluteus medius M. gluteus minimus M. piriformis M. obturatorius internus M. obturatorius externus M. quadratus femoris M. pectineus M. adductor longus M. adductor brevis M. adductor magnus M. rectus femoris M. sartorius M. biceps femoris, Caput longum Mm. gemelli superior und inferior M. gracilis

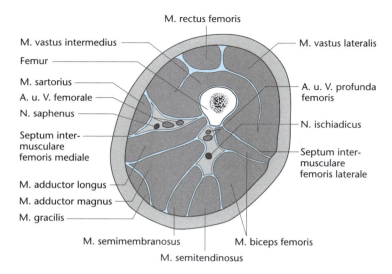

Abb. 4.8: Logenanordnung am Oberschenkel.

 Es ist wichtig zu berücksichtigen, dass je nach Stellung der Extremität ein und derselbe Muskel unterschiedliche Bewegungen durchführen kann!

▶ An ihrem kaudalen Ende weist die Ansatzsehne des M. adductor magnus eine schlitzartige Lücke auf, den **Adduktorenschlitz (Hiatus tendineus)**, durch welchen die Vasa femoralia von der Vorderseite des Oberschenkels auf die Rückseite und in die Kniekehle gelangen. ◀

Die Endsehnen von M. gracilis, M. sartorius und M. semitendinosus strahlen gemeinsam als Sehnenplatte in den Condylus medialis tibiae ein. Diese Sehnenplatte wird als **Gänsefuß (Pes anserinus)** bezeichnet.

4.3.2 Muskeln des Kniegelenks

☞ Tabelle 4.3.

▶ **Tab. 4.3:** Muskeln des Kniegelenks. ◀

Name	Ursprung	Ansatz	Innervation	Funktion
M. rectus femoris ☞ Tabelle 4.1				
M. vastus lateralis	Trochanter major	über die Patella an der Tuberositas tibiae	N. femoralis	Streckung im Kniegelenk
M. vastus medialis	Labium mediale der Linea aspera			
M. vastus intermedius	Vorderseite des Femurschafts			
M. sartorius ☞ Tabelle 4.1				
M. biceps femoris ☞ Tabelle 4.1				
M. semimembranosus ☞ Tabelle 4.1				
M. semitendinosus ☞ Tabelle 4.1				
M. popliteus	Epicondylus lateralis femoris	oberhalb der Linea m. solei	N. tibialis	Beugung und Innenrotation im Kniegelenk
M. tensor fasciae latae ☞ Tabelle 4.1				

4.3 Muskeln

▶ Tab. 4.3: Fortsetzung. ◀

Name	Ursprung	Ansatz	Innervation	Funktion
M. gracilis ☞ Tabelle 4.1				
M. gastrocnemius • Caput mediale • Caput laterale	• Condylus medialis femoris • Condylus lateralis femoris	über die Achillessehne am Tuber calcanei	N. tibialis	Beugung, Außen- und Innenrotation im Kniegelenk; Plantarflexion und Supination
M. plantaris	Condylus lateralis femoris	über die Achillessehne am Tuber calcanei	N. tibialis	Innenrotation und Beugung im Kniegelenk; Plantarflexion und Supination

℧ Klinik!

▶ Der M. rectus femoris, der M. vastus lateralis, der M. vastus intermedius und der M. vastus medialis werden zum **M. quadriceps femoris, der Quadrizepsgruppe,** zusammengefasst. ◀

🔆 Merke!

▶ Innen- und die Außenrotation sind nur bei gebeugtem Kniegelenk möglich! ◀

Tabelle 4.4 fasst die Muskeln des Kniegelenks gemäß ihrer Funktion zusammen.

▶ Tab. 4.4: Funktionen der Muskeln des Kniegelenks. ◀

Bewegung	ausführende Muskeln
Extension	M. quadriceps femoris M. tensor fasciae latae
Flexion	M. sartorius M. biceps femoris M. semimembranosus M. semitendinosus M. popliteus M. gracilis M. gastrocnemius M. plantaris
Innenrotation	M. sartorius M. semimembranosus M. semitendinosus M. popliteus M. gracilis M. gastrocnemius, Caput laterale
Außenrotation	M. biceps femoris M. tensor fasciae latae M. gastrocnemius, Caput mediale

4.3.3 Muskeln der Sprunggelenke !!!

☞ Tabelle 4.5.
▶ Die Muskeln des Unterschenkels werden in eine oberflächliche und eine tiefe Schicht eingeteilt. Außerdem unterscheidet man auch noch die Peroneusgruppe, die aus dem M. peroneus longus und dem M. peroneus brevis besteht.

Oberflächliche Schicht:
• M. gastrocnemius
• M. soleus
• M. plantaris. ◀

℧ Klinik!

▶ M. gastrocnemius und M. soleus werden zusammen als **M. triceps surae** bezeichnet. ◀

▶ Tiefe Schicht:
• M. flexor digitorum longus
• M. tibialis posterior
• M. flexor hallucis longus
• M. popliteus.

► Tab. 4.5: Muskeln der Sprunggelenke. ◄

Name	Ursprung	Ansatz	Innervation	Funktion
M. tibialis anterior	Condylus lateralis tibiae	mediale und plantare Fläche des Os cuneiforme mediale	N. fibularis profundus	Dorsalextension, Supination; aus Supinationsstellung geringe Pronation
M. extensor digitorum longus	Condylus lateralis tibiae	Dorsalaponeurose der Strahlen II–V	N. fibularis profundus	Dorsalextension, Pronation
M. gastrocnemius ☞ Tabelle 4.3				
M. soleus	Linea m. solei	über die Achillessehne am Tuber calcanei	N. tibialis	Plantarflexion, Supination
M. plantaris ☞ Tabelle 4.3				
M. tibialis posterior	Tibia, Fibula, Membrana interossea cruris	Tuberositas ossis navicularis	N. tibialis	Plantarflexion, Supination
M. flexor digitorum longus	Facies posterior tibiae	Basis der Phalanges distales II–V	N. tibialis	Plantarflexion, Supination
M. peroneus longus	obere Facies lateralis fibulae	Os cuneiforme mediale	N. fibularis superficialis	Plantarflexion, Pronation
M. peroneus brevis	untere Facies lateralis fibulae	Tuberositas ossis metatarsi V	N. fibularis superficialis	Plantarflexion, Pronation
M. peroneus tertius	Margo anterior fibulae	Basis und seitliche Fläche des Os metatarsi V	N. fibularis profundus	Dorsalextension, Pronation
M. extensor hallucis longus	Facies medialis fibulae	dorsal an der Basis der Phalanx distalis hallucis	N. fibularis profundus	Dorsalextension, Pronation
M. flexor hallucis longus	Facies posterior fibulae	Endphalanx des Hallux	N. tibialis	Plantarflexion, Supination

Die Muskulatur des Unterschenkels ist ebenfalls in Logen um Tibia und Fibula angeordnet (☞ Abb. 4.9).

An der Vorderseite und über den Fußrücken spannen sich feste Bindegewebszüge aus, die sog. Retinacula. Man unterscheidet das Retinaculum mm. extensorum superius vom Retinaculum mm. extensorum inferius. Von ihnen gehen Bindegewebssepten in die Tiefe und setzen am Periost der Knochen an. Diese Septen bilden drei Fächer, die folgende Strukturen beinhalten:

1. Fach: Sehne des M. tibialis anterior
2. Fach: Sehne des M. extensor hallucis longus
3. Fach: Sehne des M. extensor digitorum longus.

Ebenso gibt es für die Flexoren der Rückseite des Unterschenkels solche Fächer, die durch das Retinaculum mm. flexorum gebildet werden. Sie beinhalten:

1. Fach: Sehne des M. tibialis posterior
2. Fach: Sehne des M. flexor digitorum longus
3. Fach: Sehne des M. flexor hallucis longus. ◄

🔆 Merke!

Die Sehnen des M. flexor hallucis longus und des M. flexor digitorum longus kreuzen im Bereich der Planta pedis. Diese Kreuzung wird als **Chiasma plantare** bezeichnet.

Tabelle 4.6 fasst die Muskeln der Sprunggelenke gemäß ihrer Funktion zusammen.

4.3 Muskeln

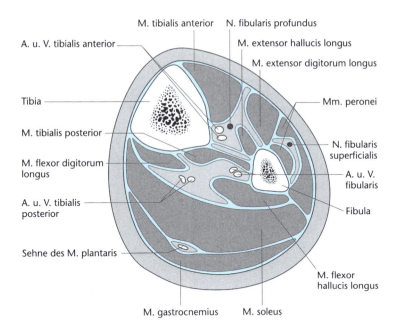

Abb. 4.9: Logenanordnung am Unterschenkel.

▶ **Tab. 4.6:** Funktionen der Muskeln des Sprunggelenks. ◀

Bewegung	ausführende Muskeln
Plantarflexion	M. gastrocnemius M. soleus M. tibialis posterior M. flexor digitorum longus M. peroneus longus M. peroneus brevis M. flexor hallucis longus
Dorsalextension	M. tibialis anterior M. extensor digitorum longus M. peroneus tertius M. extensor hallucis longus
Supination	M. tibialis anterior M. gastrocnemius M. soleus M. tibialis posterior M. flexor digitorum longus M. flexor hallucis longus
Pronation	M. tibialis anterior M. extensor digitorum longus M. peroneus longus M. peroneus brevis M. peroneus tertius M. extensor hallucis longus

Merke!

▶ Der M. peroneus longus ist der kräftigste Pronator im unteren Sprunggelenk, der M. triceps surae hingegen der stärkste Supinator.
Die Peroneus-Muskeln werden auch als **Mm. fibulares longus, brevis bzw. tertius** bezeichnet. ◀

4.3.4 Fußmuskulatur

☞ Tabelle 4.7.

▶ **Tab. 4.7: Fußmuskulatur.** ◀

Name	Ursprung	Ansatz	Innervation	Funktion
M. extensor digitorum brevis	Facies dorsalis calcanei	Dorsalaponeurose der Strahlen II–IV	N. fibularis profundus	Dorsalextension der 2.–4. Zehe
M. flexor digitorum brevis	Tuber calcanei	plantare Basis der Phalanges mediales digiti II–V	N. plantaris medialis	Plantarflexion der 2.–5. Zehe
M. quadratus plantae	Calcaneus	lateral der Sehne des M. flexor digitorum longus	N. plantaris lateralis	unterstützt die Wirkung des M. flexor digitorum longus
Mm. lumbricales	Sehnen des M. flexor digitorum longus	mediale Flächen der Phalanges proximales digiti II–V	Nn. plantares medialis und lateralis	Beugung der 2.–5. Zehe im Grundgelenk
Mm. interossei dorsales	einander zugekehrte Flächen der Ossa metatarsi I–V	Phalanges proximales	N. plantaris lateralis	Beugung aller Zehen im Grundgelenk
Mm. interossei plantares	medial-plantare Fläche der Ossa metatarsi III–V	mediale Flächen der Phalanges proximales digiti III–V	N. plantaris lateralis	Beugung der 3.–5. Zehe im Grundgelenk
M. extensor hallucis brevis	Facies dorsalis calcanei	Phalanx proximalis hallucis	N. fibularis profundus	Dorsalextension im Großzehengrundgelenk
M. abductor hallucis	Processus medialis tuberis calcanei	Os sesamoideum mediale	N. plantaris medialis	Plantarflexion und Abduktion im Großzehengrundgelenk
M. flexor hallucis brevis • Caput mediale • Caput laterale	Lig. calcaneocuboideum plantare • N. plantaris medialis • N. plantaris lateralis	über das Os sesamoideum mediale an die Phalanx proximalis der Großzehe		Beugung im Großzehengrundgelenk
M. adductor hallucis • Caput obliquum • Caput transversum	• Os cuneiforme laterale • Gelenkkapsel des 2.–5. Zehengrundgelenks	Os sesamoideum laterale, Phalanx proximalis hallucis	N. plantaris lateralis	Adduktion und Beugung im 2.–5. Zehengrundgelenk
M. abductor digiti minimi	Processus lateralis tuberis calcanei	Tuberositas ossis metatarsi V	N. plantaris lateralis	Beugung und Abduktion im Kleinzehengrundgelenk
M. flexor digiti minimi	Basis ossis metatarsi V	Basis plantaris phalangis proximalis digiti minimi	N. plantaris lateralis	Beugung im Kleinzehengrundgelenk
M. opponens digiti minimi	Lig. plantare longum	plantare und laterale Fläche des Os metatarsi V	N. plantaris lateralis	verspannt den Fußlängsbogen

4.4 Gefäße und Nerven

Da die untere Extremität über zahlreiche und besonders kräftige Muskeln verfügt, ist eine intensive Blutversorgung unerlässlich. Die Innervation des Beins erfolgt größtenteils über Nerven aus dem Plexus lumbosacralis.

4.4.1 Arterielle Blutgefäße

▶ Der Gefäßursprung für die arterielle Versorgung der unteren Extremität ist in Kapitel 8.8.2 beschrieben. Die Hauptarterie des Beins ist die Fortsetzung der A. iliaca externa, welche ab dem Lig. inguinale als **A. femoralis** bezeichnet wird. In ihrem Verlauf bezeichnet man sie als:
- A. femoralis
- A. poplitea
- Aa. tibiales anterior und posterior. ◀

Arteria femoralis
▶ Beim Durchtritt durch die Lacuna vasorum des Beckens liegt die A. femoralis auf dem Pecten ossis pubis, einer Knochenleiste am Rand des Foramen obturatum des Beckens, und zieht dann, nur von Fettgewebe umhüllt und von Lymphknoten sowie der Fascia lata bedeckt, zwischen M. ilipsoas und M. pectineus nach distal. Anschließend verläuft sie in einer Rinne zwischen dem M. vastus medialis und den Adduktoren nach kaudal. Diese Rinne wird als **Canalis adductorius** bezeichnet. In diesem Kanal wird sie vom M. sartorius bedeckt, den sie allmählich unterkreuzt. Die A. femoralis gibt in ihrem Verlauf oberflächliche und tiefe Äste ab.

Oberflächliche Äste der A. femoralis:
- **A. epigastrica superficialis:** relativ kleines Gefäß, das an der Versorgung der vorderen Bauchhaut beteiligt ist
- **A. circumflexa ilium superficialis:** verläuft entlang dem Leistenband nach lateral zur Spina iliaca anterior superior und bildet hier mit der A. circumflexa ilium profunda eine Anastomose
- **Aa. pudendae externae:** versorgen meist mit zwei Ästen die Haut der Leistengegend und die äußeren Genitalien.

Tiefe Äste der A. femoralis:
- **A. descendens genus:** verläuft nach distal durch den Adduktorenschlitz und beteiligt sich an der Versorgung des Kniegelenks
- **A. profunda femoris:** versorgt die Muskulatur des Oberschenkels und das Femur. Um dieser Aufgabe gerecht zu werden, ist dieser Ast fast so stark wie die A. femoralis selbst. Sie gibt drei Äste ab:
  - **A. circumflexa femoris medialis:** verläuft nach ihrem Abgang nach medial zum Trochanter minor. Ihr **R. superficialis** verzweigt sich in den oberflächlichen Adduktoren, während der **R. profundus** die tiefen Adduktoren versorgt und den Schenkelhals von dorsal umgreift. Auf diese Weise werden auch die Gelenkkapsel und der Schenkelkopf versorgt.
  - **A. circumflexa femoris lateralis:** zweigt sich in zwei Äste auf: Der **R. ascendens** umgreift den Schenkelhals von ventral und anastomosiert in der Fossa trochanterica mit dem R. profundus der A. circumflexa femoris medialis. Der **R. descendens** verläuft nach distal und versorgt den M. quadriceps femoris.
  - **A. descendens genus profunda femoris:** verläuft nach kaudal zum Kniegelenk und beteiligt sich an seiner Versorgung. ◀

Arteria poplitea
▶ Nachdem die A. femoralis durch den Adduktorenschlitz hindurchgetreten ist, wird sie als **A. poplitea** (Kniekehlenarterie) bezeichnet. Ihr Verlauf ist relativ kurz, da sie sich knapp distal des Kniegelenks in ihre beiden Endäste, die **Aa. tibiales anterior** und **posterior,** aufspaltet.

In der Kniekehle verläuft sie sehr tief und gibt eine Reihe kleiner Äste ab:
- A. superior lateralis genus
- A. superior medialis genus
- A. inferior lateralis genus
- A. inferior medialis genus.

Diese Arterien bilden ein Gefäßnetz, das das Kniegelenk versorgend umspannt, das **Rete articulare genus.**

Zwei zusätzliche Äste entspringen der A. poplitea, die am Rete articulare genus nicht beteiligt sind:

- **A. media genus:** durchbohrt die Kapsel des Kniegelenks und versorgt hier u. a. die Kreuzbänder
- **Aa. surales:** ergänzen die Blutversorgung der Wadenmuskulatur. ◀

Arteria tibialis anterior
▶ Die vordere Schienbeinarterie durchbricht am Unterrand des M. popliteus die Membrana interossea cruris und verläuft dann ventral dieser Membran nach distal bis zum Fußrücken. Hier geht sie in die **A. dorsalis pedis** über.

In ihrem Verlauf gibt die A. tibialis anterior folgende Äste ab:
- **Aa. recurrentes tibiales anterior** und **posterior:** bilden Rückläufer zum Rete articulare genus. Die A. recurrens tibialis posterior verläuft vor dem Durchtritt durch die Membrana interossea zum Knie zurück, die A. recurrens tibialis anterior erst nach dem Durchtritt.
- **Aa. malleolares anteriores lateralis** und **medialis:** bilden Gefäßnetze, welche getrennt voneinander die Malleolen umgeben: das **Rete malleolare laterale** und das **Rete malleolare mediale.** ◀

Arteria dorsalis pedis
▶ Die A. dorsalis pedis erscheint als Fortsetzung der A. tibialis anterior lateral von der leicht erkennbaren Sehne des M. extensor hallucis longus. ◀

> **Klinik!**
> ▶ Der Puls der A. dorsalis pedis ist gut tastbar und praktisch wichtig bei der Beurteilung der Fußdurchblutung. ◀

▶ Sie bildet am Fußrücken folgende Äste:
- **A. tarsalis lateralis** und die **Aa. tarsales mediales:** bilden am Fußrücken ein Gefäßnetz, das **Rete dorsale pedis**
- **A. arcuata:** bildet einen Gefäßbogen ähnlich dem an der Hand. Dieser verläuft in Höhe der Basen der Ossa metatarsi quer über den Fußrücken und anastomosiert meist rückläufig mit der A. tarsalis lateralis. Von dem Gefäßbogen gehen mehrere **Aa. metatarsales dorsales** ab, welche zwischen den Mittelfußknochen zehenwärts ziehen. Über **Rr. perforantes** stehen diese Äste auch mit Gefäßen auf der Plantarseite des Fußes in Verbindung. ◀

Arteria tibialis posterior
▶ Die A. tibialis posterior ist die eigentliche Fortsetzung der A. poplitea. Sie ist stärker als die A. tibialis anterior, da sie die Muskulatur des Unterschenkels versorgt. Direkt nach dem Abgang der vorderen Schienbeinarterie dringt sie in die Tiefe vor und verläuft zwischen der oberflächlichen und der tiefen Schicht der Wadenmuskulatur. Auf ihrem Weg zum Malleolus medialis gibt sie folgende Äste ab:
- **A. fibularis** (Syn.: **A. peronea**): entspringt hoch oben am Unterschenkel und verläuft ebenfalls nach distal. So wird die Wadenrückseite eigentlich durch zwei Arterien versorgt. Sie verläuft in der Tiefe entlang der Fibula und versorgt mit einigen Ästen die Muskeln der Wade. Mit dem Endast, dem **R. malleolaris lateralis,** beteiligt sie sich auch an der Versorgung des lateralen Knöchelnetzes.
- **A. malleolaris medialis:** speist das Rete malleolare mediale
- **Rr. calcanei:** beteiligen sich an einem Gefäßnetz, das den Calcaneus umgibt: **Rete calcaneum.**

Unterhalb des Malleolus medialis teilt sich die A. tibialis posterior in ihre Endäste auf:
- A. plantaris medialis: ◀ schwächere der beiden Fußsohlenarterien; sie verläuft oberflächlich zum Hallux.
- ▶ A. plantaris lateralis: ◀ bildet den Gefäßbogen der Fußsohle, den **Arcus plantaris.** Dieser übernimmt den Großteil der Blutversorgung der Fußsohle mit:
  – Aa. metatarsales plantares
  – Aa. digitales plantares communes
  – Aa. digitales plantares propriae

4.4.2 Venöse Blutgefäße

▶ Die Venen des Beins werden in tiefe und in oberflächliche Venen unterteilt.
- Die **tiefen Beinvenen** entsprechen in Nomenklatur und Verlauf den Arterien. Sie sind allerdings meist doppelt oder sogar mehrfach ausgebildet.

- Die **oberflächlichen Venen** des Beins folgen in ihrem Verlauf nicht den Arterien. Sie sind mit den tiefen Venen durch zahlreiche Anastomosen verbunden. Die Venenklappen gestatten nur einen Blutfluss von den oberflächlichen zu den tiefen Venen. ◂

Tiefe Beinvenen
▶ Es gibt zwei tiefe Beinvenen:
- **V. femoralis:** liegt kurz vor der Lacuna vasorum medial von der A. femoralis in der Tiefe. Sie nimmt das Blut aus den Hautvenen des Oberschenkels und der Leistengegend auf.
- **V. poplitea:** beginnt in der Kniekehle und verläuft weiter lateral und oberflächlicher als die A. poplitea. ◂

Oberflächliche Beinvenen
▶ Am Fußrücken gibt es ein ausgedehntes subkutanes Venennetz, aus dem zwei große oberflächlich gelegene Venenstämme hervorgehen:
- **V. saphena parva:** bildet sich am lateralen Fußrand und gelangt um den Malleolus lateralis herum auf die Rückseite des Unterschenkels. Kurz unterhalb der Kniekehle dringt sie in die Tiefe vor und mündet in die V. poplitea.
- **V. saphena magna:** entsteht am medialen Fußrand und gelangt vor oder hinter dem Malleolus medialis auf die Innenseite des Unterschenkels. Ab dem Knie verläuft sie schräg über die Innenfläche des Oberschenkels und mündet kurz vor der Lacuna vasorum in die V. femoralis. ◂

> **Klinik!**
> Der Zusammenfluss von V. saphena magna und V. femoralis wird als **Venenstern** bezeichnet, da noch zahlreiche kleine, oberflächliche Gefäße hier in die V. femoralis münden.

4.4.3 Lymphgefäße

Am Bein gibt es mehrere Lymphgefäße, die alle in die Lymphknoten der Leiste münden. Es gibt oberflächliche und tiefe **Nn. lymphoidei subinguinales.**
- Die oberflächlichen Lymphknoten liegen entlang dem Endstück der V. saphena magna und nehmen die subkutanen Lymphbahnen des Beins auf.
- Die tiefen Lymphknoten nehmen die tiefen Lymphbahnen und einen Teil der Vasa efferentia der oberflächlichen Knoten auf.

4.4.4 Nerven

Die ventralen Äste der Spinalnerven Th12–S4 bilden wie die ventralen Äste im Halsbereich ein Nervengeflecht, den sog. **Plexus lumbosacralis.** Einen Überblick über die Innervationsgebiete der Nerven, die diesem Plexus entstammen, geben Abbildung 4.10 und Tabelle 4.8.

Dieses große Geflecht erstreckt sich entlang der Wirbelsäule bis in das kleine Becken. Man unterteilt es in einen oberen und einen unteren Abschnitt, den **Plexus lumbalis** und den **Plexus sacralis.**

Tab. 4.8: Nerven des Plexus lumbosacralis.

Nerv	Wurzelsegmente
N. iliohypogastricus	Th12–L1
N. ilioinguinalis	Th12–L1
N. genitofemoralis	L1–L2
N. cutaneus femoris lateralis	L2–L4
N. femoralis	L1–L4
N. obturatorius	L2–L4
N. gluteus superior	L4–S1
N. gluteus inferior	L5–S2
N. pudendus	S2–S4
N. cutaneus femoris posterior	S1–S3
N. ischiadicus	L4–S3
N. tibialis	L4–S3
N. fibularis communis	L4–S2

Plexus lumbalis
▶ Der Plexus lumbalis wird von den Rr. anteriores der Segmente Th12–L4 gebildet.

Im Gegensatz zum Plexus brachialis findet hier eine unkoordinierte Durchflechtung der Nervenfasern statt, es werden also keine Trunci oder Fasciculi gebildet. Der Plexus lumbalis bildet sechs Nerven:
- N. iliohypogastricus
- N. ilioinguinalis
- N. genitofemoralis
- N. cutaneus femoris lateralis
- N. femoralis
- N. obturatorius. ◂

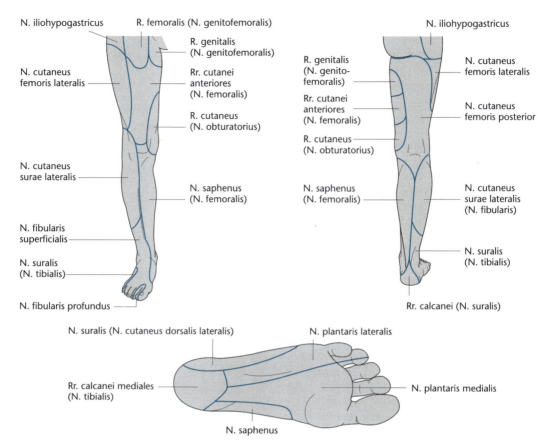

Abb. 4.10: Innervationsgebiete der Nerven des Plexus lumbosacralis.

Nervus iliohypogastricus
▶ Der N. iliohypogastricus zieht zwischen der Niere und dem M. quadratus lumborum hindurch und verläuft zwischen M. obliquus internus abdominis und M. transversus abdominis nach ventral. In seinem Verlauf gibt er einige **Rr. musculares** zur Innervation der umliegenden Muskeln ab. Mit seinem Endast, dem **R. cutaneus anterior,** innerviert er die Haut im Bereich des äußeren Leistenrings. Vorher gibt er noch den **R. cutaneus lateralis** ab, der die Haut im Bereich des Darmbeinkamms versorgt. ◀

Nervus ilioinguinalis
▶ Der N. ilioinguinalis verläuft nahezu parallel zum N. iliohypogastricus, jedoch etwas weiter kaudal. Er erscheint am äußeren Leistenring als Hautnerv und innerviert mit seinen **Nn. scrotales** bzw. **Nn. labiales** die Haut des Skrotums bzw. die Haut des Mons pubis. ◀

Nervus genitofemoralis
▶ Der N. genitofemoralis durchbohrt den M. psoas major und teilt sich in zwei Äste auf. Der erste Ast, **R. genitalis,** tritt zusammen mit dem Funiculus spermaticus durch den Leistenkanal und innerviert den M. cremaster und die Tunica dartos des Skrotums bzw. die Labia majora. Der zweite Ast, der **R. femoralis,** begleitet die Schenkelgefäße durch die Lacuna vasorum und innerviert die Haut unterhalb des Lig. inguinale. ◀

Nervus cutaneus femoris lateralis
▶ Der N. cutaneus femoris lateralis verläuft schräg durch die Fossa iliaca nach kaudal, durchbohrt im

Bereich der Spina iliaca anterior superior die Bauchwand und zieht seitlich am Oberschenkel abwärts. Mit zwei Ästen innerviert er dann die laterale Haut des Oberschenkels. ◄

Nervus femoralis

▶ Beim N. femoralis handelt es sich um den stärksten Nerv des Plexus lumbalis. Er erhält Fasern aus allen Segmenten dieses Plexus und zieht in der Bauchhöhle zwischen M. psoas major und M. iliacus nach kaudal. Nachdem er durch die Lacuna musculorum zum Oberschenkel gelangt ist, teilt er sich, auf dem M. iliopsoas liegend, in folgende Äste auf:

- **Rr. musculares:** innervieren die Extensoren des Oberschenkels
- **Rr. cutanei anteriores:** innervieren die Haut im ventralen Bereich des Oberschenkels
- **N. saphenus:** rein sensibler Nerv, der zusammen mit der A. femoralis durch den Adduktorenkanal zieht. Anschließend verläuft er auf der medialen Seite des Unterschenkels nach kaudal. Mit seinem Endast innerviert er sogar den medialen Fußrand. Auf seinem Weg gibt er den **R. infrapatellaris** und die **Rr. cutanei mediales** zur Hautversorgung am Unterschenkel ab. ◄

Nervus obturatorius

▶ Der N. obturatorius verläuft am medialen Rand des M. psoas nach kaudal bis in das kleine Becken, das er durch den Canalis obturatorius verlässt. In diesem Kanal teilt er sich in seine Endäste auf, mit denen er die mediale Gruppe der Oberschenkelmuskeln versorgt:

- Der **R. anterior** versorgt die Mm. adductores longus und brevis sowie den M. gracilis und auch den M. pectineus. Mit seinem Endast, dem **R. cutaneus,** innerviert er außerdem die medial gelegene Haut des Oberschenkels knapp proximal des Kniegelenks.
- Der **R. posterior** innerviert den M. adductor magnus sowie den M. obturatorius externus. ◄

Plexus sacralis

▶ Der Plexus sacralis wird von den Rr. anteriores der Segmente L4–S4 gebildet.

Wie beim Plexus lumbalis findet eine unkoordinierte Durchflechtung der Nervenfasern statt. Der Plexus sacralis bildet insgesamt fünf Nerven:

- N. gluteus superior
- N. gluteus inferior
- N. pudendus
- N. cutaneus femoris posterior
- N. ischiadicus:
  - N. tibialis
  - N. fibularis communis. ◄

Nervus gluteus superior

▶ Dieser Nerv tritt durch das Foramen suprapiriforme aus dem Becken aus und innerviert den M. gluteus medius, den M. gluteus minimus und den M. tensor fasciae latae. ◄

Nervus gluteus inferior

▶ Der N. gluteus inferior verlässt das Becken durch das Foramen infrapiriforme und versorgt den M. gluteus maximus. ◄

Nervus pudendus

▶ Der N. pudendus zieht ebenfalls durch das Foramen infrapiriforme, verläuft um die Spina ischiadica und das Lig. sacrospinale herum und gelangt dann durch das Foramen ischiadicum minus in die Fossa ischioanalis. Er liegt hier in einer Duplikatur der Fascia obturatoria, die als **Canalis pudendalis** bezeichnet wird. Er bildet folgende Äste:

- **Nn. anales:** versorgen die Haut um den Anus sensibel und den M. sphincter ani externus motorisch
- **Nn. perineales:** innervieren die Haut und die Muskulatur des Damms
- **N. dorsalis penis/clitoridis:** innerviert als Endast den dorsalen Bereich der Haut des Penis respektive die Klitoris. ◄

Nervus cutaneus femoris posterior

▶ Dieser Hautast des Plexus sacralis tritt durch das Foramen infrapiriforme aus dem Becken aus und zieht gemeinsam mit dem N. ischiadicus zwischen Tuber ischiadicum und Trochanter major nach kaudal auf die Rückseite des Oberschenkels. Hier durchbrechen seine Endäste die Faszie und versorgen die Haut der Oberschenkelrückseite bis in die Kniekehle. Außerdem innerviert er die Gesäßhaut durch die aus ihm stammenden **Nn. clunium inferiores** und die Haut im Dammbereich durch die **Rr. perineales.** ◄

Nervus ischiadicus

▶ Der N. ischiadicus ist der stärkste Nerv des menschlichen Körpers und beim Erwachsenen so dick wie ein Finger. Er gelangt durch das Foramen infrapiriforme in die Gesäßregion, wo er zwischen Tuber ischiadicum und Trochanter major verläuft. Er wird vom M. gluteus maximus bedeckt und zieht über den M. obturatorius internus, die Mm. gemelli und den M. quadratus femoris hinweg nach kaudal zum Oberschenkel. Hier liegt er dann dorsal vom M. adductor magnus und wird von den Beugern bedeckt. ◀

Ⓤ Klinik!

▶ Bei einem Ausfall des N. ischiadicus kommt es zur Lähmung der ischiokruralen Muskulatur und aller Muskeln des Unterschenkels und des Fußes. Der Patient kann das Kniegelenk nicht mehr aktiv beugen oder kreiseln. ◀

▶ Etwa in der Mitte des Oberschenkels teilt er sich in seine zwei großen Äste auf, den N. tibialis und den N. fibularis communis:

● Der **N. tibialis** ist der stärkere Ast des N. ischiadicus. Er verläuft durch die Mitte der Kniekehle und dann gemeinsam mit der A. tibialis posterior zwischen der tiefen und der oberflächlichen Schicht der Flexoren des Unterschenkels nach kaudal. Hinter dem Malleolus medialis spaltet er sich in seine Endäste. Folgende Äste gibt er in seinem Verlauf ab:
  – **N. suralis (Wadennerv):** zweigt schon in der Kniekehle vom N. tibialis ab und zieht zwischen den Köpfen des M. gastrocnemius nach kaudal, wobei er von der V. saphena parva begleitet wird. Nachdem er Fasern vom N. peroneus (= N. fibularis) über den **R. communicans fibularis** erhalten hat, zieht er um den Malleolus lateralis herum und innerviert den lateralen Fußrand. Feine Äste versorgen außerdem die Haut der Knöchelgegend und der Ferse.
  – **Rr. musculares:** innervieren alle Beuger des Unterschenkels
  – **N. plantaris medialis:** gelangt aus der Malleolengegend zur Fußsohle. Hier gibt er zunächst **Rr. musculares** für den M. abductor hallucis und den M. flexor digiti brevis ab und teilt sich dann in einen medialen und ei-

nen lateralen Endzweig. Der mediale Zweig versorgt den medialen Fußrand, den medialen Kopf des M. flexor hallucis longus und die Haut der medialen Seite der Großzehe. Der laterale Zweig spaltet sich in drei **Nn. digitales plantares communes,** welche die einander zugekehrten Seiten der 1.–4. Zehe versorgen. Außerdem innerviert er die Mm. lumbricales I und II.
  – **N. plantaris lateralis:** teilt sich in der Fußsohle in einen R. superficialis und einen R. profundus. Der **R. superficialis** liefert einen Zweig für die laterale Seite der 5. Zehe und einen Zweig zur Innervation der einander zugekehrten Flächen der 4. und 5. Zehe. Außerdem innerviert er die Muskeln des Kleinzehenballens und die Mm. lumbricales III und IV. Der **R. profundus** versorgt die Mm. interossei, den M. adductor hallucis und den M. flexor hallucis brevis. ◀

Ⓤ Klinik!

Bei einer Schädigung des N. tibialis ist der Fuß dorsalextendiert und proniert. Es ergibt sich das Bild des **Hackenfußes,** bei dem der Zehenstand unmöglich ist!

● ▶ Der **N. fibularis communis** (Syn.: N. peroneus communis) lagert sich nach seiner Abzweigung vom N. ischiadicus an die Sehne des M. biceps femoris an und gelangt so zum Caput fibulae. Um das Fibulaköpfchen schlingt er sich herum und dringt in die Mm. fibulares ein. Zwischen den Mm. fibulares spaltet er sich in seine beiden Endäste, Nn. fibulares superficialis und profundus, auf. Er gibt insgesamt folgende Äst ab:
  – **R. muscularis:** innerviert das Caput breve des M. biceps femoris
  – **N. cutaneus surae lateralis:** zweigt innerhalb der Kniekehle ab und sorgt für die sensible Innervation der proximalen zwei Drittel der Haut an der dorsolateralen Unterschenkelseite. Mit dem **R. communicans fibularis** sendet er Fasern an den N. suralis.
  – **N. fibularis superficialis:** führt überwiegend sensible Fasern. Lediglich der M. fibularis longus und der M. fibularis brevis werden von ihm motorisch innerviert. Den Fußrücken

versorgt er mit zwei Ästen, dem **N. cutaneus dorsalis medialis** und dem **N. cutaneus dorsalis intermedius.** Sie innervieren auch die Haut an der Dorsalseite der Zehen – mit Ausnahme der einander zugekehrten Seiten der 1. und 2. Zehe sowie der lateralen Seite der 5. Zehe.

– **N. fibularis profundus:** verläuft zusammen mit den Vasa tibialia anteriora zwischen den Extensoren des Unterschenkels, die er versorgt. Am Fußrücken begleitet er die A. dorsalis pe-dis, versorgt die beiden kurzen Extensoren und zieht zum ersten Zwischenknochenraum, wo er sich in zwei Äste für die einander zugekehrten Seiten der 1. und 2. Zehe aufteilt. ◄

Klinik!

▶ Bei Frakturen des Fibulaköpfchens kann es sehr schnell zu einer Verletzung des N. fibularis communis kommen. ◄

5 Kopf und Hals

Dieses Kapitel umfasst ein großes Stoffgebiet. Um es möglichst verständlich und übersichtlich zu gestalten, werden zunächst die knöchernen Anteile beschrieben und erst im Anschluss daran die funktionellen Abschnitte. Dadurch ergibt sich zwar keine stringente Beschreibung, wie es bei einer Gliederung nach Knochen, Bändern, Muskeln etc. der Fall wäre, jedoch wird so das Verständnis deutlich erleichtert. Muskeln, Gefäße und Nerven werden in gewohnter Weise auch tabellarisch dargestellt.

5.1 Cranium

▶ Die Knochen des Schädels lassen sich in zwei Gruppen einteilen, den Gesichtsschädel, **Viscerocranium,** und die Schädelkalotte, **Neurocranium.**

Die Knochen des Viscerocraniums bilden die knöcherne Grundlage für das Gesicht und formen die Eingänge für den Atem- und Verdauungstrakt. Zu ihnen gehören:
- **Os nasale** (Nasenbein)
- **Os lacrimale** (Tränenbein)
- **Os zygomaticum** (Jochbein)
- **Maxilla** (Oberkiefer)
- **Mandibula** (Unterkiefer)
- **Os palatinum** (Gaumenbein)
- **Vomer** (Pflugscharbein)
- **Concha nasalis inferior** (untere Nasenmuschel)
- **Os hyoideum** (Zungenbein)
- **Malleus, Incus, Stapes** (Gehörknöchelchen: Hammer, Amboss, Steigbügel).

Die Knochen des Neurocraniums hingegen bilden die knöcherne Kapsel, die das zentrale Nervensystem schützend umfasst. Es wird aus folgenden Knochen gebildet:
- **Os frontale** (Stirnbein)
- **Os sphenoidale** (Keilbein)
- **Os temporale** (Schläfenbein)
- **Os occipitale** (Hinterhauptsbein)
- **Os ethmoidale** (Siebbein)
- **Os parietale** (Scheitelbein). ◀

Die Abbildungen 5.1 und 5.2 zeigen den Schädel in seiner Gesamtheit.

 Es ist unbedingt erforderlich, die einzelnen Knochen des Schädels zusätzlich in einem Anatomieatlas zu betrachten!

5.1.1 Viscerocranium

Os nasale
Das Nasenbein setzt sich aus zwei Anteilen zusammen, die von der rechten und der linken Gesichtshälfte stammen. Der Oberrand dieses viereckig geformten Knochens ist mit dem Processus nasalis des Os frontale verbunden, der laterale Rand mit dem Processus frontalis der Maxilla. Der Unterrand des Nasenbeins begrenzt die Nasenöffnung, die sog. **Apertura piriformis.** So bildet das Os nasale ein Dach oberhalb der Nasenöffnung und dient als Basis für den Nasenrücken.

Os lacrimale
Dieser Knochen verdankt seinen Namen seiner topographischen Nähe zum Tränenapparat des Auges. Er ist an der Bildung der lateralen Nasenwand und der medialen Orbitawand beteiligt. Er grenzt an folgende Knochen:

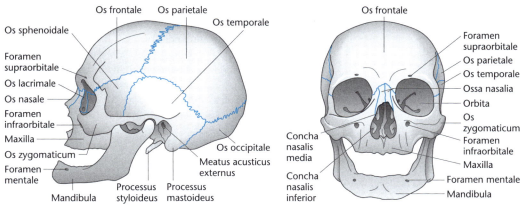

Abb. 5.1: Frontal- und Seitenansicht des Schädels.

- kranial: Pars orbitalis des Os frontale
- ventral: Processus frontalis der Maxilla
- kaudal: Facies orbitalis der Maxilla
- dorsal: Lamina orbitalis des Os ethmoidale.

Zusammen mit dem Processus frontalis der Maxilla bildet das Os lacrimale eine kleine Grube, die **Fossa sacci lacrimalis,** in der sich der Tränensack befindet, der sich nach kaudal in den Tränenkanal fortsetzt. Nach dorsal wird dieser Kanal durch die **Crista lacrimalis posterior** begrenzt.

Zusätzlich bildet das Os lacrimale mit der Maxilla und der Concha nasalis inferior den **Canalis naso-lacrimalis,** in dem der Tränengang **(Ductus nasolacrimalis)** verläuft. Er mündet im **Meatus nasi inferior** in der Nasenhöhle.

Os zygomaticum

▶ Das Jochbein hat seinen Namen aufgrund seiner Funktion erhalten. Es bildet eine Brücke zwischen Gesichtsschädel und seitlicher Schädelwand und stellt die knöcherne Grundlage für die Wange dar.

Man kann am Os zygomaticum zwei Fortsätze erkennen:
- **Processus temporalis:** verbindet das Jochbein mit dem Os temporale
- **Processus frontalis:** verbindet das Jochbein mit dem Os frontale und mit dem Os sphenoidale.

Man kann daher drei verschiedene Flächen am Os zygomaticum unterscheiden:
- **Facies lateralis:** bildet die Außenfläche, also die der Wange zugewandte Seite
- **Facies temporalis:** ist dem Os temporale zugewandt und begrenzt so die Fossa temporalis
- **Facies orbitalis:** ist der Orbita zugewandt und bildet einen Teil der lateralen und unteren Augenhöhlenwand.

In der Augenhöhle beginnt ein Kanal, der Canalis n. zygomatici, welcher durch das Os zygomaticum verläuft. Er beginnt am **Foramen zygomaticoorbitale,** spaltet sich im Knochen des Os zygomaticum auf und endet ventral am **Foramen zygomaticofaciale** und dorsal am **Foramen zygomaticotemporale.** Durch diesen Kanal verlaufen Äste des N. zygomaticus (R. zygomaticofacialis und R. zygomaticotem-

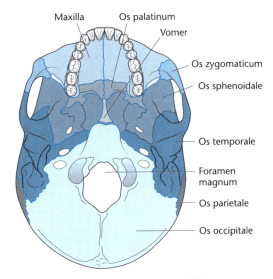

Abb. 5.2: Sicht auf die Unterseite des Schädels.

poralis). Beide innervieren gemeinsam die Haut der Schläfengegend. ◀

 Durchtrittsstellen von Nerven oder Gefäßen durch Knochen des Schädels werden häufig geprüft.

Maxilla

▶ Die Maxilla besteht aus einem rechten und einem linken Anteil, die sich in der Sagittalebene vereinigen. Zusammen bilden sie die knöcherne Grundlage für den zentralen Teil des Gesichts und bestimmen durch ihre Größe, Form und Stellung wesentlich das Aussehen.

Corpus maxillae

▶ Das eigentliche Corpus maxillae ist relativ klein. Nur durch seine vier Fortsätze erreicht es seine große Ausdehnung im Mittelgesichtsbereich. Das Corpus maxillae selbst beinhaltet die größte Nebenhöhle der Nase, den **Sinus maxillaris,** und ist folglich hohl. ◀

> **Klinik!**
>
> ▶ Die Nasennebenhöhlen sind luftgefüllte, mit Schleimhaut ausgekleidete Räume, die man in diversen Gesichtsschädelknochen findet. Sie stehen mit der Nasenhöhle in Verbindung und „pneumatisieren" die Gesichtsknochen. Dies reduziert das Gewicht der Knochen. Außerdem ist die Ausdehnung der Nebenhöhlen entscheidend für die Gesichtsform. Sie erreichen ihre maximale Ausdehnung in der zweiten Lebensdekade. ◀

▶ Am Corpus kann man vier Flächen unterscheiden:
- **Facies nasalis:** Sie liegt in der Sagittalebene und am weitesten medial und bildet die laterale Wand der Nasenhöhle. Etwa in der Mitte dieser Fläche stellt der **Hiatus maxillaris** den Zugang zum Sinus maxillaris dar. Etwas ventral davon verläuft der **Sulcus lacrimalis,** der zusammen mit dem Os lacrimale und der Concha nasalis inferior den Canalis nasolacrimalis bildet. Etwa horizontal verläuft entlang der Facies nasalis die nach vorn etwas abfallende **Crista conchalis.** An dieser Leiste lagert sich die untere Nasenmuschel, Concha nasalis inferior, an.
- **Facies orbitalis:** Sie bildet den größten Teil des Orbitabodens. Der mediale Rand dieser Fläche ist mit dem Os lacrimale, mit der Lamina orbitalis des Os ethmoidale und mit dem Processus orbitalis des Os palatinum verbunden. Der laterale Rand endet frei und bildet mit dem ebenfalls freien Rand der Ala major ossis sphenoidalis die **Fissura orbitalis inferior.** Von dieser Spalte aus verläuft auf der Facies orbitalis der **Sulcus infraorbitalis** nach ventral und mündet in den **Canalis infraorbitalis.** Dieser durchdringt die Maxilla und mündet auf der Facies anterior als **Foramen infraorbitale.** Im Sulcus und durch den Canalis infraorbitalis ziehen N., A. und V. infraorbitalis.
- **Facies anterior:** Die Vorderfläche der Maxilla ist an ihrem oberen Rand zum **Margo infraorbitalis** verdickt und bildet den Unterrand der Orbita. Ungefähr 1 cm unterhalb dieses Randes befindet sich das Foramen infraorbitale als äußeres Ende des Canalis infraorbitalis. Unter dem Foramen beschreibt die Facies anterior eine Einbuchtung, die sog. **Fossa canina.** Sie ist nach dem Eckzahn **(Dens caninus)** benannt. Aus dieser Einbuchtung entspringt der M. levator anguli oris, der für das Lächeln verantwortlich ist, indem er die Mundwinkel anhebt. Der mediale Rand der Facies anterior ist geprägt durch die **Incisura nasalis.** Diese Inzisur bildet die untere laterale Begrenzung der Nasenhöhle.
- **Facies infratemporalis:** Diese Fläche stellt die Rückseite der Maxilla dar. Am Unterrand ist eine höckerartige Vorwölbung zu erkennen, das **Tuber maxillae.** Hier gibt es kleine Löcher, die **Foramina alveolaria,** in welchen sich die Oberkieferzähne befinden. An diesen Öffnungen beginnen die **Canales alveolares,** durch die Nerven und Blutgefäße zur Versorgung der Oberkieferzähne verlaufen. Der mediale Rand bildet mit der Lamina lateralis des Processus pterygoideus vom Os sphenoidale die **Fissura pterygomaxillaris,** die einen Zugang zur **Fissura orbitalis inferior** darstellt. ◀

Fortsätze der Maxilla

▶ Am Corpus maxillae findet man insgesamt vier Fortsätze, die der Maxilla ihre typische Form und Ausdehnung geben:
- **Processus frontalis:** Er steht vertikal auf dem Corpus und ist ventral mit dem Os nasale, dorsal mit dem Os lacrimale und kranial mit dem Os frontale verbunden. An der dorsalen, der

Orbita zugewandten Seite befindet sich die **Crista lacrimalis anterior** als vordere Begrenzung der Fossa sacci lacrimalis.

- **Processus zygomaticus:** Er dient als Verbindungsstelle zum Os zygomaticum.
- **Processus alveolaris:** Er ragt nach kaudal und trägt in seinem Alveolarbogen **(Arcus alveolaris)** die Zähne des Oberkiefers. Pro Seite findet man in dem Bogen acht Zahnfächer **(Alveoli dentales).** Diese Fächer sind durch Knochenscheidewände, die **Septa interalveolaria,** voneinander getrennt. Die einzelnen Zahnfächer bilden auf der Außenseite des Alveolarbogens kleine Ausbuchtungen, die man als **Juga alveolaria** bezeichnet.
- **Processus palatinus:** Die nach medial gerichteten **Procc. palatini** beider Seiten stehen horizontal und bilden jeweils eine **Lamina processus palatini.** Beide Laminae sind durch die **Sutura palatina mediana** miteinander zu einer durchgehenden Platte verbunden und bilden die vorderen drei Viertel des harten Gaumens **(Palatum durum).** Über die **Sutura palatina transversa** ist dieser Teil des Gaumens dorsal mit dem Os palatinum verbunden, welches das hintere Viertel des harten Gaumens bildet. Wo die Gaumenanteile von Maxilla und Os palatinum aneinander stoßen, findet sich lateral jeweils ein **Foramen palatinum,** durch das der N. palatinus major zur Innervation des harten Gaumens verläuft.

Die vier Schneidezähne der Maxilla befinden sich während der Embryonalentwicklung in einem eigenen Knochen, dem **Os incisivum** oder **Os intermaxillare.** Dieser Knochen ist jedoch nur beim Säugling vorhanden und verknöchert rasch mit der Maxilla, so dass er beim Erwachsenen nicht mehr zu erkennen ist.

> ### 💡 Merke!
> ▶ Während man lange Zeit nichts von der Existenz des Os intermaxillare beim Menschen wusste, kannte man diesen Knochen bereits beim Affen. Dies wurde damals als Beweis dafür angesehen, dass wir nicht von den Affen abstammen. Erst Johann Wolfgang von Goethe gelang die Entdeckung des Os intermaxillare auch beim Menschen – und somit der Beweis unserer entwicklungsgeschichtlichen Verbindung zu unseren behaarteren Verwandten im Zoo. Als Anerkennung für diese Leistung wird das Os incisivum heute auch als „Goethe-Knochen" bezeichnet. ◀

Die Spitze des dreieckigen Os incisivum bildet mit der Sutura palatina mediana der Maxilla ein weiteres Foramen, das **Foramen incisivum.** Diese Öffnung dient dem N. nasopalatinus als Durchtritt. Er innerviert den vorderen Bereich des harten Gaumens.

▶ Auf der Oberseite der Gaumenplatte liegt sagittal die **Crista nasalis.** Hierbei handelt es sich um eine leistenförmige Erhebung der medialen Verwachsungsstelle der Gaumenfortsätze. Sie läuft nach vorn zur **Spina nasalis anterior** aus. ◀

Mandibula

▶ Vereinfacht betrachtet besteht die Mandibula, der Unterkiefer, aus einem Halbkreis, an dem zwei Henkel befestigt sind. Der Halbkreis wird als **Corpus mandibulae** bezeichnet, die Henkel sind die **Rami mandibulae.** Die Rami bilden mit dem Corpus einen Winkel, den **Arcus mandibulae,** der beim Erwachsenen etwa 120 Grad beträgt. ◀

Corpus mandibulae

▶ Die Mandibula entsteht embryonal aus einer rechten und einer linken Anlage. Diese beiden Anlagen verschmelzen in der Sagittalebene miteinander und bilden so die **Symphysis mentalis.** Diese Symphyse ist am Knochen auch später noch als Kinnvorsprung, **Protuberantia mentalis,** zu erkennen. Diese Protuberantia hat eine dreieckige Form, wobei die beiden unteren Ecken dieses Knochenvorsprungs jeweils als **Tuberculum mentale** bezeichnet werden.

Das Corpus selbst besteht aus einem oberen und einem unteren Abschnitt. Der untere Abschnitt, die **Basis mandibulae,** trägt den oberen Abschnitt des Unterkiefers, welcher wiederum die Zähne des Unterkiefers trägt. Diesen oberen Abschnitt bezeichnet man entsprechend als **Pars alveolaris.** In ihm sind wie im Oberkiefer einzelne Zahnfächer **(Alveoli dentales)** zu erkennen.

Unterhalb vom 4. und 5. Zahn erkennt man an der Außenseite der Mandibula eine Öffnung: das **Foramen mentale.** Es bildet das Ende des **Canalis mandibulae,** eines Tunnels, der durch das gesamte Corpus mandibulae verläuft. Er führt N., A. und V. alveolaris inferior, die nach ihrem Austritt aus dem Foramen mentale als N., A. und V. mentalis bezeichnet werden. Sie versorgen die Haut über der Kinnregion und Teile der Unterlippe.

Außerdem findet man auf der Außenseite des Unterkieferkörpers eine Knochenleiste, die **Linea obliqua.** Sie verläuft in kraniokaudaler Richtung und verdickt sich dabei zum **Processus coronoideus,** der einen Teil des Ramus mandibulae darstellt.

An der Innenseite bilden sich median, wo die beiden Mandibulaanlagen verschmolzen sind, zwei Knochenvorsprünge, die **Spinae mentales.** Sie sind relativ klein und liegen übereinander. An der oberen Spina entspringt der M. genioglossus, an der unteren der M. geniohyoideus. Beide Muskeln bilden wichtige Teile der Zunge bzw. des Mundbodens.

Seitlich dieser beiden Knochenzacken findet man jeweils eine kleine Grube, die **Fossa digastrica.** Hier setzt der vordere Bauch des M. digastricus an.

Zwischen der Pars alveolaris und der Basis mandibulae verläuft auf der rechten und linken Innenseite die **Linea mylohyoidea.** Zwischen dieser Linie der beiden Hälften des Mandibulabogens spannt sich eine Muskelschicht auf, der M. mylohyoideus. Er ist Teil der Mundbodenmuskulatur. Weiter vorn und oberhalb der Linea mylohyoidea liegt eine kleine Grube, die **Fovea sublingualis,** die die Glandula (Gl.) sublingualis beherbergt. Weiter hinten und unterhalb der Linie findet man in einer weiteren Grube, der **Fovea submandibularis,** die Gl. submandibularis. Bei beiden Glandulae handelt es sich um Speicheldrüsen, die in Kapitel 5.1.12 näher besprochen werden. ◂

Ramus mandibulae

▶ Der Ramus mandibulae beginnt am Angulus mandibulae. Dieser Angulus besitzt auf seiner Außenseite die raue **Tuberositas masseterica,** an der der M. masseter als wichtigster Kaumuskel ansetzt. Auch auf der Innenseite des Angulus mandibulae gibt es eine solche Aufrauung, bedingt durch den Ansatz des M. pterygoideus medialis.

Ebenfalls auf der Innenseite des Unterkieferastes beginnt mit einer kleinen Öffnung **(Foramen mandibulae)** der Canalis mandibulae. Die Öffnung selbst wird von einer kleinen Knochenzunge **(Lingula mandibulae)** überdeckt. An diesem Knochenvorsprung ist das **Lig. sphenomandibulare** befestigt.

Direkt unterhalb des Foramen mandibulae verläuft bogenförmig eine kleine Rinne, der **Sulcus mylohyoideus.** In dieser Rinne zieht der N. mylohyoideus, der den M. mylohyoideus und den vorderen Bauch des M. digastricus innerviert.

Kranial bildet der Ramus mandibulae zwei Endausläufer: den vorderen **Processus coronoideus,** der durch die **Incisura mandibulae** vom hinteren Ende, dem **Processus condylaris,** getrennt ist.

Während der Processus coronoideus als Muskelansatz, vor allem für den M. temporalis, dient, bildet der Processus condylaris ein Gelenk mit dem Os temporale. Zu diesem Zweck verjüngt sich der Processus condylaris zunächst zum **Collum mandibulae,** dem Hals des Unterkieferastes. Auf diesem Hals befindet sich das Kieferköpfchen: **Caput mandibulae.** Dieses Köpfchen hat die Form einer Walze und bildet mit seiner knorpeligen Oberseite zusammen mit dem Os temporale das Kiefergelenk. Die Längsachsen der beiden Walzen kreuzen sich am Vorderrand des Foramen magnum der Schädelbasis.

Medial des Collum mandibulae liegt eine kleine Grube, die **Fovea pterygoidea.** Hier setzt der M. pterygoideus lateralis an. ◂

Os palatinum

 Die Form des Gaumenbeins ist für viele Studenten nur schwer vorstellbar – und sorgt immer wieder für Verzweiflung, wenn dieser Knochen besprochen oder gar geprüft wird. Dabei ist seine Form im Grunde recht simpel, wie im Folgenden gezeigt wird. Verfolgen Sie die Beschreibung am besten auch in einem Anatomieatlas.

Man kann sich das Os palatinum annähernd als ein Winkelstück vorstellen: Es besteht aus einem horizontalen Abschnitt, der **Lamina horizontalis,** und einem vertikalen Abschnitt, der **Lamina perpendicularis.** Bei beiden handelt es sich um recht dünne Knochenplatten, die etwa in einem 65-Grad-Winkel aufeinanderstehen. Sie bilden den hinteren Teil des harten Gaumens und einen Teil der lateralen Nasenhöhlenwand.

Lamina horizontalis

Die Lamina horizontalis bildet das hintere Viertel des harten Gaumens und ist vorn mit dem Processus palatinus der Maxilla verbunden. Nach hinten schließt sich der weiche Gaumen an. Die Oberseite der Lamina horizontalis bezeichnet man als **Facies nasalis,** die Unterseite als **Facies palatina.**

Wo sich die beiden horizontalen Abschnitte des rechten und linken Os palatinum verbinden, bilden sie auf der Facies nasalis die **Crista nasalis,** die sich nach hinten in die stumpfe **Spina nasalis** fortsetzt. Die Crista nasalis dient als Basis für die Nasenscheidewand. Auf der Facies palatina entsteht an der Verbindungsstelle die **Crista palatina.**

Im hinteren lateralen Abschnitt findet sich auf der Facies palatina das **Foramen palatinum majus,** durch welches der N. palatinus major hindurchtritt, um den harten Gaumen zu innervieren.

Lamina perpendicularis
Der vertikale Anteil des Os palatinum besteht aus einer sehr dünnen Knochenlamelle, die in der Sagittalebene steht und bis in die Orbita reicht (☞ Abb. 5.4). Mit einer Seite ist sie der Nasenhöhle zugewandt **(Facies nasalis),** die andere Seite richtet sich als **Facies maxillaris** zur Maxilla.

Auf der Facies nasalis ist eine Knochenleiste erkennbar, die der Anheftung der Concha nasalis inferior dient: die **Crista conchalis.**

An der Facies maxillaris fällt ein nach dorsal gerichteter Fortsatz auf, der als **Processus pyramidalis** bezeichnet wird. Dieser Fortsatz ist mit dem Os sphenoidale verbunden.

Nach kranial spaltet sich die Lamina perpendicularis in zwei Enden auf, die durch die **Incisura sphenopalatina** voneinander getrennt werden:
- Der **Processus orbitalis** reicht nach kranialventral und bildet einen kleinen Anteil des medialen Orbitabodens.
- Der **Processus sphenoidalis** befindet sich kranial-dorsal und ist wie der Processus pyramidalis mit dem Os sphenoidale verbunden.

Von der Incisura sphenopalatina verläuft eine kleine Rinne nach kaudal, der **Sulcus palatinus major.** In ihm verläuft der gleichnamige Nerv, der N. palatinus major.

Vomer
Der Vomer ist nach seinem Aussehen benannt: Der lateinische Begriff „vomer" bedeutet Pflugschar; die Form des Knochens ähnelt der Schneide eines Pflugs. Er stellt eine dünne Knochenplatte dar, die zusammen mit der Crista nasalis der Maxilla und der Crista nasalis des Os palatinum die knöcherne Nasenscheidewand, das **Septum nasi osseum,** bildet. Der freie hintere Rand der Scheidewand trennt die beiden hinteren Nasenöffnungen, die als **Choanae** bezeichnet werden.

Concha nasalis inferior
▶ Die untere Nasenmuschel ist eine von drei länglichen, muschelförmigen Knochen, die an der Seitenwand der Nasenhöhle liegen und in die Nasenhöhle hineinragen. Die Concha nasalis inferior erstreckt sich von der Apertura piriformis bis zu den Choanae. Durch ihre Wölbung verdeckt sie den Zugang zum **Sinus maxillaris** und bildet einen Teil des Ductus nasolacrimalis, der ebenfalls unter der Wölbung endet. ◀

Os hyoideum
▶ Beim Os hyoideum, dem Zungenbein, handelt es sich um einen unpaaren Knochen mit hufeisenförmiger Gestalt. Im Gegensatz zu allen anderen Knochen des menschlichen Körpers ist er mit keinem Nachbarknochen gelenkig oder fest verbunden, sondern frei zwischen vielen Muskeln und Bändern aufgehängt. Er befindet sich dort, wo der Mundboden in den Hals übergeht. Hier kann man ihn durch die Haut oberhalb des Schildknorpels gut tasten. Er besteht aus einem **Corpus hyoideum,** das rechts und links in je ein nach dorsal gerichtetes großes Zungenbeinhorn **(Cornu majus)** übergeht. An diesem Übergang zeigt beidseits noch ein weiteres kleines, oft unverknöchertes Zungenbeinhorn **(Cornu minus)** nach kranial-dorsal. Das Cornu minus ist über das Lig. stylohyoideum mit dem Processus styloideus des Os temporale verbunden.

Topographisch dient das Os hyoideum als Grenzlinie und trennt die kranial des Zungenbeins liegende **suprahyale Muskulatur** von der kaudaler liegenden **infrahyalen Muskulatur.** ◀

5.1.2 Neurocranium

Die Knochen des Neurocraniums haben eine grundsätzliche Gemeinsamkeit: Sie sind meist leicht konvex geformte, platte Knochen. Gemeinsam bilden sie eine Knochenkapsel, die das Gehirn schützt. Daher ist ihr Aufbau meist weniger komplex als der Aufbau der Knochen des Viscerocraniums.

Os frontale

▶ Das Stirnbein bildet die knöcherne Grundlage der Stirn und formt den vorderen Teil des Schädelgewölbes. Das Stirnbein lässt sich in drei Bereiche gliedern:
- Pars orbitalis
- Pars nasalis
- Squama frontalis.

Die **Pars orbitalis** ist eine horizontal stehende Knochenplatte, die das Dach der Orbita und den Boden der vorderen Schädelgrube bildet. Am **Margo supraorbitalis** geht die Pars orbitalis in die Squama frontalis über. Dieser Übergang ist recht kräftig ausgebildet und beinhaltet eine Nasennebenhöhle, den **Sinus frontalis.** Zwischen den Partes orbitales der rechten und linken Seite befindet sich eine Lücke, die als **Incisura ethmoidalis** bezeichnet wird. In diese Lücke ist das Os ethmoidale eingebaut.

Am Rand der Incisura ethmoidalis sind zwei Öffnungen angelegt: die **Foramina ethmoidalia anterius** und **posterius.** Durch sie treten die gleichnamigen Nerven und Blutgefäße in die Orbita ein. Am medialen vorderen Quadranten in der Orbita findet man eine Rauigkeit oder sogar einen kleinen knöchernen Stachel, an dem die Rolle **(Trochlea)** des oberen schrägen Augenmuskels befestigt ist (☞ Kap. 10.2). Direkt dorsal des Margo supraorbitalis weist der laterale Bereich der Pars orbitalis eine seichte Einbuchtung auf, in der sich die Tränendrüse **(Gl. lacrimalis)** befindet. Nach lateral zieht sich das Os frontale in den **Processus zygomaticus** aus, der mit dem Os zygomaticum den Jochbogen bildet.

Die **Pars nasalis ossis frontalis** steht mit den beiden Ossa nasalia in Verbindung. Man kann eine **Spina nasalis ossis frontalis** erkennen.

Die **Squama frontalis** stellt die Grundlage für die eigentliche Stirnfläche des Menschen dar. Sie beginnt am Margo supraorbitalis und bildet das vordere Schädelgewölbe. In dem Bereich, wo sie sich von vertikal nach dorsal abflacht, bildet sie beidseits einen Stirnbeinhöcker, das **Tuber frontale.** Un-

terhalb dieses Tubers findet man eine kräftige Knochenleiste, die knapp oberhalb der Augenbrauen liegt und die entsprechend als **Arcus superciliaris** bezeichnet wird. Medial dieser Augenbrauenbögen befindet sich ein abgeflachtes Knochenfeld, die **Glabella** oder **Stirnglatze.**

Der Margo supraorbitalis ist durch zwei Einschnitte gekennzeichnet, die bisweilen auch ein Loch bilden können. Das laterale, etwas kleinere Loch wird als **Foramen supraorbitale** bezeichnet und dient dem R. lateralis des N. supraorbitalis als Durchtrittsstelle. Durch das mediale, größere Loch, das **Foramen frontale,** tritt der R. medialis des N. supraorbitalis aus dem Schädel aus. ◀

Os sphenoidale

▶ Was dem Keilbein seinen Namen verliehen hat, ist nicht eindeutig geklärt. Einerseits liegt es eingekeilt zwischen Os frontale, Os occipitale und Os temporale, was für das griechische Wort „sphen" = der Keil als Namensgeber sprechen würde. Eine andere Möglichkeit beruht auf der Ähnlichkeit des Knochens mit einer Wespe, auf Griechisch „sphex". Möglicherweise hat ein Schreibfehler aus dem Os sphecoidale (= Wespenbein) das Os sphenoidale (= Keilbein) gemacht.

Bleibt man beim Bild einer Wespe, bildet das **Corpus ossis sphenoidalis** den Wespenkörper, dem rechts und links zwei horizontale Flügelpaare entspringen: die **Alae majores** und die **Alae minores.** Zwei vertikal nach unten weisende Fortsätze, die **Processus pterygoidei,** würden die Beine der Wespe bilden, wobei jedes Bein eine **Lamina medialis** und eine **Lamina lateralis** besitzt. ◀

Corpus ossis sphenoidalis

▶ Das Corpus ossis sphenoidalis ist wie ein Würfel geformt und innen hohl. Der Hohlraum wird durch eine weitere Nasennebenhöhle gebildet, dem **Sinus sphenoidalis.** Diese Nebenhöhle ist von Mensch zu Mensch unterschiedlich groß und wird durch das **Septum sinuum sphenoidalium** in einen rechten und einen linken Bereich geteilt. Die Ausführungsgänge des Sinus sphenoidalis münden in den **Recessus sphenoethmoidalis.** Auf der Oberseite des Corpus findet sich eine tiefe Grube, die als **Fossa hypophysialis** bezeichnet wird und die Hirnanhangsdrüse **(Hypophyse)** beherbergt. Diese Grube wird

5.1 Cranium

ventral vom **Tuberculum sellae** und dorsal von einer schräg aufsteigenden Knochenplatte, dem **Dorsum sellae,** begrenzt. Das Dorsum sellae besitzt beidseits einen Fortsatz, den **Processus clinoideus posterior.** Betrachtet man diese Strukturen zusammen, so ähneln sie einem Sattel. Daher werden das Tuberculum sellae, die Fossa hypophysialis und das Dorsum sellae zusammen als Türkensattel **(Sella turcica)** bezeichnet. Seitlich am Corpus ossis sphenoidalis befindet sich unterhalb des Dorsum sellae eine Furche, der **Sulcus caroticus,** durch den die A. carotis interna in die Schädelhöhle hineinzieht. ◄

Ala major ossis sphenoidalis

▶ Die großen Flügel haben ein halbrundes Profil und sind in ihrer Längsrichtung nach oben gebogen. Sie haben vier Flächen:
- **Facies temporalis:** konkave, nach oben gebogene Seite; bildet einen Teil der Außenseite des Neurocraniums
- **Facies orbitalis:** ventraler Abschnitt der konvexen Seite; bildet einen Teil der Orbita.
- **Facies cerebralis:** dorsaler Abschnitt der konvexen Seite; bildet den vorderen Teil der mittleren Schädelgrube
- **Facies maxillaris:** mediale, der Maxilla zugewandte Fläche unterhalb der Vorderkante der Alae majores

Facies orbitalis und cerebralis, also die beiden Abschnitte der konvexen Seite, werden durch eine Knochenleiste, die **Crista orbitalis ossis sphenoidalis,** voneinander getrennt. Diese Crista bildet den unteren Rand der Fissura orbitalis superior.

Unterhalb der Facies temporalis befindet sich eine weitere Knochenleiste, die **Crista infratemporalis ossis sphenoidalis.** Außerdem bildet die Vorderkante der Alae majores mit der Facies orbitalis der Maxilla die **Fissura orbitalis inferior.** Durch diese Fissur verlaufen die A. und V. infraorbitalis, die V. ophthalmica inferior sowie der N. zygomaticus und der N. infraorbitalis.

Zwischen der Dorsalfläche des Os maxillare und der Facies maxillaris des großen Keilbeinflügels entsteht eine kleine Grube, die sog. Flügelgaumengrube oder **Fossa pterygopalatina.** Nach dorsal verlaufen die großen Flügel zu einem kleinen Knochenvorsprung aus, der **Spina ossis sphenoidalis.** ◄

Ala minor ossis sphenoidalis

▶ Die Alae minores sind deutlich kleiner als ihre großen Brüder. Sie bestehen jeweils aus einer dreieckigen Knochenplatte und bilden mit ihrer Oberseite einen Teil des Hinterrandes der vorderen Schädelgrube. Auf ihrer Unterseite findet sich eine Knochenleiste, welche den medialen Rand der Fissura orbitalis superior bildet.

Die dorsale Spitze des Dreiecks wird durch einen nach medial-dorsal gerichteten Knochenvorsprung gebildet, den **Processus clinoideus anterior.** Direkt unterhalb des Processus clinoideus anterior beginnt der **Canalis opticus,** durch den der Sehnerv aus der Orbita in die Schädelhöhle tritt. ◄

Processus pterygoideus ossis sphenoidalis

▶ Von der Unterfläche des Corpus ossis sphenoidalis geht auf beiden Seiten der **Processus pterygoideus** aus. Der Processus besteht aus zwei Knochenlamellen, der **Lamina lateralis** und der **Lamina medialis,** die spitzwinklig zueinander stehen. Zwischen den beiden Laminae bildet sich so eine kleine Grube, die **Fossa pterygoidea.** Sie dient als Ursprung für den M. pterygoideus medialis. Die Lamina lateralis ist der Ursprung für einen Teil des M. pterygoideus lateralis.

Die Basis des Processus pterygoideus wird von einem horizontal verlaufenden Kanal durchbohrt, dem **Canalis pterygoideus (Canalis Vidii).** Durch diesen Kanal verlaufen der N. petrosus major und N. petrosus profundus zur Flügelgaumengrube. An der Basis der Lamina medialis findet sich ein kleiner Einschnitt, die **Fossa scaphoidea.** In ihr entspringt der M. tensor veli palatini, dessen Sehne um einen kleinen, hakenförmigen Fortsatz an der Spitze der Lamina medialis, den **Hamulus pterygoideus,** herumläuft. Der Muskel spannt das Gaumensegel. ◄

Os temporale

▶ Die Namensgebung dieses Knochens (Zeitbein) beruht vermutlich auf der Tatsache, dass die Schläfenhaare als Erste ergrauen und den Menschen so an das Fliehen der Zeit, die „fuga temporis", und somit an die Vergänglichkeit des eigenen Körper besonders deutlich erinnern.

Das Os temporale bildet einen Teil der Schädelkalotte und des Jochbogens und beinhaltet außerdem zwei Sinnesorgane, nämlich das Hör- und das Gleichgewichtsorgan. Darüber hinaus bildet es einen Teil des knöchernen äußeren Gehörgangs. Es setzt sich aus drei Teilen zusammen, die getrennt betrachtet werden sollen:

- Pars squamosa
- Pars petrosa
- Pars tympanica.

Wie im Os sphenoidale befinden sich auch im Os temporale zahlreiche Foramina. Deren Bezeichnungen und die hindurchlaufenden Strukturen sind in Abbildung 5.5 dargestellt. ◄

Pars squamosa

▶ Dieser Teil des Os temporale hat die Form einer runden Schuppe (lat. squama: die Schuppe). Die Pars squamosa bildet einen Teil der Schädelseitenwand und die hintere Wurzel für des Jochbogens. Die äußere Oberfläche ist im oberen Abschnitt relativ glatt und dient einem Teil des M. temporalis als Ursprung. Im unteren Abschnitt läuft sie in den **Processus zygomaticus** aus, der sich mit dem Processus temporalis des Os zygomaticum verbindet. Unterhalb und kaudal des Processus zygomaticus befindet sich eine kleine Grube, die **Fossa mandibularis.** Ihre Facies articularis bildet mit dem Caput mandibulae das Kiefergelenk. Nach ventral wird die Fossa durch das **Tuberculum articulare** begrenzt.

In der Fossa mandibularis verbindet sich die Pars squamosa mit der Pars petrosa. Die Verbindungslinie bezeichnet man als **Fissura petrosquamosa.**

Die **Squama temporalis** bildet auch den Großteil der mittleren Schädelgrube. ◄

Pars petrosa

▶ Die harte Knochenstruktur und die Form haben diesem Teil des Os temporale seinen Namen gegeben: „petrus" ist der lateinische Begriff für „Fels". Das Felsenbein hat ein dreieckiges Profil und befindet sich zwischen dem großen Keilbeinflügel und dem Os occipitale. Man kann an ihm vier Bereiche unterscheiden:

- Facies inferior
- Facies posterior
- Facies anterior
- Processus mastoideus.

Das mediale Ende der Pars petrosa läuft spitz zu und wird **Apex partis petrosae** genannt.

Im lateralen Teil der Pars petrosa befindet sich die **Cavitas tympani,** die Paukenhöhle, die das Mittelohr in sich aufnimmt. Die Paukenhöhle ist durch das Trommelfell vom äußeren Gehörgang abgegrenzt. Auch das Innenohr **(Auris interna)** befindet sich mit seinen Hohlräumen im Felsenbein. Mittel- und Innenohr gehören zum statoakustischen Organ, das in Kapitel 11 besprochen wird. ◄

Facies inferior

▶ Die Unterseite der Pars petrosa ist sehr unregelmäßig geformt. Am lateralen Rand findet man einen unterschiedlich langen, schmalen Knochenfortsatz, der als Griffelfortsatz oder **Processus styloideus** bezeichnet wird. Von ihm entspringen das **Lig. stylomandibulare,** welches zum Angulus mandibulae verläuft, und das **Lig. stylohyoideum,** das am Cornu minus des Os hyoideum ansetzt. Außerdem entspringen hier drei Muskeln: der M. stylohyoideus, der M. styloglossus und der M. stylopharyngeus. Noch weiter lateral vom Processus styloideus befindet sich ein kräftiger Knochenhöcker: der Warzenfortsatz oder **Processus mastoideus.** Zwischen Griffel- und Warzenfortsatz befindet sich das **Foramen stylomastoideum,** die Mündungsstelle des **Canalis facialis,** durch das der äußerst wichtige **N. facialis** aus dem Schädel austritt.

Etwas medial und ventral vom Foramen stylomastoideum formt der Knochen eine Grube, die **Fossa jugularis.** Sie beherbergt den **Bulbus superior venae jugularis.** Die Fossa setzt sich nach ventral fort und durchbricht schließlich als **Foramen jugulare** die Schädelbasis. Das Foramen jugulare ist relativ groß und wird durch einen Knochenvorsprung, den **Processus intrajugularis,** unvollständig in zwei Bereiche unterteilt. Der vordere, etwas kleinere Bereich, dient dem Sinus petrosus inferior und dem N. glossopharyngeus (IX. Hirnnerv) als Durchtrittsstelle. Durch den hinteren, größeren Bereich, verlaufen die V. jugularis interna, der N. vagus (X. Hirnnerv) und der N. accessorius (XI. Hirnnerv).

Von einer Knochenleiste getrennt, liegt ventral der Fossa jugularis der Eingang des **Canalis caroticus,** über den die A. carotis interna in gewundenem Verlauf in den Schädel hineinzieht. Die Knochenleiste, die den Canalis caroticus von der Fossa jugularis trennt, besitzt eine kleine, charakteristische Furche, die **Fossula petrosa.** ◄

Facies posterior

▶ Die Rückseite des Felsenbeins wird durch den **Margo superior partis petrosae** von der Vorderseite abgegrenzt. Dieser Knochenkamm hat etwa in der Mitte eine Einkerbung, die **Fossa subarcuata.** Unterhalb dieser Einkerbung befindet sich der **Meatus acusticus internus,** durch den der N. facialis die Schädelhöhle verlässt. Er wird begleitet von der A. labyrinthi, die das statoakustische Organ versorgt, und vom N. vestibulocochlearis, der Afferenzen zum Gehirn leitet. Lateral-dorsal vom Meatus acusticus internus findet man eine kräftig ausgebildete Rinne, die zum Foramen jugulare zieht. In diesem **Sulcus sinus sigmoidei** verläuft der venöse **Sinus sigmoideus** (☞ Kap. 9.10.2) zum Bulbus superior venae jugularis. In der Mitte des Sulcus sinus sigmoidei befindet sich das kleine **Foramen mastoideum,** durch das die V. emissaria mastoidea den Sinus sigmoideus mit den äußeren Kopfvenen verbindet. ◀

Facies anterior

▶ Die Vorderfläche der Pars petrosa liegt ventral des Margo superior partis petrosae. Der Übergang zur Squama temporalis ist nicht eindeutig definiert.

Direkt vor dem Margo superior verläuft eine schmale Rinne, der **Sulcus sinus petrosi superioris.** In ihm verläuft der **Sinus petrosus superior** und verbindet den Sinus sigmoideus mit dem Sinus cavernosus.

Relativ weit medial findet man in der Nähe der Apex partis petrosae die durch das Ganglion trigeminale hervorgerufene **Impressio trigeminalis.** Etwas weiter lateral davon sind zwei spaltförmige Öffnungen zu erkennen: **Hiatus canalis n. petrosi majoris** und **Hiatus canalis n. petrosi minoris.** Durch sie verlaufen die gleichnamigen Nerven. Noch etwas weiter lateral wölbt sich die **Eminentia arcuata** rundlich vor, weil sich direkt darunter der obere Bogengang des Gleichgewichtsorgans verbirgt. ◀

Processus mastoideus

▶ Der Warzenfortsatz ist beim Neugeborenen noch nicht vorhanden. Er bildet sich erst mit Beginn des aufrechten Gangs durch Zugwirkungen des M. sternocleidomastoideus aus.

Der Processus mastoideus ist pneumatisiert und enthält eine Vielzahl von kleinen Hohlräumen, die

Cellulae mastoideae. Sie sind mit Schleimhaut ausgekleidet und mit Luft gefüllt.

Die Außenseite des Processus mastoideus dient als Ursprung bzw. Ansatz für folgende Muskeln:
- M. sternocleidomastoideus
- M. splenius capitis
- M. longissimus capitis.

An der medialen Fläche des Mastoids findet sich die tiefe **Incisura mastoidea.** In diesem Einschnitt entspringt der hintere Bauch des M. digastricus. Noch weiter medial ist am Übergang zum Os occipitale der **Sulcus a. occipitalis** zu erkennen. In dieser Rinne verläuft die gleichnamige Arterie.

Etwa ein Fingerbreit dorsal des Mastoids liegt das **Foramen mastoideum** (s. o.).

Die Cellulae mastoideae sind mit dem Innenohr über eine Öffnung verbunden. Diese Öffnung bezeichnet man als **Antrum mastoideum.** ◀

Pars tympanica

▶ Die Pars tympanica ist der kleinste Teil des Os temporale. Es bildet den Boden und die Wände des äußeren Gehörgangs, während das Dach von der Pars squamosa gebildet wird. Die Pars tympanica ist durch die **Fissura petrotympanica (Glaser-Spalte)** von der Pars petrosa getrennt. Durch diese Spalte verläuft die **Chorda tympani.**

Außerdem bildet die Pars tympanica die **Vagina processus styloidei,** die die Basis des Processus styloideus wie eine Knochenmanschette umfasst. ◀

Os occipitale

Das Os occipitale stellt die knöcherne Grundlage des Hinterkopfs dar und bildet einen Großteil der hinteren Schädelgrube. Es dient als Schale für das Kleinhirn und für die Hinterpole der beiden Großhirnhemisphären. Die Struktur der inneren Oberfläche ist vor allem durch das Gehirn und die Blutgefäße geprägt, während die Struktur der äußeren Oberfläche durch die Ansätze der Nackenmuskulatur beeinflusst wird. Zusammen mit dem Os sphenoidale bildet das Os occipitale die eigentliche Schädelbasis, **Basis cranii.**

Man unterscheidet am Os occipitale folgende Anteile, die gemeinsam das Foramen magnum umschließen:

- Pars basilaris
- Partes laterales
- Squama occipitalis. ◀

Pars basilaris

▶ Die ventral des Foramen magnum gelegene Pars basilaris bildet auf der Innenseite des Schädels eine schräg zum Foramen magnum abfallende Fläche, die sich nach vorn auf das Os sphenoidale fortsetzt. Diese Fläche wird als **Clivus** bezeichnet. Die Außenfläche der Pars basilaris ist ebenfalls flach. Jedoch findet man mittig einen kleinen Knochenhöcker, das **Tuberculum pharyngeum.** An diesem Tuberculum ist die **Raphe pharyngis** befestigt, ein Bindegewebsstrang, an dem die Schlundmuskulatur fixiert ist. ◀

Partes laterales

▶ Die Partes laterales begrenzen seitlich das Foramen magnum. Auf der Innenseite der Schädelkalotte befindet sich im ventralen Bereich die Incisura jugularis, die den Hinterrand der Fossa jugularis darstellt. Direkt medial der Fossa jugularis befindet sich der **Canalis n. hypoglossi,** der Austrittskanal des XII. Hirnnervs. Dorsolateral der Fossa jugularis verläuft der **Sulcus sinus sigmoidei.** Kurz vor der Einmündung dieses Sulcus in die Fossa jugularis liegt der **Canalis condylaris.** Durch diesen Kanal verläuft die V. emissaria condylaris, welche die Kopfhautvenen mit den inneren Schädelvenen verbindet. Auf der Außenseite findet sich ventral der Pars lateralis auf jeder Seite ein Condylus occipitalis. Hierbei handelt es sich um die Gelenkflächen, die mit dem Atlas, dem ersten Wirbel der Wirbelsäule, ein Gelenk bilden. ◀

Squama occipitalis

▶ Auf der inneren Oberfläche der Squama occipitalis befindet sich die **Protuberantia occipitalis interna.** An dieser Stelle kreuzen sich zwei Furchen: der **Sulcus sinus sagittalis superioris** und der **Sulcus sinus transversi.**

Einen ähnlichen Knochenhöcker besitzt die Squama auch auf ihrer Außenseite: die **Protuberantia occipitalis externa.** Hierbei handelt es sich um eine wechselnd ausgeprägte Struktur. Zusätzlich findet man auf der Außenseite drei horizontal verlaufende Knochenleisten, die verschiedenen Muskeln als

Ursprung oder Ansatz dienen. Von kranial nach kaudal nennt man sie:
- Linea nuchalis suprema
- Linea nuchalis superior
- Linea nuchalis inferior.

Senkrecht zu diesen Linien verläuft die **Crista occipitalis externa** von der Protuberantia zum Foramen magnum und dient dem **Lig. nuchae** als Ansatz. Hierbei handelt es sich um das sog. Nackenband, welches der Nackenmuskulatur als Ansatz dient. Die Squama occipitalis ist mit dem Processus mastoideus über eine Syndesmose verbunden. ◀

Os ethmoidale

▶ Das Os ethmoidale (Siebbein) ist siebartig durchlöchert und beteiligt sich an der Bildung der vorderen Schädelgrube. Es befindet sich ventral des Corpus ossis sphenoidalis und füllt so die Lücke zwischen der rechten und linken Pars orbitalis des Os frontale. So verschließt es als letztes Puzzleteil die vordere Schädelgrube.

Grundsätzlich besteht das Os ethmoidale aus zwei kreuzförmig angeordneten Knochenplatten: Die horizontal liegende **Lamina cribrosa** verschließt die vordere Schädelgrube und ist stark durchlöchert. Die zweite Platte, die **Lamina perpendicularis,** steht in der Sagittalebene und bildet einerseits unterhalb der Basis der Schädelgrube den oberen Teil der Nasenscheidewand, andererseits bildet sie eine vertikale Knochenlamelle, die über die Lamina cribrosa hinaus in die vordere Schädelgrube hineinragt und als Hahnenkamm, **Crista galli,** bezeichnet wird. ◀

Beidseits der Lamina cribrosa befindet sich das kräftig ausgebildete Siebbeinlabyrinth, der **Labyrinthus ethmoidalis,** der nach lateral von der **Lamina orbitalis** begrenzt wird. Diese Lamina orbitalis bildet einen großen Anteil der medialen Orbitawand. Medial des Labyrinths formt das Siebbein die obere Nasenmuschel **(Concha nasalis superior),** unterhalb der sich der **Meatus nasi superior befindet,** sowie die mittlere Nasenmuschel **(Concha nasalis media)** mit dem **Meatus nasi medius.** Unterhalb der mittleren Nasenmuschel ist außerdem der **Hiatus semilunaris** lokalisiert. Er stellt die Öffnung des schmalen, länglichen **Infundibulum ethmoidale** dar, in das die Stirn- und Kieferhöhle sowie die vorderen Siebbeinzellen einmünden.

Das Labyrinth selbst besteht aus zahlreichen mit Schleimhaut ausgekleideten Hohlräumen, den **Cellulae ethmoidales,** die mit der Nasenhöhle in Verbindung stehen. Die größte dieser Nebenhöhlen ist die **Bulla ethmoidalis.**

Os parietale

Die beiden Scheitelbeine bilden den größten Teil des Schädeldachs. Sie sind etwa rechteckig geformt und in zwei etwa senkrecht zueinander stehenden Ebenen gebogen. Daher besitzt der Knochen eine konvexe Außenseite **(Facies externa)** und eine konkave Innenseite **(Facies interna).** Das Os parietale grenzt an folgende Knochen:

- ventral: Os frontale
- lateral: Os sphenoidale und Os temporale
- dorsal: Os occipitale.

Auf der Facies externa fällt im dorsalen Bereich eine Knochenerhebung auf, das **Tuber parietale** (Scheitelhöcker). Im lateralen Bereich verlaufen zwei Knochenleisten gebogen von dorsal nach ventral. Die obere Knochenleiste bezeichnet man als **Linea temporalis superior;** sie dient der Befestigung der Fascia temporalis. Die untere **Linea temporalis inferior** entsteht durch den Ansatz des M. temporalis.

Auf der Innenfläche des Scheitelbeins beeindruckt ein Geflecht von kleinen Furchen. Diese sog. **Sulci arteriosi** werden durch die Äste der A. meningea media hervorgerufen. Diese Arterie verläuft zwischen den beiden Blättern der harten Hirnhaut (Dura mater cranialis). Median sieht man an der Verbindungsstelle beider Scheitelbeine eine etwas kräftiger ausgebildete Furche, den **Sulcus sinus sagittalis,** in dem der gleichnamige Sinus von ventral nach dorsal verläuft. Darüber hinaus gibt es auf der Facies interna zahlreiche kleine Gruben, die als **Foveolae granulares** bezeichnet werden. Diese Gruben werden durch Zotten der weichen Hirnhaut (Arachnoidea mater cranialis) hervorgerufen und ausgefüllt (☞ Kap. 9.9).

5.1.3 Verbindungen der Schädelknochen

Lediglich zwei Knochen des Schädels sind über ein Gelenk miteinander verbunden: Die Mandibula bildet mit dem Os temporale das Kiefergelenk.

Alle übrigen Schädelknochen sind entweder syndesmotisch oder synchondrotisch miteinander verbunden. Nur die Verbindungsstellen zwischen der Pars petrosa des Os temporale und dem Os sphenoidale **(Synchondrosis sphenopetrosa)** sowie dem Os occipitale **(Synchondrosis petrooccipitalis)** sind beim Schädel des Erwachsenen noch vorhanden; alle anderen Verbindungsstellen verknöchern während der Kindheit und Adoleszenz. Die Synchondrosis sphenopetrosa beeindruckt beim mazerierten, also vom übrigen Gewebe befreiten Schädel als **Foramen lacerum.**

Die Syndesmosen sind als Verbindung der Schädelknochen deutlich häufiger zu finden als die Synchondrosen. Man bezeichnet sie als Nähte **(Suturae).** Sie bestehen aus einer Bindegewebsschicht, die zwischen den zu verbindenden Knochen liegt. Von dort ziehen kräftige Fasern, die sog. **Sharpey-Fasern,** zu beiden Seiten in den benachbarten Knochen hinein und verankern die beiden Knochen miteinander.

Am Neurocranium haben diese Nähte einen stark gezackten Verlauf: **Suturae serratae.** Im Gegensatz dazu sind die Knochen des Viscerocraniums durch glatte Nähte **(Suturae planae)** miteinander verbunden. Gewöhnlich sind sie nach den jeweils verbundenen Knochen benannt, z. B. **Sutura frontomaxillaris, Sutura nasofrontalis** etc. ▶ Lediglich am Schädeldach gibt es drei wichtige Nähte, die Eigennamen besitzen (☞ Abb. 5.3):

- **Sutura sagittalis:** Syndesmose zwischen den beiden Scheitelbeinen
- **Sutura coronalis:** verbindet das Os frontale auf seiner ganzen Breite mit beiden Scheitelbeinen
- **Sutura lambdoidea:** verbindet die Ossa parietalia mit dem Os occipitale. ◀

Diese Syndesmosen stellen Wachstumsfugen für das Neurocranium dar. Erst wenn das Gehirnwachstum abgeschlossen ist, beginnen die Nähte langsam zu verknöchern. Dies geschieht in der Sutura sagittalis und der Sutura coronalis während der dritten Lebensdekade und in der Sutura lambdoidea erst im fünften Lebensjahrzehnt.

Beim Neugeborenen weist der Schädel größere unverknöcherte Stellen auf. Zwei davon liegen median und sind nur von Bindegewebe bedeckt. Hier kann man das durchblutungsabhängige Pulsieren

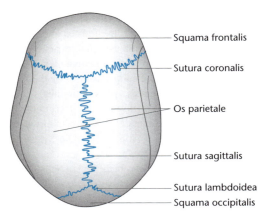

▶ **Abb. 5.3:** Aufsicht auf das Schädeldach. ◀

des Gehirns erkennen, das entfernt dem Aufsteigen des Wassers in einer Quelle ähnelt und diesen Stellen ihren Namen gegeben hat: Fonticulus heißt auf Lateinisch „kleine Quelle". Entsprechend spricht man vom **Fonticulus anterior,** der Stirnfontanelle, und vom **Fonticulus posterior,** der Hinterhauptsfontanelle. Während die Hinterhauptsfontanelle bereits im ersten Lebensjahr verknöchert, schließt sich die größere vordere Fontanelle erst im Laufe des zweiten Lebensjahrs.

5.1.4 Orbita

▶ Man kann sich die Orbita wie einen Kegel vorstellen, dessen Basis nach ventral-lateral und dessen Spitze nach dorsal-medial gerichtet ist. Die Orbita besitzt folgende vier Wände:
- Pars superior: Dach
- Pars medialis: mediale Wand
- Pars inferior: Boden
- Pars lateralis: laterale Wand.

An der Bildung dieser Flächen sind insgesamt sieben Knochen beteiligt (☞ Abb. 5.4):
- Os frontale (Facies orbitalis)
- Os ethmoidale (Lamina orbitalis)
- Os lacrimale
- Os palatinum (Proc. orbitalis)
- Maxilla (Proc. frontalis und Facies orbitalis)
- Os zygomaticum (Facies orbitalis)
- Os sphenoidale (Ala minor und Ala major). ◀

5.1.5 Innere Schädelgruben

▶ Die Form der Schädelhöhle ist maßgeblich durch das darin enthaltene Gehirn bedingt. An der Schädelbasis, **Basis cranii interna,** kann man drei paarige Gruben unterscheiden:
- Fossa cranii anterior: vordere Schädelgrube
- Fossa cranii media: mittlere Schädelgrube
- Fossa cranii posterior: hintere Schädelgrube. ◀

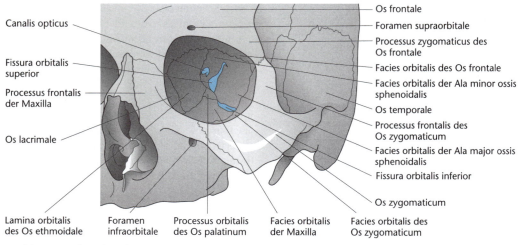

▶ **Abb. 5.4:** Aufbau der Orbita. ◀

Bei der **Fossa cranii anterior** ist die Bezeichnung „Grube" eigentlich nicht angemessen, da der Großteil ihres Bodens durch das Os frontale eine eher hochgewölbte Form besitzt. Im medialen Bereich ist die vordere Schädelgrube jedoch wirklich abgesenkt; hier liegt das Os ethmoidale. Durch die Löcher der Lamina cribrosa ossis ethmoidalis verlaufen die Riechnerven (Nn. olfactorii). Gegenüber der mittleren Schädelgrube ist die Fossa cranii anterior durch den Hinterrand der Alae minores ossis sphenoidalis abgegrenzt. Die Fossa cranii anterior beherbergt den Lobus frontalis, den Stirnlappen des Großhirns.

Die **Fossa cranii media** liegt tiefer als die vordere Schädelgrube und stellt wirklich eine Grube dar. Hier befindet sich der Lobus temporalis, der Schläfenlappen des Großhirns. Nach vorn wird sie durch den Hinterrand der Alae majores ossis sphenoidalis abgegrenzt, ihre hintere Begrenzung stellt das Felsenbein dar. Die ventrale Fläche der Pars petrosa gehört jedoch noch zur Fossa cranii media. Medial zwischen den beiden mittleren Schädelgruben befindet sich die Sella turcica des Keilbeins.

Die **Fossa cranii posterior** liegt wiederum tiefer als die mittlere Schädelgrube und beinhaltet das Kleinhirn. Sie wird ventral durch die Rückseite der Pars petrosa begrenzt. In der Mitte zwischen den beiden hinteren Schädelgruben liegt das große Hinterhauptsloch, das Foramen magnum.

Die gesamte Schädelbasis wird von zahlreichen Öffnungen durchsetzt. Durch die meisten dieser Löcher, Spalten und Öffnungen verlaufen wichtige Strukturen (☞ Abb. 5.5 und Tab. 5.1).

5.1.6 Äußere Schädelgruben

▶ Auch auf der Außenseite des Schädels sind diverse Gruben zu erkennen, deren Ausdehnung und Inhalt in Tabelle 5.1 dargestellt sind:
- Fossa temporalis: Schläfengrube
- Fossa infratemporalis: Unterschläfengrube
- Fossa pterygopalatina: Flügelgaumengrube
- Fossa retromandibularis: Unterkiefergrube. ◀

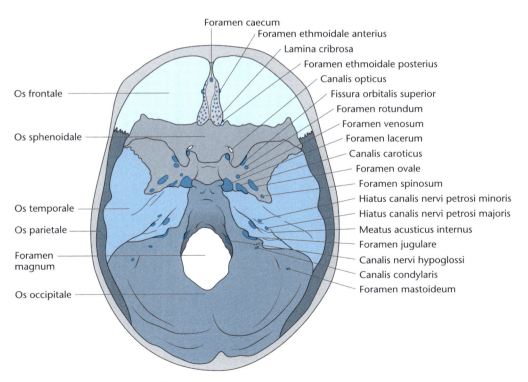

▶ **Abb. 5.5:** Foramina der Schädelunterseite. ◀

▶ Tab. 5.1: Ausdehnung und Inhalt der äußeren Schädelgruben. ◀

Name	Begrenzung						Inhalt
	kranial	dorsal	kaudal	ventral	medial	lateral	
Fossa temporalis	Ansatz der Fascia temporalis	Ansatz der Fascia temporalis	Übergang in die Fossa infratemporalis	Proc. zygomaticus ossis frontalis und Proc. frontalis ossis zygomatici	Facies temporalis ossis frontalis, Ala major ossis sphenoidalis, Os parietale, Squama ossis temporalis	Fascia temporalis	M. temporalis mit Gefäß- und Nervenversorgung, Fettgewebe; oberhalb der Fascia temporalis verzweigt sich die A. temporalis superficialis
Fossa infratemporalis	Übergang in die Fossa temporalis, Ala major ossis sphenoidalis	Übergang in die Fossa retromandibularis	M. pterygoideus medialis, Fascia masseterica	Corpus maxillae	Proc. pterygoideus, Übergang in die Fossa pterygopalatina	Os zygomaticum, Ramus mandibulae	Mm. pterygoidei medialis et lateralis, dazwischen die A. maxillaris, ferner M. temporalis, Plexus pterygoideus; hier teilt sich der N. mandibularis in seine Endäste auf (Nn. buccalis, lingualis, alveolaris inferior), Chorda tympani, Ganglion oticum, Corpus adiposum buccae
Fossa pterygopalatina	Corpus ossis sphenoidalis	Proc. pterygoideus, Alae majores ossis sphenoidalis	keine	Proc. orbitalis ossis palatini, Corpus maxillae	Lamina perpendicularis ossis palatini	Übergang in die Fossa infratemporalis	Äste der A. und V. maxillaris, Ganglion pterygopalatinum
Fossa retromandibularis	Meatus acusticus externus	M. sternocleidomastoideus	M. digastricus, M. stylohyoideus	Ramus mandibulae	Pharynx	keine	A. carotis interna, Nn. facialis, accessorius, hypoglossus, glossopharyngeus, auriculotemporalis (aus der Fossa infratemporalis), A. maxillaris (verläuft in die Fossa infratemporalis)

▶ Ausdehnung und Inhalt der äußeren Schädelgruben sind ein beliebtes Prüfungsthema! ◀

Merke!
▶ Die Fossa pterygopalatina ist über das Foramen sphenopalatinum mit der Nasenhöhle verbunden! ◀

5.1.7 Foramina der Schädelbasis

Alle Foramina der Schädelunterseite sind in Abbildung 5.5 dargestellt. Welche Strukturen dabei durch welche Foramina hindurchtreten, ist in Tabelle 5.2 zusammengefasst.

 ▶ Über die Foramina der Schädelbasis sollten Sie sehr gut Bescheid wissen, da in Prüfungen sehr gern nach ihnen gefragt wird. Es soll auch Prüfer geben, welche Schädel mit zusätzlichen „Foramina" ausgestattet haben! ◀

5.1.8 Kiefergelenk

Die Kiefergelenke (Artt. temporomandibulares) sind aufgrund ihrer relativ einfachen Bauweise zu einem erstaunlichen Bewegungsumfang fähig (☞ Abb. 5.6). Neben der Öffnung des Mundes – ihrer Hauptaufgabe – können sie auch Gleit- und Schiebebewegungen durchgeführen, die z.B. zum Zermahlen von Nahrungsbestandteilen erforderlich sind. ▶ Zu diesem Zweck ist jedes Kiefergelenk in zwei Kammern unterteilt:
- Art. discotemporalis (oben): Schiebegelenk
- Art. discomandibularis (unten): Scharniergelenk.

Das Caput mandibulae, die Fossa mandibularis und das Tuberculum articulare des Os temporale werden von einer gemeinsamen Gelenkkapsel umschlossen. Zwischen beiden Gelenkflächen befindet sich ein **Discus articularis,** der ringsum mit der Gelenkkapsel verwachsen ist. Bei diesem Discus handelt es sich um eine faserknorpelige Scheibe, die in der Mitte dünner und an den Rändern verdickt ist. Er sitzt dem Caput mandibulae wie eine Kappe auf und dient dem Unterkieferkopf so als verschiebliche Gelenkpfanne. Er trennt die diskotemporale Kammer des Kiefergelenks von der diskomandibularen. Beide Kammern können gemein-

▶ Tab. 5.2: Foramina der Schädelbasis. ◀

Foramen	durchtretende Struktur
Foramen caecum	V. emissaria zum Sinus sagittalis superior
Foramen ethmoidale anterius	A., V. und N. ethmoidalis anterior
Lamina cribrosa	Nn. olfactorii (I)
Foramen ethmoidale posterius	A., V. und N. ethmoidalis posterior
Canalis opticus	N. opticus (II) A. ophthalmica
Fissura orbitalis superior	N. oculomotorius (III) N. trochlearis (IV) N. ophthalmicus (V/1) N. abducens (VI) V. ophthalmica superior
Foramen rotundum	N. maxillaris (V/2)
Foramen ovale	N. mandibularis (V/3) A. meningea accessoria
Foramen spinosum	A. und V. meningea media R. meningeus aus dem N. mandibularis
Foramen venosum	V. emissaria
Foramen lacerum	N. petrosus major
Canalis caroticus	A. carotis interna
Hiatus canalis nervi petrosi minoris	N. petrosus minor A. tympanica superior
Hiatus canalis nervi petrosi majoris	N. petrosus major
Meatus acusticus internus	N. facialis (VII) N. vestibulocochlearis (VIII) A. labyrinthi
Foramen mastoideum	V. emissaria mastoidea
Foramen jugulare	Sinus petrosus inferior N. glossopharyngeus (IX) N. vagus (X) N. accessorius (XI) Sinus sigmoideus A. meningea posterior
Canalis condylaris	V. emissaria condylaris
Canalis nervi hypoglossi	N. hypoglossus (XII)
Foramen magnum	Medulla oblongata Meninges Aa. vertebrales Plexus venosus vertebralis Radix spinalis des N. accessorius

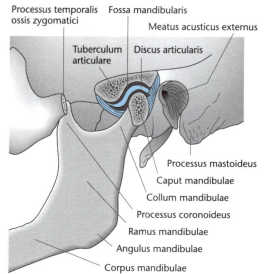

Abb. 5.6: Aufbau des Kiefergelenks, blau: Fasern der Gelenkkapsel.

▶ Vier Bänder stabilisieren den lockeren Gelenkaufbau:
- **Lig. laterale:** spannt sich zwischen Processus zygomaticus ossis temporalis und Collum manibulae aus und verhindert eine zu starke Verschiebung der Mandibula nach dorsal oder lateral
- **Lig. stylomandibulare:** beginnt am Processus styloideus ossis temporalis und ist am Angulus mandibulae verwachsen
- **Lig. sphenomandibulare:** verläuft zwischen den Mm. pterygoidei medialis und lateralis von der Spina ossis sphenoidalis zur Innenseite des Ramus mandibulae
- **Raphe pterygomandibularis:** beginnt am Hamulus pterygoideus und ist wie das Lig. sphenomandibulare an der Innenseite des Unterkieferastes befestigt. Sie stabilisiert das Kiefergelenk und dient als Ansatz des M. buccinator und als Ursprung für den M. constrictor pharyngis superior. ◀

Die Bewegungen der Mandibula dienen in erster Linie dazu, Nahrung abzubeißen und zu zerkauen. Zu diesem Zweck haben die niederen Wirbeltiere noch einen einheitlichen Muskel (z. B. der M. adductor mandibulae beim Hai). Beim Menschen haben sich aus diesem Muskel vier separate Muskeln gebildet (☞ Tab. 5.3). Da diese jedoch alle vom selben Muskel abstammen, werden sie vom gleichen Nerv innerviert, nämlich von Ästen des N. mandibularis.

sam oder allein betätigt werden. Um eine Schiebebewegung durchzuführen, wird das Caput mandibulae auf das Tuberculum articulare gezogen. Dadurch gleitet die ganze Mandibula um 1–2 cm nach ventral: Nahrung kann zwischen den Zähnen von Ober- und Unterkiefer zermahlen werden.

Außerdem kann bei Bewegungen des Unterkiefers das Caput mandibulae ein- oder beidseitig aus der jeweiligen Fossa mandibularis auf das Tuberculum articulare bewegt werden. Dies erzeugt zusätzliche Scherkräfte zwischen den Zähnen.

Bei der Öffnung des Mundes kommt es sowohl zu einer Schiebe- als auch zu einer Scharnierbewegung: Zuerst bewegt sich das Unterkieferköpfchen auf das Tuberculum articulare zu und beginnt dann mit der Scharnierbewegung, man spricht vom sog. **Drehgleiten.** ◀

Man kann dieses Drehgleiten auch fühlen: Wenn man den kleinen Finger in den äußeren Gehörgang steckt und dann den Mund öffnet, kann man deutlich spüren, wie sich das Unterkieferköpfchen nach ventral bewegt.

▶ Folgende Muskeln sind für die einzelnen Bewegungen der Mandibula verantwortlich:
- Heben des Unterkiefers: M. temporalis, M. masseter, M. pterygoideus medialis
- Senken des Unterkiefers: Mundbodenmuskulatur, Schwerkraft
- Vorschieben des Unterkiefers: M. pterygoideus lateralis und vorderer Teil des M. masseter
- Zurückschieben des Unterkiefers: hinterer Teil des M. temporalis
- Lateralbewegungen des Unterkiefers: M. pterygoideus lateralis. ◀

5.1.9 Nasenhöhle

▶ Die Nasenhöhle wird durch knöcherne Strukturen begrenzt und durch die Nasenscheidewand, das **Septum nasi,** in zwei Kammern unterteilt. Die bei-

▶ Tab. 5.3: Kaumuskeln. ◀

Muskel	Ursprung	Ansatz	Innervation	Funktion
M. temporalis	Schläfengegend	Processus coronoideus mandibulae	Nn. temporales profundi des N. mandibularis	Kieferschluss und Zurückschieben der Mandibula
M. masseter	Jochbogen	Tuberositas masseterica des Angulus mandibulae	N. massetericus des N. mandibularis	Kieferschluss und Vorschieben der Mandibula
M. pterygoideus medialis	Fossa pterygoidea ossis sphenoidalis	Innenseite des Angulus mandibulae	N. pterygoideus medialis des N. mandibularis	Kieferschluss
M. pterygoideus lateralis	Lamina lateralis und Crista infratemporalis ossis sphenoidalis	Discus articularis und Proc. condylaris mandibulae	N. pterygoideus lateralis des N. mandibularis	Verschieben und Vorschieben des Unterkiefers

den vorderen Zugänge zu den paarigen Nasenhöhlen werden durch das Os nasale und die Maxilla gebildet und als **Apertura piriformis** bezeichnet. Die hinteren Öffnungen bilden den Übergang zum Schlund und werden **Choanae** genannt. Die Nasenscheidewand selbst besteht dorsal, also in der eigentlichen Nasenhöhle, aus einem knöchernen, im Nasenvorhof aus einem knorpeligen und am Naseneingang aus einem häutigen Anteil.

Fünf Wände bilden die Nasenhöhle:

- **Dach:** Es ist relativ schmal und wird von ventral nach dorsal vom Os nasale, vom Os frontale und von der Lamina cribrosa des Os ethmoidale gebildet. Das Corpus ossis sphenoidalis bildet den hintersten Abschnitt des Nasenhöhlendachs.
- **Seitenwand:** Sie wird vor allem durch die drei Nasenmuscheln, die **Conchae nasales,** geprägt. Die beiden oberen Nasenmuscheln sind Teile des Os ethmoidale, während die untere ein eigenständiger Knochen ist. Außerdem sind das Os lacrimale, die Lamina perpendicularis des Os palatinum und der Processus frontalis der Maxilla an der Bildung der Seitenwand beteiligt.
- **Boden:** Er besteht ventral aus den Procc. palatini der Maxilla und dorsal aus der Lamina horizontalis des Os palatinum.
- **mediale Wand (Septum nasi):** Der knöcherne Anteil wird durch den Vomer und durch die Lamina perpendicularis des Os ethmoidale aufgebaut.
- **Hinterwand:** Sie ist nur im kranialen Abschnitt der Nasenhöhle vorhanden und wird dort durch

die Vorderfläche des Os sphenoidale gebildet. Dieser Abschnitt der Nasenhöhle, der hinter den Nasenmuscheln beginnt und in den Pharynx übergeht, wird als **Nasenrachengang, Meatus nasopharyngeus,** bezeichnet.

Die Seitenwand der Nasenhöhle wird von zwei Nerven durchzogen:

- **N. ophthalmicus:** Sensible Äste dieses Nervs innervieren als N. nasociliaris die Schleimhäute der Nasenhöhle.
- **N. maxillaris:** Die Rr. nasales posteriores superiores und die Rr. nasales posteriores inferiores innervieren die laterale und die septale Nasenwand sowie den mittleren und unteren Nasengang. ◀

Die Nasenhöhle wird von drei verschiedenen Schleimhautarten ausgekleidet. Daher kann man folgende Bereiche unterscheiden:

- **häutiger Bereich** (Regio cutanea): Nasenvorhof (Vestibulum nasi; vorderster Abschnitt der Nasenhöhle). Er ist mit seinen knorpeligen Anteilen als eigentliche Nase des Menschen zu erkennen. Der Übergang vom Nasenvorhof zur Nasenhöhle wird durch Hautfalten, das sog. **Limen nasi,** gebildet, die eine Art vertikalen Spalt bilden und beim Blick in die Nase deutlich zu erkennen sind. Das Vestibulum nasi wird durch Schleimhaut ausgekleidet, welche zusätzlich über Haare verfügt.
- **respiratorischer Bereich** (Regio respiratoria): umfasst die beiden unteren Nasenmuscheln und die übrigen Wände der Nasenhöhle und bildet den größten Teil der Nasenhöhle. Er ist

mit respiratorischem Epithel auskleidet. Dabei handelt es sich um mehrreihiges Flimmerepithel, wie es auch in den oberen Abschnitten des Atemtrakts vorkommt. Es dient der Anwärmung, Anfeuchtung und Reinigung der Luft. Unterhalb dieses Epithels befindet sich eine kräftige Lamina propria, in der sich viele seromuköse Drüsen und ein stark ausgebildeter Venenplexus, der **Plexus cavernosus concharum,** befinden.

- ▶ **Riechbereich** (Regio olfactoria): besteht aus vier Feldern, die jeweils etwa die Größe einer Ein-Cent-Münze haben. Sie befinden sich in der Nähe des Os ethmoidale im obersten Bereich und etwa in der Mitte des Septum nasi sowie an den gegenüberliegenden Bereichen der Seitenwände der Nasenhöhle, also auf der oberen Nasenmuschel. Der Riechbereich der Nase ist ebenfalls mit respiratorischem Epithel ausgekleidet, allerdings befinden sich zahlreiche Sinneszellen zur Wahrnehmung von Duftstoffen auf diesem Epithel. Insgesamt ist die Riechfläche ungefähr 5 cm^2 groß und bildet das Riechorgan, das **Organum olfactorium.** ◀

> **Klinik!**
>
> Diese Schleimhaut im respiratorischen Bereich ist verantwortlich für die typischen Symptome bei einem Schnupfen: Die Nase läuft (Sekret aus den seromukösen Drüsen) und ist zugeschwollen (maximale Dilatation des Nasenvenenplexus). Der Nasenvenenplexus bildet auch Anastomosen mit arteriellen Gefäßen, wodurch sich das teilweise starke Bluten bei Verletzungen der Nase erklärt.

▶ Die Nasenmuscheln bilden drei von ventral nach dorsal verlaufende Rinnen oder Gänge:
- **Meatus nasi superior** unter der oberen Muschel
- **Meatus nasi medius** unter der mittleren Muschel
- **Meatus nasi inferior** unter der unteren Muschel.

Im Meatus nasi medius befindet sich eine halbmondförmige Öffnung, der **Hiatus semilunaris,** in den viele Nasennebenhöhlen münden. Das Gebiet vom Hinterrand der Nasenmuscheln bis zu den Choanae wird als **Meatus nasopharyngeus** bezeichnet. Die Nebenhöhlen münden an folgenden Stellen in die Nasenhöhle:

- Cellulae ethmoidales (posteriores) → Meatus nasi superior
- Sinus frontalis, Sinus maxillaris, Cellulae ethmoidales → Meatus nasi medius (alle im Hiatus semilunaris)
- Sinus sphenoidalis → Meatus nasopharyngeus. Außerdem mündet der Canalis nasolacrimalis in den Meatus nasi inferior. ◀

 Die Mündungen der Nasennebenhöhlen-Ausführungsgänge sind ein häufiger Prüfungsgegenstand.

Die arterielle Versorgung der Nasenschleimhaut wird über Endäste der A. ophthalmica und der A. sphenopalatina sichergestellt. Der Blutabfluss erfolgt entweder über den Sinus cavernosus im Schädel oder über den Plexus pterygoideus in Venen des Gesichts.

5.1.10 Nasennebenhöhlen

▶ Die Nasennebenhöhlen entstehen erst am Ende der Fetalzeit und postnatal als Aussackungen der lateralen Nasenwand. Ihre Entwicklung, Form und Ausdehnung sind für die spätere Gesichtsform entscheidend (☞ Abb. 5.7 und 5.8). Insgesamt gibt es vier Nasennebenhöhlen:
- **Sinus frontalis:** Stirnhöhle im Os frontale
- **Sinus ethmoidalis** (Cellulae ethmoidales): Siebbeinzellen im Os ethmoidale, gliedern sich in vordere (anteriores), mittlere (mediae) und hintere (posteriores) Siebbeinzellen.
- **Sinus sphenoidalis:** Keilbeinhöhle im Os spenoidale
- **Sinus maxillaris:** Kieferhöhle in der Maxilla.

Alle Nebenhöhlen sind wie die Regio respiratoria der Nasenhöhle mit respiratorischem Epithel ausgekleidet. Ihre Versorgung und Innervation zeigt Tabelle 5.4. ◀

 Prägen Sie sich Tabelle 5.4 besonders gut ein! Rechnen Sie damit, in Prüfungen die Nasennebenhöhlen am Präparat oder im Röntgenbild zeigen und benennen zu müssen!

▶ **Tab. 5.4:** Arterielle Versorgung und Innervation der Nasennebenhöhlen. ◀

Name	arterielle Versorgung	Innervation	Begrenzung	Öffnung zur Nasenhöhle
Sinus frontalis	A. ethmoidalis anterior	N. ethmoidalis ant.	kranial: vordere Schädelgrube kaudal: Orbita	Hiatus semilunaris
Sinus ethmoidalis	Aa. ethmoidales ant. et post.	Nn. nasales post. und Nn. ethmoidales ant. et post.	kranial: vordere Schädelgrube kaudal: Maxilla lateral: Orbita medial: Nasenhöhle	vordere und mittlere Zellen: Hiatus semilunaris hintere Zellen: Meatus nasi superior
Sinus sphenoidalis	A. ethmoidalis anterior	N. ethmoidalis post.	kranial: Fossa hypophysialis kaudal: Dach der Nasenhöhle lateral: Sinus cavernosus und A. carotis interna ventral: Sinus ethmoidales posteriores	Recessus sphenoethmoidalis
Sinus maxillaris	A. infraorbitalis, A. alveolaris superior, A. nasalis post. (alles Äste der A. maxillaris)	Plexus dentalis superior	kranial: Orbitaboden kaudal: Palatum durum medial: Nasenhöhle dorsal: Fossa pterygopalatina	Hiatus semilunaris

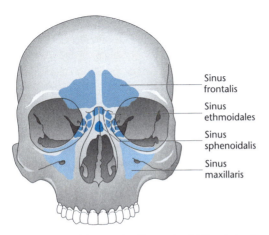

Abb. 5.7: Ausdehnung der Nasennebenhöhlen beim Erwachsenen, Sicht von ventral.

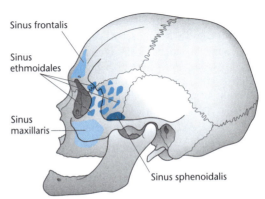

Abb. 5.8: Ausdehnung der Nasennebenhöhlen beim Erwachsenen, Sicht von lateral.

Klinik!

Sinusitis

Es kann zur Fortleitung von Bakterien oder Viren aus der Nasenhöhle in die Nasennebenhöhlen kommen, die sich in diesem warmen und feuchten Klima prima vermehren können. Symptome einer solchen Entzündung der Nasennebenhöhlen (Sinusitis) sind allgemeine Abgeschlagenheit, Kopfschmerzen und eine behinderte Nasenatmung.

5.1.11 Mimische Muskulatur

Die mimische Muskulatur nimmt im menschlichen Körper eine Sonderrolle ein, da sie:
- nicht über Gelenke hinwegzieht
- ihren Ursprung und Ansatz in der Haut selbst hat.

Auf diese Weise können die mimischen Muskeln Falten, Furchen und Grübchen im Gesicht erzeugen und so dem Gesicht einen bestimmten Ausdruck verleihen. Die mimische Muskulatur ist vor allem um die Öffnungen von Mund, Nase, Augen und Ohren angeordnet. Ihre Bedeutung wird deutlich, wenn man überlegt, wie wichtig allein die Stellung der Mundwinkel für den Gesichtsausdruck ist.

Merke!

▶ Sämtliche mimischen Muskeln werden durch den N. facialis (VII) innerviert! ◀

Wichtige mimische Muskeln sind in Tabelle 5.5 dargestellt; Ursprung und Ansatz sind nicht aufgeführt; die entsprechende Hautregion lässt sich jedoch durch ihre Funktion leicht herleiten.

Das Schädeldach wird von der sog. Kopfschwarte bedeckt. Diese Schwarte setzt sich aus zwei Anteilen zusammen: einerseits aus der Kopfhaut und andererseits aus einer derben Sehnenplatte. Diese Sehnenplatte ist recht dünn, fest mit der Kopfhaut verwachsen und wird als **Galea aponeurotica** bezeichnet. Die Galea ist mit der Schädelkalotte durch lockeres Bindegewebe verbunden, welches funktionell als Verschiebeschicht der Kopfschwarte gegen den Schädel dient.

Tab. 5.5: Name und Funktion wichtiger mimischer Muskeln.

Name	Funktion
M. epicranius	Stirnrunzeln, zieht die Ohren hoch
M. procerus	senkt die Stirn, „Naserümpfen"
M. orbicularis oculi	schließt die Augenlider
M. corrugator supercilii	senkrechte Stirnfalten
M. depressor supercilii	senkt die Augenbrauen
M. nasalis	verengt die Nasenlöcher
M. orbicularis oris	schließt und spitzt den Mund
M. buccinator	bläst die Wangen auf („Trompetenmuskel")
M. levator labii superioris alaeque nasi	hebt den Mundwinkel, erweitert die Nasenlöcher
M. levator labii superioris	hebt den Mundwinkel
M. zygomaticus major	hebt Oberlippe und Mundwinkel
M. zygomaticus minor	hebt Oberlippe und Mundwinkel
M. levator anguli oris	zieht die Mundwinkel hoch
M. risorius	zieht die Mundwinkel zur Seite
M. depressor anguli oris	zieht die Mundwinkel nach unten
M. depressor labii inferioris	zieht die Unterlippe nach unten
M. mentalis	runzelt die Kinnhaut
M. auricularis anterior	zieht das Ohr nach vorn
M. auricularis superior	zieht das Ohr nach oben
M. auricularis posterior	zieht das Ohr nach hinten

5.1.12 Mundhöhle

Die Mundhöhle bildet den Eingang zum Verdauungstrakt. Ihre Aufgabe besteht – neben der Formung der Sprachlaute – im mechanischen Zerkleinern der Nahrung. Zu diesem Zweck verfügt der Mundraum über die Zähne. Außerdem befindet sich in der Mundhöhle die Zunge. Dieser äußerst bewegliche Muskel ist nicht nur ein unersetzlicher Bestandteil für die Lautformung, sondern auch für die Bewegung der Nahrung in der Mundhöhle und ihre Weitergabe in den Pharynx unerlässlich.

▶ Die Mundhöhle beginnt ventral an der Mundspalte, der **Rima oris,** und endet dorsal an der Schlundenge, dem **Isthmus faucium.** Das Dach der Mundhöhle bilden harter und weicher Gaumen, der Boden und die Seitenwände werden von Muskeln und der Mandibula gebildet.

Als Vorhof der Mundhöhle oder **Vestibulum oris** bezeichnet man den Raum zwischen Rima oris bzw. der Innenseite der Wangen und den Zähnen. Die eigentliche Mundhöhle, die **Cavitas oris propria,** liegt innerhalb der Zahnbögen von Ober- und Unterkiefer. ◀ Eine Übersicht über den Mund- und Rachenraum gibt Abbildung 5.9.

▶ Mund und Wange werden maßgeblich durch den M. orbicularis oris und den M. buccinator gebildet. Während der **M. orbicularis oris** ringförmig um den Mund herum verläuft, entspringt der **M. buccinator** an der Raphe pterygomandibularis und ist am lateralen Rand des M. orbicularis oris befestigt. Der M. orbicularis oris schließt die Mundspalte und gibt den Lippen ihren Tonus und ihre wechselnde Form.

Der M. buccinator steht vor allem im Dienste der Kautätigkeit und wird vom Ausführungsgang der Gl. parotidea, einer Speicheldrüse, durchbohrt. Er schiebt die beim Kauen seitlich ausgewichenen Nahrungsteile wieder zwischen die Zahnreihen. Außerdem kann der Muskel durch kräftige Kontraktion Luft aus der Mundhöhle durch die Mundspalte pressen und so einen Luftstrom erzeugen. Diese Fähigkeit hat ihm den Namen „Trompetermuskel" eingebracht. ◀

🩺 Klinik!

▶ Wenn durch eine Lähmung einer der beiden Mm. buccinatores ausfällt, kann z.B. eine mittig vor das Gesicht gehaltene Kerze nicht mehr ausgepustet werden, da der eine funktionstüchtige Buccinator allein nur einen schrägen Luftstrom erzeugen kann. ◀

Darüber hinaus hat der M. buccinator auch mimische Funktion; er kann z.B. beim Lachen oder Weinen die Mundspalte verbreitern.

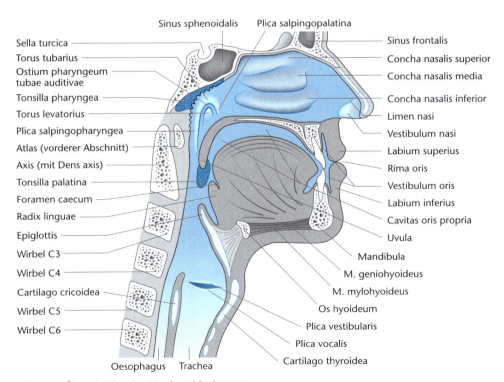

Abb. 5.9: Übersicht über den Mund- und Rachenraum.

Die Außenseite der Wangen ist von der Außenhaut bedeckt, die Innenseite von Mundschleimhaut. Hierbei handelt es sich um mehrschichtiges, unverhorntes Plattenepithel. ▶ Die Mundschleimhaut setzt sich in der sog. **Fornix vestibuli** in der Schleimhaut der Alveolarfortsätze von Ober- und Unterkiefer fort. Diese **Gingiva**, das Zahnfleisch, besteht im Gegensatz zur Wangenschleimhaut aus mehrschichtigem, verhorntem Plattenepithel. ◀

Gaumen

▶ Der knöcherne Gaumen, **Palatum durum,** bildet das Dach der Mund- und den Boden der Nasenhöhle. Er besteht aus den Processus palatini der beiden Oberkieferknochen und den Laminae horizontales der Ossa palatina (☞ Abb. 5.10). Diese vier Teile stoßen in zwei Nähten zusammen, der sagittal verlaufenden **Sutura palatina mediana** und der transversal verlaufenden **Sutura palatina transversa.** Im ventralen Abschnitt der Sutura palatina mediana liegt dicht hinter den Schneidezähnen das **Foramen incisivum,** durch das der N. nasopalatinus tritt, um den vorderen Bereich des harten Gaumens zu innervieren.

Im hinteren Teil des Palatum durum befindet sich das **Foramen palatinum majus** zum Durchtritt des N. palatinus major sowie die **Foramina palatina minora,** durch die die Nn. palatini minores ziehen. Die dem Mundraum zugewandte Fläche des harten Gaumens ist recht rau und besitzt Längsrillen, die sog. **Sulci palatini.** In ihnen verlaufen Gaumennerven und -gefäße.
Der harte Gaumen bildet die vorderen zwei Drittel des Gaumens; das hintere wird vom **Palatum molle,** dem weichen Gaumen, gebildet. Dieses Palatum molle besteht aus einer derben Bindegewebsschicht, der **Aponeurosis palatina,** die am dorsalen Rand des harten Gaumens ansetzt und bis zu den Hamuli pterygoidei des Os sphenoidale gespannt ist. Medial endet der weiche Gaumen als **Uvula** (Zäpfen). Der weiche Gaumen wird auch als Gaumensegel, **Velum palatinum,** bezeichnet.

An der Bindegewebsschicht des weichen Gaumens setzen vier paarige und ein unpaarer Muskel an (☞ Tab. 5.6 und Abb. 5.11):
- M. levator veli palatini
- M. tensor veli palatini
- M. palatoglossus
- M. palatopharyngeus
- M. uvulae (unpaar). ◀

Mundboden

Der Mundboden wird durch eine muskuläre Platte, die sich zwischen dem Arcus mandibulae ausspannt, und zwei weiteren Muskeln gebildet.

▶ Die Muskelplatte wird als **Diaphragma oris** bezeichnet und durch den M. mylohyoideus gebildet, der an der Linea mylohyoidea der Mandibula befestigt ist. Bei den anderen beiden Muskeln handelt es sich um den M. geniohyoideus und den M. digastricus (☞ Tab. 5.7). ◀

Zunge (Lingua)
Zungenmuskulatur
Die Zunge hat ein breites Aufgabenspektrum zu erfüllen:

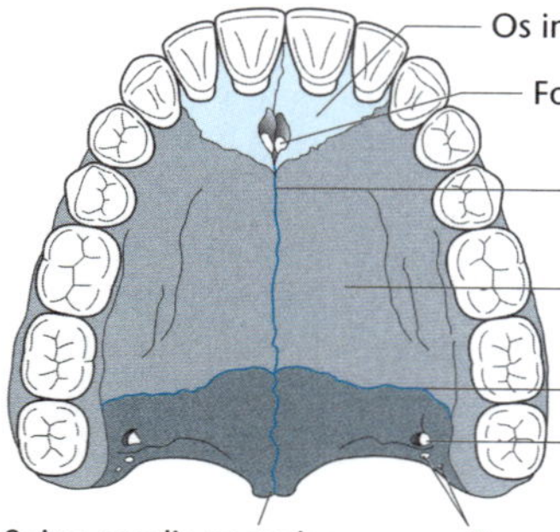

▶ **Abb. 5.10:** Aufbau des knöchernen Gaumens, Ansicht von kaudal. ◀

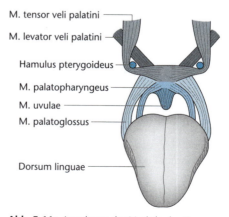

Abb. 5.11: Anordnung der Muskeln des Gaumensegels.

▶ Tab. 5.6: Muskeln des Gaumensegels. ◀

Muskel	Ursprung	Ansatz	Innervation	Funktion
M. levator veli palatini	Unterfläche der Pars petrosa des Os temporale, Tuba auditiva	Aponeurosis palatina	Plexus pharyngeus	hebt das Gaumensegel nach kranial-dorsal → Verschluss des Nasopharynx, Öffnung der Tuba auditiva
M. tensor veli palatini	Fossa scaphoidea	verläuft um den Hamulus pterygoideus herum zur Aponeurosis palatina	N. tensoris veli palatini (aus dem N. mandibularis)	spannt das Gaumensegel → Öffnung der Tuba auditiva
M. palatoglossus	Aponeurosis palatina	lateral der Zungenwurzel	N. glossopharyngeus	verschmälert den Isthmus faucium, hebt die Zungenwurzel an
M. palatopharyngeus	Aponeurosis palatina, Hamulus pterygoideus und beide Laminae des Processus pterygoideus	Seitenwand von Pharynx und Schildknorpel	N. glossopharyngeus	verschmälert den Isthmus faucium, hebt den Pharynx an
M. uvulae	Aponeurosis palatina	endet in der Uvula	Plexus pharyngeus	hebt die Uvula an

▶ Tab. 5.7: Muskeln des Mundbodens ◀

Muskel	Ursprung	Ansatz	Innervation	Funktion
M. mylohyoideus	Linea mylohyoidea der Mandibula	Os hyoideum	N. mylohyoideus aus dem N. mandibularis (V/3)	öffnet den Kiefer, hebt das Os hyoideum beim Schluckakt
M. geniohyoideus	Spina mentalis	Os hyoideum	N. hypoglossus (XII)	zieht das Os hyoideum nach ventral
M. digastricus				öffnet den Kiefer, hebt das Os hyoideum beim Schluckakt
• Venter anterior	• Sehnenschlaufe am Cornu minus des Os hyoideum	• Fossa digastrica	• N. mylohyoideus aus dem N. mandibularis (V/3)	
• Venter posterior	• Incisura mastoidea	• Sehnenschlaufe am Cornu minus des Os hyoideum	• N. facialis	

- Bewegung der Nahrung
- Formung der Stimmlaute
- Trägerin des Geschmacksorgans **(Organum gustus).**

▶ Der Transport von Nahrung und das Formen der Stimmlaute erfordern ein Maximum an Beweglichkeit. Daher besteht die Zunge ausschließlich aus Skelettmuskulatur, was ihr eine große Flexibilität verleiht. Man kann grob zwischen Außen- und Innenmuskeln der Zunge unterscheiden. Die einzelnen Muskeln setzen überwiegend an der **Aponeurosis linguae** an, einer Bindegewebsplatte, die sich unter der Schleimhaut des Zungenrückens befindet. Die Außenmuskulatur der Zunge wird in Tabelle 5.8 beschrieben. Die Innenmuskulatur der Zunge hat keinen wirklichen Ursprung und Ansatz. Stattdessen beginnen und enden ihre Muskelfasern blind in der Zunge, lassen sich aber in Gruppen einteilen (☞ Abb. 5.12):

- M. verticalis linguae: verflacht und verbreitert die Zunge
- M. longitudinalis linguae: verkürzt und verdickt die Zunge
- M. transversus linguae: verdickt und verlängert die Zunge.

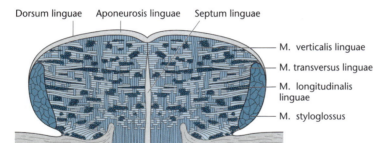

Abb. 5.12: Anordnung der Muskelgruppen der Zunge.

Wenn der M. verticalis und der M. transversus linguae gemeinsam kontrahieren, wird die Zunge lang und dünn: Man streckt die Zunge aus dem Mund. Die Innenmuskulatur der Zunge wird durch das **Septum linguae** unvollständig in eine rechte und eine linke Hälfte unterteilt. Alle Außen- und Innenmuskeln der Zunge werden durch den XII. Hirnnerv, den **N. hypoglossus,** innerviert. ◄

Zungenschleimhaut

▶ Der Zungenrücken **(Dorsum linguae)** wird durch den **Sulcus terminalis** in den ventralen **Zungenkörper (Corpus linguae)** und die dorsale **Zungenwurzel (Radix linguae)** unterteilt (☞ Abb. 5.13). Der Verlauf dieses Sulcus entspricht einem stumpfen Winkel. An seiner Spitze befindet sich das **Foramen caecum.** Hier hat sich während der Embryonalentwicklung ein Teil des ektodermalen Mundbodens in die Tiefe abgesenkt und vor den Kehlkopf gelegt. Dort bildet es die Gl. thyroidea, die Schilddrüse.

Die Zungenunterseite ist glatt und hat in der Mitte eine Schleimhautfalte, das **Frenulum linguae.** Über diesen „kleinen Zügel" ist der Zungenkörper mit dem Zungenboden zusätzlich zur Zungenwurzel verbunden.

Die Schleimhaut des Zungenrückens ist durchsetzt mit den sog. Zungenpapillen – **Papillae linguales:** von denen es fünf verschiedene Arten gibt:
- **Papillae filiformes** (fadenförmig): bedecken die gesamte Zungenoberfläche bis zum Sulcus terminalis und haben vor allem taktile Funktionen
- **Papillae conicae** (kegelförmig): etwas größere, kegelförmige Papillen, die in ihrer Funktion und Verteilung den Papillae filiformes entsprechen
- **Papillae fungiformes** (pilzförmig): eingestreut zwischen die faden- und kegelförmigen Papillen; sie haben eine glatte Oberfläche und sind etwa so groß wie kleine Stecknadelköpfe. Man findet sie vor allem im vorderen Anteil der Zunge, wo sie die Geschmacksknospen tragen.
- **Papillae foliatae** (blattförmig): Träger der Geschmacksknospen, lokalisiert im hinteren Teil der Zunge
- **Papillae vallatae** (wallförmig): Träger der Geschmacksknospen; sie sind als größte Papillen auf der Zunge in V-Form vor dem Sulcus terminalis aufgereiht; es gibt nur ca. 7–12 davon.

▶ **Tab. 5.8: Außenmuskulatur der Zunge.** ◄

Muskel	Ursprung	Ansatz	Innervation	Funktion
M. genioglossus	Spina mentalis mandibulae	Aponeurosis linguae	N. hypoglossus	zieht die Zunge nach ventral-kaudal
M. hyoglossus	Cornu majus et Corpus ossis hyoidei	Aponeurosis linguae	N. hypoglossus	zieht die Zunge nach dorsal-kaudal
M. styloglossus	Proc. styloideus ossis temporalis	Aponeurosis linguae	N. hypoglossus	zieht die Zunge nach dorsal-kranial
M. geniohyoideus	Spina mentalis mandibulae	Corpus ossis hyoidei	Nervenfasern aus 2. Zervikalnerv (C2)	bewegt das Zungenbein nach vorn

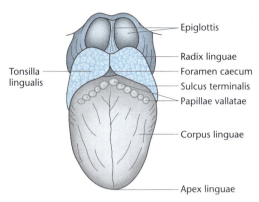

▶ **Abb. 5.13:** Übersicht über das Dorsum linguae. ◀

In der Zungenspitze **(Apex linguae)** befindet sich die paarige **Gl. lingualis anterior.** Dabei handelt es sich um eine gemischte Speicheldrüse, deren Ausführungsgänge nach unten verlaufen und neben dem **Frenulum linguae** münden. ◀

Schlund
▶ Der Schlund, **Fauces,** bildet den Hinterrand der Cavitas oris propria und stellt zugleich den Übergang zum Pharynx dar. Die Ober- und Untergrenze des **Isthmus faucium** werden durch das **Palatum molle** und das **Dorsum linguae** gebildet. Die sog. **Gaumenbögen** formen die seitlichen Ränder der Schlundenge. Bei diesen Gaumenbögen handelt es sich um Schleimhautfalten, die sich zur Mitte hin in die Cavitas oris propria vorwölben. Die Schleimhautfalten werden durch die direkt darunterliegenden Muskeln verursacht. Insgesamt gibt es auf jeder Seite zwei dieser Falten, die jeweils einen vorderen und einen hinteren Schlundbogen bilden:
- **Arcus palatoglossus** (vorderer Schlundbogen): gebildet vom **M. palatoglossus,** der sich zwischen der Aponeurosis palatina und der Zungenwurzel aufspannt
- **Arcus palatopharyngeus** (hinterer Schlundbogen): gebildet vom **M. palatopharyngeus** (☞ Abb. 5.11).

Zwischen den beiden Bögen befindet sich die Gaumenmandel **(Tonsilla palatina).** Sie ist Teil des **Waldeyer-Rachenrings,** der zum Immunsystem gehört und aus folgenden Komponenten besteht:
- den beiden **Tonsillae palatinae** (Gaumenmandeln) zwischen den Gaumenbögen

- der **Tonsilla lingualis** (Zungenmandel) am Zungengrund (☞ Abb. 5.13)
- der **Tonsilla pharyngea** (Rachenmandel) am Dach des Pharynx
- der **Tonsilla tubaria** (Tubenmandel), welche die pharyngeale Öffnung der Tuba auditiva umgibt. ◀

 ▶ Die Übersetzungen der Begriffe Tonsilla palatina (Gaumenmandel) und Tonsilla pharyngea (Rachenmandel) werden leicht verwechselt. Man kann sich die Übersetzungen folgendermaßen merken: Die Tonsilla pharyngealis hat den Buchstaben „r" im Namen, daher heißt sie auf Deutsch: Rachenmandel. Die Tonsilla palatina hingegen hat kein „r" im Namen, und heißt schlicht Gaumenmandel! ◀

▶ Die Tonsillen liegen wie ein Ring um den Eingang des Pharynx und können dort dem Immunsystem möglichst viele Antigene präsentieren, die über Atmung oder Nahrung in den Körper gelangen. ◀

Zähne
Allgemeiner Aufbau
Zähne bestehen aus einer Hartsubstanz, die sonst nirgends im Körper vorkommt und sich aus **Schmelz (Enamelum), Zahnbein (Dentinum)** und **Zement (Cementum)** zusammensetzt. Der Zahnschmelz ist die härteste Substanz des menschlichen Körpers. Die Zahnhartsubstanz umgibt eine Höhle im Inneren des Zahns, die mit Weichgewebe, der **Pulpa,** gefüllt ist.

An jedem Zahn kann man eine Krone, einen Hals und eine oder mehrere Wurzeln unterscheiden (☞ Abb. 5.14):
- Die **Krone** des Zahns **(Corona dentis)** ragt aus dem Zahnfleisch hervor und besteht im Kern aus Zahnbein, das von Schmelz überzogen ist.

> **Merke!**
> ▶ Dentin wird von den Odontoblasten gebildet. Diese können lebenslang neues Dentin produzieren. ◀

- Der **Hals (Collum dentis)** liegt zwischen Zahnkrone und -wurzel und ist rundherum von Zahnfleisch umgeben.
- Die **Zahnwurzel (Radix dentis)** steckt in der Alveole des Kiefers und ist von einer dünnen Ze-

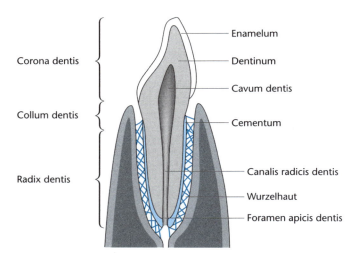

Abb. 5.14: Aufbau eines Zahns, blau: Faserverlauf der Wurzelhaut.

mentschicht überzogen. Abhängig von der Zahnform können manche Zähne mehrere Wurzeln besitzen. An ihrer Spitze, **Apex,** haben sie eine kleine Öffnung: das **Foramen apicis dentis.** Es ist der Eingang zum **Canalis radicis dentis,** der Nerven und Blutgefäße zur Versorgung des Zahns enthält. Der Canalis radicis dentis zieht zur Zahnhöhle **(Cavum dentis)** in der Pulpa.

> **Klinik!**
>
> Nahrungsbestandteile, die an den Zähnen haften bleiben, werden durch Bakterien abgebaut. Diese Bakterien wandeln Stärke und Zuckermoleküle der Nahrung in Säure um, welche den Zahnschmelz auflösen kann. Bei mangelhafter Mundhygiene kann der Zahnschmelz an einer oder mehreren Stellen vollständig aufgelöst werden: Der Zahn hat ein „Loch". Da das unter dem Schmelz liegende Dentin von Nervenfasern durchzogen wird, kann ein Loch im Schmelz massive Schmerzen verursachen.

Gebiss

Der erwachsene Mensch besitzt insgesamt 32 Zähne, in jedem Kiefer 16. Pro Kiefer teilt man die Zähne in zwei Gruppen, wobei die gedachte Trennungslinie zwischen den vorderen Schneidezähnen verläuft. So erhält man insgesamt vier **Quadranten** mit je acht Zähnen. Jeder Quadrant besitzt:

- 2 Schneidezähne (Dentes incisivi)
- 1 Eckzahn (Dens caninus)
- 2 Backenzähne (Dentes premolares)
- 3 Mahlzähne (Dentes molares).

Um jeden Zahn eindeutig zu bezeichnen, hat man die **Zahnformel** erdacht. Diese gibt jedem Zahn eine Nummer, die sich aus zwei Ziffern zusammensetzt. Die erste Ziffer steht für den Quadranten, die zweite für den Zahn selbst. Der rechte Oberkieferquadrant hat die Ziffer 1, der linke Oberkieferquadrant die 2, der linke Unterkieferquadrant die 3 und der rechte Unterkieferquadrant die Ziffer 4. Die Zähne selbst werden von vorn nach hinten von 1 bis 8 durchnummeriert. Die Zahnformel 23 bezeichnet also eindeutig den Eckzahn im linken Oberkieferquadranten, die Zahnformel 47 den zweiten Mahlzahn (Molaren) im rechten Unterkieferquadranten.

Der hinterste Mahlzahn wird als **Weisheitszahn** bezeichnet. Beim Menschen ist er kaum noch von Bedeutung.

> **Klinik!**
>
> Oft brechen die Weisheitszähne erst im reiferen Alter (daher die Bezeichnung Weisheitszahn) durch und verursachen nicht selten Komplikationen wie Zahnfleischentzündungen oder sogar Abszesse, die medizinisches Eingreifen nötig machen.

Halteapparat der Zähne

▶ Der Zahn wird durch die **Wurzelhaut** in der Alveole des Kiefers fixiert. Diese Wurzelhaut besteht aus Fasern, die wie Sharpey-Fasern sowohl in den Kieferknochen als auch in das Zement der Zahnwurzel eindringen. Die Fasern verlaufen meist

▶ Tab. 5.9: Durchbruchzeit von Milchgebiss und bleibendem Gebiss. ◀

Zahn	Milchgebiss (Monat)	bleibendes Gebiss (Jahr)
1. Schneidezahn	6.–12.	7.
2. Schneidezahn	7.–9.	9.
Eckzahn	16.–20.	11.–13.
1. Backenzahn	12.–15.	10.
2. Backenzahn	20.–24.	11.–15.
1. Mahlzahn		5.
2. Mahlzahn		13.–16.
3. Mahlzahn		18.–35.

schräg vom Kieferknochen zum Zahn und ermöglichen dem Zahn so eine gewisse Beweglichkeit in der Alveole (☞ Abb. 5.14). ◀

Zahnwechsel
▶ Man bezeichnet das menschliche Gebiss als **diphyodont,** was bedeutet, dass das Gebiss im Laufe des Lebens einmal gewechselt wird. Das erste Gebiss ist das Milchgebiss und besteht nur aus 20 Zähnen:
- 2 Schneidezähnen
- 1 Eckzahn
- 2 Backenzähnen (Milchmolaren).

Wann die Zähne durchbrechen, gibt Tabelle 5.9 an. Beim Zahnwechsel werden die Wurzeln der Milchzähne resorbiert, so dass am ausgefallenen Zahn meist nur noch die Krone, der Hals und ein kleiner Wurzelrest vorhanden sind. ◀

Speicheldrüsen
Die Speicheldrüsen produzieren Speichel **(Saliva).** Der Speichel erhöht die Gleitfähigkeit der zerkauten Bissen und leitet mit Hilfe der in ihm enthaltenen Verdauungsenzyme den Aufspaltungsprozess der Nahrungsbestandteile ein. Außerdem hat der Speichel eine Reinigungsfunktion, indem er die zahlreichen Taschen und Spalten der Mundhöhle ausspült.

Der Speichel setzt sich immer aus zwei verschiedenen Sekreten zusammen, die von zwei anatomisch unterschiedlichen Drüsenformen abgesondert werden:
- **seröse Drüsen:** produzieren sehr dünnflüssigen Speichel mit niedriger Viskosität. Dieser seröse Speichel ist nicht fadenziehend und reich an Verdauungsenzymen.
- **muköse Drüsen:** bilden hingegen einen schleimigen, fadenziehenden Speichel mit hoher Viskosität.

Seröse und muköse Drüsenzellen kommen in den Gll. sublingualis und submandibularis gemischt vor und bestimmen die Beschaffenheit des produzierten Speichels.

▶ Insgesamt verfügt der menschliche Körper über drei paarig angelegte Speicheldrüsen:
- Gl. sublingualis
- Gl. submandibularis
- Gl. parotidea. ◀

Glandula sublingualis
▶ Die Gl. sublingualis, die Unterzungendrüse, ist die kleinste der drei Speicheldrüsen und liegt auf dem Diaphragma oris lateral vom M. genioglossus. ◀

 ▶ Machen Sie sich klar, aus welchen Muskeln das Diaphragma oris besteht (☞ Tab. 5.7)! ◀

▶ Vom vorderen Teil der Drüse führt ein größerer Gang, der **Ductus sublingualis major,** zur **Plica sublingualis** und mündet in der sog. **Caruncula sublingualis.** Übersetzt heißt Caruncula „Wärzchen". Diese Wärzchen bilden das Ende des Speicheldrüsengangs; durch sie fließt der Speichel in den Mundraum. Der hintere Teil der Drüse sezerniert sein Sekret durch kleine Ausführungsgänge, die **Ductus sublinguales minores,** direkt auf die darüberliegende Mundbodenschleimhaut. Die Ausführungsgänge müssen möglichst kurz sein, da das Sekret der Gl. sublingualis aufgrund ihrer hohen Anzahl an mukösen Drüsen besonders zäh ist. ◀

> **Merke!**
>
> Der **Nucleus salivatorius superior** ist der gemeinsame sekretorische Kern der Gll. lacrimalis, submandibularis und sublingualis. Von ihm kommen die Impulse, die diese Drüsen zur Sekretion anregen.

Die Gl. sublingualis wird durch die A. facialis und die A. submentalis versorgt. Das venöse Blut wird über die V. sublingualis und die V. submentalis in die V. facialis drainiert.

Glandula submandibularis

▶ Die Unterkieferdrüse ist länglich und liegt mit ihrem Vorderteil unterhalb des Diaphragma oris zwischen der Innenfläche der Mandibula und dem vorderen Bauch des M. digastricus. Ihr hinterer Abschnitt verläuft hakenförmig um die Hinterkante des Diaphragma oris auf dessen Oberseite. Von dort setzt sich die Drüse über den ca. 6 cm langen **Ductus submandibularis** nach ventral bis zur Caruncula sublingualis fort, in den sie zusammen mit dem Ausführungsgang der Gl. sublingualis mündet. Die Unterkieferdrüse ist eine gemischt serös-muköse Drüse. ◀

Durch die Unterkieferdrüse verläuft die A. facialis. Sie wird von den gleichen Gefäßen versorgt wie die Gl. sublingualis.

Glandula parotidea

Die Ohrspeicheldrüse ist die größte Speicheldrüse und verdankt ihren Namen der Nachbarschaft zum Ohr, mit dem sie jedoch funktionell nichts zu tun hat. ▶ Sie breitet sich auf dem M. masseter aus und reicht bis zu folgenden Strukturen:
- kranial: Arcus zygomaticus
- ventral: 2. Dens molaris
- kaudal: Angulus mandibulae
- dorsal: Meatus acusticus externus.

Die Gl. parotidea ist eine rein seröse Drüse und wird von der **Fascia parotidea** umhüllt. Ihr Ausführungsgang verläuft nach ventral bis zum Vorderrand des M. masseter und durchbohrt dann den M. buccalis. Er mündet schließlich in einer kleinen Papille **(Papilla parotidea)** etwa auf Höhe des 2. Molaren in das Vestibulum oris.

Die Speicheldrüse wird parasympathisch über den Nucleus salivatorius inferior innerviert. Die prä-

ganglionären sekretorischen Fasern laufen über den N. glossopharyngeus zum Plexus tympanicus und weiter zum Ganglion oticum. Von hier aus ziehen die nun postganglionären parasympathischen Fasern über den N. auriculotemporalis zur Gl. parotidea.

In ihrem Drüsenkörper verzweigt sich der N. facialis (VII) zum **Plexus intraparotideus.** Außerdem verlaufen die V. retromandibularis sowie der N. auriculotemporalis durch die Ohrspeicheldrüse. In ihrem kranialen Abschnitt teilt sich die A. carotis externa in ihre beiden Endäste, A. maxillaris und A. temporalis superficialis. ◀

Arteriell wird die Gl. parotidea durch Äste der A. temporalis superficialis versorgt. Das venöse Blut fließt über die V. retromandibularis ab.

5.1.13 Pharynx

Der anatomische Aufbau des Pharynx ist für das Verständnis von Schluckakt und Stimmbildung unerlässlich.

Der Pharynx (Rachen oder Schlund) ist der gemeinsame Teil des Luft- und Speisewegs und schließt sich an die Nasen- und Mundhöhle an. Er reicht bis zum Eingang des Ösophagus bzw. bis zum Kehlkopf.

▶ Man kann sich den Pharynx als ca. 12 cm langen, muskulösen Schlauch vorstellen, dessen Rückseite über einen Bindegewebsstrang, die **Raphe pharyngis,** am **Tuberculum pharyngeum** des Os occipitale aufgehängt ist. Die Hinterwand und die Seitenwände sind völlig geschlossen; lediglich in der Vorderwand finden sich drei große Öffnungen, die den Pharynx gliedern in:
- Pars nasalis: Epipharynx
- Pars oralis: Mesopharynx
- Pars laryngea: Hypopharynx (☞ Abb. 5.15). ◀

Epipharynx

▶ Die **Pars nasalis pharyngis** ist der größte Abschnitt des Rachens. Sie ist kranial durch das Rachendach **(Fornix pharyngis)** begrenzt und beherbergt die Tonsilla pharyngea, die einen Teil des Waldeyer-Rachenrings darstellt (s. o.). Ventral befinden sich die zwei Öffnungen, die Choanae, die

die Grenze zwischen Nasenhöhle und Rachen darstellen. An der Seitenwand des Epipharynx gibt es eine weitere, recht kleine Öffnung: das **Ostium pharyngeum tubae auditivae.** Hierbei handelt es sich um den Eingang in die Ohrtrompete, die **Tuba auditiva,** welche den Rachen mit dem Mittelohr verbindet. Das Mittelohr kann nur über die Tuba auditiva belüftet werden. Kranial und dorsal wird die Tubenöffnung von einem Wulst aus freiem Tubenknorpel umgeben, dem sog. **Torus tubarius** (Torus: lat. für Wulst).

Direkt unterhalb des Eingangs zur Ohrtrompete verläuft der M. levator veli palatini, der mit dem gleichen Muskel der Gegenseite den Hinterrand des Gaumensegels bildet. Die beiden Muskeln verursachen eine Schleimhautfalte, die als **Torus levatorius** (Levatorwulst) bezeichnet wird. Hinter diesem Torus levatorius verläuft, vom Tubenknorpel ausgehend, die **Plica salpingopharyngea** nach kaudal. Diese Falte wird durch den M. salpingopharyngeus hervorgerufen. Die Nische hinter dieser Falte wird als **Recessus pharyngeus** bezeichnet und liegt in der Fornix pharyngis, dem Dach des Pharynx (☞ Abb. 5.9).

Funktionell dient die Pars nasalis pharyngis als Atemweg und als Resonanzraum für die Lautbildung. ◀

> **Klinik!**
>
> Schwillt die Pharynxschleimhaut z. B. infolge einer Entzündung an, kann die Tuba auditiva nicht mehr geöffnet werden. Da die Luft in der Paukenhöhle konstant resorbiert wird, entsteht dort ein Unterdruck, der verhindert, dass das Trommelfell ausreichend schwingen kann. Die Folge ist, dass der Patient schwerhörig wird. Gelingt es, Luft durch die Ohrtrompete in die Paukenhöhle zu bringen, ist die volle Hörfähigkeit sofort wiederhergestellt.

Mesopharynx
▶ In die **Pars oralis pharyngis** gelangt man aus der Mundhöhle durch den Isthmus faucium. Den Unterrand des Isthmus faucium bildet die Zungenwurzel mit ihrer höckerigen Schleimhaut. Zwischen der Zungenwurzel und dem Kehldeckel liegt eine Grube, die **Vallecula epiglottica.** Diese Grube wird durch einen medial verlaufenden Bindegewebszug, die **Plica glossoepiglottica mediana,** in eine rechte

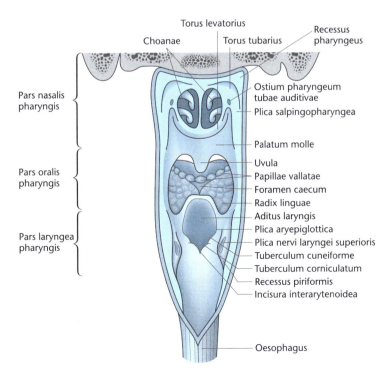

Abb. 5.15: Blick von hinten auf den aufgeschnittenen Pharynx.

und eine linke Hälfte geteilt und seitlich durch die **Plicae glossoepiglotticae laterales** begrenzt. Klar definierte Grenzen zu den benachbarten Pharynxabschnitten gibt es nicht. Die Pars oralis pharyngis dient funktionell der Weiterleitung von Luft und Nahrung.

Hypopharynx

▶ Der hintere Teil des unteren Pharynxabschnitts wird als **Pars laryngea pharyngis** oder Hypopharynx bezeichnet und geht direkt in den Ösophagus über. Die Vorderwand dieses Abschnitts ist durch den Kehlkopf geprägt, der sich in das Pharynxlumen vorwölbt. Der Kehlkopfeingang **(Aditus laryngis)** wird ventral vom Kehlkopfdeckel, der **Epiglottis,** begrenzt. Von dort aus zieht eine Schleimhautfalte, die **Plica aryepiglottica,** seitwärts und begrenzt den Eingang zum Kehlkopf nach lateral. Die rechte und linke Schleimhautfalte sind am dorsalen Rand des Kehlkopfeingangs durch die **Incisura interarytenoidea** getrennt, berühren sich also nicht. Am hinteren Ende der Schleimhautfalten imponieren beidseits zwei Verdickungen: Ventral liegt das **Tuberculum cuneiforme** und dahinter das **Tuberculum corniculatum.**

Da sich der Kehlkopf in das Lumen des Pharynx vorwölbt, bilden sich rechts und links neben dem Kehlkopf Schleimhauttaschen, die **Recessus piriformes.** Direkt unter deren Schleimhaut verläuft der R. internus des N. laryngeus superior und bildet eine deutlich sichtbare Falte, die **Plica nervi laryngei superioris.** ◀

Während der Epipharynx wie die Nasenhöhle mit respiratorischem Epithel ausgekleidet ist, findet man im Meso- und Hypopharynx als Fortsetzung der Mundschleimhaut ein mehrschichtiges Plattenepithel und zahlreiche muköse Drüsen, die **Gll. pharyngeales.** Diese bilden einen Gleitfilm für die Nahrung.

▶ Die Muskulatur des Rachens besteht aus Skelettmuskulatur und sorgt für die nötige Eigenbeweglichkeit des Rachens. Im Wesentlichen handelt es sich um ringförmig angeordnete Muskelfasern, die dorsal an der Raphe pharyngis befestigt sind und sich in zwei Gruppen einteilen lassen (☞ Tab. 5.10 und Abb. 5.16):
● **Schlundschnürer:**
  – M. constrictor pharyngis superior
  – M. constrictor pharyngis medius
  – M. constrictor pharyngis inferior

▶ Tab. 5.10: Schlundschnürer und Schlundheber. ◀				
Muskel	**Ursprung**	**Ansatz**	**Innervation**	**Funktion**
Schlundschnürer				
M. constrictor pharyngis superior	Lamina medialis proc. pterygoidei, Raphe pterygomandibularis, Linea mylohyoidea mandibulae, Zungenbinnenmuskulatur	Raphe pharyngis	N. glossopharyngeus (IX)	verengen den Pharynx beim Schluckakt
M. constrictor pharyngis medius	Cornu minus und Cornu majus ossis hyoidei	Raphe pharyngis	Plexus pharyngeus (IX + X)	
M. constrictor pharyngis inferior	Cartilago thyroidea, Cartilago cricoidea	Raphe pharyngis	N. vagus (X)	
Schlundheber				
M. palatopharyngeus	Aponeurosis palatina, Hamulus pterygoideus	Raphe pharyngis, Cartilago thyroidea	N. glossopharyngeus (IX)	heben den Pharynx beim Schluckakt
M. stylopharyngeus	Proc. styloideus ossis temporalis	Schlundwand, Cartilago thyroidea, Cartilago cricoidea	N. glossopharyngeus (IX)	
M. salpingopharyngeus	untere Fläche des Tubenknorpels	Schlundwand	N. glossopharyngeus (IX)	
M. stylohyoideus	Proc. styloideus	Cornu minus ossis hyoidei	N. VII	hebt das Zungenbein

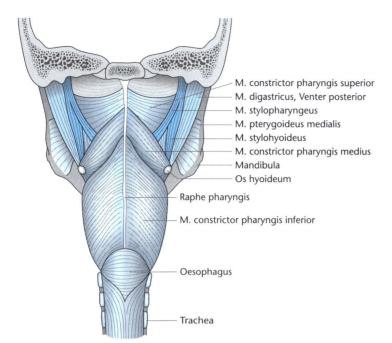

Abb. 5.16: Anordnung der Schlundmuskulatur beim Blick von dorsal auf den Pharynx.

- **Schlundheber:**
  - M. palatopharyngeus
  - M. stylopharyngeus
  - M. salpingopharyngeus.
  - M. stylohyoideus. ◄

Schluckakt

Im Pharynx kreuzen sich Luft- und Speiseweg. Eine durch Reflexe koordinierte Bewegungsfolge der Mund- und Schlundmuskulatur sorgt dafür, dass sowohl die Luft als auch die Nahrung den richtigen Weg finden. So wird sichergestellt, dass beim Schlucken die Nahrung nicht im Atemtrakt, sondern ausschließlich im Ösophagus landet.

► Beim Schlucken heben als Erstes die Mm. levator und tensor veli palatini das Gaumensegel an. Gleichzeitig kontrahiert der M. constrictor pharyngis superior, so dass sich der hintere Teil des oberen Pharynx nach vorn wölbt und den sog. **Passavant-Wulst** bildet. Passavant-Wulst und Gaumensegel werden aneinandergepresst und dichten den Epipharynx gegenüber den tiefer gelegenen Schlundabschnitten ab.

Im zweiten Schritt wird der Kehlkopf durch den M. mylohyoideus, den M. digastricus und den M. geniohyoideus nach kranioventral gezogen. Dadurch wird die Epiglottis wie ein Deckel über den Aditus laryngis gedrückt und der Kehlkopf so verschlossen. Dies ist auch von außen als Bewegung des Adamsapfels sichtbar. Zusätzlich erweitert die Kehlkopfbewegung den Eingang in den Ösophagus.

Als Nächstes kontrahieren sich der M. styloglossus und der M. hyoglossus und bewegen die Zunge nach dorsal. Dadurch wird die Nahrung durch den Isthmus faucium geschoben.

Anschließend kontrahieren nacheinander die Mm. constrictores pharyngis medius und inferior und drücken so die Speise in den Ösophagus.

Ab hier übernimmt dann die peristaltische Bewegung des Ösophagus den Transport der Nahrung in den Magen. ◄

5.2 Collum

Der Hals, Collum, verbindet den Kopf mit dem Rumpf. Seine knöcherne Grundlage bildet die Halswirbelsäule (☞ Kap. 6.1.1). Um den relativ massiven Kopf nicht nur zu tragen, sondern ihn

▶ Tab. 5.11: Lokalisation wichtiger Strukturen des Halses. ◀

Halsregion	dort verlaufende Struktur
Regio cervicalis anterior	• Gl. submandibularis • A. und V. facialis • N. mylohyoideus • N. hypoglossus
Trigonum caroticum	• A. carotis communis • V. jugularis interna • Radix superior ansae cervicalis • N. hypoglossus • N. laryngeus superior
Regio sternocleidomastoidea	• M. sternocleidomastoideus • A. carotis communis • V. jugularis interna • N. vagus
Regio cervicalis posterior	• N. occipitalis major • A. und V. occipitalis • N. suboccipitalis
Regio cervicalis lateralis	• N. accessorius
Trigonum omoclaviculare	• A. und V. subclavia • N. phrenicus • Ductus thoracicus

auch gezielt und präzise bewegen zu können, verfügt der Hals über eine große Anzahl von Muskeln. Durch den Hals verlaufen zahlreiche Nerven und Gefäße, der Schlund und die Luftröhre. Außerdem beherbergt der Hals wichtige Teile des endokrinen Systems: die Schilddrüse und die Nebenschilddrüsen.

Zunächst folgt nun die Darstellung der Muskeln und der endokrinen Drüsen des Halses. Im Anschluss sollen Nerven und Gefäße von Hals und Kopf gemeinsam besprochen werden.

▶ Die Oberfläche von Kopf und Hals wird in verschiedene Bereiche eingeteilt, die in Abbildung 5.17 gezeigt sind.
Unter einigen der Halsregionen verlaufen wichtige Strukturen. Einen Überblick gibt Tabelle 5.11. ◀

5.2.1 Muskeln des Halses

▶ Die Muskulatur des Halses ist in mehreren Schichten angeordnet. Oberflächlich findet man das alle übrigen Halsstrukturen bedeckende **Platysma**. Unterhalb dieses Muskels befinden sich die übrigen Muskeln, die in vier Gruppen eingeteilt werden (☞ Tab. 5.12):
• oberflächliche Muskulatur (dazu zählt auch das Platysma)
• infrahyale Muskulatur
• Skalenusmuskulatur
• prävertebrale Muskulatur.

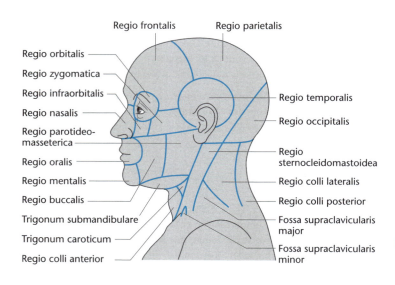

▶ Abb. 5.17: Oberflächeneinteilung von Kopf und Hals. ◀

Tab. 5.12: Muskeln des Halses.

Muskel	Ursprung	Ansatz	Innervation	Funktion
oberflächliche Muskulatur				
Platysma	Unterkieferrand	Fascia pectoralis	N. facialis	spannt die Haut des Halses
M. sternocleidomastoideus	• Pars sternalis: Manubrium sterni	Proc. mastoideus, Linea nuchalis superior	N. accessorius und Plexus cervicalis	• einseitig: beugt den Hals zur gleichen Seite, wendet den Kopf zur Gegenseite • beidseitig: beugt den Hals nach vorn, hebt das Gesicht an
	• Pars clavicularis: Extremitas sternalis claviculae			
infrahyale Muskulatur				
M. sternohyoideus	Manubrium sterni	Corpus ossis hyoidei	Ansa cervicalis	senkt das Zungenbein
M. sternothyroideus	Manubrium sterni	Lamina thyroidea	Ansa cervicalis	senkt den Kehlkopf
M. thyrohyoideus	Lamina thyroidea	Corpus et Cornu majus ossis hyoidei	R. thyroideus des Plexus cervicalis	senkt das Zungenbein, hebt den Kehlkopf
M. omohyoideus	Lig. transversum und Margo superior scapulae	Corpus ossis hyoidei	Ansa cervicalis	senkt das Zungenbein
Skalenusmuskulatur				
M. scalenus anterior	Proc. transversus C3–C6	Tuberculum m. scaleni costae primae	Rr. ventrales nn. cervicalium	heben die ersten Rippen, beugen den Hals zur Seite
M. scalenus medius	Proc. transversus C2–C7	Tuberculum m. scaleni costae primae	Rr. ventrales nn. cervicalium	
M. scalenus posterior	Proc. transversus C5–C7	Costa secunda	Rr. ventrales nn. cervicalium	
prävertebrale Muskulatur				
M. rectus capitis anterior	Proc. transversus atlantis	Pars basilaris des Os occipitale	R. ventralis n. suboccipitalis	• einseitig: beugen den Hals zur gleichen Seite • beidseits: beugen den Hals nach vorn
M. longus capitis	Proc. transversus C3–C6	Pars basilaris des Os occipitale	Rr. ventrales nn. cervicalium	
M. longus colli	Wirbelkörper C5–Th3, Proc. transversus C2–C5	Wirbelkörper C1–C3, Tuberculum anterius atlantis	Rr. ventrales nn. cervicalium	

Der M. scalenus medius, der M. scalenus anterior und der M. sternocleidomastoideus bilden zwei Spalten:
- **vordere Skalenuslücke:** zwischen M. sternocleidomastoideus und M. scalenus anterior, dient der V. subclavia als Durchtrittsstelle
- **hintere Skalenuslücke:** zwischen M. scalenus anterior und M. scalenus medius; darin verlaufen die A. subclavia und der Plexus brachialis.

Die Skalenuslücken werden besonders gern in Prüfungen abgefragt. Daher empfiehlt es sich, sie am anatomischen Präparat mit Hilfe eines Anatomieatlas genau nachzuvollziehen.

5.2.2 Endokrine Drüsen des Halses

Glandula thyroidea

Allgemeines
Die Schilddrüse ist mit ca. 20–30 g zwar ein recht kleines, aber lebenswichtiges Organ. Sie produziert die Hormone Thyroxin und Trijodthyronin, die für die Regulation der meisten Stoffwechselprozesse unabdingbar sind. Sie steigern beispielsweise bei stoffwechselaktiven Organen die Sauerstoffaufnahme und den Sauerstoffverbrauch.

Makroskopie
▶ Die Schilddrüse liegt schmetterlingsförmig vor der Trachea. Sie besteht aus zwei Lappen, **Lobus dexter** und **Lobus sinister**, die über eine Brücke, den **Isthmus**, miteinander verbunden sind. Der Isthmus liegt etwa auf der Höhe des 2.–4. Trachealknorpels. Vom Isthmus kann ein schmaler Fortsatz nach kranial ausgehen, der als **Lobus pyramidalis** bezeichnet wird (☞ Abb. 5.18). Er ist ein Relikt des Abstiegs von ektodermalem Gewebe aus dem Mundboden. Die Lappen der Schilddrüse liegen der Trachea seitlich an und reichen bis zum Schildknorpel empor, was ihren Namen erklärt.

Die Glandula thyroidea ist von zwei kräftigen Bindegewebskapseln umschlossen. Die äußere Kapsel **(Fascia thyroidea)** umschließt die innere **Capsula fibrosa**, von der Bindegewebssepten bis weit in die Drüse hineinreichen.
Nach dorsolateral wird die Schilddrüse durch die Vagina carotica begrenzt, nach ventral durch die Mm. sternothyroidei sowie davor beidseits vom M. sternohyoideus. ◀

Histologie
Das Parenchym der Drüse imponiert im mikroskopischen Bild durch zahlreiche Bläschen. Man kann sich vorstellen, dass sich die Schilddrüse aus vielen kleinen „Fußbällen" zusammensetzt – den **Follikeln**. Das Leder dieser Fußbälle besteht aus einschichtigem kubischem Epithel, den **Follikelzellen**. Die Luft im Fußball ist das **Kolloid**. Dabei handelt es sich um das Produkt der Follikelzellen, die kontinuierlich Kolloid auf- oder abbauen. Das Kolloid selbst besteht aus dem hochmolekularen Glykoprotein Thyroglobulin, an das Thyroxin und Trijodthyronin in inaktiver Form gebunden sind. So dient es als Speicher für die endokrinen Substanzen der Schilddrüse.

Gefäße und Nerven
▶ Die Schilddrüse ist durch großen Gefäßreichtum gekennzeichnet. Insgesamt finden sich meist vier bis fünf arterielle Blutgefäße:
- A. thyroidea superior (paarig) aus der A. carotis externa
- A. thyroidea inferior (paarig) aus dem Truncus thyrocervicalis
- A. thyroidea ima (unpaar) direkt aus dem Arcus aortae (etwa 10 % der Menschen haben eine solche A. thyroidea ima). ◀

> **Klinik!**
>
> ▶ In direkter Nähe zur Schilddrüse verläuft der N. laryngeus recurrens. Bei Operationen an der Schilddrüse kann er leicht verletzt werden. ◀

Glandulae parathyroideae

Allgemeines
Die Nebenschilddrüsen bilden das Hormon Parathyrin, das **Parathormon.** Dieses Hormon reguliert den Calciumstoffwechsel des Körpers. Daher hat die Nebenschilddrüse trotz ihrer geringen Masse eine große Bedeutung.

> **Klinik!**
>
> Entfernt man die Nebenschilddrüsen vollständig, wie es beispielsweise bei einer radikalen Exstirpation der Schilddrüse versehentlich geschehen kann, wird kein Parathormon mehr produziert. Der Calciumspiegel im Blut sinkt massiv ab, die Muskeln verkrampfen, man spricht von Tetanie. Dieser Zustand führt unbehandelt zum Tode.

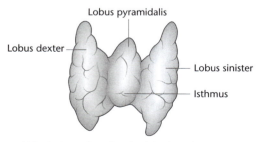

▶ **Abb. 5.18:** Aufbau der Glandula thyroidea. ◀

Makroskopie

▶ Die meisten Menschen besitzen vier Nebenschilddrüsen. Sie liegen an der Rückfläche der Schilddrüsenlappen und sind in der Regel mit diesen nur durch lockeres Bindegewebe verbunden. Von Form und Größe her gleichen sie einer Erbse und unterscheiden sich von dem rötlich braunen Gewebe der Schilddrüse durch ihre gelblich braune Farbe. ◄

Histologie

▶ Die Nebenschilddrüsen sind aus Strängen und Ballen von großen, epitheloiden Zellen aufgebaut. Man findet drei verschiedene Zelltypen:
- hormonaktive Zellen
- dunkle Hauptzellen
- oxyphile Zellen. ◄

Das Parathormon wird maßgeblich von den Hauptzellen produziert.

Gefäße und Nerven

Auch die Nebenschilddrüsen werden stark durchblutet. Dies geschieht durch kleine Äste der Arterien aus dem umliegenden Gewebe.

Für weitere Informationen zu Schild- und Nebenschilddrüse schlagen Sie bitte in einem Physiologie- oder Biochemiebuch nach.

5.2.3 Larynx

Mit dem Kehlkopf oder Larynx beginnt der eigentliche Atemtrakt. Er schließt sich dem Pharynx an und befindet sich im ventralen Abschnitt des Halses. Er verbindet den Pharynx mit der Trachea; seine Hauptaufgabe ist die Bildung der Stimmlaute. Zu diesem Zweck besitzt der Kehlkopf einen komplexen Aufbau aus Knorpeln, Bändern und Muskeln.

Entwicklungsgeschichtlich entsteht der Kehlkopf aus zwei Anteilen:
- entodermal-epithelialer Anteil: bildet die Schleimhaut
- mesenchymaler Anteil: bildet Skelett, Muskeln und Bänder sowie Gefäße des Larynx.

Kehlkopfskelett

▶ Das Gerüst des Larynx wird von Knorpeln gebildet. Sie dienen den Bändern und Muskeln als Ursprungs- und Ansatzstellen. Während die großen unpaaren Knorpel aus hyalinem Gewebe bestehen, werden die kleinen Knorpel aus elastischen Fasern gebildet. Insgesamt kann man drei unpaare und zwei paarige Knorpel unterscheiden:
- Cartilago thyroidea (Schildknorpel, unpaar)
- Cartilago epiglottica (Kehldeckelknorpel, unpaar)
- Cartilago cricoidea (Ringknorpel, unpaar)
- Cartilago arytenoidea (Stellknorpel, paarig)
- Cartilago corniculata (Hörnchenknorpel, paarig). ◄

Cartilago thyroidea

▶ Der Schildknorpel (☞ Abb. 5.19 und 5.20) besteht im Wesentlichen aus zwei Knorpelplatten, die in der Medianebene spitzwinklig durch eine Knorpelleiste miteinander verbunden sind. Die beiden Knorpelplatten bilden so einen schützenden Schild vor dem eigentlichen stimmbildenden Teil des Larynx. Die Knorpelplatten (**Laminae thyroideae**) sind in der Medianebene jedoch nicht vollständig miteinander verwachsen. Während sie im kaudalen Bereich verbunden sind, werden sie kranial durch einen tiefen Einschnitt, die **Incisura thyroidea superior,** voneinander getrennt.

Am Hinterrand der Platten finden sich zwei Hörner, die nach kranial bzw. kaudal zeigen und als **Cornu superius** und **Cornu inferius** bezeichnet werden. An der Innenfläche des Cornu inferius befindet sich eine Gelenkfläche, die **Facies articularis cricoidea.**

Der Schildknorpel zeichnet sich deutlich sichtbar im Relief des Halses ab und bildet hier den sog. **Adamsapfel.** Diese Bezeichnung verdankt er übrigens einer fehlerhaften Übersetzung: Im Arabischen wurde er früher als „Apfel des Mannes" bezeichnet. „Mann" heißt auf Arabisch „Adam". Der übersetzende Mönch hat dies jedoch in Anlehnung an die Schöpfungsgeschichte nicht direkt übersetzt, sondern so übernommen. Denn als Adam von den verbotenen Äpfeln aß, rief ihn Gott beim Namen, und vor Schreck blieb Adam ein Stück des Apfels im Halse stecken, welches noch heute von außen sichtbar ist. ◄

Cartilago epiglottica

▶ Der Kehldeckel (Cartilago epiglottica, ☞ Abb. 5.21) ist wie ein Sattel geformt, dessen Sitzfläche

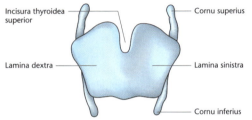

▶ **Abb. 5.19:** Cartilago thyroidea, Ansicht von ventral. ◀

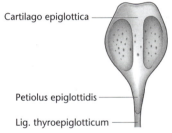

▶ **Abb. 5.21:** Cartilago epiglottica, Ansicht von dorsal. ◀

nach ventral und dessen Spitze nach kaudal zeigen. Während die Basis, also der Hinterrand des Sattels, frei in das Lumen des Hypopharynx hineinragt und so den vorderen Teil der Umrahmung des Larynxeingangs bildet, zeigt die Spitze des Epiglottisknorpels, der **Petiolus epiglottidis,** nach kaudal und ist über das **Lig. thyroepiglotticum** mit der Innenseite des Schildknorpels verbunden. Darüber hinaus besitzt der Schildknorpel keine weiteren Verbindungen zu anderen Strukturen. ◀

Cartilago cricoidea
▶ Die Cartilago cricoidea, der Ringknorpel (☞ Abb. 5.22), liegt unterhalb des Schildknorpels. Ihre Gestalt kann man annähernd als siegelringförmig beschreiben. Der ringförmige Anteil **(Arcus cartilaginis cricoideae)** befindet sich ventral und ist mit dem kranial gelegenen Schildknorpel verbunden. Die Siegelfläche des Rings befindet sich dorsal und wird durch die **Lamina cartilaginis cricoideae** gebildet, welche in der dorsalen Öffnung des Schildknorpels liegt. Am Übergang vom Arcus in die Lamina cartilaginis cricoideae befindet sich beidseits eine kleine Gelenkfläche, die **Facies articularis thyroidea.** Sie bildet mit der Facies articularis vom Cornu inferius des Schildknorpels die **Art. cricothyroideae.** Die Cartilago cricoidea besitzt eine weitere Gelenkflä-

che am seitlichen Oberrand der Lamina cartilaginis cricoidea. Dabei handelt es sich um die **Facies articularis arytenoidea,** die beidseits ein Gelenk mit den Stellknorpeln bildet **(Art. cricoarytenoidea).** ◀

Cartilago arytenoidea
▶ Die beiden Cartilagines arytenoideae bilden einen sehr wichtigen Teil des Stimmapparats. Ring-, Schild- und Kehldeckelknorpel bilden letztlich nur das Gerüst des Larynx. Die Stellknorpel hingegen sind die Knorpel, welche die Stimmlaute modulieren. Ihre Form ist nahezu dreieckig. Sie stehen in der Sagittalebene und bilden mit ihrer Basis und der Facies articularis arytenoidea des Ringknorpels die **Art. cricoarytenoidea.** Die Stellknorpel besitzen drei Fortsätze:
- **Proc. vocalis:** nach medial-ventral gerichtet, dient der Befestigung des Stimmbands **(Lig. vocale)**
- **Proc. muscularis:** nach lateral gerichtete Fortsetzung der Basis, dient als Muskelansatz
- **Apex:** sitzt dem Hals des Knorpels (Colliculus) auf und bildet die Spitze des Stellknorpels.

Auf der nach medial-ventral gerichteten Fläche des Stellknorpels lassen sich zwei muldenförmige Bereiche unterscheiden: die kranial-dorsal gelegene **Fovea triangularis** und die kaudal-ventral gelegene **Fovea oblonga.** ◀

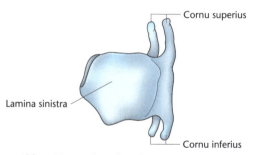

▶ **Abb. 5.20:** Cartilago thyroidea, Ansicht von lateral. ◀

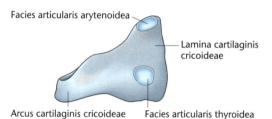

▶ **Abb. 5.22:** Cartilago cricoidea, Ansicht von lateral. ◀

Cartilago corniculata

▶ Auf der Spitze des Stellknorpels befindet sich der zweite paarig angelegte Knorpel des Larynx, die Cartilago corniculata. Dieser Hörnchenknorpel sitzt wie ein kleiner Henkel auf dem Stellknorpel und dient als Ansatz für das **Lig. cricoarytenoideum posterius.** ◀

Bandapparat des Larynx

▶ Der Schildknorpel ist mit einer Bindegewebsmembran am Zungenbein fixiert. Diese **Membrana thyrohyoidea** hängt wie ein Vorhang am Unterrand des Zungenbeins und ist auf der Innenseite des Schildknorpels befestigt. So „hängt" der Schildknorpel praktisch unter dem Zungenbein. Die Membran ist relativ dünn und hat auf jeder Seite eine kleine Öffnung, durch welche der R. internus des N. laryngeus superior und die A. und V. laryngea superior hindurchtreten. Ventral und dorsal wird die Membran durch zusätzliche Faserstränge verstärkt:

- Das **Lig. thyrohyoideum laterale** verbindet den Larynx mit dem hinteren Ende des Cornu majus des Zungenbeins und verstärkt so den Hinterrand der Membrana thyrohyoidea.
- Das **Lig. thyrohyoideum medianum** spannt sich ventral zwischen dem medialen Abschnitt des Os hyoideum und der Incisura thyroidea superior aus.
- Das **Lig. thyroepiglotticum** ist unterhalb der Incisura thyroidea superior an der Innenseite des Schildknorpels befestigt und fixiert die Epiglottis.

Schild- und Ringknorpel sind an drei Stellen miteinander verbunden. Auf jeder Seite gibt es eine **Art. cricothyroidea,** die durch die **Capsula articularis cricothyroidea** verstärkt wird. Die Gelenkachse verläuft durch die Gelenkflächen beider Seiten. Eine Bewegung in diesem Gelenk führt zur Spannung oder Erschlaffung der Stimmbänder. Als Drittes sind Schild- und Ringknorpel über das ventral-medial gelegene **Lig. cricothyroideum medianum** miteinander verbunden. An der Unterseite des Ringknorpels ist die erste Knorpelspange über die Ligg. anularia und das Lig. cricotracheale am Ringknorpel aufgehängt.

Die Stellknorpel, **Cartilagines arytenoideae,** sitzen auf der Facies articularis arytenoidea des Ringknor-

pels und bilden hier mit diesem zusammen die **Art. cricoarytenoidea.** Dabei handelt es sich in erster Linie um ein Drehgelenk, dessen Gelenkachse vertikal durch die Gelenkflächen zieht. Zusätzlich zur Rotation können die Stellknorpel auch aufeinander zu und voneinander weg bewegt werden. Die Rotation lässt die Stimmbänder sich anspannen oder erschlaffen; die seitlichen Schiebebewegungen dienen dem Öffnen und Schließen der Stimmritze. Neben der Gelenkkapsel wird die Verbindung zwischen Stellknorpel und Ringknorpel durch das **Lig. cricoarytenoideum posterius** verstärkt.

Die Cartilagines arytenoideae werden hauptsächlich durch Muskeln an ihrem Platz gehalten. Zwei kräftige Bänder sind jedoch für das Innenrelief und die Funktion des Larynx von entscheidender Bedeutung:

- **Lig. vocale:** entspringt am Proc. vocalis und setzt an der Rückseite des Schildknorpels an
- **Lig. vestibulare:** entspringt etwas weiter kranial am Stellknorpel, verläuft parallel zu den Stimmbändern und setzt ebenfalls etwas weiter kranial am Schildknorpel an.

Damit die ausgeatmete Luft beim Sprechen die Stimmbänder in Schwingung versetzen kann, muss sie an den Stimmbändern vorbeigeführt werden. Dies gewährleistet eine ringförmige Membran, die sich vom Oberrand des Arcus cartilaginis cricoideae aus nach kranial zu einem schmalen Spalt verjüngt und schließlich am Lig. vocale ansetzt. Diese vermeintliche Engstelle des Atemtrakts sorgt dafür, dass die Luft gezielt an den Stimmbändern vorbeiströmt und diese in Schwingung versetzen kann. Dies verdeutlicht die Bedeutung der seitlichen Verschiebbarkeit der Stellknorpel. Denn wenn der Körper vermehrt Sauerstoff benötigt, wäre eine trichterähnliche Verengung des Atemtrakts nur hinderlich. Damit in diesem Fall ein Maximum an Luftaustausch erreicht wird, bewegen sich bei Bedarf die Stellknorpel voneinander weg und vergrößern dadurch die Stimmritze zwischen den beiden Ligg. vocalia deutlich.

Auch von den Ligg. vestibularia entspringt eine solche trichterförmige Membran, so dass das Innenrelief des Larynx einer Sanduhr ähnelt.

Die Ligg. vocalia bilden im Relief des Larynx die **Plicae vocales,** Stimmfalten. Aufgrund ihrer verschiedenen Begrenzung wird die Stimmfalte in eine **Pars intermembranacea** und eine zwischen den Stellknorpeln gelegene **Pars intercartilaginea** unterteilt. Die eigentlichen Stimmbänder sind mit mehrschichtigem Plattenepithel überzogen, dessen weiße Färbung sich deutlich von der umgebenden Schleimhaut abgrenzt.

Die **Ligg. vestibularia** bilden die **Plicae ventriculares,** Taschenfalten. Diese ragen nicht so weit in das Lumen des Kehlkopfs hinein wie die Stimmlippen. Man bezeichnet sie auch als „falsche Stimmbänder", da sie nicht an der Lautbildung beteiligt sind. Ihre Schleimhaut trägt vor allem Drüsen, die die Stimmbänder feucht halten sollen.

Zwischen den Plicae vocales und den Plicae ventriculares befindet sich eine spaltförmige Öffnung, die sich nach lateral in eine tiefe Bucht, den **Ventriculus laryngis,** ausdehnt. Diese Bucht ist bei manchen Tieren, z. B. Fröschen, als „Schallblase" oder „Kehlsack" ausgebildet.

Die **Cartilago corniculata**, der Hörnchenknorpel, sitzt dem Stellknorpel fest auf und dient als Henkel zur Fixierung des oberen Teils des **Lig. cricopharyngeum,** durch das der Kehlkopf mit dem Pharynx verbunden ist. ◀

Der Aufbau des Kehlkopfs ist auch in den Abbildungen 5.23 und 5.24 schematisch dargestellt.

Binnenräume des Kehlkopfs
▶ Aufgrund seines Aufbaus kann man den Kehlkopf in drei Bereiche gliedern (☞ Abb. 5.25):
- **Vestibulum laryngis:** vom Kehlkopfeingang (Aditus laryngis) bis zur Plica ventricularis. Die beiden Taschenfalten fassen die Rima vestibuli zwischen sich.
- **Glottis:** Bereich zwischen den Taschen- und den Stimmfalten
- **Cavitas infraglottica:** von der Rima glottidis (Stimmritze) bis zum Exitus laryngis, an dem der Larynx in die Trachea übergeht.

Die Binnenräume des Larynx sind mit mehrreihigem respiratorischem Flimmerepithel ausgekleidet; der Kehldeckel ist mit mehrschichtigem, verhorntem Plattenepithel bedeckt. ◀

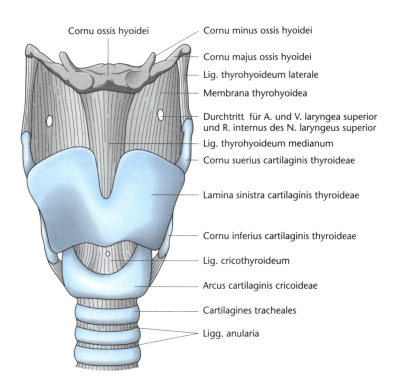

▶ **Abb. 5.23:** Außenansicht des Kehlkopfs von ventral. ◀

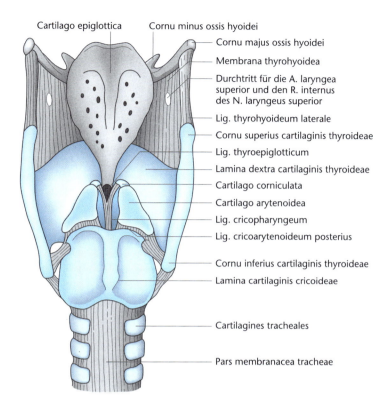

▶ **Abb. 5.24:** Innenansicht des Kehlkopfs von dorsal. ◀

Kehlkopfmuskulatur

▶ Der Kehlkopf ist als Ganzes beweglich im Hals fixiert. Die Muskeln des Larynx teilen sich in die **Außenmuskeln** zur Bewegung des Kehlkopfs und die **Innenmuskeln,** die ausschließlich im Dienste der Lauterzeugung stehen, indem sie z.B. die Stellknorpel bewegen (☞ Tab. 5.13).

An dieser Stelle wird lediglich einer der Außenmuskeln besprochen, da er sowohl seinen Ursprung als auch seinen Ansatz am Kehlkopf selbst hat. Alle anderen Außenmuskeln bewegen den Kehlkopf als Ganzes im Hals und wurden bereits in Kapitel 5.2.1 besprochen (☞ Tab. 5.12). ◀

Funktionen

● ▶ Die Stimmritze wird nur durch einen einzigen Muskel erweitert: den M. cricoarytenoideus posterior, von Klinikern auch **„Posticus"** genannt.

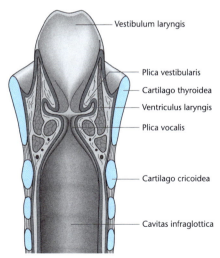

▶ **Abb. 5.25:** Binnenräume des Kehlkopfs im Längsschnitt. ◀

▶ Tab. 5.13: Muskeln des Kehlkopfs. ◀

Muskel	Ursprung	Ansatz	Innervation	Funktion
Außenmuskeln				
M. cricothyroideus, Pars recta und Pars obliqua	Arcus cartilaginis cricoideae	Lamina cartilaginis thyroideae	R. externus des N. laryngeus superior	kippt den Schildknorpel nach vorn, spannt die Stimmlippen
Innenmuskeln				
M. cricoarytenoideus posterior **(Posticus)**	Hinterfläche der Lamina cartilaginis cricoideae	Proc. muscularis des gleichseitigen Stellknorpels	N. laryngeus inferior	zieht den Proc. muscularis nach dorsal und den Proc. vocalis nach lateral, erweitert die Stimmritze, spannt die Stimmbänder
M. cricoarytenoideus lateralis	Oberrand des lateralen Arcus cartilaginis cricoideae	Proc. muscularis des gleichseitigen Stellknorpels	N. laryngeus inferior	zieht den Proc. muscularis nach ventral und kaudal, verschließt die Pars intermembranacea, erweitert die Pars intercartilaginea
M. arytenoideus transversus	lateraler und dorsaler Teil der Cartilago arytenoidea	lateraler und dorsaler Teil der Cartilago arytenoidea der Gegenseite	N. laryngeus inferior	nähert beide Stellknorpel einander an, verschließt die Pars intercartilaginea
M. arytenoideus obliquus	Proc. muscularis der Cartilago arytenoidea	Apex der Cartilago arytenoidea der Gegenseite	N. laryngeus inferior	verschließt die Pars intercartilaginea
M. thyroarytenoideus	Innenfläche der Lamina thyroidea		N. laryngeus inferior	„Gegenspieler" des Posticus; verschließt die Pars intercartilaginea
• Pars lateralis	• Proc. muscularis und laterale Fläche des Stellknorpels			
• Pars vocalis (M. vocalis)	• ventrale Fläche des Stellknorpels			

⚕ Klinik!

▶ Der Posticus ist der einzige Muskel, der die Stellknorpel auseinanderbewegen kann. Fällt er aus, bleibt das Stimmband in der Medianebene. Bei beidseitiger Lähmung kommt es zu Atemnot, schlimmstenfalls sogar zum Ersticken! ◀

- Die Stimmritze wird durch drei Muskeln **verengt:**
  - M. cricoarytenoideus lateralis
  - M. arytenoideus transversus
  - M. thyroarytenoideus.
- Die Stimmlippen werden durch einen Muskel **angespannt:** den M. cricothyroideus.

- Die Stimmlippen **erschlaffen** durch die Anspannung des M. thyroarytenoideus und des M. sternothyroideus.

Die Pars vocalis des M. thyroarytenoideus wird auch als **M. vocalis** bezeichnet und ist vor allem für die feinere Spannung der Stimmlippen und damit für die Tonhöhe verantwortlich. ◀

💡 Merke!

▶ Die Muskeln des Kehlkopfs bestehen aus Skelettmuskelfasern. ◀

In Tabelle 5.14 sind die Funktionen der einzelnen Muskeln dargestellt.

Tab. 5.14: Funktion der Kehlkopfmuskeln.

Stimmritze	erweitert durch	verengt durch
	M. cricoarytenoideus posterior (Posticus)	M. cricoarytenoideus lateralis, M. arytenoideus transversus, M. vocalis
Stimmlippen	gespannt durch	erschlafft durch
	M. cricothyroideus	M. thyroarytenoideus, M. sternothyroideus

Merke!

▶ Die Innenmuskeln des Kehlkopfs werden durch den N. laryngeus inferior aus dem N. laryngeus recurrens innerviert! ◀

Die Kehlkopfmuskeln mit ihren zum Verwechseln ähnlichen Namen einschließlich Innervation und Funktion zu lernen bereitet jedem Studenten zunächst Kopfzerbrechen. Es handelt sich aber um ein absolut prüfungsrelevantes Thema!

▶ Die arterielle Versorgung des Kehlkopfs erfolgt durch die A. laryngea superior und die A. laryngea inferior.

Sensibel wird der Kehlkopf bis zur Stimmritze vom N. laryngeus superior, unterhalb der Stimmritze vom N. laryngeus inferior innerviert. ◀

5.2.4 Faszien von Kopf und Hals

▶ Zusätzlich zum Platysma sind die Strukturen des Halses von einer Bindegewebsschicht umhüllt, der sog. Halsfaszie, **Fascia cervicalis.** Sie besteht aus drei Schichten (☞ Abb. 5.26):

- **Lamina superficialis:** Teil der allgemeinen oberflächlichen Körperfaszie; sie bedeckt nicht nur den mittleren Halsbereich, sondern setzt sich ununterbrochen auch auf die seitlichen Abschnitte des Halses und den Nacken fort. Sie umhüllt den M. sternocleidomastoideus und bildet für ihn eine Führungsscheide.
- **Lamina pretrachealis:** liegt vor der Trachea und umhüllt die unteren Zungenbeinmuskeln. Sie reicht seitlich bis zu den beiden Bäuchen des M. omohyoideus. Die mittlere Halsfaszie bildet eine Scheide um die A. carotis communis **(Vagina carotica)**, die V. jugularis und den N. vagus.
- **Lamina prevertebralis:** liegt hinter den Halseingeweiden und vor der Halswirbelsäule und bedeckt die tiefen Halsmuskeln. ◀

5.3 Gefäße und Nerven

Der Hals befindet sich zwischen Kopf und Rumpf, so dass alle Leitungsstrukturen, die Kopf und Rumpf verbinden, durch ihn verlaufen müssen. Außerdem müssen auch die Gewebe vom Hals durchblutet und innerviert werden.

5.3.1 Gefäße von Kopf und Hals

Arterien
Die Aufzweigungen des Aortenbogens sowie die Arterien, die an der Halsbasis, werden in Kapitel 7.5.1 dargestellt.

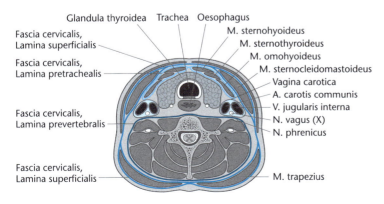

▶ **Abb. 5.26:** Transversalschnitt durch den Hals; blau: Halsfaszien. ◀ (mod. nach [3])

Arteria vertebralis

▶ Die A. vertebralis entspringt aus der A. subclavia und verläuft auf beiden Seiten durch die **Foramina transversaria** der Halswirbel C6–C1 nach kranial. Hinter der Massa lateralis (☞ Kap. 6.1.1) gelangt sie über das **Foramen magnum** in die hintere Schädelgrube. Dort vereinigt sie sich mit der A. vertebralis der Gegenseite und verläuft als **A. basilaris** auf dem Clivus nach ventral. Mit den beidem Aa. cerebri posteriores bildet sie dann den **Circulus arteriosus** (☞ Kap. 9.10.1) und ist so an der Versorgung von Medulla oblongata, Pons, Klein- und Mittelhirn sowie des statoakustischen Organs und der Okzipitallappen beteiligt. ◀

Arteria carotis communis

▶ Die A. carotis communis verläuft zusammen mit der V. jugularis interna und dem N. vagus in einer gemeinsamen Faszienscheide nach kranial (mittleres Blatt der Fascia cervicalis). In diesem Gefäß-Nerven-Bündel liegt sie am weitesten medial. Im unteren Teil wird das Bündel vom M. sternocleidomastoideus überdeckt. Bei über 65 % aller Menschen spaltet sich die A. carotis communis in Höhe der Wirbelkörper C3/C4 in ihre beiden Hauptäste, **A. carotis externa** und **A. carotis interna.** Diese Gabelungsstelle ist etwas erweitert und wird als **Sinus caroticus** bezeichnet. Hier liegt ein Rezeptorenfeld, das den Blutdruck registriert und diese Informationen zur entsprechenden Steuerregion im ZNS weiterleitet. ◀

Arteria carotis interna

▶ Die A. carotis interna versorgt zusammen mit der **A. vertebralis** das Gehirn und die Strukturen der Orbita. Gemäß ihrem Verlauf unterteilt man sie in vier Abschnitte (☞ Abb. 5.27):
- **Pars cervicalis:** vom Sinus caroticus bis zum Eingang des Canalis caroticus
- **Pars petrosa:** Verlauf innerhalb des Felsenbeins
- **Pars cavernosa:** Verlauf durch den Sulcus caroticus und den Sinus cavernosus
- **Pars cerebralis:** Aufteilung in die Endäste:
  - A. ophthalmica
  - A. communicans posterior
  - A. choroidea
  - A. cerebri anterior

Die **A. ophthalmica** tritt zusammen mit dem Sehnerv in die Orbita ein und verläuft entlang der medialen Orbitawand nach ventral, wobei sie zahlrei-

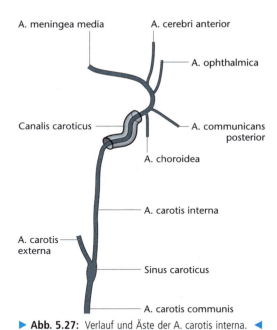

▶ **Abb. 5.27:** Verlauf und Äste der A. carotis interna. ◀

che Äste abgibt. Die A. ophthalmica und ihre Äste nehmen einen spiralig gewundenen Verlauf, um bei Bewegungen des Augapfels nicht gezerrt zu werden. ◀

Die übrigen Äste der A. carotis interna werden in Kapitel 9.10.1 dargestellt.

Arteria carotis externa

▶ Die A. carotis externa hat ein sehr großes Versorgungsgebiet. Daher besitzt sie zahlreiche Äste, die sich oft wiederum in viele Unteräste aufteilen. Grundsätzlich gibt die A. carotis externa sechs Äste ab und teilt sich dann in ihre beiden Endäste auf (☞ Abb. 5.28, 5.29 und 5.30):
- A. thyroidea superior
- A. lingualis
- A. facialis
- A. pharyngea ascendens
- A. occipitalis
- A. auricularis posterior.

Endäste der A. carotis externa:
- A. temporalis superficialis
- A. maxillaris. ◀

 Zu den Ästen der A. carotis externa gibt es einen famosen Merksatz: **Th**eo **Ling**en **f**abriziert **ph**antastische **O**chsenschwanzsuppe **aus t**oten **Ma**eusen!

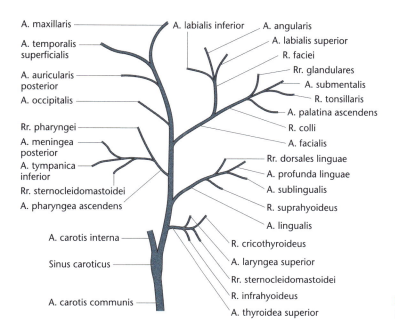

▶ Abb. 5.28: A. carotis externa und ihre Äste. ◀

Venen

Das Blut des Kopfs und der größte Teil des Blutes vom Hals fließt durch die **Vv. jugulares,** die sog. **Drosselvenen,** zentralwärts. Diese Vv. jugulares bilden untereinander zahlreiche Anastomosen und variieren individuell sehr stark. Dennoch lassen sich fast immer drei Vv. jugulares feststellen:

- **V. jugularis interna:** nimmt das Blut aus Gehirn, aus Orbita und Teilen des Schlunds und des Gesichts auf. Sie beginnt am Foramen jugulare, durch welches am **Bulbus superior venae jugularis** das Blut aus dem Sinus sigmoideus abfließt. Von hier verläuft die V. jugularis interna in einem Gefäß-Nerven-Bündel mit der A. carotis communis und dem N. vagus nach kaudal. Kurz bevor sie in die V. subclavia mündet, erweitert sie sich zum **Bulbus inferior venae jugularis.**
- **V. jugularis externa:** nimmt das venöse Blut hinter dem Ohr sowie manchmal auch vom Gesicht auf und verläuft auf dem M. sternocleidomasto-

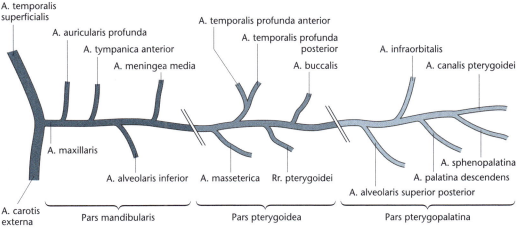

▶ Abb. 5.29: A. maxillaris und ihre Äste. ◀

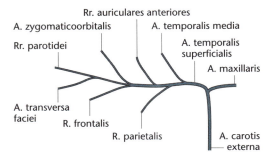

▶ **Abb. 5.30:** A. temporalis superficialis und ihre Äste. ◀

ideus bis zur Clavicula nach kaudal. Hier mündet sie in den Venenwinkel.
- **V. jugularis anterior:** entsteht als kleinste Jugularvene meist in Höhe des Os hyoideum und zieht nach kaudal, wo sie in die V. jugularis externa oder in den Venenwinkel (Angulus venosus) mündet (☞ Kap. 8.10.4).

 Es versteht sich von selbst, dass jeder Mediziner fundierte Kenntnisse über den Verlauf der großen Kopf- und Halsgefäße besitzen sollte.

Lymphgefäße

Die Lymphflüssigkeit wird von regionären Lymphgefäßen und -knoten an Kopf und Hals drainiert und sammelt sich im **Truncus jugularis.** Dieser mündet in den Venenwinkel.

Tabelle 5.15 zeigt die Versorgungsgebiete der regionären Lymphknoten an Kopf und Hals.

5.3.2 Nerven von Kopf und Hals

Der Kopf ist ein sehr komplexes Gebilde und erfüllt zahlreiche Aufgaben. Daher besitzt er eine entsprechend anspruchsvolle Innervation. Seit langer Zeit unterscheidet man zwölf Hirnnerven, die Kopf und Hals innervieren. ▶ Sie werden nach der Reihenfolge ihres Austritts aus dem Gehirn von kranial nach kaudal gezählt und mit römischen Ziffern bezeichnet:
- I: N. olfactorius
- II: N. opticus
- III: N. oculomotorius
- IV: N. trochlearis
- V: N. trigeminus
- VI: N. abducens
- VII: N. facialis
- VIII: N. vestibulocochlearis
- IX: N. glossopharyngeus
- X: N. vagus
- XI: N. accessorius
- XII: N. hypoglossus. ◀

 Auch wenn es zunächst wie eine unbewältigbare Aufgabe aussieht: Sie müssen alle zwölf Hirnnerven einschließlich ihrer Hauptfunktionen unbedingt auswendig kennen! Merksätze wie der folgende können Ihnen dabei helfen: **Ol**af **o**periert **O**chsen und **tr**anchiert **Tr**uthähne, **ab**er der **Fa**charzt **ve**rsichert **gl**aubhaft, **Va**ter wäre ein **ach**tzig Jahre alter **Hy**pochonder.

Abbildung 5.31 zeigt die zwölf Hirnnerven und ihre Versorgungsgebiete.

Tab. 5.15: Regionäre Lymphknoten an Kopf und Hals und ihr Drainagegebiet.	
Nodi lymphatici occipitales	**Hinterhaupt und Nacken**
Nodi lymphoidei retroauriculares	Ohr
Nodi lymphoidei parotidei	Augenlider, Gehörgang, Nase
Nodi lymphoidei submandibulares	mittlerer Teil des Gesichtes, Zähne, Zahnfleisch, Zunge, Mundboden
Nodi lymphoidei submentales	Unterlippe, Zungenspitze, Kinn
Nodi lymphoidei buccinatorii	Augen- und Nasenhöhle, Fossa infratemporalis, Pharynx und Gaumen
Nodi lymphoidei retropharyngeales	Nase, Pharynx
Nodi lymphoidei prelaryngici	unterer Teil des Kehlkopfs
Nodi lymphoidei mastoidei	hinterer Teil der Kopfschwarte und Haut hinter dem Ohr
Nodi lymphoidei cervicales profundi	Gl. parotidea, Eingeweide vom Hals
Nodi lymphoidei cervicales superficiales	Gl. parotidea, Haut von Hals und Wange

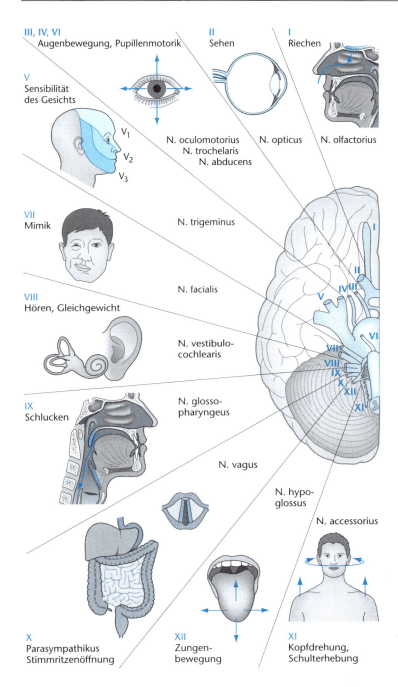

Abb. 5.31: ▶ Die zwölf Hirnnerven und ihre Versorgungsgebiete. ◀

Nervus olfactorius (I)

▶ Beim N. olfactorius handelt es sich um einen speziell-viszerosensiblen Nerv. Unipolare Nervenzellkörper in der Area olfactoria der Nasenhöhle bilden als erste Neurone die Rezeptorzellen. Von dort ziehen ihre Axone als **Fila olfactoria** durch die Lamina cribrosa und enden am **Bulbus olfactorius** beidseits auf der Lamina cribrosa des Os ethmoidale. Hier werden die olfaktorischen Impulse umgeschaltet und über den **Tractus olfactorius** in die primäre Riechrinde weitergeleitet. Zum Aufbau der Riechbahnen vergleiche Kapitel 9.8.3. ◄

Nervus opticus (II)

▶ Der N. opticus ist ein speziell-somatosensibler Nerv und entspringt an der Papilla n. optici des Bulbus oculi. Er hat eine Stärke von ca. 4–5 mm und wird bereits bei seinem Verlauf durch die Orbita von weichen und harten Hirnhäuten umgeben und von Liquor cerebrospinalis umspült. Er verlässt die Orbita durch den **Canalis opticus** und tritt über der Hypophyse mit dem N. opticus der kontralateralen Seite im **Chiasma opticum** zusammen. Hier werden die Fasern der medialen Netzhauthälften ausgetauscht und so die visuellen Informationen des lateralen Gesichtsfelds zur Gegenseite übertragen. Vom Chiasma opticum an wird der Nerv als **Tractus opticus** bezeichnet, der bis zum **Corpus geniculatum laterale** verläuft. Dort werden die Nerven verschaltet und gelangen zur **primären Sehrinde** am Okzipitalpol des Großhirns. Die Sehbahnen werden in Kapitel 9.8.2 näher beschrieben. ◄

Nervus oculomotorius (III)

▶ Der N. oculomotorius ist ein gemischt somato- und viszeromotorischer Nerv und innerviert zusammen mit dem IV. und VI. Hirnnerv die Augenmuskulatur. Außerdem innerviert er den Lidheber. Darüber hinaus führt der N. oculomotorius parasympathische Fasern, die über das Ganglion ciliare den M. ciliaris und den M. sphincter pupillae innervieren. Er entspringt ventral oberhalb des Pons in der **Fossa interpeduncularis,** verläuft dann durch die Dura des Sinus cavernosus und durch die Fissura orbitalis superior in die Orbita hinein. Hier spaltet er sich in einen R. superior und einen R. inferior auf. Diese Äste innervieren folgende Muskeln:

- **R. superior:** M. rectus superior und M. levator palpebrae
- **R. inferior:** M. rectus medialis, M. rectus inferior und M. obliquus inferior. ◄

💡 Merke!

▶ Der N. oculomotorius innerviert alle Augenmuskeln mit Ausnahme des M. obliquus superior und des M. rectus lateralis. ◄

🩺 Klinik!

▶ Fällt der N. oculomotorius aus, sieht der Patient Doppelbilder, sein Augenlid hängt herab, und die Pupille ist erweitert. ◄

Nervus trochlearis (IV)

▶ Der N. trochlearis ist der dünnste der zwölf Hirnnerven und ist rein somatomotorisch. Er tritt am Unterrand der **Vierhügelplatte (Lamina tecti)** dorsal des Gehirns aus. ◄

💡 Merke!

▶ Der N. trochlearis ist der einzige Hirnnerv, der dorsal aus dem Gehirn austritt! ◄

▶ Er verläuft innerhalb der Seitenwand des Sinus cavernosus und zieht durch die Fissura orbitalis superior in die Orbita. Dort innerviert er lediglich den M. obliquus superior. ◄

Nervus trigeminus (V)

▶ Der N. trigeminus versorgt sensibel das gesamte Gesicht sowie die Mund- und Nasenschleimhaut. Außerdem innerviert er einen Großteil der Hirnhäute. Motorisch versorgt er als einziger Hirnnerv die Kaumuskulatur.

Er tritt seitlich des Pons aus, zieht über die Felsenbeinpyramide und verschwindet unter der Dura mater, die hier für den N. trigeminus eine Tasche ausbildet. In dieser Tasche formt der N. trigeminus das **Ganglion trigeminale (Ganglion Gasseri).** Von diesem Ganglion aus verläuft der N. trigeminus in drei Hauptästen zu seinen Innervationsgebieten:

- N. ophthalmicus (V/1)
- N. maxillaris (V/2)
- N. mandibularis (V/3).

Aufgrund seiner gemischten Aufgaben führt der N. trigeminus allgemein-somatosensible und speziell-viszeromotorische Faserqualitäten. ◄

Nervus ophthalmicus (V/1)

▶ Der N. ophthalmicus tritt durch Fissura orbitalis superior in die Orbita, wo er sich in vier Äste aufspaltet:

- **R. tentorius:** innerviert die Dura mater der vorderen Schädelgrube
- **N. lacrimalis:** nimmt einen Ast aus dem Ganglion pterygopalatinum zur Innervation der Tränendrüse auf, zieht selbst über die Tränendrüse hinweg

und innerviert sensibel die Haut des lateralen Augenwinkels, des Oberlids und der Bindehaut
- **N. frontalis:** teilt sich auf in den N. supraorbitalis und den N. supratrochlearis:
  - **N. supraorbitalis:** zieht mit zwei Ästen durch die Incisura supraorbitalis und das Foramen supraorbitale und innerviert die Haut über dem Auge und die Stirn
  - **N. supratrochlearis:** versorgt zusammen mit dem Endast des N. nasociliaris den medialen Augenwinkel und das Oberlid
- **N. nasociliaris:** gibt zur sensiblen Versorgung des Bulbus oculi einen Ast zum Ganglion ciliare ab, und versorgt mit mehreren Ästen die Konjunktiva und mit zwei Nn. ethmoidales die Siebbeinzellen, die Keilbeinhöhle und die Nasenscheidewand. Als Endast versorgt er den medialen Augenwinkel und den Nasenrücken bis zur Nasenspitze. ◄

Nervus maxillaris (V/2)

▶ Der N. maxillaris ist ebenfalls ein rein sensibler Nerv und verläuft durch die basolaterale Wand des Sinus cavernosus, tritt durch das **Foramen rotundum** aus dem Schädel aus und verzweigt sich in der Fossa pterygopalatina in seine Äste:
- Rr. ganglionares
- N. zygomaticus
- N. infraorbitalis.

Die **Rr. ganglionares** verlaufen durch das Ganglion pterygopalatinum und werden ab hier von parasympathischen und sympathischen Nervenfasern begleitet. Diese Nerven gemischter Qualität ziehen dann mit folgenden Ästen zu ihren Innervationsgebieten:
- **Nn. nasales** versorgen die seitliche Wand der Nasenhöhle und das Nasenseptum.
- **Nn. palatini** innervieren mit zwei Ästen **(Nn. palatini major und minores)** den harten Gaumen, den weichen Gaumen und die Gegend der Tonsilla palatina.

Der **N. zygomaticus** nimmt in der Fossa pterygopalatina parasympathische Fasern aus dem Ganglion pterygopalatinum auf, tritt dann durch die Fossa orbitalis inferior in die Orbita, wo er die vegetativen Fasern an den N. lacrimalis des N. ophthalmicus abgibt. Er verläuft dann weiter nach vorn, durchbohrt das Os zygomaticum und erscheint in der Schläfengrube wieder. Dort versorgt er die Haut über dem Jochbein mit seinem **R. zygomaticofacialis** und die

Haut über dem vorderen Schläfenbein mit seinem **R. zygomaticotemporalis.**

Der **N. infraorbitalis** verläuft durch die Fissura orbitalis inferior in die Orbita und zieht durch den Canalis infraorbitalis, den er durch das Foramen infraorbitale auf der vorderen Gesichtsseite wieder verlässt. Dabei gibt er Äste zum Sinus maxillaris sowie die **Nn. alveolares superiores** zur Innervation der Oberkieferzähne ab. Mit seinen **Rr. cutanei** innerviert er die Oberlippe und die Haut neben der Nase. ◄

Nervus mandibularis (V/3)

▶ Der N. mandibularis verlässt die Schädelhöhle durch das Foramen ovale und gelangt so in die Fossa infratemporalis. Er führt sowohl sensible als auch motorische Fasern und innerviert die gesamte Kau- und Mundbodenmuskulatur. Als ersten Ast gibt er den **R. meningeus** ab, der durch das Foramen spinosum zurück in die Schädelkalotte zieht und hier die Hirnhäute der mittleren Schädelgrube versorgt. Die **motorischen Äste** des N. mandibularis werden nach den Muskeln benannt, die sie innervieren:
- **N. massetericus** (M. masseter)
- **Nn. temporales profundi** (M. temporalis)
- **N. pterygoideus lateralis** (M. pterygoideus lateralis)
- **N. pterygoideus medialis** (M. pterygoideus medialis und M. tensor veli palatini)
- **N. mylohyoideus** (M. mylohyoideus und Venter anterior des M. digastricus).

Der **sensorische Teil** des N. mandibularis besteht aus vier Ästen:
- **N. auriculotemporalis:** legt sich mit zwei Wurzeln wie eine Schlinge um die A. meningea media und nimmt Fasern aus dem Ganglion oticum auf. Anschließend verläuft er durch die Gl. parotidea, wo er die aufgenommenen vegetativen Fasern zur Innervation der Gl. parotidea wieder abgibt, und innerviert die Haut der Schläfengegend und die Vorderfläche der Ohrmuschel.
- **N. alveolaris inferior:** verläuft zwischen den beiden Mm. pterygoidei in das Foramen mandibulae. Innerhalb der Mandibula innerviert er die Zähne des Unterkiefers. Im Foramen mentale erscheint er wieder als **N. mentalis** und innerviert die Haut über dem Kinn, die Unterlippe und den angrenzenden Unterkieferbereich.

- **N. lingualis:** nimmt präganglionäre Fasern und die Chorda tympani aus dem N. facialis auf, bevor er zwischen den Mm. pterygoidei zum Zungengrund verläuft. Hier gibt er die präganglionären Fasern der Chorda tympani an das Ganglion submandibulare ab, innerviert geschmacklich und sensibel die vorderen zwei Drittel der Zunge und versorgt die Schleimhaut unter der Zunge und die Gingiva.
- **N. buccalis:** durchbohrt den M. buccalis und innerviert die Schleimhaut der Wange und den angrenzenden Gingivabereich. ◀

Nervus abducens (VI)

▶ Der N. abducens verlässt das Gehirn am Unterrand des Pons relativ weit medial, verläuft auf dem Clivus direkt durch die Dura mater und dann durch den Sinus cavernosus zur Fissura orbitalis superior. In der Orbita innerviert er den M. rectus lateralis. ◀

> **⚬ Merke!**
>
> ▶ Der N. abducens hat den längsten **intraduralen** Verlauf! ◀

> **⚕ Klinik!**
>
> ▶ **Abduzensparese**
> Ist der Blutabfluss aus dem Sinus cavernosus gestört, kann es zur Kompression des N. abducens kommen. Das Auge blickt dann nach medial (Abduzensparese). ◀

Nervus facialis (VII)

▶ Der N. facialis besteht aus zwei Anteilen:
- dem motorischen Fazialisanteil
- dem speziell-viszerosensiblen Intermediusanteil.

Beide entspringen getrennt voneinander am Kleinhirnbrückenwinkel und ziehen in den Meatus acusticus internus.

Im Canalis n. facialis biegt der N. facialis am äußeren Fazialisknie **(Ganglion geniculi)** nach hinten und gibt den **N. petrosus major** ab. Dieser zieht durch den Canalis n. petrosi majoris wieder in die Schädelhöhle zurück und verläuft unter der Dura bis zum Foramen lacerum, durch welches er den Schädel wieder verlässt. Anschließend zieht er durch den Canalis pterygoideus zum Ganglion pterygopalatinum, wo er verschaltet wird. Postganglio-

när gelangt er mit dem N. zygomaticus in die Orbita zur Gl. lacrimalis.

Der N. facialis verläuft derweil bogenförmig in der Felsenbeinpyramide bis zum Foramen stylomastoideum, wo er aus dem Schädel austrat. Noch in der Felsenbeinpyramide gibt er die **Chorda tympani** zum N. lingualis ab, deren präganglionäre Fasern im Ganglion submandibulare verschaltet werden und danach die Gll. submandibulare und sublinguale innervieren. Der Hauptteil der Chorda verläuft jedoch mit dem N. lingualis zur Geschmacksinnervation in die vorderen zwei Drittel der Zunge.

Die im Foramen stylomastoideum erscheinenden Anteile des N. facialis ziehen nach vorn zur Gl. parotidea, verzweigen sich und innervieren die gesamte mimische Muskulatur. ◀

Nervus vestibulocochlearis (VIII)

▶ Der N. vestibulocochlearis leitet die Empfindungen des Hör- und Gleichgewichtsorgans zum ZNS, führt also zwei verschiedene Afferenzen:
- N. cochlearis
- N. vestibularis.

Beide Anteile bilden im Felsenbein einen gemeinsamen Nerv, der über dem Meatus acusticus internus kaudal des N. facialis im Kleinhirnbrückenwinkel in das Gehirn eintritt. Zum Verlauf der Hörbahn siehe Kapitel 9.8.1. ◀

Nervus glossopharyngeus (IX)

▶ Der N. glossopharyngeus entspringt im Sulcus lateralis posterior, also dorsal der Olive und unterhalb des Pons, aber kranial vom N. vagus. Bei seinem Durchtritt durch das Foramen jugulare bildet er ein **Ganglion superius** (sensibel) und ein **Ganglion inferius** (sensibel und parasympathisch). Er zieht zur Zungenwurzel und verzweigt sich dort in seine Endäste. Zusammen mit Fasern des N. vagus bildet er den **Plexus pharyngeus.** Über dieses Nervengeflecht werden alle Muskeln des Pharynx innerviert mit Ausnahme des M. tensor veli palatini. Sensibel versorgt er im Sinus caroticus die Mechano- und Chemosensoren des Glomus caroticum. Die Chemorezeptoren dienen der Analyse der Blutgaswerte, die Mechanorezeptoren sind Teil der Blutdruckregulation.

Aus dem Ganglion inferius entspringt der sensible und parasympathische **N. tympanicus.** Er nimmt aus dem Grenzstrang sympathische Fasern auf und versorgt als **Plexus tympanicus** die Tuba auditiva und das Mittelohr sensibel. Als **N. petrosus minor** zieht er bis zum **Ganglion oticum,** über das er die Gl. parotidea innerviert. Beim Schluckakt sorgt er durch Innervation des M. levator veli palatini und der Schlundschnürer dafür, dass die Pars nasalis von der Pars oralis pharyngis getrennt wird. ◀

Nervus vagus (X)

▶ Auch der N. vagus entspringt im Sulcus lateralis posterior, jedoch kaudal des N. glossopharyngeus. Der N. vagus verlässt den Schädel durch das Foramen jugulare. In seinem langen Verlauf unterscheidet man vier Abschnitte:
- Kopfteil
- Halsteil
- Brustteil
- Bauchteil.

Aus dem **Kopfteil** entspringt der **R. meningeus,** der zu den Hirnhäuten der hinteren Schädelgrube zieht, diese innerviert und einen Ast zur Innervation des äußeren Gehörgangs abgibt.

Der **R. pharyngeus** des **Halsteils** bildet mit dem N. glossopharyngeus den **Plexus pharyngeus.** Neben der Schlundmuskulatur innerviert dieser Plexus auch die Kehlkopfschleimhaut oberhalb der Rima glottidis. Der **N. laryngeus recurrens** innerviert als zweiter Nerv des Halsteils die Schleimhaut unterhalb der Rima glottidis und sämtliche inneren Kehlkopfmuskeln.

Der weitere Verlauf des N. vagus ist in Kapitel 7.6.1 dargestellt. ◀

Nervus accessorius (XI)

▶ Der N. accessorius ist ein rein somatomotorischer Nerv. Sein Ursprung liegt als Radix spinalis im Rückenmark, er tritt also außerhalb des Schädels aus dem ZNS aus. Nach Verlassen des ZNS zieht er durch das Foramen magnum in den Schädel ein und verlässt ihn durch das Foramen jugulare wieder. Er gibt Fasern an den N. vagus ab und verläuft dann nach kaudal, wo er den M. sternocleidomastoideus und den M. trapezius innerviert. ◀

Nervus hypoglossus (XII)

▶ Auch der N. hypoglossus ist rein somatomotorisch. Als einziger Hirnnerv tritt er ventral der Olive aus dem ZNS aus. Er verläuft durch den Canalis n. hypoglossi und tritt von lateral in den Zungengrund ein. ◀

> **Klinik!**
> ▶ Bei Verletzung des N. hypoglossus oder seiner Kerngebiete zeigt die Zunge zur kranken Seite. ◀

 Die Kerngebiete der einzelnen Hirnnerven sind in den Kapiteln 9.3.3 und 9.4.3 beschrieben.

Ganglien im Kopfbereich

Es gibt am Kopf vier vegetative Ganglien, in denen die parasympathischen Fasern vom ersten auf das zweite Neuron umgeschaltet werden:
- **Ganglion ciliare** in der Orbita, direkt hinter dem Bulbus oculi
- **Ganglion pterygopalatinum** in der Orbita direkt hinter dem Bulbus oculi
- **Ganglion oticum** unterhalb des Foramen ovale
- **Ganglion submandibulare** an der Gl. submandibularis.

Von den Ganglien aus verlaufen sowohl sympathische als auch parasympathische Fasern gemeinsam zu ihren Zielgebieten. In Tabelle 5.16 sind die vegetativen und sensiblen Afferenzen der vier Kopfganglien dargestellt.

5 Kopf und Hals

Tab. 5.16: Afferenzen und Efferenzen der Kopfganglien.

Name	sympathische Afferenz	parasympathische Afferenz	sensible Afferenz	Efferenz
Ganglion ciliare	Grenzstrang	N. oculomotorius	N. nasociliaris	Nn. ciliares breves, N. nasociliaris
Ganglion pterygo-palatinum	Plexus caroticus	N. petrosus major (N. facialis, Pars intermedialis)	Rr. ganglionares (N. maxillaris)	Rr. orbitales, Rr. nasales posteriores superiores, N. palatinus major, Nn. palatini minores
Ganglion sub-mandibulare	Plexus caroticus	Chorda tympani (N. lingualis)	Chorda tympani (N. lingualis)	Innervation von Gl. submandibularis, Gl. sublingualis, Gll. linguales der vorderen zwei Drittel der Zunge
Ganglion oticum	Plexus caroticus	N. petrosus minor (Plexus tympanicus, N. glossopharyngeus)	N. mandibularis (N. auriculotemporalis)	Innervation der Gl. parotidea

6 Leibeswände

6.1 Rücken

Streng genommen gehört in dieses Kapitel lediglich der Aufbau von Rücken und Brust. Die Autoren sind jedoch der Meinung, dass in diesem Kapitel auch das Schulterblatt und das Schlüsselbein besprochen werden sollten, da diese am Aufbau des Rumpfs beteiligt sind. Schulterblatt und Schlüsselbein gehören zwar eigentlich zum Schultergürtel und stellen somit einen Abschnitt der oberen Extremität dar, jedoch werden beim makroskopischen Anatomiekurs der Rücken und die Brust äußerst selten ohne die genannten Strukturen betrachtet. Sie sind somit Prüfungsbestandteil dieser makroskopischen Abschnitte. Daher haben wir uns dafür entschieden, diese Strukturen in diesem Kapitel zu besprechen.

6.1.1 Skelettelemente der Wirbelsäule

▶ Die Wirbelsäule **(Columna vertebralis)** bildet die Rumpfachse des Körpers und besteht aus:
- Wirbeln **(Vertebrae)**
- Zwischenwirbelscheiben **(Disci intervertebrales)**
- einem komplexen Bänderapparat **(Ligamenta)**. ◀

Die Wirbelsäule liegt dorsal im Rumpf, und ihre Fortsätze dringen fast bis zur Haut des Rückens vor. Diese Fortsätze werden als **Processus spinosi** bezeichnet und lassen sich beim Menschen gut tasten. Bei schlanken Individuen sind sie auch im Relief des Rückens sichtbar.

▶ Die Wirbelsäule besteht meist aus 33–34 einzelnen Wirbeln, die je nach Körperabschnitt in folgende Gruppen zusammengefasst werden:
- **Vertebrae cervicales:** 7 Halswirbel
- **Vertebrae thoracicae:** 12 Brustwirbel
- **Vertebrae lumbales:** 5 Lendenwirbel
- **Vertebrae sacrales:** 5 Kreuzbeinwirbel, beim Adulten zum Os sacrum (Kreuzbein) verwachsen
- **Vertebrae coccygeae:** 4 Steißbeinwirbel, beim Adulten zum Os coccygis (Steißbein) verwachsen.

Die Wirbelsäule verläuft nicht gerade, sondern ist eher recht stark gebogen und bedingt so die äußere Körperform. Sie beschreibt im Brust- und Kreuzbeinbereich zwei sagittale Biegungen nach ventral, die sog. **Kyphosen.** Außerdem ist die Wirbelsäule im Hals- und im Lendenwirbelbereich nach dorsal gebogen: die **Lordosen** (☞ Abb. 6.1). ◀

> **Klinik!**
>
> **Skoliose**
> Seitliche Verbiegungen der Wirbelsäule gibt es beim Gesunden nicht. Eine Vielzahl von Krankheiten kann aber eine solche seitliche Verkrümmung hervorrufen. Man bezeichnet sie als **Skoliose**.

Standardwirbel

▶ Ein Standardwirbel ist ein fiktiver Wirbel, den es so im menschlichen Körper nicht gibt. Er soll lediglich den Aufbau der Wirbelgrundform verdeutlichen.

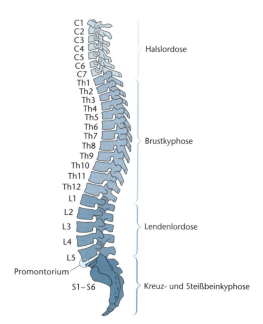

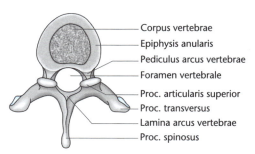

Abb. 6.2: Aufsicht auf einen Wirbel (Standardwirbel).

Abb. 6.1: Gliederung und Form der Wirbelsäule.

Die Form des Wirbels ähnelt einem Ring. Er hat ventral einen massiven Körper **(Corpus vertebrae)** und dorsal einen schmaleren Ringbogen **(Lamina arcus vertebrae).** Der Ringbogen ist auf beiden Seiten über einen Bogenfuß **(Pediculus arcus vertebrae)** mit dem Corpus verbunden. Lamina und Pediculi arcus vertebrae zusammen bezeichnet man als **Arcus vertebrae.** Diese vier Elemente formen den Ring, dessen Loch als **Foramen vertebrale** bezeichnet wird (☞ Abb. 6.2). Die Foramina aller Wirbel zusammen bilden einen Kanal, in dem das Rückenmark verläuft und in dem es sehr gut geschützt ist: den **Canalis vertebralis** (synonym kann auch der Begriff **Canalis spinalis** verwendet werden).

Um Gewicht zu sparen, besteht das Innnere der Wirbelkörper aus Substantia spongiosa. Lediglich die Ober- und Unterfläche der Wirbelkörper, die sog. **Grund- und Deckplatten,** werden aus fester Substantia corticalis gebildet. Die Ränder der Grund- und Deckplatten sind zu Randleisten verdickt, die man als **Epiphysis anularis** bezeichnet.

Am Wirbelring findet man drei Fortsätze, die verschiedenen Muskelgruppen als Ansatz oder Ursprung dienen und so die Beweglichkeit der Wirbelsäule ermöglichen. Dabei handelt es sich um die beidseits transversal angelegten **Processus transversi** und um den **Processus spinosus,** der in sagittaler Richtung nach dorsal verläuft.
An den Pediculi, den Bogenfüßen, findet sich kranial und kaudal eine Einkerbung, die man als **Incisura vertebralis superior** bzw. **Incisura vertebralis inferior** bezeichnet. Die Incisura vertebralis inferior eines Wirbels bildet mit der Incisura vertebralis superior des darunterliegenden Wirbels das **Foramen intervertebrale.** Durch diese Foramina verlaufen die Spinalnerven.

In der seitlichen Ansicht findet man bei einem Wirbel zusätzliche kranial und kaudal gelegene Fortsät-

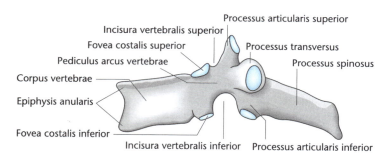

Abb. 6.3: Seitenansicht eines Wirbels (Standardwirbel).

ze. Diese dienen der Gelenkverbindung zwischen den einzelnen Wirbeln. Man bezeichnet sie daher als **Processus articulares superiores** und **inferiores** (☞ Abb. 6.3). ◀

Diese Grundelemente finden sich bei jedem Wirbel der Columna vertebralis. Darüber hinaus besitzen die Wirbel in jedem Abschnitt der Wirbelsäule zusätzliche spezifische Merkmale.

Die Besonderheiten der einzelnen Wirbel werden in den folgenden Abschnitten besprochen.

Atlas

Der Atlas ist der oberste Wirbel der Columna vertebralis. Seine Bezeichnung ist aus der griechischen Mythologie entnommen. Die Sagengestalt Atlas wird von den Göttern dazu verurteilt, die Weltkugel bis in alle Ewigkeit auf den Schultern zu tragen. Beim Menschen trägt der Atlas „lediglich" den Schädel.

▶ Die Form des Atlas weicht deutlich von der Form eines Standardwirbels ab. Die Schädelunterseite bildet mit der Oberseite des Atlas auf jeder Seite ein Gelenk: die **Articulatio atlantooccipitalis.**

Die Unterseite des Atlas bildet außerdem pro Seite ein Gelenk mit dem zweiten Halswirbel, dem **Axis: die Articulationes atlantoaxiales dextra** und **sinistra.** Beide werden zusammen als **Articulatio atlantoaxialis lateralis** bezeichnet.

Um die Belastungen durch die beiden oberen und unteren Gelenke kompensieren zu können, befindet sich die Hauptmasse des Atlas an den Seiten. Man bezeichnet sie als **Massa lateralis atlantis.** Sie bildet rechts und links je eine **Facies articularis superior** und **inferior,** über die der Atlas einerseits mit den Kondylen des Hinterhaupts, andererseits mit dem Axis Gelenke bildet.

Die seitlichen Wirbelmassen setzen sich im **Processus transversus** fort. Dieser Processus transversus hat ein Loch in der Mitte, das **Foramen transversarium,** durch das die A. vertebralis samt den beiden gleichnamigen Venen verläuft. Dieses Foramen findet sich auch bei den Processus transversi der übrigen Halswirbel; die hier verlaufenden Gefäße sind also wie das Rückenmark durch knöcherne Strukturen geschützt. ◀

Die Vorder- und Rückseite des Atlas besteht lediglich aus einem relativ kleinen Knochenbogen. Der vordere Atlasbogen **(Arcus anterior atlantis)** besitzt ventral ein kleines Höckerchen, das **Tuberculum anterius.** Es ist das Rudiment der Rippenanlagen dieses Wirbels. Auch am **Arcus posterior atlantis** besitzt der Atlas ein solches Höckerchen, das **Tuberculum posterius.** Es entspricht phylogenetisch den Processus transversi dieses Segments.

▶ Der Atlas verfügt über eine weitere Besonderheit: Auf der Innenseite des Arcus anterior, also auf der Innenseite des Wirbelrings, besitzt er eine Gelenkfläche, die **Fovea dentis.** Sie dient dem Dens axis des zweiten Wirbels als Widerlager. ◀

Axis

Die Funktion dieses Wirbels hat ihm seinen Namen gegeben: Er bildet mit dem Atlas ein Achsengelenk.

▶ Der **Axis** hat im Gegensatz zu den anderen Wirbeln nicht nur einen Wirbelkörper, sondern eigentlich gleich zwei. Denn der Wirbelkörper, der eigentlich zum Atlas gehört, verschmilzt während der Entwicklung mit dem Körper des Axis. Der „fremde" Wirbelkörper bildet einen zahnförmigen Fortsatz, der auf dem Wirbelkörper des Axis steht. Man bezeichnet ihn entsprechend als Axiszahn oder **Dens axis** und seine Spitze als **Apex dentis.**

Der Dens axis hat auf seiner ventralen Seite eine Gelenkfläche, die mit der Fovea dentis des Atlas ein Gelenk bildet, die **Articulatio atlantodentalis anterior.** Auf seiner dorsalen Seite besitzt er ebenfalls eine Gelenkfläche, die mit einem sehr kräftigen Band artikuliert, das sich im Ring des Atlas aufspannt. Dieses Band bezeichnet man als **Lig. transversum atlantis**, und es ist ein Teil des **Lig. cruciforme.** Das so gebildete Gelenk wird als **Articulatio atlantodentalis posterior** bezeichnet. Es fixiert den Dens axis in seiner Position. Diese beiden Gelenke des Dens axis werden gemeinsam als **Articulatio atlantoaxialis mediana** bezeichnet.

Darüber hinaus besitzt der Axis rechts und links neben dem Dens jeweils eine **Facies articularis superior,** die etwas schräg nach lateral abfällt. Auf diesen Gelenkflächen ruhen die Facies articulares inferiores des Atlas.

Das Kopfgelenk des Menschen besteht also insgesamt aus **sechs Einzelgelenken:**

- Art. atlantooccipitalis dextra
- Art. atlantooccipitalis sinistra
- Art. atlantoaxialis dextra
- Art. atlantoaxialis sinistra
- Art. atlantodentalis anterior
- Art. atlantodentalis posterior. ◀

Bei den beiden Atlantookzipitalgelenken handelt es sich um Ellipsoidgelenke; jedes von ihnen besitzt eine eigene Gelenkkapsel.

Der Proc. spinosus des Axis ist gespalten; in seinem Proc. transversus findet sich ein Foramen transversarium.

Halswirbel (C3–C7)

▶ Die restlichen Halswirbel der Segmente C3–C7 ähneln in ihrer Form eher dem Standardwirbel.

Beim Wirbelkörper findet sich auf der lateralen Seite durchgehend ein **Tuberculum anterius** als rudimentäre Rippenanlage. Die Rudimente der Procc. transversi, welche beim Atlas am Arcus posterior zu finden waren, liegen bei den Halswirbeln ebenfalls lateral des Wirbelkörpers. Man bezeichnet sie jedoch weiterhin als **Tubercula posteriora.**

Die Querfortsätze von C1–C6 weisen alle ein **Foramen transversarium** auf. Dieses fehlt jedoch im Processus transversus des 7. Halswirbels. ◀

Die Procc. spinosi sind relativ kurz, an ihrem Ende gegabelt und schräg nach dorsal-kaudal gerichtet. Auch hier bildet der 7. Brustwirbel eine Ausnahme: Sein Proc. spinosus ist nicht gespalten, länger als bei den anderen Wirbeln und nicht so schräg nach kaudal gerichtet. Daher kann man ihn als einzigen Proc. spinosus der Halswirbelsäule beim Menschen tasten. ▶ Diese Tatsache hat dem 7. Halswirbel den Namen **Vertebra prominens** (der „Hervorspringende") eingetragen. ◀

Die Gelenkflächen, mit denen die Halswirbel miteinander die Intervertebralgelenke bilden (Procc. articulares), neigen sich von C1–C7 aus der Transversalebene immer mehr in die Frontalebene.

Thorakalwirbel

▶ Die Thorakalwirbel entsprechen weitestgehend dem Standardwirbel. Besonderheiten sind die

schräg nach dorsal gerichteten Procc. transversi, die an ihrem Ende eine **Fovea costalis processus transversi** tragen. Diese bildet mit dem **Tuberculum costae** an der korrespondierenden Rippe ein Gelenk: die **Articulatio costotransversaria.**

Um mit dem Kopf der Rippe, dem Caput costae, ein weiteres Gelenk zu bilden, besitzen die Brustwirbel Th1–Th9 an ihren Seiten kranial und kaudal Gelenkflächen: die **Foveae costales superiores et inferiores.** Jeweils eine Fovea costalis superior bildet mit der Fovea costalis inferior des darüberliegenden Wirbels eine gemeinsame Gelenkfläche für den Rippenkopf. Die Flächen der Intervertebralgelenke stehen bei den Brustwirbeln fast in frontaler Ebene und ermöglichen so die Rotation der Brustwirbelsäule. ◀

Lendenwirbel

▶ Auch die Lendenwirbel ähneln dem Standardwirbel. Ihre seitlichen Fortsätze heißen **Procc. costales,** da sie aus den Rippenanlagen entstanden sind. Die eigentlichen Procc. transversales finden sich nur noch als **Procc. accessorii.**

Die Gelenkflächen der Intervertebralgelenke, die **Procc. articulares superiores,** sind bei den Lendenwirbeln kräftig ausgebildet und werden durch die **Procc. mamillares** verstärkt. Die **Procc. articulares** sind in der Sagittalebene ausgerichtet. Deshalb ist eine Rotation der Lendenwirbelsäule nicht möglich, wohl aber die Krümmung und Streckung in ventral-dorsaler Richtung.

Die **Procc. spinosi** sind relativ platt und nicht so spitz wie bei den Brustwirbeln. ◀

Kreuzbeinwirbel

Die Kreuzbeinwirbel haben mit dem Standardwirbel praktisch keine Ähnlichkeit. Sie bestehen aus fünf Wirbelanlagen, die bereits in der Embryonalzeit mit dem zugehörigen Bindegewebe und den jeweiligen Rippenanlagen zu einer Einheit verschmolzen sind. Die zunächst knorpelige Anlage verknöchert während der dritten Lebensdekade zum **Os sacrum.**

Das Os sacrum bildet grob betrachtet ein spitzes Dreieck, dessen Basis am untersten Lendenwirbel befestigt ist. Nach ventral nimmt das Os sacrum einen stark gekrümmten Verlauf **(Kreuzbeinkypho-**

se). Die Basis des Os sacrum bildet über eine Bandscheibe und über die Procc. articulares ein Gelenk mit dem fünften Lendenwirbel. Die Spitze des Os sacrum steht meist über eine Bandscheibe in gelenkiger Verbindung zum Os coccygis. Diese Bandscheibe verknöchert jedoch häufig.

▶ Auf der Ventralseite des Os sacrum finden sich quer verlaufende Linien, die **Lineae transversae.** Dabei handelt es sich um Verknöcherungsstellen der ehemals eigenständigen Kreuzbeinwirbel. An der Ventralseite entspringen viele Muskeln. Seitlich der Lineae transversae hat das Os sacrum Löcher, die **Foramina sacralia anteriora,** von denen es meist vier pro Seite gibt.

An seiner Rückseite (Facies dorsalis) weist das Kreuzbein einige markante Strukturen auf: So finden sich insgesamt drei Knochenkämme **(Cristae),** die das Relief des Os sacrum prägen:
- In der Mitte liegt die **Crista sacralis mediana,** die sich aus den Anlagen für die Processus spinosi der einzelnen Wirbel entwickelt hat.
- Die lateral davon gelegene **Crista sacralis medialis** entspricht den Processus articulares.
- Die **Crista sacralis lateralis** entspricht den Rippenrudimenten.

Zwischen der Crista sacralis medialis und der Crista sacralis lateralis befinden sich die **Foramina sacralia posteriora.** Sie entsprechen den Foramina intervertebralia. An die Crista sacralis lateralis schließt sich die **Facies auricularis** an, die eine feste Synarthrose mit den Beckenknochen bildet.

Der Wirbelkanal ist auch bei den verschmolzenen Kreuzbeinwirbeln erhalten und öffnet sich als **Hiatus sacralis** meist in Höhe des 3. Kreuzbeinwirbels auf der Dorsalseite des Os sacrum. Der Hiatus sacralis wird beidseits von kleinen Knochenvorsprüngen, den **Cornua sacralia,** flankiert.

Der Übergang vom 5. Lendenwirbel zum Os sacrum bezeichnet man als **Promontorium.** Ungefähr 4–5 cm vor dem Promontorium liegt der Schwerpunkt des menschlichen Körpers. ◀

Steißbeinwirbel
Die vier Steißbeinwirbel sind lediglich rudimentär ausgebildet. Sie sind anfangs durch Synchondrosen miteinander verbunden, verknöchern jedoch recht früh zum **Os coccygis,** dem Steißbein.

6.1.2 Verbindungen der Wirbel

Zwischenwirbelscheiben
Die Zwischenwirbelscheiben, die Disci intervertebrales oder Bandscheiben, liegen als Puffer jeweils zwischen zwei Wirbelkörpern.

▶ Die Bandscheiben sind rund geformt und bestehen aus einem äußeren Ring aus Kollagenfaserknorpel, dem **Anulus fibrosus,** der einen Gallertkern, den **Nucleus pulposus,** umschließt. Dieser Kern liegt meist nicht zentral im Ring, sondern etwas nach dorsal verschoben. ◀ Der Kern besteht wie das Lig. apicis dentis (s. u.) aus Gewebe der Chorda dorsalis (☞ Kap. 1.3.2). Über eine hyaline Schicht, die **Symphysis intervertebralis,** ist die Bandscheibe mit der Grund- und Deckplatte der benachbarten Wirbel verwachsen. Die Disci sind ventral und dorsal meist unterschiedlich dick. Diese Keilform der Bandscheiben bedingt die Kyphosen und Lordosen der Wirbelsäule.

> **Klinik!**
>
> **Diskusprolaps**
> Bei einem Bandscheibenvorfall reißt der Anulus fibrosus ein, und der Gallertkern drückt sich durch den Riss in den Wirbelkanal. Hier kann er auf das Rückenmark drücken und zu Ausfallerscheinungen und Lähmungen führen.

Bänder des Kopfgelenks
Das Kopfgelenk besteht aus den Kondylen des Hinterhaupts und den Gelenkflächen des Atlas und des Axis (☞ Kap. 6.1.1). Dieser komplexe Gelenkapparat wird durch folgende Bänder stabilisiert:
- Membrana atlantooccipitalis anterior
- Membrana atlantooccipitalis posterior
- Ligamenta alaria (paarig)
- Ligamentum cruciforme atlantis
- Ligamentum apicis dentis.

Membrana atlantooccipitalis anterior
▶ Die Membrana atlantooccipitalis anterior ist das am weitesten ventral gelegene Band des Kopfgelenks. Es entspringt ventral des Foramen magnum an der Pars basilaris des Os occipitale und inseriert ventral des Arcus anterior am Atlas. ◀ Somit liegt es außerhalb des Canalis spinalis. Seine Aufgabe ist es, eine übermäßige Dorsalflexion des Kopfgelenks

zu verhindern. ▶ Entlang der Wirbelsäule setzt es sich als **Lig. longitudinale anterius** fort. ◀

Membrana atlantooccipitalis posterior
▶ Die Membrana atlantooccipitalis posterior entspringt am dorsalen Rand des Foramen magnum und ist mit dem Arcus posterior des Atlas verwachsen. ◀ In diesem Verlauf wird sie durch die A. vertebralis und Vv. vertebrales durchbrochen, die durch die Foramina transversaria der Halswirbel verlaufen. ▶ Zwischen den anderen Wirbeln der Columna vertebralis setzt sie sich als **Lig. flavum** fort. ◀

Ligamenta alaria
Diese paarig angelegten Bänder entspringen seitlich am Dens axis und sind ventral-lateral am Foramen magnum befestigt. Sie sollen das Kopfgelenk vor zu starker Dorsalflexion, Rotation oder Lateralflexion schützen.

Ligamentum cruciforme atlantis
▶ Das Ligamentum cruciforme atlantis ist seinem Namen entsprechend kreuzförmig angelegt. Es besteht aus einem vertikalen Anteil, den **Fasciculi longitudinales,** und einem horizontalen Anteil, dem **Lig. transversum atlantis.** Die Fasciculi longitudinales entspringen an der Rückseite des Wirbelkörpers des Axis, verlaufen also im Canalis vertebralis, und sind am Vorderrand des Foramen magnum befestigt. ◀ Sie verhindern, dass das Kopfgelenk überstreckt wird und schützen das Rückenmark vor dem Dens axis. Das Lig. transversum ist sehr kräftig und spannt sich zwischen rechter und linker Massa lateralis des Atlas. In der Mitte dieses Bandes besitzt es eine Gelenkfläche, die mit der Dorsalfläche des Dens den hinteren Teil der Art. atlantoaxialis mediana bildet.

Ligamentum apicis dentis
Dieses sehr dünne Band ist ein Rest der Chorda dorsalis (☞ Kap. 1.3.2). Vom Apex dentis verläuft es zum Vorderrand des Foramen magnum, wo es fixiert ist.

Bänder der Wirbelsäule
An der Wirbelsäule gibt es viele Bänder: Man findet sie zwischen den Wirbelkörpern, zwischen den Wirbelbögen und zwischen den Quer- und Dornfortsätzen.

Ligamentum longitudinale anterius
Beim Ligamentum longitudinale anterius handelt es sich um ein sehr kräftiges Band, das die Ventralseite der Wirbelkörper bedeckt. ▶ Es beginnt als **Membrana atlantooccipitalis anterior** an der Pars basilaris des Os occipitale und setzt sich, nachdem es am Tuberculum anterius des Atlas festgewachsen ist, über die ganze Länge der Wirbelsäule fort. ◀ Dieses Band geht dorsal in die Fascia pelvis über und endet als **Lig. sacrococcygeum anterius** ventral des Steißbeins.

Ligamentum longitudinale posterius
▶ Das Ligamentum longitudinale posterius entspringt als **Membrana tectoria** am Vorderrand des Foramen magnum und verläuft zum Corpus vertebrae des Axis. ◀ Es bedeckt die Bänder des Kopfgelenks, welche im Canalis vertebralis liegen. Am Wirbelkörper des Axis ist das Band fest verwachsen ▶ und setzt sich von dort als **Lig. longitudinale posterius** ◀ nach kaudal fort. Es ist mit dem Ober- und Unterrand jedes Wirbelkörpers sowie mit den Disci intervertebrales verwachsen und kleidet so den ventralen Bereich des Canalis vertebralis aus. Das Lig. longitudinale posterius endet im Canalis sacralis.

Ligamenta flava
▶ Diese Bänder spannen sich zwischen den Wirbelbögen aus. ◀ Sie bestehen überwiegend aus elastischen Fasernetzen. Die gelbliche Farbe dieser Netze haben den Bändern ihren Namen gegeben (lat.: flavus = goldgelb, blond). ▶ Das Lig. flavus zwischen Schädelbasis und Atlas wird als **Membrana atlantooccipitalis posterior** bezeichnet. ◀

Weitere Bänder der Wirbelsäule
Es gibt noch weitere Bänder, die den Zusammenhalt der Wirbelsäule fördern:
- **Ligg. intertransversaria:** verbinden die Querfortsätze
- **Ligg. interspinalia:** verbinden die Spinalfortsätze
- **Lig. supraspinale:** verläuft über den Ligg. interspinalia und ist mit den einzelnen Spitzen der Dornfortsätze verwachsen
- ▶ **Lig. nuchae:** verbindet als relativ breites Band das Hinterhaupt mit dem Lig. supraspinale und dient auch als Ansatz für diverse Hals- und Nackenmuskeln ◀
- **Lig. sacrococcygeum posterius superficiale:** ein paarig angelegtes Band

- **Lig. sacrococcygeum posterius profundum:** Fortsetzung des Lig. longitudinale posterius
- **Lig. sacrococcygeum anterius:** Fortsetzung des Lig. longitudinale anterius
- **Ligg. sacrococcygea lateralia:** Bänder seitlich des Steißbeins.

Nomenklatur der Bänder

Die Bänder des Kopfgelenks gehen teilweise nahtlos in die Bänder der Wirbelsäule über, haben aber unterschiedliche Bezeichnungen (☞ Tab. 6.1).

Begrenzung des Canalis vertebralis

▶ Der Wirbelkanal wird von folgenden Strukturen begrenzt:
- ventral: Lig. longitudinale posterius, darunter die dorsalen Flächen der Wirbelkörper und Bandscheiben
- lateral: Foramina intervertebralia, Pediculi arcus vertebrae
- lateral und dorsal: Wirbelbögen und Ligg. flava. ◀

🔖 Klinik!

Zu diagnostischen Zwecken ist es manchmal erforderlich, Liquor cerebrospinalis aus dem Spinalkanal zu entnehmen. Hierzu führt man zwischen den Segmenten L3 und L4 oder L4 und L5 eine Lumbalpunktion durch. Folgende Strukturen werden dabei nacheinander durchstochen:
- Epidermis
- Dermis
- Subkutis
- Fascia thoracolumbalis
- Lig. supraspinale
- Lig. interspinale
- Lig. flavum
- Dura mater spinalis
- Arachnoidea mater spinalis.

6.1.3 Muskulatur der Wirbelsäule ▯!!▯

Die Muskulatur der Wirbelsäule wird anhand ihrer Innervation in zwei große Gruppen eingeteilt:

- ▶ **autochthone Rückenmuskulatur:** innerviert durch die Rr. posteriores der Spinalnerven; wird bereits im Achsenorgan des Embryos angelegt und daher auch als **primäre Rückenmuskulatur** bezeichnet
- **sekundäre Rückenmuskeln:** innerviert durch die Rr. anteriores der Spinalnerven; entwickeln sich aus ventraler Rumpfmuskulatur und aus den Muskelblastemen der Extremitätenanlagen und wandern dann sekundär in den Rücken ein. ◀

Autochthone Muskulatur

▶ Die primäre, autochthone Muskulatur des Rückens hat die Aufgabe, die Wirbelsäule gestreckt zu halten. Daher werden diese Muskeln unter dem Begriff **M. erector spinae** zusammengefasst (lat.: „die Wirbelsäule aufrichtender Muskel").

Die autochthone Muskulatur wird in einen medialen und einen lateralen Trakt unterteilt, die jeweils vom R. medialis bzw. R. lateralis der Rr. posteriores der Spinalnerven versorgt werden. Lateraler und medialer Trakt bilden insgesamt fünf Muskelsysteme:

- Der **mediale Muskeltrakt** liegt in der Rinne zwischen den Processus spinosi und den Processus transversi der Wirbelsäule, dem sog. Sulcus dorsalis. Er bildet folgende Systeme:
  - transversospinales System: 7 Muskeln (☞ Tab. 6.2)
  - interspinales und spinales System: 8 Muskeln (☞ Tab. 6.3)
- Der **laterale Muskeltrakt** ist etwas oberflächlicher und mehr seitlich von den Processus transversi lokalisiert. Er bildet folgende Systeme:
  - intertransversales System: 4 Muskeln (☞ Tab. 6.4)
  - spinotransversales System: 3 Muskeln (☞ Tab. 6.5)
  - sakrospinales System: 7 Muskeln (☞ Tab. 6.6) ◀

Tab. 6.1: Bezeichnungen der Bänder der Wirbelsäule.

Bezeichnung am Kopfgelenk	Fortsetzung an der Wirbelsäule als
Membrana atlantooccipitalis anterior	Ligamentum longitudinale anterius
Membrana tectoria	Ligamentum longitudinale posterius
Membrana atlantooccipitalis posterior	Ligamenta flava

Tab. 6.2: Autochthone Muskelsysteme des Rückens: transversospinales System.

Muskel	Ursprung	Ansatz	Innervation	Funktion
Mm. rotatores lumborum (Verlauf zum nächsten Wirbel)	Proc. mamillares L1–L5	Arcus vertebrae und Basis der Procc. spinosi	Rr. posteriores der lumbalen Spinalnerven	Streckung in der LWS
Mm. rotatores thoracis (Verlauf zum übernächsten Wirbel)	Procc. transversi Th1–Th12	Arcus vertebrae und Basis der Procc. spinosi	Rr. posteriores der thorakalen Spinalnerven	Streckung und Rotation der BWS
Mm. rotatores cervicis (Verlauf zum nächsten Wirbel)	Procc. transversi und articulares C1–C7	Arcus vertebrae und Basis der Procc. spinosi	Rr. posteriores der zervikalen Spinalnerven	Streckung und Rotation der HWS
M. semispinalis thoracis (Verlauf über 5 Wirbel hinweg)	Procc. transversi Th6–Th12	Procc. spinosi C6–Th3	Rr. posteriores der Spinalnerven	• einseitig: Rotation des Kopfs zur Gegenseite • beidseitig: Streckung der WS
M. semispinalis cervicis (Verlauf über 5 Wirbel hinweg)	Procc. transversi Th1–Th6	Procc. spinosi C2–C7	Rr. posteriores der Spinalnerven	wie M. semispinalis thoracis
M. semispinalis capitis (Verlauf über 5 Wirbel hinweg)	Procc. transversi C3–Th6	zwischen Linea nuchalis superior und Linea nuchalis inferior am Hinterkopf	Rr. posteriores der Spinalnerven	• einseitig: Rotation des Kopfs zur Gegenseite, Neigung des Kopfs zur gleichen Seite • beidseitig: Streckung der HWS
Mm. multifidi (Verlauf über 3 Wirbel hinweg)	Facies dorsalis des Os sacrum, Procc. mamillares L1–L5, Procc. transversi Th1–Th12, Procc. articulares C4–C7	Procc. spinosi C2–L5	Rr. posteriores der Spinalnerven	• einseitig: Rotation der WS zur Gegenseite • beidseitig: Streckung der WS

Tab. 6.3: Autochthone Muskelsysteme des Rückens: interspinales und spinales System.

Muskel	Ursprung	Ansatz	Innervation	Funktion
M. spinalis thoracis	Procc. spinosi Th8–L2	Procc. spinosi Th1–Th4	Rr. posteriores der thorakalen Spinalnerven	Streckung der BWS
M. spinalis cervicis	Procc. spinosi C4–C7	Procc. spinosi C2–C3	Rr. posteriores der zervikalen Spinalnerven	Streckung der HWS
M. spinalis capitis	Procc. spinosi C4–C7	zwischen Linea nuchalis superior und Linea nuchalis inferior am Hinterkopf	Rr. posteriores der zervikalen Spinalnerven	• einseitig: Rotation des Kopfs zur Gegenseite • beidseitig: Dorsalflexion der HWS
Mm. interspinales lumborum	Procc. spinosi L1–L5	Procc. spinosi L1–L5	Rr. posteriores der lumbalen Spinalnerven	Streckung der LWS

6.1 Rücken

Tab. 6.3: Fortsetzung.

Muskel	Ursprung	Ansatz	Innervation	Funktion
Mm. interspinales thoracis	Procc. spinosi Th1–Th12	Procc. spinosi Th1–Th12	Rr. posteriores der thorakalen Spinalnerven	Streckung der BWS
Mm. interspinales cervicis	Procc. spinosi C1–C7	Procc. spinosi C1–C7	Rr. posteriores der zervikalen Spinalnerven	Streckung der HWS
M. rectus capitis major	Proc. spinosus des Axis	medial der Linea nuchalis inferior	Äste aus dem N. suboccipitalis	• einseitig: Rotation und Neigung des Kopfs zur gleichen Seite • beidseitig: Dorsalflexion im Kopfgelenk
M. rectus capitis minor	Tuberculum posterius des Arcus posterior des Atlas	unterhalb der Linea nuchalis inferior	Äste aus dem N. suboccipitalis	• einseitig: Neigung des Kopfs zur selben Seite • beidseitig: Dorsalflexion im Kopfgelenk

Tab. 6.4: Autochthone Muskelsysteme des Rückens: intertransversales System.

Muskel	Ursprung	Ansatz	Innervation	Funktion
Mm. intertransversarii mediales lumborum	Procc. mamillares und Procc. accessorii L1–L5	Procc. mamillares und Procc. accessorii L1–L5	Rr. posteriores der lumbalen Spinalnerven	Lateralflexion der LWS
Mm. intertransversarii thoracis	Procc. transversi Th1–Th12	Procc. transversi Th1–Th12	Rr. posteriores der thorakalen Spinalnerven	Lateralflexion der BWS
Mm. intertransversarii posteriores mediales cervicis	Tubercula posteriora C1–C7	Tubercula posteriora C1–C7	Rr. posteriora der zervikalen Spinalnerven	Lateralflexion der HWS
M. obliquus capitis superior	Proc. transversus des Atlas	Linea nuchalis inferior	N. suboccipitalis	Dorsalflexion und Lateralflexion des Kopfs im Kopfgelenk, Rotation des Kopfs zur Gegenseite

Tab. 6.5: Autochthone Muskelsysteme des Rückens: spinotransversales System.

Muskel	Ursprung	Ansatz	Innervation	Funktion
M. splenius cervicis	Procc. spinosi Th3–Th6 und Lig. supraspinale	Tubercula posteriora C1–C3	Rr. posteriores der Spinalnerven	• einseitig: Drehung des Kopfs zur selben Seite • beidseitig: Dorsalflexion in der HWS
M. splenius capitis	Procc. spinosi Th3–Th6	lateral der Linea nuchalis superior bis zum Proc. mastoideus	Rr. posteriores der Spinalnerven	einseitig: Rotation und Neigung des Kopfs und der HWS zur selben Seite
M. obliquus capitis inferior	Proc. spinosus des Axis	Proc. transversus des Atlas	Äste aus dem N. suboccipitalis	Rotation in den Artt. atlantoaxiales mediana et lateralis

6

Tab. 6.6: Autochthone Muskelsysteme des Rückens: sakrospinales System.

Muskel	Ursprung	Ansatz	Innervation	Funktion
M. longissimus thoracis	Facies dorsalis des Os sacrum, Procc. spinosi L1–L5, Procc. transversi Th8–Th12	Procc. transversi Th1–L5 und an der 2.–12. Rippe zwischen Angulus und Tuberculum costae	Rr. posteriores der Spinalnerven	Streckung und Lateralflexion in der BWS und LWS; Exspiration
M. longissimus cervicis	Procc. transversi Th1–Th6	Tubercula posteriora C2–C7	Rr. posteriores der Spinalnerven	Streckung und Lateralflexion in der HWS und der oberen BWS
M. longissimus capitis	Procc. transversi C3–Th3	Proc. mastoideus	Rr. posteriores der Spinalnerven	Streckung, Lateralflexion und Rotation des Kopfs und der HWS
M. iliocostalis lumborum	Labium externum der Crista iliaca, Facies dorsalis des Os sacrum, Fascia thoracolumbalis	Angulus costae der 5.–12. Rippe	Rr. posteriores der Spinalnerven	Streckung und Lateralflexion der BWS und LWS; Exspiration
M. iliocostalis thoracis	Angulus costae der 6.–12. Rippe	Angulus costae der 1.–6. Rippe	Rr. posteriores der thorakalen Spinalnerven	Streckung und Lateralflexion der BWS; Exspiration
M. iliocostalis cervicis	Angulus costae der 3.–6. Rippe	Tuberculum posterius von C3–C6	Rr. posteriores der Spinalnerven	Dorsalflexion und Lateralflexion der HWS; Inspiration
Mm. levatores costarum breves und longi • breves • longi	Procc. transversi C7–Th11 • Verlauf zur nächsttieferen Rippe • Verlauf zur übernächsttieferen Rippe		Rr. posteriores der Spinalnerven	Streckung und Lateralflexion der Wirbelsäule, geringfügige Rotation in der unteren BWS

Die autochthone Rückenmuskulatur ist ein sehr komplexes Thema. Für Prüfungen reicht es aber in der Regel aus, zumindest die Namen der Muskeln und deren Zuordnung zum medialen bzw. lateralen Trakt zu kennen. Klar sein sollte Ihnen natürlich auch die Innervation über die Rr. posteriores (Ausnahmen ☞ Tab. 6.3, 6.4 und 6.5).

▶ Die gesamte autochthone Muskulatur ist im Lumbal- und Thorakalbereich von einer kräftigen Bindegewebsloge umgeben, der **Fascia thoracolumbalis**. ◀ Ihr tiefes Blatt ist an der Crista iliaca des Beckens, am Unterrand der zwölften Rippe und an den Processus costales der Lendenwirbel fixiert, während das obere Blatt an den Processus spinosi der Wirbelsäule befestigt ist. Zwischen diesen Blättern befindet sich die primäre Muskulatur des Rückens. Lateral des M. iliocostalis vereinigen sich die beiden Blätter zu einer gemeinsamen Faszie.

Sowohl das obere als auch das tiefe Blatt dienen einigen sekundären Muskeln als Ursprung.

So entspringen am **tiefen Blatt** folgende Muskeln:
• M. latissimus dorsi
• M. serratus posterior inferior.

Am **oberen Blatt** entspringen diese Muskeln:
• M. transversus abdominis
• M. obliquus internus abdominis.

Auch die primären Muskeln der Halswirbelsäule werden von einer Faszie eingeschlossen. Hierbei handelt es sich um die **Fascia nuchae,** welche die primären von den sekundären Muskeln des Halses trennt und medial mit dem Lig. nuchae verwachsen ist.

Sekundäre Muskulatur

▶ Die sekundären, eingewanderten Muskeln des Rückens haben völlig andere Funktionen als die autochthone Muskulatur. In Abhängigkeit von ihrem Verlauf und ihrer Funktion teilt man sie in drei Gruppen ein (☞ Tab. 6.7):
- spinokostale Gruppe: Bewegung der Rippen und Atmung
- spinoskapulare und spinohumerale Gruppe: Bewegung von Schulterblatt und Armen
- modifizierte Interkostalmuskulatur: Lateralflexion im Kopfgelenk. ◄

 In der Anatomie ist leider nicht immer alles ganz exakt zu bezeichnen. Ursprung und Ansatz der Rückenmuskeln weisen individuelle Schwankungen auf. So kann ein Muskel seinen Ursprung auch mal einen Wirbel höher oder tiefer haben als in den folgenden Tabellen angegeben.

Tab. 6.7: Sekundäre Rückenmuskulatur.

Muskel	Ursprung	Ansatz	Innervation	Funktion
spinokostale Muskelgruppe				
M. serratus posterior superior	Procc. spinosi C6–Th2	lateral vom Angulus costae der 2.–5. Rippe	Rr. anteriores der Spinalnerven	Inspiration
M. serratus posterior inferior	Procc. spinosi Th10–L2	9.–12. Rippe		
spinoskapulare und spinohumerale Muskelgruppe				
M. trapezius			N. accessorius aus dem Plexus cervicalis	
• Pars descendens	• Lig. nuchae, Procc. spinosi C1–C7	• lateral an der Clavicula, laterales Drittel der Spina scapulae		• zieht die Scapula nach oben-medial
• Pars transversa	• Procc. spinosi C5–Th4	• mittleres Drittel der Spina scapulae		• zieht die Scapula nach medial
• Pars ascendens	• Procc. spinosi Th4–Th12	• mediales Drittel der Spina scapulae		• zieht die Scapula nach unten-medial
M. rhomboideus major	Procc. spinosi Th1–Th4	Margo medialis der Scapula	N. dorsalis scapulae aus dem Plexus brachialis	zieht die Scapula nach oben-medial
M. rhomboideus minor	Procc. spinosi C5–C7	Margo medialis der Scapula		
M. levator scapulae	Procc. transversi C1–C4	Angulus superior der Scapula		
M. latissimus dorsi	Procc. spinosi der unteren Brustwirbel, aller Lendenwirbel und Os sacrum, Crista iliaca, 9.–12. Rippe	Crista tuberculi minoris	N. thoracodorsalis aus dem Plexus brachialis	Innenrotation, Adduktion und Retroversion des Armes, exspiratorisch wirkender Atemhilfsmuskel
M. serratus anterior	seitlich der 1.–9. Rippe, zackiger Verlauf der Ursprungslinie	laterale Seite der Scapula	N. thoracicus longus	Außenrotation der Scapula, Inspiration
M. supraspinatus	Fossa supraspinata	Tuberculum majus des Humerus	N. suprascapularis	Außenrotation des Humerus (Abduktion)
M. infraspinatus	Fossa infraspinata			
M. subscapularis	Fossa subscapularis	Tuberculum minus des Humerus	N. subscapularis	Innenrotation des Humerus (Adduktion)
M. teres major	Angulus inferior der Scapula			
M. teres minor	Margo lateralis der Scapula	Tuberculum majus des Humerus	N. axillaris (Plexus brachialis)	Außenrotation des Humerus (Abduktion)

Tab. 6.7: Fortsetzung.

Muskel	Ursprung	Ansatz	Innervation	Funktion
M. deltoideus	• laterales Drittel der Clavicula • laterales Drittel der Spina scapulae	Tuberositas deltoideae • Außenrotation des Humerus (Abduktion)	N. axillaris (Plexus brachialis)	• Innenrotation des Humerus (Adduktion)
modifizierte Interkostalmuskulatur				
Mm. intertransversarii anteriores cervicis	Tubercula anteriora C1–C7	Tubercula anteriora C1–C7	Rr. anteriores der Spinalnerven	• einseitig: Lateralflexion der HWS • beidseitig: Dorsalflexion der HWS
Mm. intertransversarii laterales lumborum	Procc. costales L1–L5	Procc. costales L1–L5	Rr. anteriores der lumbalen Spinalnerven	Seitwärtsneigung der LWS
M. rectus capitis lateralis	Proc. transversus des Atlas	lateral der Kondylen des Hinterhaupts	Rr. anteriores der Spinalnerven	• einseitig: Lateralflexion der HWS • beidseitig: Ventralflexion der HWS

6.2 Brustwand

6.2.1 Skelettelemente der Brustwand

Rippen

Die Rippen gehören zu den platten Knochen und sind als solche desmal verknöchert.

Eine Rippe kann man als ein schmales und langes Knochenband beschreiben, ähnlich einem Lineal.
▶ Dieses Knochenband ist in drei verschiedenen Ebenen gekrümmt:
• **Flächenkrümmung:** Die Rippe ist der Länge nach gebogen.
• **Kantenkrümmung:** Die Rippe ist über die Kanten gebogen.
• **Torsion:** Die Rippe ist in ihrer Längsachse verdreht.

Den Raum zwischen den einzelnen Rippen bezeichnet man als **Spatium intercostale**.

Insgesamt besitzt der Mensch zwölf Rippenpaare, die mit den zwölf Brustwirbeln verbunden sind. ◀
Von diesen zwölf Rippenpaaren stehen die ersten sieben direkt mit dem Sternum in Verbindung; man nennt sie daher **Costae verae** (lat.: „echte Rippen"). Die anderen fünf Rippenpaare sind nur an den darüberliegenden Rippen angewachsen und werden als **Costae spuriae** bezeichnet (lat.: „uneheliche Rippen", weil sie nicht mit dem Sternum verbunden sind).

Nicht selten findet man noch zwei oder drei weitere Rippenpaare, die jedoch relativ kurz sind und blind in der Leibeswand enden. Dabei handelt es sich um sog. **Costae fluctuantes** (lat.: „fließende Rippen").

▶ Jede Rippe besteht aus zwei Abschnitten:
• **Os costale:** knöcherner Abschnitt, der mit den Wirbeln Gelenke bildet
• **Cartilago costalis:** knorpeliger Abschnitt, der mit dem Sternum verbunden ist.

Der mit den Wirbeln korrespondierende Anfang der knöchernen Rippe wird als Rippenkopf, **Caput costae,** bezeichnet. Das Caput costae bildet mit den Brustwirbelkörpern eine Art. spheroidea. Die Gelenkfläche am Rippenkopf ist bei den Rippen 2–10 durch die **Crista capitis costae** in zwei getrennte Flächen unterteilt. Diese beiden Flächen bilden jeweils eigene Gelenke mit zwei angrenzenden Brustwirbeln, die als **Articulationes capitis costae** bezeichnet werden. Der Kopf der ersten Rippe bildet hingegen nur ein Gelenk mit dem ersten Thorakalwirbel.

Dem Rippenkopf schließt sich der Rippenhals **(Collum costae)** an, dessen Oberkante als **Crista**

colli costae bezeichnet wird. Am **Tuberculum costae** geht das Collum costae in das **Corpus costae,** den Rippenkörper, über. Am Tuberculum costae befindet sich eine weitere Gelenkfläche, die **Facies articularis tuberculi costae.** Sie bildet ein Gelenk mit der Fovea costalis processus transversi, der Gelenkfläche auf dem Processus transversus des Wirbels. Dieses Gelenk bezeichnet man als **Articulatio costotransversaria.**

Jede Rippe ist also an folgenden Stellen mit den Wirbeln verbunden: den Artt. capitis costae und der Art. costotransversaria.

Nach kurzem Verlauf macht die Rippe eine sehr starke Biegung nach ventral und formt so den Rippenwinkel, **Angulus costae** (☞ Abb. 6.4).

Im Längsverlauf lässt sich an jeder Rippe kaudal eine Verschmälerung erkennen, die als **Sulcus costae** bezeichnet wird. In dieser Verschmälerung verlaufen:
● kranial: die V. intercostalis
● medial: die A. intercostalis
● kaudal: der N. intercostalis. ◄

> **Klinik!**
>
> Bei einer Punktion zwischen den Rippen sticht man stets oberhalb einer Rippe ein, um die im Sulcus costae verlaufenden Gefäße und Nerven nicht zu verletzen.

Folgende Besonderheiten bei den Rippen sind zu beachten:
● ▶ Nur die Rippen 2–7 bilden ein Gelenk mit dem Sternum.
● Der Kopf der 1. Rippe bildet nur mit dem ersten Thorakalwirbel ein Gelenk.
● Die 7. Rippe ist die längste.
● Die 11. und 12. Rippe haben kein Tuberculum costae. ◄

Brustbein

Das Brustbein, **Sternum,** befindet sich in der Mitte der ventralen Brustwand und verbindet die ersten 7 Rippenpaare.

Oft wird die Form des Sternums mit der eines römischen Kurzschwertes, des Gladius, verglichen. In diesem Vergleich bildet der oberste Abschnitt den Handgriff des Schwertes, das **Manubrium sterni.** Der Mittelteil wird als Mittelstück oder **Corpus sterni** bezeichnet. Den Schluss, also die Spitze des Schwertes, bildet der Schwertfortsatz: **Processus xiphoideus** (☞ Abb. 6.5).

▶ Das **Manubrium sterni** ist der dickste und breiteste Teil des Sternums. Am kranialen Ende sind auf beiden Seiten und in der Mitte Einkerbungen erkennbar. Die seitlichen **Incisurae claviculares** die-

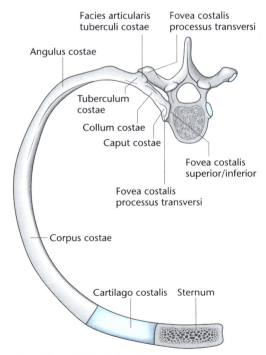

Abb. 6.4: Aufsicht auf eine Rippe.

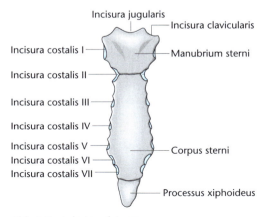

Abb. 6.5: Aufsicht auf das Sternum.

nen der Verbindung mit den Schlüsselbeinen, den Claviculae. Die mediale **Incisura jugularis** ist im Relief der Brustwand als Drosselgrube zu erkennen. Seitlich findet sich eine weitere Einkerbung: die **Incisura costalis prima,** an der die erste Rippe mit dem Sternum in Verbindung steht.

Bis meist in die vierte Lebensdekade hinein ist das Manubrium vom Corpus sterni durch Faserknorpel, die **Synchondrosis sternalis,** getrennt. Über diese Synchondrose ist das Manubrium auch vom Corpus abgewinkelt. Dieser Winkel wird als **Angulus sterni** bezeichnet. Seitlich dieses Winkels tritt die zweite Rippe an der **Incisura costalis secunda** an das Sternum heran (☞ Abb. 6.5).

Das **Corpus sterni** ist deutlich schmaler und dünner als das Manubrium. An den Seitenrändern findet man Incisurae costales der Rippen 2–7.

Die Form des **Processus xiphoideus** ist individuell sehr unterschiedlich. Er kann gespalten sein und hat manchmal ein Loch. Generell bleibt er jedoch lange knorpelig und verknöchert – wenn überhaupt – erst sehr spät. ◂

6.2.2 Verbindungen der Brustwand

▶ Jede Rippe ist über einen kräftigen Bandapparat an der Wirbelsäule fixiert. Die **Art. capitis costae** wird durch folgende Bänder stabilisiert:
- **Lig. capitis costae radiatum:** zieht strahlenförmig vom Rippenkopf zur Bandscheibe und zu den Wirbelkörpern
- **Lig. capitis costae intraarticulare:** verbindet die Crista capitis costae mit der Bandscheibe und teilt das Gelenk so in zwei Kammern. Ausnahmen bilden die 1., 11. und 12. Rippe.

Folgende Bänder stabilisieren die **Art. costotransversaria:**
- **Lig. costotransversarium mediale:** aufgespannt zwischen Collum costae und Proc. transversus des entsprechenden Segments
- **Lig. costotransversarium superius:** verbindet das Collum costae mit dem Proc. transversus des nächsthöheren Wirbels
- **Lig. costotransversarium laterale:** verbindet das Tuberculum costae mit der Spitze des Proc. transversus des gleichen Segments.

Die Rippen 2–7 sind durch Amphiarthrosen mit dem Sternum verbunden, wobei der Gelenkspalt sehr schmal ist.

Die erste Rippe ist über eine Synarthrose an die Incisura costalis prima des Sternums gebunden; man spricht dabei von der **Synchondrosis costae primae.**

Der Fixierung der Rippen-Sternum-Gelenke dienen folgende Bänder:
- **Ligg. sternocostalia intraarticularia:** sichern eine enge Verbindung von Rippe und Sternum innerhalb des Gelenks
- **Ligg. sternocostalia radiata:** verlaufen strahlenförmig von der Rippe zum Sternum. ◂

6.2.3 Muskulatur der Brustwand

Die Muskulatur, die an den Rippen entspringt oder ansetzt, wird insgesamt als **Atemmuskulatur** bezeichnet. ▶ Die Gesamtheit der Atemmuskeln lässt sich, ähnlich wie die Muskulatur des Rückens, in zwei Gruppen einteilen:
- **autochthone Muskeln,** die sich schon während der Embryonalentwicklung ortsständig entwickeln und daher auch als **primäre Atemmuskeln** bezeichnet werden
- **sekundäre Muskeln,** die phylogenetisch von den Extremitätenblastemen abstammen und im Verlauf der Entwicklung zum Thorax wandern. Meist behalten sie jedoch ihren Ansatz an den Extremitäten, setzen also entweder am Schultergürtel oder am Humerus an. ◂

Autochthone Muskulatur

▶ Wie die autochthonen Muskeln des Rückens werden sie durch Anteile der Spinalnerven innerviert, allerdings sind es hier die **Rr. anteriores** der thorakalen Spinalnerven. Sie werden als Nn. intercostales bezeichnet und verlaufen jeweils zusammen mit einer A. und einer V. intercostalis im Sulcus costalis nach ventral.

Folgende autochthone Thoraxmuskeln gibt es:
- Mm. intercostales externi
- Mm. intercostales interni
- M. transversus thoracis.

Die **Mm. intercostales externi** spannen sich zwischen den Rippen im Interkostalraum aus. Man findet sie vom Tuberculum costae bis zum Knochen-

Knorpel-Übergang der Rippen. Sie haben eine schräge Verlaufsrichtung; daher ist ihr Ursprung immer etwas weiter dorsal als ihr Ansatz auf der darunterliegenden Rippe. Sie bewegen den Rippenapparat nach kranial und ermöglichen so die **Inspiration**.

Die **Mm. intercostales interni** findet man in den Interkostalräumen erst ab dem Angulus costae, von wo sie sich bis zum Sternumansatz erstrecken. Die Faserrichtung dieser Muskeln verläuft fast senkrecht zur Faserrichtung der äußeren Interkostalmuskeln. Daher haben sie auch eine andere Funktion. Da ihr Ursprung weiter dorsal liegt als ihr Ansatz auf der nächsthöheren Rippe, ziehen sie den Rippenapparat nach kaudal und fördern so die **Exspiration**. Meist verlaufen die Interkostalgefäße durch die Mm. intercostales interni und spalten sie der Länge nach in zwei Muskellogen. Die inneren Logen bezeichnet man dann als **Mm. intercostales intimi**.

Der **M. transversus thoracis** stellt eine Fortsetzung des M. transversus abdominis dar und verläuft strahlenförmig vom unteren Sternumrand zur Innenseite der ventralen Thoraxwand. ◀

Sekundäre Muskulatur

▶ Bei den sekundären Muskeln der Brustwand (☞ Tab. 6.8) handelt es sich um:
- M. pectoralis major
- M. pectoralis minor
- M. serratus anterior
- M. subclavius.

Ihre Innervation erfolgt meist über Nerven des **Plexus brachialis**.
Sämtliche sekundären Thoraxmuskeln werden von einer gemeinsamen Faszie überzogen, der **Fascia pectoralis**. Sie überzieht den gesamten Thorax und verläuft über die Clavicula hinweg. Über der Clavicula wird sie als **Fascia clavipectoralis** bezeichnet. Nach kranial setzt sie sich als **Lamina superficialis der Fascia cervicalis** und nach lateral als **Fascia axillaris** fort. ◀

6.3 Schultergürtel

▶ Der Schultergürtel besteht aus den **Schlüsselbeinen (Claviculae)** und den **Schulterblättern (Scapulae)** der beiden Körperseiten. ◀ Betrachtet man diese Elemente zusammen, bilden sie einen unvollständigen Ring oder Gürtel um die obere Thoraxapertur. Die ventrale Öffnung des Gürtels wird durch das Manubrium sterni verschlossen, während die dorsale Öffnung zwischen den beiden Schulterblättern offen bleibt.

6.3.1 Skelettelemente des Schultergürtels

Clavicula

▶ Das Schlüsselbein, die **Clavicula** (lat.: Clavis = der Schlüssel), ist ein S-förmig geschwungener Knochen. Sein mediales, relativ flaches Ende ist mit dem Sternum über ein Gelenk verbunden und wird deshalb auch als **Extremitas sternalis** bezeichnet.

Tab. 6.8: Sekundäre Thoraxmuskeln.

Muskel	Ursprung	Ansatz	Innervation	Funktion
M. pectoralis major • Pars clavicularis • Pars sternocostalis • Pars abdominalis	• medial der Clavicula • Manubrium und Corpus sterni • Rektusscheide	Tuberculum majus des Humerus	N. pectoralis	Innenrotation (Adduktion) des Humerus, Inspiration
M. pectoralis minor	Medioklavikularlinie der 2–5. Rippe	Proc. coracoideus scapulae	N. pectoralis	zieht die Scapula nach vorn, Inspiration
M. serratus anterior ☞ Tabelle 6.7				
M. subclavius	ventral vom Übergang der 1. Rippe auf das Sternum	Unterfläche des lateralen Drittels der Clavicula	N. subclavius aus dem Plexus brachialis	fixiert die Clavicula, Polsterung der Gefäße unterhalb der Clavicula

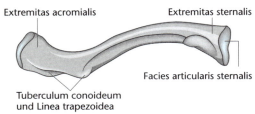

Abb. 6.6: Aufsicht auf die Unterfläche der linken Clavicula.

Das laterale, rundlich geschwungene Ende der Clavicula bildet ein Gelenk mit dem Acromion des Schulterblatts und wird **Extremitas acromialis** genannt. Die Unterseite der Extremitas sternalis besitzt eine Ansatzstelle für das **Lig. costoclaviculare;** an der Unterseite der Extremitas acromialis setzt das **Lig. coracoclaviculare** an. Darüber hinaus findet sich an der Extremitas acromialis das **Tuberculum conoideum,** an dem das **Lig. conoideum** entspringt. Vom Tuberculum conoideum verläuft die **Linea trapezoidea** zur Gelenkfläche der Extremitas acromialis. Diese Linie dient dem **Lig. trapezoideum** als Ursprung (☞ Abb. 6.6). ◀

Scapula

▶ Das Schulterblatt, die **Scapula,** ist ein sehr flacher, dreieckiger Knochen. ◀ Die Seitenkanten des Dreiecks verlaufen parallel zur Wirbelsäule und senkrecht zur Wirbelsäule nach lateral; die Spitze zeigt nach unten. Die drei Ecken bezeichnet man als **Angulus lateralis, Angulus inferior** und **Angulus superior,** die Seiten als **Margo lateralis, Margo superior** und **Margo medialis** (☞ Abb. 6.7).

▶ Der Angulus lateralis verdickt sich nach medial und bildet so den Hals des Schulterblatts, das **Collum scapulae.** Dieses Collum scapulae trägt lateral eine Gelenkfläche, die als **Cavitas glenoidalis** bezeichnet wird und mit dem Humerus die **Art. humeroscapularis** bildet. Oberhalb und unterhalb des Glenoids findet man kleine Knochenhöckerchen, die als **Tuberculum supraglenoidale** und **Tuberculum infraglenoidale** bezeichnet werden. Sie dienen verschiedenen Muskeln und Sehnen als Ursprung. Kranial der Cavitas glenoidalis entspringt aus der ventralen Seite der Scapula ein fingerförmiger Fortsatz, der **Processus coracoideus.** Dieser Fortsatz ist nach lateral-kaudal gerichtet (☞ Abb. 6.8).

Im Margo superior findet sich eine Einkerbung, die **Incisura scapulae,** die vom **Lig. transversum scapulae** überdacht wird. Durch das so entstandene Loch verläuft der N. suprascapularis. ◀

Die Fläche des Schulterblatts ist leicht gebogen und passt sich so der Rundung des Rückens an. Die konkave, den Rippen zugewandte Seite bezeichnet man als **Facies costalis,** während die konvexe Seite **Facies dorsalis** genannt wird (☞ Abb. 6.7)

▶ Ein Knochenkamm sitzt der Facies dorsalis auf, der schräg von innen nach außen und oben verläuft und dabei an Höhe zunimmt. Dabei handelt es sich um die **Spina scapulae** (Schulterblattgräte). Sie teilt die Facies dorsalis in eine **Fossa supraspinata** und eine **Fossa infraspinata.**

Die Spina scapulae geht nach kranial in einen flachen Knochenfortsatz über, das **Acromion.** Es schwebt wie ein Dachbalken horizontal über der Cavitas glenoidalis (☞ Abb. 6.8). ◀

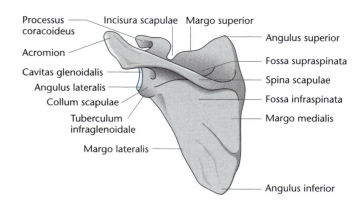

Abb. 6.7: Facies dorsalis der Scapula.

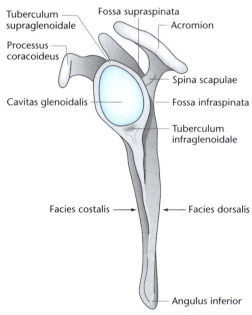

Abb. 6.8: Ansicht der Scapula von lateral.

6.3.2 Verbindungen des Schultergürtels

▶ Die Clavicula bildet ein inneres und ein äußeres Schlüsselbeingelenk: **Art. sternoclavicularis** und **Art. acromioclavicularis.** ◄

Articulatio sternoclavicularis
▶ In der Art. sternoclavicularis erfolgen die wesentlichen Bewegungen des Schultergürtels. Das Gelenk wird von der **Facies articularis sternalis** der Clavicula und von der **Incisura clavicularis** des Manubrium sterni gebildet. Zwischen diesen beiden Gelenkflächen befindet sich eine Zwischengelenkscheibe **(Discus articularis)**. Die Gelenkkapsel ist relativ weit und wird kranial, ventral und dorsal durch **Ligg. sternoclavicularia** verstärkt. Das **Lig. costoclaviculare** setzt an der ersten Rippe an und schützt das Gelenk vor zu starken Bewegungen. ◄

Articulatio acromioclavicularis
▶ Die Art. acromioclavicularis wird von der **Facies articularis acromialis** der Clavicula und von der **Facies articularis clavicularis** der Scapula gebildet. Die Gelenkkapsel dieses Gelenks wird durch das **Lig. acromioclaviculare** verstärkt. Auch in diesem Gelenk kann ein **Discus articularis** vorkommen. Das äußere Schlüsselbeingelenk wird zusätzlich noch von zwei kräftigen Bändern verstärkt, die beide am Processus coracoideus entspringen:
- **Lig. conoideum:** mit dem Tuberculum conoideum der Clavicula verwachsen
- **Lig. trapezoideum:** zieht zur Linea trapezoidea. ◄

6.3.3 Muskulatur des Schultergürtels

▶ Die Scapula wird durch folgende Muskeln bewegt bzw. in ihrer Stellung fixiert (☞ Tab. 6.7 und 6.8):
- **kranial:** M. levator scapulae
- **kranial-medial:** M. trapezius (Pars descendens), Mm. rhomboidei major et minor, M. levator scapulae
- **medial:** M. trapezius (Pars transversa)
- **kaudal-medial:** M. trapezius (Pars ascendens), M. latissimus dorsi
- **kaudal:** Zusammenwirken von M. trapezius und M. serratus anterior
- **kaudal-lateral:** M. serratus anterior, M. pectoralis minor
- **lateral:** M. serratus anterior, M. pectoralis minor
- **kranial-lateral:** M. serratus anterior. ◄

6.4 Zwerchfell

6.4.1 Makroskopie

Das Zwerchfell oder **Diaphragma** trennt den Brustvom Bauchraum und begrenzt so diese beiden Körperhöhlen. ▶ Darüber hinaus ist das Diaphragma der wichtigste **Atemmuskel** des Körpers. Seine Kontraktion erzeugt im Thorax einen Unterdruck, der Atemluft in die Lungen „saugt". Wenn das Diaphragma z. B. aufgrund einer Verletzung des N. phrenicus nicht mehr innerviert wird, sind massive Probleme bei der Atmung die Folge, da die Atemhilfsmuskulatur das Diaphragma nur begrenzt ersetzen kann. ◄

Das Diaphragma besteht aus quergestreifter Muskulatur und ist ca. 3–5 cm dick. ▶ In der Mitte besitzt es eine bogenförmig angelegte Sehnenplatte, das **Centrum tendineum**. ◀ Die Muskulatur ist mit dieser Sehnenplatte verwachsen und zieht von hier aus strahlenförmig zur Leibeswand. Kranial ist das Centrum tendineum mit dem Perikard, kaudal mit der Area nuda der Leber verwachsen. Das Herz bildet am Centrum tendineum eine nach kaudal gerichtete Einbuchtung, den sog. Herzsattel. Diese **Sella cardiaca** teilt das Diaphragma in eine rechte und eine linke, meist etwas niedrigere Kuppel.

▶ Der muskuläre Anteil des Zwerchfells wird in drei Abschnitte unterteilt:
- Pars lumbalis
- Pars costalis
- Pars sternalis.

Die **Pars lumbalis** ist eine relativ breite Muskelschicht. Sie besteht aus einem rechten und einem linken Schenkel **(Crus dextrum** und **Crus sinistrum)**, die jeweils noch in einen medialen **(Pars medialis)** und einen lateralen Abschnitt **(Pars lateralis)** unterteilt werden. Zwischen medialem und lateralem Abschnitt beider Seiten treten die Nn. splanchnici und die Vv. lumbales ascendentes vom Thorax in das Abdomen ein. Die Pars medialis des Crus dextrum bildet eine Muskelschlinge, durch die der Ösophagus verläuft.

Zur **Pars costalis** gehört der größte Anteil der Zwerchfellmuskulatur. Sie entspringt in einer zackenförmigen Linie von den Cartilagines costales der sechs unteren Rippen.

Die **Pars sternalis** ist sehr schmal und verläuft zwischen dem Processus xiphoideus des Sternums und der Rektusscheide.

Auf beiden Seiten des Diaphragmas befindet sich beim Übergang von der Pars sternalis zur Pars costalis ein sog. **Trigonum sternocostale** (Syn.: **Larrey-Spalte).** Durch diese dreieckigen Spalten ziehen die Rr. anteriores der Nn. phrenici in den Bauchraum.

Zwischen Pars costalis und Pars lumbalis gibt es ebenfalls beidseits ein ähnliches Dreieck: das **Trigonum lumbocostale** oder **Bochdalek-Dreieck**. ◀

Sowohl das Trigonum sternocostale als auch das Trigonum lumbocostale werden durch Sehnenanteile und Faszien verschlossen.

Klinik!

Zwerchfellhernie
Von einer Zwerchfellhernie spricht man, wenn sich das Peritoneum parietale des Abdomens durch die muskelfreien Stellen des Zwerchfells vorstülpt.

▶ Im Diaphragma gibt es einige Öffnungen, durch die Strukturen aus dem Brust- in den Bauchraum ziehen – oder umgekehrt:
- **Foramen venae cavae:** im Centrum tendineum; Durchtritt der Vena cava inferior in den Brustraum und des R. phrenicoabdominalis des rechten N. phrenicus in den Bauchraum
- **Hiatus aorticus:** wird gebildet vom Lig. arcuatum medianum und von den sehnigen Anteilen der Crura medialia. Sie schützen die durchtretenden Strukturen (Aorta und Ductus thoracicus) vor Einklemmung durch die Zwerchfellmuskulatur. Nach ihrem Durchtritt durch den Hiatus aorticus wird die Aorta als Pars abdominalis aortae bezeichnet.
- **Hiatus oesophageus:** Muskelschlinge der Pars medialis des Crus dextrum; Durchtritt des Ösophagus gemeinsam mit dem linken N. phrenicus und den beiden Nn. vagi aus dem Thorax in das Abdomen.

Darüber hinaus gibt es noch einige weitere recht kleine Öffnungen, die dem Durchtritt von Grenzstrang und A. bzw. V. thoracica interna dienen. ◀

 Durchtrittsstellen bieten sich in der Anatomie immer als Prüfungsfragen an!

6.4.2 Gefäße und Nerven

Die arterielle Versorgung des Zwerchfells wird gewährleistet über:
- Aa. thoracicae internae
- A. phrenica superior aus der Aorta thoracica
- A. phrenica inferior aus der Aorta abdominalis.

Die Innervation des Diaphragmas erfolgt durch die Nn. phrenici.

6.5 Das Rückenmark

Das Rückenmark **(Medulla spinalis)** ist Teil des zentralen Nervensystems (ZNS) und liegt im Wirbel- oder Spinalkanal **(Canalis spinalis).** Es ist ca. 45 cm lang und schließt sich direkt an die **Medulla oblongata** des Gehirns an. Kaudal reicht es beim Adulten bis zum 1. oder 2. Lumbalwirbel.

Die Medulla spinalis führt sowohl afferente Signale zum Gehirn als auch efferente Signale in die Peripherie. Werden afferente Signale schon im Rückenmark selbst verarbeitet und auf efferente Leitungsbahnen umgeschaltet, spricht man von einem **spinalen Reflex.**

> **Merke!**
>
> Grundsätzlich sind alle Reflexe „spinale Reflexe" – auch wenn man im allgemeinen Sprachgebrauch meist lediglich von „Reflexen" spricht. Denn ihre Umschaltung erfolgt ausschließlich auf Rückenmarksebene ohne Mitwirkung des Gehirns.

Grundsätzlich werden alle efferenten Signale, die aus dem Gehirn über das Rückenmark zur Peripherie verlaufen, in der Medulla spinalis auf andere Neurone synaptisch umgeschaltet.

6.5.1 Makroskopie

▶ Abhängig von der Größe des innervierten Gebiets variiert der Durchmesser des Rückenmarks. Im Hals- und im Lumbalbereich ist es dicker, weil dort die Zellkerne der Nerven der oberen bzw. unteren Extremität liegen. Diese Verdickungen bezeichnet man als **Intumescentia**.
- **Intumescentia cervicalis:** im Bereich C5–Th1; zuständig für die neuronale Versorgung von Schultergürtel und oberer Extremität
- **Intumescentia lumbosacralis:** im Bereich L2–S2; zuständig für die neuronale Versorgung von Beckengürtel und unterer Extremität. ◀

Der Querschnitt des Rückenmarks ist annähernd oval und wird durch längs verlaufende Furchen und Rinnen eingekerbt. ▶ Ventral verläuft die **Fissura mediana anterior.** Lateral davon ist beidseits eine weitere Furche zu erkennen, der **Sulcus anterolateralis.** Auf der Dorsalseite sind die Furchen deutlich flacher. Hier findet man den **Sulcus intermedius posterior,** den **Sulcus posterolateralis** sowie den **Sulcus medianus posterior.** ◀

Die Medulla spinalis läuft nach kaudal spitz zu und bildet so den **Conus medullaris.** Dieser Spitze entspringt ein nervenzellfreier Endfaden, das **Filum terminale.** Es ist am kaudalen Ende des Spinalkanals befestigt und hält so das Rückenmark in seiner Position.

Beim Neugeborenen erstreckt sich das Rückenmark durch den gesamten Wirbelkanal. Während das Neugeborene heranwächst, bleibt die Medulla spinalis in ihrer Größe jedoch fast unverändert. Aus diesem Grund reicht sie beim Adulten nur noch bis zu den Segmenten L1/L2. ▶ Die Wurzeln der Spinalnerven, die durch die weiter kaudal liegenden Foramina intervertebralia verlaufen, wachsen in die Länge und begleiten das Filum terminale nach kaudal. Die Gesamtheit aller dieser begleitenden Wurzeln ähnelt einem Pferdeschweif und wird deshalb als **Cauda equina** bezeichnet. ◀

Rückenmarkshäute
▶ Wie das Gehirn wird auch das gesamte Rückenmark samt den vorderen und hinteren Spinalwurzeln von drei Häuten, den sog. **Meningen,** umgeben:
- Dura mater spinalis
- Arachnoidea mater spinalis
- Pia mater spinalis. ◀

Die **Dura mater spinalis** beginnt am Foramen magnum und teilt sich hier in zwei Blätter auf. Das äußere Blatt kleidet den Wirbelkanal von innen als Periost aus, während das innere Blatt die Medulla spinalis als äußerste Haut umgibt. Zwischen beiden Blättern liegt der **Epiduralraum** (Syn.: **Spatium epidurale**). Dieser Zwischenraum ist mit Fettgewebe gefüllt und wird von Venen durchzogen. Kaudal des Conus medullaris vereinigen sich die beiden Durablätter.

Die **Arachnoidea mater spinalis** liegt dem inneren Blatt der Dura mater spinalis von innen an. Zwischen Arachnoidea und Dura liegt ein kapillärer Spaltraum, das **Spatium subdurale**.

Die **Pia mater spinalis** bedeckt das gesamte Rückenmark und bildet Septen, die bis in die graue Substanz des Rückenmarks reichen. Von der Außenseite der Pia mater spinalis ziehen zarte Bindegewebsbänder, die sog. **Ligg. denticulata,** zur Dura mater spinalis und fixieren so das Rückenmark im Spinalkanal.

▶ Zwischen der Pia und der Arachnoidea befindet sich der **Subarachnoidalraum (Spatium subarachnoidale).** Dieser Raum umgibt das gesamte ZNS, also Gehirn und Rückenmark, und ist mit **Liquor cerebrospinalis** gefüllt. Er bildet eine flüssige Dämpfungsschicht, in der das ZNS schwimmt und so vor Erschütterungen geschützt wird. ◀

Austritt der Spinalnerven
Die Wurzeln der Spinalnerven entspringen dem Rückenmark segmental. Das bedeutet, dass sich den insgesamt 31 Zwischenwirbelsegmenten auch 31 Spinalnervenwurzeln zuordnen lassen. Pro Segment treten eine ventrale und eine dorsale Wurzel (Radix anterior und Radix posterior) aus dem Rückenmark aus. Kurz nachdem sie das Rückenmark verlassen haben, schließen sie sich zu einem gemeinsamen Bündel zusammen und verlaufen durch das Foramen intervertebrale ihres Segments.
▶ Entsprechend der Gliederung der Wirbelsäule gibt es pro Seite:
- 8 Zervikalnervenpaare
- 12 Thorakalnervenpaare
- 5 Lumbalnervenpaare
- 5 Sakralnervenpaare
- 1 Kokzygealnervenpaar.

Lediglich auf seinem kurzen Verlauf durch das Foramen intervertebrale wird der Nerv als **Spinalnerv** bezeichnet. Nachdem er durch das Foramen gelaufen ist, verzweigt er sich in folgende Äste:
- **Ramus anterior:** verläuft direkt zur lateralen und ventralen Rumpfwand und versorgt die sekundäre Muskulator dort sensorisch und motorisch
- **Ramus posterior:** verläuft ebenfalls als motorisch-sensorisch gemischter Ast zur dorsalen Rumpfwand und innerviert die autochthone Muskulatur über die Rr. mediales und Rr. laterales motorisch
- **Rami communicantes:** dienen der Verbindung mit dem vegetativen Nervensystem. Alle Fasern dieses Systems verlaufen zunächst als **R. communicans albus** zum Grenzstrang. Hier werden sie entweder direkt verschaltet oder ziehen nach kranial oder kaudal im Grenzstrang oder zu prävertebralen Ganglien. Die umgeschalteten Fasern ziehen als **R. communicans griseus** zu einem Spinalnerv und verlaufen mit diesem zu ihrem Zielorgan.
- **Ramus meningeus:** rein afferenter Ast, der durch das Foramen intervertebrale direkt wieder in den Canalis vertebralis zurückkehrt und dort die Rückenmarkshäute (Meningen) versorgt. ◀

 Den Verlauf eines Spinalnervs und seiner Äste sollten Sie skizzieren können!

Plexusbildung
▶ Von den insgesamt 31 Rückenmarksnerven verlaufen lediglich die zwölf Thorakalnerven individuell zu ihrem Versorgungsgebiet. ◀ Die übrigen Nerven bilden erst Nervengeflechte, die sog. Plexus, bevor sie zu ihrem Ziel verlaufen. In diesen Plexus kommt es zu einem regen Austausch von Fasern, so dass die meisten Skelettmuskeln durch Nervenfasern aus verschiedenen Segmenten versorgt werden.

▶ Die Rückenmarksnerven bilden insgesamt drei Plexus:
- Plexus cervicalis
- Plexus brachialis
- Plexus lumbosacralis. ◀

Das Nervengeflecht des Halses, der **Plexus cervicalis,** bildet sich aus den Rr. anteriores der Spinalnerven der Segmente C1–C4 ▶ und entlässt nach Austausch von Fasern schließlich acht Äste (☞ Abb. 6.9):
- N. occipitalis minor: C2/C3, sensorischer Nerv
- N. auricularis magnus: C3, sensorischer Nerv
- N. transversus colli: C2/C3, sensorischer Nerv
- N. supraclavicularis: C3/C4, sensorischer Nerv
- N. phrenicus: C3/C4, motorisch-sensorischer Nerv
- Ansa cervicalis: C1–C3, motorischer Nerv
- R. sternocleidomastoideus: C2/C3, innerviert den gleichnamigen Muskel
- R. trapezius: C3/C4, innerviert den gleichnamigen Muskel.

Abweichend von der sonst üblichen Nomenklatur haben die Rr. posteriores der ersten drei Segmente eigene Namen:

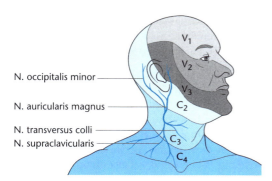

Abb. 6.9: Innervationsgebiete des Plexus cervicalis. (mod. nach [4])

- N. suboccipitalis: C1, überwiegend motorischer Nerv
- N. occipitalis major: C2, sensorischer R. medialis
- N. occipitalis tertius: C3, sensorischer R. medialis. ◄

Welche Nervenäste aus welchen Fasern des Plexus brachialis entstehen, ist in Kapitel 3.4.4 besprochen, die Plexus lumbalis und sacralis sind in Kapitel 4.4.4 erläutert.

6.5.2 Histologie

Im Querschnitt der Medulla spinalis kann man eine graue von einer weißen Substanz unterscheiden. Die graue Substanz **(Substantia grisea)** besteht vor allem aus Nervenzellkörpern mit ihren Fortsätzen, beinhaltet aber auch marklose und markarme Nervenfasern. Die weiße Substanz **(Substantia alba)** besteht hingegen aus markhaltigen und marklosen Axonen, Gliazellen und Blutgefäßen.

Die graue Substanz bildet im ZNS die **Nuclei** und die Hirnrinde **(Cortex)**, im peripheren Nervensystem (PNS) stellt sie die **Ganglia** dar. Die weiße Substanz wird im ZNS als **Tractus** oder **Fasciculus** bezeichnet, im PNS als **Nervus**.

▶ Die Substantia grisea des Rückenmarks hat in etwa die Form des Buchstabens H. Die vertikalen Abschnitte dieses H werden in drei Bereiche untergliedert:
- **Cornu anterius** (Vorderhorn): enthält die motorischen Vorderhornzellen
- **Cornu posterius** (Hinterhorn): enthält Zellkerne der sensorischen Nerven
- **Cornu laterale** (Seitenhorn): enthält Zellkerne derjenigen Nerven, die mit dem vegetativen Nervensystem in Verbindung stehen, und ist daher nur im Thorakalbereich des Rückenmarks zu finden, weil dort der sympathische Grenzstrang verläuft. ◄

Die beiden Seitenteile des H werden durch die **Commissura grisea** verbunden. Durch die Mitte dieser Verbindung verläuft längs durch das Rückenmark ein kleiner Kanal, der Canalis centralis. Er stellt die Fortsetzung der inneren Liquorräume des Gehirns dar.

Ventral der Commissura grisea befindet sich eine schmalere **Commissura alba,** in der einige Neurone der weißen Substanz von der einen auf die andere Seite wechseln.

6.6 Bauchwand

6.6.1 Allgemeines

Die Bauchwand umgibt die Bauchorgane von ventral und lateral. Sie ist beweglich, schützt die Bauchorgane und fungiert, wenn alle ventralen Muskeln kontrahieren, als Bauchpresse. Als Widerlager für die Bauchorgane dienen die Lungen – in Inspirationsstellung und bei verschlossener Stimmritze. So entsteht im Bauchraum ein größerer Druck, der auch auf die Bauchorgane übertragen wird (☞ Kap. 7.1.3, Abschnitt „Bauchatmung"). Dies macht man sich bei der Blasen- und Darmentleerung sowie beim Pressen bei der Geburt zunutze. Über den Tonus der Muskulatur lässt sich die Spannung der Bauchwand dem Füllungszustand der Bauchorgane anpassen.

In ihrer Haltefunktion wirken die Bauchmuskeln aufgrund ihres Verlaufs wie Spanngurte. Sie bestimmen gemeinsam mit der Muskulatur des Rückens die Körperhaltung. Ihre genaueren Funktionen werden aus den Tabellen 6.9 und 6.10 ersichtlich.

6.6.2 Makroskopie

▶ Die Bauchwand setzt sich von innen nach außen aus folgenden Anteilen zusammen:

6 Leibeswände

- Haut mit Bindegewebe
- oberflächliche Bauchfaszie (Fascia abdominalis superficialis)
- Bauchmuskulatur und ihre Sehnen
- innere Bauchfaszie (Fascia transversalis)
- Bauchfell (Peritoneum parietale).

Die oberflächliche Bauchfaszie **(Fascia abdominis superficialis)** ist Teil der Körperfaszie im Bereich der Bauchwand. Sie setzt sich nach kranial in die **Fascia pectoralis** und nach kaudal in die **Faszie des Oberschenkels** fort. Außerdem bildet sie Faserzüge des **Lig. suspensorium clitoridis** bei der Frau bzw. des **Lig. fundiforme penis** und den **Überzug des Samenstrangs** beim Mann (☞ Tab. 8.4).

Bei der Bauchmuskulatur unterscheidet man vordere bzw. seitliche (☞ Tab. 6.9) von hinteren Bauchmuskeln (☞ Tab. 6.10). ◄

Verlauf und Aufbau der vorderen und seitlichen Bauchmuskeln werden gesondert besprochen, da dies für das Verständnis der Gliederung der Bauchwand entscheidend ist.

Tab. 6.9: Vordere und seitliche Bauchmuskulatur.

Muskel	Ursprung	Ansatz	Innervation	Funktion
M. rectus abdominis	Vorderfläche des Rippenknorpels 5–7, Proc. xiphoideus, Ligg. costoxiphoidea	Symphysis pubica, Ramus superior ossis pubis bis zum Tuberculum pubicum	Nn. intercostales	beugt den Rumpf
M. pyramidalis	Ramus superior ossis pubis, Symphysis pubica	Linea alba	Nn. intercostales	spannt die Linea alba
M. obliquus externus abdominis	Außenfläche der Rippen 5–7	vorderes Blatt der Rektusscheide, Labium externum der Crista iliaca, Lig. inguinale, Tuberculum pubicum, Linea alba	Nn. intercostales	• einseitig: dreht den Rumpf zur Gegenseite • beidseitig: beugt den Rumpf, Bauchpresse, Exspiration
M. obliquus internus abdominis	Rippenknorpel 9–12, vorderes und hinteres Blatt der Rektusscheide (bis kaudal zum Umbilicus), Linea alba	Fascia thoracolumbalis, Linea intermedia der Crista iliaca, laterale Hälfte des Lig. inguinale	Nn. intercostales, N. iliohypogastricus, N. ilioinguinalis, N. genitofemoralis	• einseitig: dreht den Rumpf zur gleichen Seite, Seitwärtsneigung der Wirbelsäule • beidseitig: beugt den Rumpf, Bauchpresse, Exspiration
M. transversus abdominis	Innenfläche der Rippenknorpel 7–12, Fascia thoracolumbalis, Labium internum der Crista iliaca, laterale Hälfte des Lig. inguinale	hinteres Blatt der Rektusscheide, unterhalb der Linea arcuata vorderes Blatt der Rektusscheide, Linea alba	Nn. intercostales, N. iliohypogastricus	Einziehen des Bauches und Bauchpresse durch die Quergurtung des Muskels
M. cremaster	Abspaltung aus dem M. obliquus externus abdominis und dem M. transversus abdominis	umgreift den Hoden, bei Frauen schließen sich die Fasern dem Lig. teres uteri an	R. genitalis des N. genitofemoralis	hebt den Hoden, bildet eine der Hüllen des Samenstrangs und des Hodens

Tab. 6.10: Hintere Bauchmuskulatur.

Muskel	Ursprung	Ansatz	Innervation	Funktion
M. quadratus lumborum	Labium internum der Crista iliaca, Lig. iliolumbale	12. Rippe, Procc. costales L1–L4	N. subcostalis, Th12, Plexus lumbalis L1–L3	neigt den Rumpf zur Seite
M. psoas major	• ventrale Schicht: 12. Brust- und 1.–4. Lendenwirbelkörper sowie zugehörige Zwischenwirbelscheiben • dorsale Schicht: Procc. costales aller Lendenwirbel	Trochanter minor	N. femoralis (Plexus lumbalis)	neigt den Rumpf zur Seite, beugt im Hüftgelenk, Innenrotation aus Normalstellung, sonst Außenrotation

 Sie sollten sich die Anordnung der Bauchwandmuskeln unbedingt mit Hilfe eines Anatomieatlas verdeutlichen und die folgende Beschreibung der Muskeln dort nachvollziehen.

▶ Alle in Tabelle 6.9 aufgezählten Muskeln außer dem M. rectus abdominis und dem M. pyramidalis gehören zu den seitlichen Bauchmuskeln. Sie laufen nach ventral in flächige Sehnen, sog. **Aponeurosen,** aus. Diese Aponeurosen bilden eine Umhüllung für den M. rectus abdominis, die als **Rektusscheide** bezeichnet wird (☞ Abb. 6.10). In der Mittellinie verflechten sich die Aponeurosen zur **Linea alba.** ◀

Klinik!

Die Muskelbäuche des rechten und linken M. rectus stehen ein Stück auseinander; dies bezeichnet man als **Rektusdiastase.** Dieser Zustand ist beim Neugeborenen physiologisch und hat keinen Krankheitswert. Weicht die Linea alba auseinander, kann sich in diesem Bereich eine **Rektushernie** mit Durchtritt von Bauchhöhleninhalt nach außen entwickeln.

▶ Der M. rectus abdominis besitzt in seinem Verlauf sehnige Zwischenstücke, die sog. **Intersectiones tendineae.** Sie sind nach ventral mit dem vorderen Blatt der Rektusscheide verwachsen und sorgen bei gut trainierten, schlanken Menschen für das „Sixpack", das sich auf der Haut abzeichnet.

Die Fasern des **M. obliquus externus abdominis** haben die gleiche Verlaufsrichtung wie die Fasern der Mm. intercostales externi: von oben-lateral nach unten-medial. Die Aponeurose des M. obliquus externus abdominis bildet Anteile der Rektusscheide und des Lig. inguinale.

Die Fasern des **M. obliquus internus abdominis** verlaufen genau entgegengesetzt zu den Fasern des M. obliquus externus abdominis und setzen den Verlauf der Fasern der Mm. intercostales interni fort. Auch die Sehnen dieses Muskels sind an der Rektusscheide und dem Lig. inguinale beteiligt.

Der **M. transversus abdominis** verläuft fast waagerecht. In dem Bereich, wo seine Muskelfasern in seine Aponeurose übergehen, bildet sich eine gebogene Linie, die **Linea semilunaris.** Auch diese Aponeurose ist Teil der Rektusscheide.

Nach innen schließt sich den Muskeln und der Rektusscheide die **Fascia transversalis,** die innere Bauchfaszie, an. Sie kleidet den Bauchraum und die Wand des Beckens komplett aus und erstreckt sich auch auf die abdominale Seite des Zwerchfells sowie auf den M. quadratus lumborum und den M. iliopsoas. Hier wird sie jedoch als **Fascia iliopsoas** bezeichnet. Nach innen schließt sich der Fascia transversalis das Peritoneum parietale an, das auch die komplette Wand der Bauchhöhle auskleidet. ◀

Rektusscheide

▶ Die Rektusscheide besteht aus zwei Blättern **(Lamina anterior** und **Lamina posterior),** zwischen denen der M. rectus abdominis verläuft.

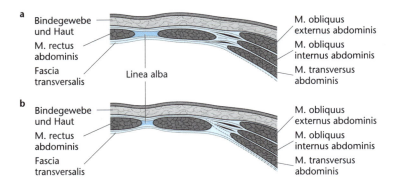

Abb. 6.10: Horizontaler Schnitt durch die Bauchwand; a) oberhalb der Linea arcuata; b) unterhalb der Linea arcuata.

Die Aponeurose des M. obliquus externus abdominis bildet über den ganzen Muskelverlauf des M. rectus das vordere Blatt der Rektusscheide, ergänzt durch Fasern aus der Aponeurose des M. obliquus internus abdominis. Die Aponeurose des M. obliquus internus abdominis gibt auch einen Teil ihrer Fasern zur Bildung des hinteren Blatts der Rektusscheide ab. Das hintere Blatt der Rektusscheide ist aber nicht über die ganze Länge des M. rectus ausgebildet, sondern endet mit einer bogenförmigen Linie, der **Linea arcuata,** die sich ungefähr in der Mitte zwischen Nabel und Symphyse befindet.

Oberhalb der Linea arcuata beteiligt sich die Aponeurose des M. transversus abdominis am hinteren Blatt der Rektusscheide, unterhalb der Linie wechseln seine Fasern auf die Vorderseite und bilden dort zusammen mit den Fasern des M. obliquus externus abdominis das vordere Blatt. ◄

Die beiden Muskelbäuche des M. rectus liegen in der linken und rechten Rektusscheide, die durch die Linea alba voneinander getrennt werden. Die Linea alba entsteht durch die Durchflechtung der Fasern der Internusaponeurose und der Externusaponeurose mit den Fasern der Gegenseite. Sie erstreckt sich kranial vom Processus xiphoideus nach kaudal bis zur Symphyse und setzt sich dort in das Lig. suspensorium penis beim Mann und in das Lig. suspensorium clitoridis bei der Frau fort.

Ungefähr in der Mitte zwischen Processus xiphoideus und Symphyse befindet sich der Nabel. Hier weicht die Linea alba auseinander und bildet den

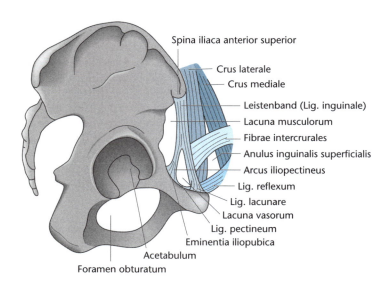

Abb. 6.11: Aufbau des Leistenbandes und des äußeren Leistenrings.

Nabelring **(Anulus** oder **Papilla umbilicalis).** In ihm befinden sich beim Erwachsenen Bindegewebe und die Vv. paraumbilicales. Diese können bei portaler Hypertonie portokavale Anastomosen bilden (☞ Kap. 8.2.3). Während der Entwicklung verlaufen durch den Anulus umbilicalis die Nabelschnurgefäße.

> 📋 **Klinik!**
>
> Im Bereich des Nabels kann es zur Bildung einer Hernie kommen, die als **Nabelhernie** bezeichnet wird.

> 📋 **Klinik!**
>
> Im Rahmen einer portalen Hypertonie bildet sich über die Vv. paraumbilicales eine Verbindung zwischen Pfortader und V. cava aus (☞ Kap. 8.2.3). Werden die Venen auf der Bauchhaut sichtbar, spricht man vom sog. **Caput medusae.**

Leistenband

▶ Das Leistenband **(Lig. inguinale)** schließt die vordere Bauchwand nach kaudal ab. Dabei handelt es sich um eine bindegewebige Struktur, die sich zwischen der Spina iliaca anterior superior und dem Tuberculum pubicum ausspannt. Das Lig. inguinale entsteht durch den Zusammenschluss von Fasern aus den Aponeurosen der Bauchmuskeln. Besonders die Aponeurose des M. obliquus externus abdominis verstärkt sich nach kaudal und bildet so einen Großteil des Leistenbandes. Oberhalb des Bandes spaltet sich die Aponeurose in ein **Crus mediale** und ein **Crus laterale** und bildet so eine dreieckige Lücke. Weitere Faserzüge, die sich aus der Fascia abdominis superficialis abspalten, engen als sog. **Fibrae intercrurales** dieses Dreieck ein. Dabei bleibt kaudal stets eine Öffnung: der äußere Leistenring, **Anulus inguinalis superficialis** (☞ Abb. 6.11). Am Leistenband sind auch Bindegewebszüge der Fascia transversalis, des M. obliquus internus abdominis und des M. transversus abdominis beteiligt.

Das Lig. inguinale läuft nach medial an seiner Oberseite in das gebogene **Lig. reflexum** aus, das über einen Teil seiner Fasern Anschluss an die Rektusscheide hat. ◀

Schenkelkanal

▶ Unterhalb des Leistenbandes befindet sich der Schenkelkanal, der **Canalis femoralis,** durch den Strukturen aus dem Becken zum Bein verlaufen. Dieser Kanal wird durch den **Arcus iliopectineus,** der vom Leistenband zur Eminentia iliopubica zieht, in zwei Fächer unterteilt:

- **Lacuna musculorum** (lateral): Von lateral nach medial ziehen folgende Strukturen hindurch:
  - N. cutaneus femoris lateralis
  - M. iliopsoas mit N. femoralis
- **Lacuna vasorum** (medial): Von lateral nach medial ziehen folgende Strukturen hindurch:
  - R. femoralis des N. genitofemoralis
  - A. femoralis
  - V. femoralis
  - Lymphgefäße und gelegentlich ein sog. Rosenmüller-Lymphknoten, welcher die Lacuna vasculorum auffüllt. ◀

Die o. g. Strukturen werden in Kapitel 4.4 näher beschrieben.

Die Lacuna vasorum wird nach kaudal von dem bogenförmigen **Lig. lacunare** begrenzt, das sich nach lateral in das **Lig. pectineum** fortsetzt (☞ Abb. 6.11).

Innenrelief der Bauchwand

Folgende Falten und Gruben durchziehen die innere Bauchwand:

- ▶ **Plica umbilicalis mediana:** verläuft vom Nabel zur kranialen Blasenwand und beherbergt das **Lig. umbilicale medianum.** Dieses Band ist ein Relikt des Urachus bzw. der Allantois. ◀ Hierbei handelt es sich um den embryonalen Harnsack. Er stellt eine Ausstülpung des hinteren Darmendes dar, in dem sich der Urnierenharn sammelt. Die Allantois entsteht beim Menschen am 16. Tag nach der Zeugung und ist mit Blutgefäßen durchzogen. Aus dem Stiel der Allantois entwickelt sich später die Nabelschnur. Der Urachus ist der extraperitoneal gelegene Teil der Allantois. Er erstreckt sich vom Scheitel der späteren Harnblase bis zum Nabel.
- ▶ **Plica umbilicalis medialis:** paarig angelegte Falte lateral der Plica umbilicalis mediana. In ihr verläuft das **Lig. umbilicale mediale,** das die bindegewebigen Reste der Nabelarterien (☞ Kap. 2.10.1) darstellt.

- **Plica umbilicalis lateralis:** paarig angelegte Falte lateral der Plica umbilicalis medialis. In ihr verläuft die A. epigastrica inferior mit den dazugehörenden Venen auf dem sog. **Lig. interfoveolare.** Bei diesem Band handelt es sich um eine Verdichtung der Fascia transversalis.
- **Fossa supravesicalis:** paarig angelegte Grube über der Blase; liegt zwischen der Plica umbilicalis mediana und der Plica umbilicalis medialis
- **Fossa inguinalis medialis:** paarig angelegte Grube zwischen Plica umbilicalis medialis und Plica umbilicalis lateralis, in der sich der Anulus inguinalis superficialis (s. o.) befindet. Der Bereich der Fossa inguinalis ist frei von Muskulatur. Fasern aus der Fascia transversalis und der Rektusscheide bilden die Falx inguinalis, die den Rand der Grube nach medial verstärkt.
- **Fossa inguinalis lateralis:** paarige Grube lateral der Plica umbilicalis lateralis, beherbergt den inneren Leistenring **(Anulus inguinalis profundus).** ◄

Die in diesem Kapitel beschriebenen Strukturen sollten Sie unbedingt auch in einem Anatomieatlas aufsuchen und dort nachvollziehen!

Leistenkanal

Der Leistenkanal **(Canalis inguinalis)** durchzieht die vordere Bauchwand schräg von außen nach innen von oben lateral nach unten medial und ist ca. 4–6 cm lang.

▶ Die innere Öffnung des Leistenkanals ist der **Anulus inguinalis profundus,** der im Bereich der Fossa inguinalis lateralis liegt. Seine äußere Öffnung ist der **Anulus inguinalis superficialis,** der durch die dreieckige Öffnung in der Aponeurose des M. obliquus externus abdominis gebildet wird. Sie projiziert sich auf die Fossa inguinalis medialis. Folgende Strukturen ziehen durch den Leistenkanal:
- N. ilioinguinalis
- R. genitalis n. genitofemoralis
- beim Mann der Funiculus spermaticus mit M. cremaster (☞ Kap. 8.7)
- bei der Frau das Lig. teres uteri und die A. lig. teretis uteri. ◄

Die hier aufgezählten Strukturen sind von Bindegewebe umgeben und füllen so den Leistenkanal fast völlig aus. Erst wenn man sie entfernt, kann man den Leistenkanal als tatsächlichen Kanal erkennen.

▶ Folgende Bänder und Muskeln bilden die Wände des Leistenkanals:
- **obere Begrenzung (Dach):** untere Ränder des M. obliquus internus abdominis und des M. transversus abdominis
- **untere Begrenzung (Boden):** oberer Rand des Lig. inguinale und des Lig. reflexum
- **vordere Begrenzung:** Aponeurose des M. obliquus externus abdominis und Fibrae intercrurales
- **hintere Begrenzung:** Fascia transversalis und Plica umbilicalis lateralis. ◄

Fragen zu Begrenzungen und Inhalt des Leistenkanals fehlen in kaum einer Anatomieprüfung.

Hernien

Hernien oder Brüche sind Aussackungen der verschiedenen Schichten der Bauchwand nach außen. In diesen Aussackungen können sich auch Teile des Darms befinden. Hernien treten am häufigsten an Stellen auf, wo das Bindegewebe der Bauchwand besonders schwach ist; eine solche Stelle bezeichnet man auch als **Locus minoris resistentiae.**

Man kann dabei innere (z. B. Zwerchfellhernie) von äußeren (z. B. Schenkel- oder Leistenhernie) Hernien unterscheiden. Die Leistenhernien lassen sich weiter differenzieren in **direkte (mediale) Hernien** und **indirekte (laterale) Hernien,** wobei sich die Bezeichnung lateral oder medial auf die Lage des Bruchsacks zur Plica umbilicalis lateralis bezieht.

Darüber hinaus unterscheidet man erworbene und angeborene Hernien (☞ Tab. 6.11).

> **💡 Merke!**
>
> Mediale bzw. direkte Hernien sind immer erworben.

Bei der Frau verläuft im Leistenkanal nur das Lig. teres uteri. Dieses ist wesentlich kleiner als der Samenstrang und daher als Locus minoris resistentiae weniger ausgeprägt. Aus diesem Grund sind laterale Leistenhernien beim weiblichen Geschlecht seltener als bei Männern. Aber auch die mediale Form kommt bei Frauen nicht häufig vor. Schenkelhernien kommen häufiger bei Frauen vor, sind aber insgesamt seltener als eine Leistenhernie.

Tab. 6.11: Leisten- und Schenkelhernien.

Typ der Hernie	Eintrittspforte	Austrittspforte	Bruchsack	Verlauf
angeborene laterale Leistenhernie	Anulus inguinalis profundus bzw. Fossa inguinalis lateralis	Anulus inguinalis superficialis (= oberhalb des Lig. inguinale)	Proc. vaginalis peritonei, wenn dieser nach der Geburt offen bleibt	durch den Leistenkanal, dann im Proc. vaginalis peritonei im Hodensack
erworbene laterale Leistenhernie			Peritoneum parietale	durch den Leistenkanal, dann innerhalb der Fascia spermatica interna im Hodensack
erworbene (immer!) mediale Leistenhernie	Fossa inguinalis medialis		Peritoneum parietale und Fascia transversalis	gerade durch die Bauchwand, dann außerhalb der Fascia spermatica interna, also außerhalb der Hodensacks
erworbene Schenkelhernie	Anulus femoralis	unterhalb des Lig. inguinale	Peritoneum parietale und Fascia lata	Lacuna vasorum

Klinik!

Geraten z. B. Darmschlingen in den Bruchsack, können sie dort eingeklemmt werden, wodurch ihre Blutversorgung unterbrochen wird. Dieser Zustand ist lebensgefährlich und stellt eine Indikation zur Not-Op. dar.

6.6.3 Gefäße und Nerven

Arterielle Blutgefäße

Die arterielle Versorgung der Bauchwand wird zu einem Teil aus segmentalen Arterien aus der Aorta übernommen:
- **Aa. intercostales posteriores VII–XI:** verlaufen ventral zwischen dem M. transversus abdominis und dem M. obliquus internus abdominis und gelangen mit ihren Endästen in die Rektusscheide. Hier bilden sie Anastomosen mit den Aa. epigastricae superior und inferior.
- **A. subcostalis:** stellt die unterste Interkostalarterie dar und ist ein Ast der Brustaorta. Sie verläuft unterhalb der 12. Rippe und versorgt Teile der Rücken- und Bauchmuskulatur.
- **Aa. lumbales:** treten zwischen dem M. quadratus lumborum und dem M. iliopsoas in die seitliche Bauchmuskulatur ein. Ihre Endstrecken bilden Anastomosen mit Ästen der A. epigastrica inferior, A. subcostalis, der A. circumflexa ilium profunda und der A. iliolumbalis.

▶ Längs auf der ventralen Körperseite verlaufen folgende Gefäße, die ebenfalls an der Versorgung der Bauchwand beteiligt sind:
- **A. epigastrica superior:** geht aus der A. thoracica interna hervor und verbindet sich nach kaudal mit der A. epigastrica inferior. Ihre Rr. perforantes versorgen die Bauchhaut.
- **A. epigastrica inferior:** entspringt aus der A. iliaca externa. In ihrem Verlauf gelangt sie in die Rektusscheide, wo sie auf der Rückseite des M. rectus abdominis verläuft. Sie gibt einen R. pubicus zum Os pubis ab, der mit dem R. pubicus der A. obturatoria anastomosiert. Diese Anastomose kann sehr kräftig ausgebildet sein.
- **A. circumflexa ilium profunda:** entspringt ebenfalls aus der A. iliaca externa
- **A. epigastrica superficialis:** entspringt aus der A. femoralis und zieht über dem Leistenband hinweg. Danach verläuft sie im subkutanen Bindegewebe und bildet Anastomosen mit der A. epigastrica superior.
- **A. circumflexa ilium superficialis:** stammt ebenfalls aus der A. femoralis und versorgt die Haut der Leistengegend. ◀

Klinik!

Ist die Anastomose zwischen der A. epigastrica inferior und der A. obturatoria stark ausgebildet oder abnorm gelegen, kann sie bei Operationen (z. B. Schenkelhernien-Op.) verletzt werden und dann starke Blutungen auslösen, die früher nicht selten zum Tod geführt haben. Daher nennt man diese Anastomose auch **Corona mortis**.

Venöse Blutgefäße

Die Venen der Bauchwand begleiten meist die Arterien und werden wie sie benannt.

Das Blut aus der **oberen Bauchwand** gelangt über die Vv. thoracoepigastricae in die V. axillaris und über die Vv. thoracicae internae in die V. brachiocephalica. Von hier aus fließt es in die V. cava superior.

Das Blut aus der **unteren Bauchwand** gelangt dagegen über die V. epigastrica superficialis zur V. femoralis und über die V. epigastrica inferior zur V. iliaca externa. Von hier aus fließt das Blut dann in die V. cava inferior.

Die Grenze zwischen den Zuflussgebieten der V. cava superior und der V. cava inferior liegt ungefähr auf einer gedachten queren Linie auf Nabelhöhe. Es gibt Anastomosen zwischen den oberflächlichen und den tiefen Venen der Bauchwand.

Klinik!

Kommt es zu einer Stauung in der V. cava inferior, kann das Blut über die Venen der Bauchwand in die V. cava superior gelangen. Daher bezeichnet man die Verbindungen zwischen den Vv. thoracoepigastricae mit der V. epigastrica superficialis bzw. die Verbindung zwischen der V. epigastrica inferior mit der V. epigastrica superior als kavokavale Anastomose.

Nerven

Die komplette vordere Rumpfwand wird durch segmentale Spinalnerven versorgt. Dies beruht auf der entwicklungsgeschichtlichen Gliederung in Myotome. Die in der Bauchwand liegenden Muskeln haben ihre segmentalen Nerven während der Entwicklung „mitgenommen" und werden durch sie innerviert. Die Myotome bzw. die einzelnen Segmente sind makroskopisch jedoch nicht zu erkennen.

▶ Die Bauchwand wird durch folgende Nerven versorgt:
- **Nn. intercostales VII–XI:** verlaufen wie die gleichnamigen Arterien. Als Rr. musculares innervieren sie die Muskulatur der Bauchwand, als R. cutaneus lateralis und als R. cutaneus anterior die Haut.
- **N. subcostalis:** zwölfter Interkostalnerv
- **N. iliohypogastricus:** durchbohrt den M. psoas major und verläuft dann auf dem M. quadratus lumborum. Von dort wendet er sich nach ventral und tritt zwischen den M. transversus abdominis und den M. obliquus internus abdominis. Er teilt sich in den R. cutaneus lateralis, der die Haut distal des Beckenkamms innerviert, und den R. cutaneus anterior, der die Haut um den äußeren Leistenring versorgt. Außerdem gibt er Rr. musculares zur Muskulatur ab.
- **N. ilioinguinalis:** verläuft parallel zum N. iliohypogastricus, nur weiter nach kaudal verlagert. Auch er gibt Äste zur Muskulatur ab und innerviert die Haut um den äußeren Leistenring. Aus ihm gehen die Nn. scrotales (labiales) anteriores hervor, welche den Hodensack bzw. die Schamlippen sensibel versorgen. ◀

6.7 Becken und Beckenwände

6.7.1 Allgemeines

Das Becken verbindet die unteren Extremitäten mit der Wirbelsäule. Da es große Kräfte aushalten muss, ist es als nahezu unbeweglicher Beckenring sehr stabil gebaut. Außerdem schützt das Becken die in ihm ruhenden Beckenorgane und dient vielen Muskeln als Ursprung oder Ansatz.

6.7.2 Makroskopie

Skelettelemente und Verbindungen
▶ Das Becken besteht aus drei Knochen (☞ Abb. 6.12):
- Os ilium (Darmbein)
- Os ischii (Sitzbein)
- Os pubis (Schambein). ◀

Die drei Knochen bilden gemeinsam das Hüftbein **(Os coxae).** Die beiden Hüftbeine bilden zusammen mit dem Os sacrum (☞ Kap. 6.1) den Beckengürtel.

▶ Os ilium, Os pubis und Os ischii bilden gemeinsam das **Acetabulum,** die Gelenkpfanne für den Femurkopf. Außen wird das Acetabulum durch einen knöchernen Wulst verstärkt, den sog. **Limbus acetabuli.** Dieser umgibt das Acetabulum bis auf eine Lücke, die **Incisura acetabuli,** die nach unten-vorn zeigt. In der Mitte senkt sich das Acetabulum zur **Fossa acetabuli** ein. Die mondsichelförmige Seitenwand der Grube wird als **Facies lunata** bezeichnet. Sie ist von hyalinem Knorpel bedeckt und dient als Gelenkfläche.

Das **Foramen obturatum** ist eine Öffnung im Hüftbein, die vom Os pubis und vom Os ischii umrahmt und von der **Membrana obturatoria** unvollständig verschlossen wird. In ventrokraniale Richtung besitzt diese Membran eine Öffnung, den **Canalis obturatorius** (☞ Kap. 6.7.3). ◀

Os ilium

Das Os ilium besteht aus einem Corpus, das sich nach kranial zur **Ala ossis ilium,** der Darmbeinschaufel, verbreitert. Diese ist vom Corpus durch die erhaben auf der Innenseite verlaufende **Linea arcuata** getrennt. Die Innenfläche der Darmbeinschaufel bezeichnet man auch als **Fossa iliaca.**

An seiner dorsalen Fläche ist das Os ilium aufgeraut zur **Tuberositas iliaca,** an der die Ligg. sacroiliaca interossea (s. u., Abschnitt „Bandapparat des Beckens") ansetzen. Unterhalb der Tuberositas befindet sich die **Facies auricularis,** über die das Darmbein mit dem Os sacrum gelenkig verbunden ist. Kaudal davon liegt die **Incisura ischiadica major.**

Zwei markante Knochenstrukturen auf der ventralen Seite des Os ilium sind die **Spina iliaca anterior inferior** und die **Spina iliaca anterior superior.** Von Letzterer zieht der Darmbein- oder Beckenkamm **(Crista iliaca)** nach dorsal. Er weist drei längs verlaufende Erhebungen auf: das Labium externum, die Linea intermedia und Labium internum. Die Crista iliaca endet dorsal mit der **Spina iliaca posterior superior;** unter dieser befindet sich die **Spina iliaca posterior inferior** (☞ Abb. 6.12).

▶ Die Außenfläche der Ala ossis ilium wird als **Facies glutea** bezeichnet. Auf ihr zeichnen sich drei Linien ab: die **Linea glutea anterior,** die **Linea glutea posterior** und die **Linea glutea inferior.** An diesen Linien setzen die Glutealmuskeln an. Wo die Linea glutea anterior mit der Crista iliaca zusammenstößt, liegt das **Tuberculum iliacum,** welches von außen durch die Haut zu tasten ist. ◀

Os ischii

Das Corpus ossis ischii bildet einen Teil des Acetabulums und setzt sich nach bogenförmig in den **Ramus ossis ischii,** den Schambeinast, fort. Nach dorsal bildet die **Spina ischiadica** einen Vorsprung, unterhalb dessen sich die **Incisura ischadica minor** verbirgt. Dieser Einkerbung schließt sich kaudal das **Tuber ischiadicum** an, das auch als Sitzbeinhöcker bezeichnet wird.

Os pubis

▶ Der **Ramus inferior ossis pubis** verbindet sich an der **Facies symphysialis** mit dem Ramus ossis ischii. Lateral dieser Fläche findet sich das **Tuberculum pubicum.** Die obere Kante dieses Tuberculums wird als **Pecten ossis pubis** bezeichnet. Es läuft in der sog. **Eminentia iliopubica** aus. Außerdem führen die **Crista pubica** vom Tuberculum pubicum zur Facies symphysialis und die **Crista obturatoria** auf der Außenseite des Os pubis vom Tuberculum pubis zum Acetabulum.

Das Corpus des Os pubis bildet den ventralen Anteil des Acetabulums. ◀

Beide Ossa coxae sind ventral über die Facies symphysiales miteinander fest verbunden. Diese Verbindung bezeichnet man auch als **Symphysis pubica.** Zwischen den beiden mit Knorpel überzogenen Gelenkflächen liegt eine Faserknorpelplatte, der **Discus interpubicus.** Die Symphyse ist ein Gelenk, das durch das Lig. pubicum superius und das Lig. pubicum inferius sowie Faserzüge zwischen dem Discus und den Gelenkflächen weitgehend unbeweglich ist. Man bezeichnet diesen Gelenktyp auch als **Synarthrose.** Die Faserknorpelplatte nimmt beim Gehen und Stehen die Belastungen auf, die auf das Gelenk einwirken.

Tastbare Knochenpunkte

▶ Von außen durch die Haut sind folgende Knochenpunkte des Beckens tastbar:
- Spina iliaca anterior superior
- Crista iliaca
- Spina iliaca posterior superior
- Tuber ischiadicum
- Tuberculum pubicum
- Trochanter major des Femurs ◀

Alle anderen knöchernen Strukturen des Beckens lassen sich nicht tasten, da sie entweder von Muskeln oder von viel Bindegewebe bedeckt sind.

Bandapparat des Beckens

▶ Bänder finden sich vor allem zwischen dem Os sacrum und den Ossa coxae. Beide Knochen sind über ein Gelenk, die **Articulatio sacroiliaca** (Kreuz-Darmbein-Gelenk) miteinander verbunden. Dieses Gelenk ist kaum beweglich und wird daher auch als **Amphiarthrose** bezeichnet. Es erlaubt lediglich eine leichte Federung der Wirbelsäule gegenüber dem Becken. Ihre Festigkeit erhält die Art. sacroiliaca durch die **mechanische Verzahnung** der beiden Skelettelemente sowie durch die kräftig ausgebildeten **Bänder,** die die Gelenkkapsel verstärken:

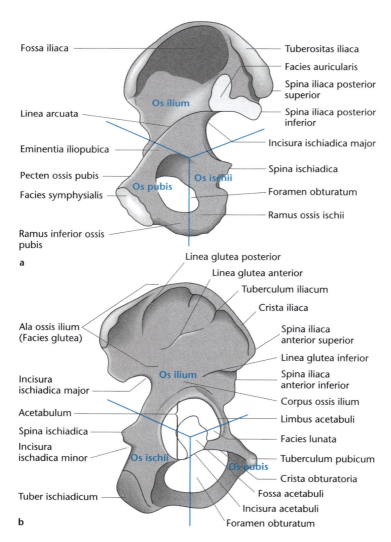

Abb. 6.12: Os coxae; a) von medial; b) von lateral; die blauen Linien zeigen die Grenzen zwischen den am Acetabulum beteiligten Knochen.

- **Ligg. sacroiliaca anteriora:** Sie überspannen die Ventralseite der Gelenkkapsel.
- **Ligg. sacroiliaca interossea:** zwischen der Tuberositas ossis sacri und der Tuberositas iliaca
- **Ligg. sacroiliaca posteriora:** von der Seitenfläche des Os sacrum zur Spina iliaca posterior superior und inferior
- **Ligg. iliolumbalia:** vom 4. und 5. Lendenwirbel zum Os ilium
- **Lig. sacrospinale:** vom Os sacrum und vom Os coccygis zur Spina ischiadica
- **Lig. sacrotuberale:** vom Os sacrum zum Tuber ischiadicum.

Die beiden zuletzt genannten Bänder schließen die Incisura ischiadica major bzw. minor nach dorsal ab und bilden so das **Foramen ischiadicum majus** und das **Foramen ischiadicum minus**. ◄ Diese beiden Bänder verhindern insbesondere Drehbewegungen zwischen dem Os sacrum und dem Becken.

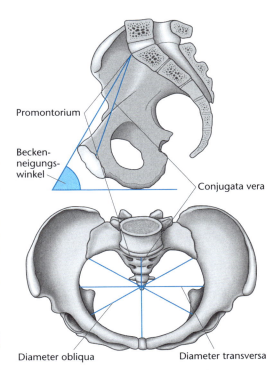

Abb. 6.13: Maße zur Beschreibung der Beckeneingangsebene.

Maße, Form und Geschlechtsunterschiede des Beckens

Beim Vermessen des Beckens werden verschiedene Durchmesser zu Hilfe genommen. Dabei wird zwischen dem Beckeneingang und dem Beckenausgang unterschieden. ▶ Zur Beschreibung des **Beckeneingangs** dienen folgende Maße (☞ Abb. 6.13):

- **Conjugata vera (gerader Durchmesser):** zwischen Promontorium und Symphysenhinterfläche (mit ca. 11 cm die kleinste Verbindung)
- **Diameter transversa (querer Durchmesser):** zwischen den beiden am weitesten auseinanderliegenden Punkten der einander gegenüberliegenden Lineae transversae (ca. 13,5 cm)
- **Diameter obliqua (schräger Durchmesser):** zwischen Art. sacroiliaca und Eminentia iliopubica (ca. 12,5 cm).

Der **Beckenausgang** wird durch zwei Durchmesser bestimmt:

- **gerader Durchmesser:** zwischen der Spitze des Steißbeins und dem Unterrand der Symphyse (ca. 9 cm)
- **querer Durchmesser:** zwischen den beiden Tubera ischiadica (ca. 11 cm). ◄

Klinik!

Die Breite des Beckens ist beispielsweise in der Geburtshilfe von Bedeutung. Anhand der **Michaelis-Raute** lässt sie sich von außen grob abschätzen. Die Raute wird kranial durch die Spina des 5. Lendenwirbels, links und rechts durch die Spinae iliacae posteriores superiores und kaudal durch die Gesäßfalte gebildet. Die Conjugata vera als kleinster Durchmesser des Beckens ist ebenfalls wichtig, da der Kopf des Kindes sie passieren muss. Exakt bestimmen lässt er sich mittels Ultraschalluntersuchung.

Da das weibliche Becken während der Schwangerschaft und Geburt anderen Anforderungen entsprechen muss als das des Mannes, gibt es zwischen beiden deutliche Größenunterschiede (☞ Tab. 6.12).

Tab. 6.12: Unterschiede zwischen weiblichem und männlichem Becken.

	Mann	Frau
Form des Beckeneingangs	herzförmig	queroval
Foramen obturatum	oval	dreieckig
Darmbeinschaufeln	weniger weit ausladend	weiter ausladend
Winkel unter dem Treffpunkt der Rami inferiores ossis pubis	70–75 Grad (= Angulus subpubicus)	90–100 Grad (= Arcus pubis)
Abstand der beiden Tubera ischiadica voneinander	kleiner	größer
Beckenneigungswinkel	kleiner	größer
Allgemeines	Becken ist höher und schmaler, das Promontorium springt in das Becken vor	Becken ist niedriger und breiter, das Promontorium ragt nicht so weit in das Becken vor

Das Becken wird unterteilt in:
- **großes Becken:** oberhalb des kleinen Beckens
- **kleines Becken:** (Syn.: Beckenkanal oder **Canalis pelvis;** entspricht bei der Frau dem Geburtskanal) beginnt mit der **Apertura pelvis superior,** die durch die Linea terminalis und das Promontorium gebildet wird. Die Linea terminalis stellt den Übergang zwischen dem kleinen und dem großen Becken dar. Sie verläuft am oberen Rand der Symphyse und entlang dem Pecten ossis pubis, quert die Linea arcuata des Os ischii und endet schließlich am Promontorium.

Die **Apertura pelvis superior** ist die **Beckeneingangsebene.** Nach kaudal schließt sich ihr die Beckenausgangsebene an; beide sind für die Geburtshilfe von Bedeutung. Für den Geburtskanal lassen sich noch weitere Ebenen und Räume zwischen diesen Ebenen definieren, auf die hier aber nicht näher eingegangen werden soll.

Beim Sitzen und beim Stehen ändert sich die Neigung des Beckens:
- **Beim Stehen** ist die Beckeneingangsebene stark nach vorn gekippt; der **Beckenneigungswinkel** in der Beckeneingangsebene beträgt ca. 50–60 Grad. (Der Beckenneigungswinkel ist der Winkel zwischen Beckeneingangsebene und einer gedachten horizontalen Linie.) Beim Stehen ruht die Hauptlast des Körpers auf der Facies lunata des Acetabulums.
- **Beim Sitzen** ist das Becken weniger stark nach vorn gekippt; der Beckenneigungswinkel verkleinert sich. Die Belastung ruht daher vor allem auf dem Tuber ischiadicum, das beim Sitzen unter den Körperschwerpunkt tritt.

Innere Beckenmuskulatur

Die innere Beckenmuskulatur entspringt von der Innenseite des Beckens bzw. an der Wirbelsäule (☞ Tab. 6.13). Der M. psoas major und der M. psoas minor werden zusammen auch als **M. iliopsoas** bezeichnet, da beide Muskeln von der gemeinsamen Fascia iliopsoas umgeben werden. Gemeinsam ziehen sie auf ihrem Weg zum Trochanter minor durch die Lacuna musculorum.

▶ Der M. piriformis verläuft durch das Foramen ischiadicum majus und teilt dieses so in das Foramen suprapiriforme und das Foramen infrapiriforme. ◀

Der M. obturatorius internus verlässt das Becken durch das Foramen ischiadicum minus. Er benutzt dabei das Corpus des Sitzbeins als Umlenkung (Hypomochlion). Ein Schleimbeutel soll dort die Reibung reduzieren.

Beckenbodenmuskulatur

Auch für diesen Abschnitt empfiehlt sich die Benutzung eines Anatomieatlas, in dem die einzelnen Abschnitte der Beckenbodenmuskulatur aufgesucht werden sollten.

Entfernt man die Organe, das Bindegewebe und die Muskulatur des Beckens, bleibt ein knöcherner Trichter übrig. Der Durchmesser des Trichters verjüngt sich nach kaudal. In situ wird er durch die

6.7 Becken und Beckenwände

Tab. 6.13: Innere Beckenmuskulatur.

Name	Ursprung	Ansatz	Innervation	Funktion
M. psoas major ☞ Tabelle 6.10				
M. psoas minor	12. BWK und 1. LWK	Fascia iliaca, Arcus iliopectineus	beugt die Wirbelsäule zur Seite	Plexus lumbalis
M. iliacus	Fossa iliaca	Trochanter minor	beugt und rotiert im Hüftgelenk (Innenrotation aus Normalstellung, sonst Außenrotation), Abduktion	N. femoralis (Plexus lumbalis)
M. piriformis	Facies pelvis des Os sacrum	Spitze des Trochanter major	Abduktion, Außenrotation	motorische Äste aus dem Plexus lumbalis
M. obturatorius internus	Membrana obturatoria, knöcherner Rand des Foramen obturatum	Fossa trochanterica	Außenrotation	motorische Äste aus dem Plexus sacralis

Beckenbodenmuskulatur unvollständig verschlossen; es bleiben lediglich Durchtritte für die Darm- und Urogenitalorgane offen.

▶ Der wichtigste Bestandteil des Beckenbodens ist das **Diaphragma pelvis.** Dabei handelt es sich um eine trichterförmige Muskelschlinge, die gebildet wird von:

● **M. levator ani:** besteht aus einem medialen Teil, der kranial vom **M. pubococcygeus** und kaudal vom **M. puborectalis** gebildet wird, und aus einem lateralen Teil, den der **M. iliococcygeus** bildet (☞ Tab. 6.14). Der Muskel umfasst mit seinen beiden Schenkeln von ventral und von medial einen Spalt, den sog. **Levatorspalt** (Syn.: Levatortor). Durch diesen Spalt treten das Rektum, die Vagina und die Urethra.

● **M. coccygeus:** vereinigt sich über das Lig. anococcygeum, das zwischen Anus und Os coccygis verläuft, mit dem M. coccygeus der Gegenseite. ◀

Die Muskulatur des Diaphragma pelvis wird oben und unten bedeckt von der Fascia superior diaphragmatis pelvis und der Fascia inferior diaphragmatis pelvis.

▶ Kaudal des Diaphragma pelvis befindet sich das **Diaphragma urogenitale.** Es schließt sich dem Levatorspalt an und hat die Form einer horizontalen Muskelplatte. Sie wird durch den **M. transversus perinei profundus** und den **M. transversus perinei superficialis** gebildet (☞ Tab. 6.15). ◀

Der M. transversus perinei profundus breitet sich dabei trapezförmig vom Ramus inferior ossis pubis

Tab. 6.14: Musculus levator ani.

Muskel	Ursprung	Ansatz	Innervation	Funktion
M. pubococcygeus	Schambein, lateral des M. puborectalis	Lig. anococcygeum, Steißbein	direkte Äste aus dem Plexus sacralis S2–S4	Sicherung der Lage der Beckenorgane
M. puborectalis	beidseits der Symphyse am oberen Schambeinast	Lig. anococcygeum		
M. iliococcygeus	Arcus tendineus m. levatoris ani (Sehnenbogen der Faszie des M. obturatorius internus)	Lig. anococcygeum, Steißbein		

Tab. 6.15: Muskeln des Diaphragma urogenitale.

Muskel	Ursprung	Ansatz	Innervation	Funktion
M. transversus perinei profundus	Ramus inferior ossis pubis, Ramus ossis ischii	Wand der Vagina bzw. der Prostata, Centrum tendineum	N. pudendus S2–S4	Sicherung der Lage der Beckenorgane, Verschluss der Urethra
M. transversus perinei superficialis	Ramus ossis ischii	Centrum tendineum		

der einen Seite zu dem der Gegenseite aus. Der M. transversus perinei superficialis liegt außerhalb der Membrana perinei und beginnt am Tuber ischiadicum und endet im Centrum tendineum perinei. Zusammen mit dem **M. ischiocavernosus** und dem **M. bulbospongiosus** spannt er die **Membrana perinei** aus.

▶ Das Diaphragma urogenitale besteht von innen nach außen aus folgenden Schichten:
- M. transversus perinei profundus
- Membrana perinei
- Spatium superficiale perinei (Bindegewebsraum)
- M. transversus perinei superficialis (wird von der Fascia perinei umhüllt)
- subkutanes Bindegewebe und Haut.

Ebenfalls im Centrum tendineum perinei beginnt der **M. sphincter ani externus.** Er stellt einen der Schließ- und Schwellkörpermuskeln des Beckens dar (☞ Tab. 6.16). Der **M. sphincter urethrae externus** ist eine Abspaltung des M. transversus perinei profundus. ◀

Die Beckenbodenmuskulatur trägt entscheidend zur Erhaltung der Kontinenz bei und ist dabei vor allem bei Frauen von besonderer Bedeutung. Dies ist darin begründet, dass sie den unteren Teil der Urethra stützt. Außerdem unterstützt die Beckenbodenmuskulatur die Schließmuskeln der Harnblase und des Anus und trägt als kaudaler Abschluss der Leibeshöhle einen Großteil des Gewichtes der inneren Organe.

> **Klinik!**
>
> Die erhöhte Belastung unter der Geburt kann bei Frauen die Beckenbodenmuskulatur schwächen und zu Problemen vor allem bei der Harnkontinenz führen. Eine derartige Schwäche lässt sich in vielen Fällen durch ein spezielles Beckenbodentraining ausgleichen. Darüber hinaus stehen unterschiedliche Operationsverfahren zur Verbesserung der Kontinenz zur Verfügung.

Tab. 6.16: Schließ- und Schwellkörpermuskeln im Beckenboden.

Muskel	Ursprung	Ansatz	Innervation	Funktion
M. sphincter ani externus	Centrum tendineum	Lig. anococcygeum	N. pudendus S2–S4	Verschluss des Anus
M. sphincter urethrae externus	Ramus inferior ossis pubis, Ramus ossis ischii	Wand der Vagina bzw. der Prostata, Centrum tendineum		Verschluss der Urethra
M. bulbospongiosus	Centrum tendineum	bei der Frau ventral zur Clitoris, beim Mann zur Raphe penis		verengt den Scheideneingang bei der Frau und umhüllt das Corpus spongiosum des Penis beim Mann
M. ischiocavernosus	Ramus ossis ischii	Crus penis, Crus clitoridis		presst Blut in das Corpus cavernosum penis/clitoridis (eher geringe Wirkung)

Faszien und Bindegewebsräume

▶ Von der abdominellen Seite wird das lockere Bindegewebe, das das Becken „auffüllt", von der Beckenfaszie **(Fascia pelvis)** überzogen. Sie stellt die Fortsetzung der Fascia transversalis dar und teilt sich in zwei Blätter:

- **Fascia pelvis parietalis:** besteht aus dem kranialen Anteil der Fascia obturatoria und der Fascia superior diaphragmatis pelvis
- **Fascia pelvis visceralis:** zweigt sich aus der Fascia pelvis parietalis ab und umkleidet alle Beckenorgane; im Bereich der Prostata wird sie als Fascia prostatae bezeichnet. ◀

Das Peritoneum reicht bis in das Becken und wird hier als **Peritoneum urogenitale** bezeichnet. Es überzieht die Beckenorgane und das lockere Bindegewebe.

Im Bindegewebe des Beckens bilden sich nur künstlich voneinander abgrenzbare Faserzüge. In sagittaler Verlaufsrichtung finden sich das Lig. pubovesicale bei der Frau und das Lig. puboprostaticum beim Mann, in transversaler Verlaufsrichtung das Lig. cardinale.

▶ Nach unten ist das Becken durch folgende Faszien abgeschlossen:

- Fascia inferior diaphragmatis pelvis am M. levator ani
- Membrana perinei am M. transversus perinei profundus
- Fascia perinei superficialis (Teil der allgemeinen Körperfaszie). ◀

Durch die Faszien werden Spalträume gebildet; sie stellen Logen des Beckens dar:

- **Fossa ischioanalis:** bedeutendster Bindegewebsraum auf der Außenseite des Beckenbodens; sie liegt zwischen dem Diaphragma pelvis und der Seitenwand des kleinen Beckens und hat im Querschnitt eine dreieckige Form. Die Fossa ischioanalis enthält außer Bindegewebe auch einen Fettkörper und liegt rechts und links vom Anus. In dieser Grube befindet sich der Canalis pudendalis, der als Duplikatur der Fascia obturatoria gebildet wird. Durch den Canalis pudendalis ziehen der N. pudendus und die Vasa pudendalia interna.
- **Spatium perinei superficiale:** Es befindet sich zwischen der Fascia perinei superficialis und der Fascia inferior diaphragmatis urogenitalis. Es

wird ausgefüllt vom M. transversus perinei superficialis, vom M. sphincter ani externus, vom M. bulbospongiosus und vom M. ischiocavernosus. Bei Mann finden sich hier auch der Bulbus penis und die Crura penis, bei der Frau die Venengeflechte des Bulbus vestibuli, die Corpora cavernosa clitoridis und die Crura clitoridis, die Schwellkörperschenkel der Frau. Im Spatium perinei superficiale finden sich aber auch kleinere Nerven und Gefäße.

- **Spatium perinei profundum:** Raum zwischen der Fascia diaphragmatis urogenitalis inferior und superior; er wird ausgefüllt vom M. transversus perinei profundus und dient dem Durchtritt der Urethra. Beim Mann findet man im Spatium perinei profundum außerdem die Gll. bulbourethrales, bei der Frau die Vagina sowie die Gll. vestibulares majores. Durch das Spatium perinei profundum verlaufen die A. urethralis, die A. bulbi penis bzw. clitoridis, die A. profunda penis bzw. clitoridis und die A. dorsalis penis bzw. clitoridis.
- **Spatium retropubicum:** mit lockerem Bindegewebe angefüllter Spalt zwischen Innenseite der vorderen Bauchwand, genauer gesagt der Fascia transversalis und dem Peritoneum, dem Oberrand des Schambeins und der Harnblase. In diesen Spaltraum kann sich die gefüllte Harnblase ausdehnen.

6.7.3 Gefäße und Nerven !!!!

▶ Es gibt verschiedene Gefäß-Nerven-Straßen im Becken:

- Die **ventrale Gefäß-Nerven-Straße** ist die sog. **Schenkelpforte.** Die hier durchtretenden Strukturen sind im Abschnitt „Schenkelkanal" in Kapitel 6.6.2 beschrieben.
- Die **mediale Gefäß-Nerven-Straße** stellt der **Canalis obturatorius** dar. Er ist ca. 2–3 cm lang, verbindet das Spatium subperitoneale des Beckens mit dem Bindegewebe der medialen Oberschenkelmuskulatur und reicht bis zu der Öffnung der Membrana obturatoria. Durch diesen Kanal ziehen folgende Strukturen:
  - A. obturatoria: teilt sich in ihm in einen R. anterior für die Versorgung der Oberschenkeladduktoren und der Haut im Genitalbe-

reich und in einen R. posterior zur Versorgung des Hüftgelenks
- Vv. obturatoriae
- Lymphgefäße
- N. obturatorius.

- Die **dorsale Gefäßnervenstraße** führt durch das **Foramen ischiadicum majus,** das in einen suprapiriformen und einen infrapiriformen Abschnitt unterteilt ist. Durch das **Foramen suprapiriforme** verlaufen:
  - A. und V. glutealis superior und der N. gluteus superior.
- Durch das **Foramen infrapiriforme** verlassen folgende Strukturen das Becken:

- N. ischiadicus, A. und V. glutea inferior, N. gluteus inferior
- N. cutaneus femoris posterior
- Rr. musculares aus dem Plexus sacralis
- N. pudendus
- A. und V. pudenda interna. ◄

Der N. pudendus und die A. und V. pudenda interna ziehen nach ihrem Austritt durch das Foramen infrapiriforme aus dem Becken wieder durch das Foramen ischiadicum minus in das Becken ein. Sie verlaufen dann durch den Canalis pudendalis, welcher in der Fossa ischioanalis liegt, und teilen sich von hier aus weiter in ihre Äste auf.

7 Brusteingeweide

7.1 Atmungsorgane

7.1.1 Allgemeines

▶ Die Luftröhre (**Trachea**) ist etwa 10–12 cm lang und stellt einen Teil der unteren Luftwege dar. Sie leitet die Atemluft nicht nur, sondern reinigt und befeuchtet sie auch.

Die Lunge (**Pulmo**) dient dem Gasaustausch: Über sie nimmt der Körper Sauerstoff auf und gibt Kohlendioxid ab. Aus diesem Grund ist sie besonders gut durchblutet und besitzt eine große Oberfläche. Der Gasaustausch erfolgt mittels Diffusion. Näheres dazu entnehmen Sie bitte entsprechenden Lehrbüchern der Physiologie. ◀

7.1.2 Trachea

Makroskopie

▶ Die Trachea beginnt am **Ringknorpel (Cartilago cricoidea)** und endet an der **Bifurcatio tracheae.** Nach oben schließen sich die oberen Luftwege an: Kehlkopf, Pharynx und Nasen- bzw. Mundhöhle (☞ Kap. 5.1.12 und 5.1.13). Nach unten setzen sich die Atemwege mit den beiden Hauptbronchien (**Bronchus principalis dexter** und **Bronchus principalis sinister**) fort. Im Bereich der Bifurcatio tracheae reckt sich ein knorpeliger Vorsprung in das Lumen der Trachea, der als **Carina tracheae** bezeichnet wird. ◀

Die Trachea wird in zwei Abschnitte unterteilt:
- **Pars cervicalis tracheae:** vom 6. oder 7. Halswirbel bis zur Apertura thoracis superior
- **Pars thoracica tracheae:** von der Apertura thoracis bis zur Bifurcatio tracheae (ca. in Höhe des 4. Brustwirbels).

Im Thorax verläuft die Trachea anfangs dicht unter der ventralen Brustwand, zieht dann aber tiefer nach dorsal. Links tritt sie in Kontakt mit dem Aortenbogen, der sie etwas nach rechts verschiebt. Auf ihrer rechten Seite stößt sie an die V. azygos. Außerdem befindet sie sich in unmittelbarer Nachbarschaft zum Ösophagus.

> **Klinik!**
> Bei einer Bronchoskopie wird ein Schlauch mit einer Kamera über den Mund oder die Nase eingeführt und in die Bronchien vorgeschoben. Auf dem Weg durch die Trachea kann man dabei durch die Trachealwand hindurch die Pulsation der Aorta beobachten.

Der Ösophagus ist in seinem ganzen Verlauf mit der Hinterwand der Trachea verbunden. In den Längsrinnen, die sich links und rechts dieser Anlagerung bilden, verläuft beidseits der N. laryngeus recurrens.

Das kaudale Ende der Trachea ist über die **Membrana bronchopericardiaca** mit dem Perikard verbunden.

> **Klinik!**
>
> Die Bifurcatio tracheae befindet sich in der Nähe des linken Vorhofs des Herzens. Wenn dieser stark vergrößert ist, sieht man in einer anterior-posterioren (a.p.) Röntgenaufnahme eine Vergrößerung des Winkels zwischen den beiden Hauptbronchien. Der vergrößerte linke Vorhof kann den Ösophagus nach hinten verlagern. Dies ist in der seitlichen Röntgenaufnahme zu erkennen.

 Sie sollten sich die Lagebeziehungen der Trachea in einem Anatomieatlas verdeutlichen.

Histologie

▶ Die Trachea wird durch 16–20 Knorpelspangen versteift. Diese Spangen bestehen aus hyalinem Knorpel und sind geformt wie Hufeisen, wobei der offene Teil des Hufeisens nach dorsal weist. ◀

Die Öffnung der Hufeisen wird durch eine bindegewebig-muskuläre Platte verschlossen, die als **Paries membranaceus** der Trachea bezeichnet wird. Den muskulären Anteil dieser Platte bildet der M. trachealis, dessen glatte Muskelfasern longitudinal verlaufen.

▶ Die Wand der Trachea besteht aus mehreren Schichten (☞ Abb. 7.1):
- **Tunica mucosa:**
  - **Lamina epithelialis:** innerste Schicht, besteht aus respiratorischem Epithel. Becherzellen und **Gll. tracheales** bilden einen Schleimfilm, der sich diesem Epithel auflagert. Zahlreiche **Kinozilien** auf den Epithelzellen transportieren den Schleimfilm – und mit ihm Staubpartikel und Ähnliches – rachenwärts.
  - **Lamina propria:** In ihr liegen die Drüsenkörper der seromukösen **Gll. tracheales;** sie ist durchsetzt von bindegewebigen und elastischen Fasern.
  - **Lamina fibrarum elasticarum:** äußere Schicht der Tunica mucosa, besteht aus elastischen Fasern
- **Tunica fibromusculocartilaginea:** Hier befinden sich die hufeisenförmigen **Cartilagines tracheales.** Sie bestehen aus hyalinem Knorpel und sind untereinander durch die **Ligg. anularia** verbunden. Der offene Teil der Knorpelspangen wird durch den glattmuskulären **M. trachealis** verschlossen.
- **Tunica adventitia:** bettet die Trachea im Bindegewebe des Mediastinums ein und sorgt für die Verschieblichkeit der Luftröhre beim Schlucken. ◀

Gefäße und Nerven

Die arterielle Versorgung geschieht über die A. thyroidea inferior, welche in ihrem Verlauf mehrere Rr. tracheales abgibt.

Das venöse Blut gelangt in den Plexus thyroideus impar, die Lymphe in den Truncus bronchomediastinalis.

Die Innervation erfolgt über Rr. tracheales aus dem N. recurrens und aus Ästen des Brustgrenzstrangs.

7.1.3 Lunge

Embryologie

▶ Die epithelialen Anteile von Lunge und Trachea entwickeln sich aus Entoderm, die bindegewebigen Anteile sind mesodermaler Herkunft. ◀

In der 3. Entwicklungswoche bildet sich aus der ventralen Wand des Vorderdarms das entodermale

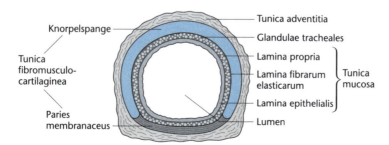

Abb. 7.1: Schichtenaufbau der Trachea im Querschnitt.

Lungendivertikel. Das Divertikel teilt sich rasch in zwei Knospen, aus denen die beiden Lungen entstehen. Das Divertikel ist zu diesem Zeitpunkt noch komplett zum Vorderdarm geöffnet.

▶ Dies ändert sich mit der Ausbildung des **Septum oesophagotracheale:** Es trennt das Lungendivertikel vom Vorderdarm und damit auch den Darmschlauch vom Trachealschlauch.

Während dieses Septum entsteht, senkt sich die Wand zwischen Vorderdarm und Lungendivertikel rechts und links zu einer **Ösophagotrachealrinne** ein, wodurch die Öffnung zwischen Lungendivertikel und Vorderdarm immer schmaler wird (☞ Abb. 7.2). ◀

Aus dem kaudalen Teil des Lungendivertikels stülpen sich zwei Lungenknospen hervor, die nach kaudal in die Länge wachsen. Aus ihnen entstehen die Trachea und die Lappenbronchien. Die beiden Lungenknospen teilen sich später links in zwei, rechts in drei Knospen. Diese Aufspaltung ist die Grundlage der späteren Anordnung der Lungenlappen (☞ Abb. 7.2).

Diese fünf Lungenknospen teilen sich nun ständig in jeweils zwei neue Knospen weiter auf; dies bezeichnet man auch als **dichotome Teilung.** Dieser Prozess setzt sich auch nach der Geburt noch eine Zeitlang fort und ist die Grundlage für die Läppchenstruktur der Lunge.

Aus dem Mesoderm, das die oben beschriebenen Strukturen umgibt, entstehen Knorpel, glatte Muskulatur und Blutgefäße. Die vegetativen Nervenfasern wandern sekundär in die Lungenanlage bzw. die Lunge ein.

Merke!
Nur das Bronchialepithel und das Alveolarepithel sind entodermaler Herkunft, die restlichen Bestandteile der Lunge entstehen aus dem Mesoderm.

Klinik!
Erst in der 24. Schwangerschaftswoche bilden sich die ersten zum Gasaustausch befähigten Abschnitte der Lunge, die sog. **primären Alveolen.** Daher kann ein vor dieser Zeit geborenes Kind nicht überleben. Für die Lebensfähigkeit sind die Größe der Alveolaroberfläche, die Vaskularisation der Lunge und die Bildung von Surfactant entscheidend. Teilweise kann ein Mangel an Surfactant auch durch Substitution ausgeglichen werden.

Makroskopie
▶ Der Mensch besitzt zwei Lungen, die rechts und links im Brustraum liegen. ◀

Merke!
▶ Der Ausdruck rechter oder linker Lungenflügel ist zu vermeiden, da er streng genommen falsch ist. Es gibt zwei Lungen, da jede Lunge (rechte und linke) in einer eigenen Pleurahöhle liegt. ◀

▶ Jede der beiden Lungen ist von einer eigenen Pleurahöhle umgeben. Nach den angrenzenden Strukturen unterscheidet man drei äußere Flächen der Lunge:
- Facies diaphragmatica
- Facies mediastinalis
- Facies costalis.

Durch den Übergang der Flächen ineinander werden zwei Kanten gebildet: der **Margo anterior** zwi-

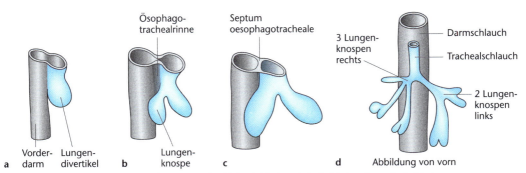

Abb. 7.2: Entwicklung der Lunge; a) ca. 3. Woche; b) 3.–5. Woche; c) ab 5. Woche; d) ca. 6.–7. Woche.

schen Facies mediastinalis und Facies costalis und der scharfkantige **Margo inferior** am Übergang von der Facies costalis auf die Facies diaphragmatica.

An der Facies mediastinalis liegt das **Hilum pulmonis,** über das die zu- und abführenden Gefäße und Nerven in das Organ gelangen. Man fasst diese Strukturen auch als **Radix pulmonis** zusammen.

Nach oben läuft die Lunge in den **Apex pulmonis,** die Lungenspitze aus. An ihrem oberen Rand befindet sich der Sulcus arteriae subclaviae.

Die beiden Lungen werden gegliedert in:
- **Lungenlappen** (Lobi pulmonis): Die Lunge besitzt physiologisch rechts drei und links zwei Lungenlappen, die sich aus den ersten Lungenknospen entwickeln. Abbildung 7.3 zeigt die Grenzen dieser Lungenlappen.
- **Lungensegmente** (Segmenta bronchopulmonalia): Lungensegmente sind Keile, die unvollständig durch Bindegewebe getrennt sind und die Lunge nach Bronchien- und Arterienverlauf teilen. Ihre Spitzen zeigen zum Hilum, ihre Basis zur Oberfläche der Lunge. Sie werden durch einen zentralen Bronchus und einen Ast der A. pulmonalis versorgt. Die Venen verlaufen in den Bindegewebssepten zwischen den Segmenten. Die rechte Lunge besitzt insgesamt zehn und die linke Lunge neun Segmente.
- **Lungenläppchen** (Lobuli pulmonis): Sie untergliedern die Lungensegmente und sind durch Septa interlobaria voneinander getrennt. Die Lungenläppchen bilden an der Lungenoberfläche Felder mit einem Durchmesser von ca. 4 cm.
- **Acini:** bestehen aus einem Bronchus terminalis und den dazugehörigen Alveolen. ◄

 Bitte machen Sie sich die Unterschiede zwischen den verschiedenen Abschnitten klar.

Rechte Lunge
▶ Die rechte Lunge besteht aus drei Lungenlappen, die insgesamt zehn durchnummerierte Segmente bilden:
- Lobus superior: Segmente I–III
- Lobus medius: Segmente IV und V
- Lobus inferior: Segmente VI–X.

Die Lappen werden durch tiefe Einschnitte voneinander getrennt: Die **Fissura obliqua** trennt den Mittel- vom Unterlappen, die **Fissura horizontalis** trennt den Mittel- vom Oberlappen (☞ Abb. 7.3). ◄

Auf der Facies mediastinalis der rechten Lunge finden sich Abdrücke durch den Ösophagus, die V. azygos und die V. cava superior.

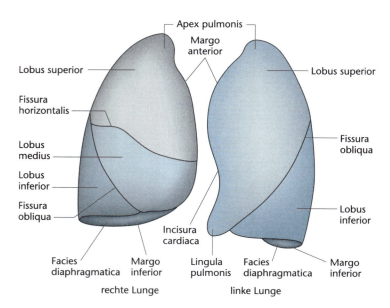

Abb. 7.3: Rechte und linke Lunge.

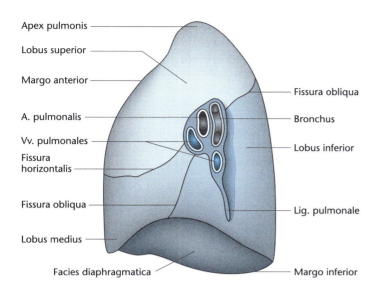

Abb. 7.4: Rechte Lunge; Blick auf die Facies mediastinalis.

Am Hilum ziehen die Gefäße in die Lunge, dabei liegen die beiden Vv. pulmonales vorn bzw. unten und die A. pulmonalis etwa in der Mitte vor dem rechten Hauptbronchus (☞ Abb. 7.4).

Linke Lunge
▶ Die linke Lunge besteht nur aus zwei Lungenlappen, die sich aus insgesamt neun Segmenten zusammensetzen. Die Segmente sind dabei analog zu denen der rechten Lunge durchnummeriert:

- **Lobus superior:** Segmente I–V
- **Lobus inferior:** Segmente VI und VIII–X; das Segment VII fehlt in der linken Lunge!

Die **Fissura obliqua** trennt den Ober- vom Unterlappen (☞ Abb. 7.3). ◀

Die linke Lunge ist insgesamt etwas kleiner als die rechte, weil das Herz etwas mehr auf der linken Seite im Thorax liegt und so der Lunge weniger Platz lässt. Der linke Vorhof und der linke Ventrikel des

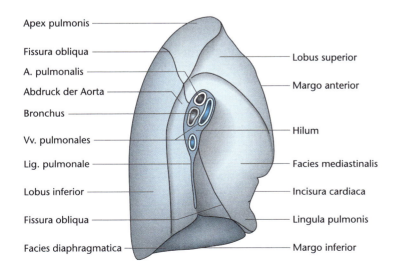

Abb. 7.5: Linke Lunge; Blick auf die Facies mediastinalis.

Herzens zeichnen sich als **Impressio cardiaca** an der Facies mediastinalis ab und bedingen auch die **Incisura cardiaca** am Margo anterior. Unterhalb dieser Einkerbung setzt sich der Unterlappen in der **Lingula pulmonis**, dem Lungenzünglein, fort.

Auf der Facies mediastinalis der linken Lunge finden sich Abdrücke durch den Ösophagus und den Aortenbogen.

Am Hilum ziehen die beiden Vv. pulmonales vor bzw. unter dem linken Hauptbronchus aus der Lunge, während die A. pulmonalis über ihm entlang läuft (☞ Abb. 7.5).

 Die unterschiedlichen Anordnungen der Gefäße in den Lungenhila werden gern abgefragt!

Bronchialbaum

Der Bronchialbaum dient in seinem oberen Teil vor allem der Luftleitung, wohingegen die unteren Abschnitte am Gasaustausch teilnehmen. Der Bronchialbaum geht an der Bifurcatio tracheae aus der Trachea hervor.

Der histologische Aufbau der größeren Bronchien ähnelt dem der Trachea mit Tunica mucosa, Tunica fibromusculocartilaginea und Tunica adventitia. Größer werden die Unterschiede in den kleineren Bronchien, vor allem das Epithel ändert sich im Verlauf deutlich (☞ Tab. 7.1).

> **Klinik!**
> Eingeatmete Fremdkörper, bei Kindern z. B. häufig Spielzeug, gelangen am häufigsten in den rechten Hauptbronchus, da dieser die Richtung der Trachea fortsetzt und nicht so stark abgewinkelt ist wie der linke. Außerdem besitzt er ein weiteres Lumen.

Pleura

▶ Die Pleura (das Lungenfell) umgibt die rechte und die linke Lunge mit jeweils einer eigenen Pleurahöhle, die keine Verbindung zur Außenwelt besitzt. Die Pleura gliedert sich in zwei Blätter: die **Pleura parietalis** und die **Pleura visceralis**. Zwischen beiden Blättern befindet sich ein Spaltraum, die **Cavitas pleuralis**. Sie ist gefüllt mit ca. 5 ml seröser Flüssigkeit pro Pleurahöhle. Diese Pleuraflüssigkeit wird vom Pleuraepithel sezerniert und auch wieder resorbiert.

Im Pleuraspalt herrscht ein **Unterdruck**, der während der Ein- bzw. Ausatmung zwischen –8 mmHg und –3 mmHg schwankt. Durch diesen Unterdruck wird die Lunge – in der der gleiche atmosphärische Druck wie außen herrscht – gegen die Wand der Pleurahöhle gedrückt. Der seröse Film der Pleuraflüssigkeit gewährleistet dabei eine gute **Verschieblichkeit** der Lunge. Der Unterdruck und die Verschieblichkeit der Lunge sind die Grundvoraussetzungen für die Atmung. ◀

> **Klinik!**
> **Pneumothorax**
> ▶ Wird die Pleurahöhle (Cavitas pleuralis) verletzt (z. B. durch eine Punktionsnadel), erhält sie Anschluss an die äußere Luft. Dadurch fällt der Unterdruck weg, der die Lunge normalerweise an die Wand der Pleurahöhle zieht und so aufspannt. Die betroffene Lunge kollabiert und zieht sich aufgrund ihrer Retraktionskräfte auf etwa ein Drittel ihres Volumens zusammen. Diesen Zustand bezeichnet man als Pneumothorax. ◀

Pleura parietalis

Sie kleidet die Pleurahöhlen der linken und rechten Lunge aus. Je nachdem, an welche Struktur sie angrenzt, unterscheidet man:
- **Pars diaphragmatica:** liegt dem Zwerchfell an
- **Pars mediastinalis:** ist dem Mediastinum zugewandt
- **Pars costalis:** steht im Kontakt zu den Rippen, der Wirbelsäule und dem Brustbein.

Dort wo die einzelnen Flächen der Pleura parietalis ineinanderübergehen, bilden sie die **Pleuragrenzen**, die in die **Recessus pleurales** (s. u.) auslaufen.

Da die Pleura parietalis sensibel innerviert ist, sind Verletzungen oder Entzündungen in diesem Bereich schmerzhaft. Die Innervation der Pars diaphragmatica und der Pars mediastinalis übernimmt der **N. phrenicus**, die Pars costalis wird von den **Nn. intercostales** versorgt.

Pleura visceralis

Sie lagert sich direkt der Lunge an und überzieht sie; dabei dringt sie bis in die Spalten zwischen den einzelnen Lungenlappen vor.

Am Lungenhilum und am **Lig. pulmonale**, das vom Hilum nach unten verläuft, befindet sich die Umschlagstelle der beiden Pleurablätter. Hier geht

7.1 Atmungsorgane

Tab. 7.1: Gliederung und Merkmale des Bronchialbaumes.

Anteil des Bronchialbaums	histologische Merkmale	luftleitende Struktur von	Funktionen	Besonderheiten
Bronchi principales dexter und sinister	mehrreihiges Epithel mit Kinozilien Becherzellen Knorpelspangen Paries membranaceus seromuköse Drüsen	rechter und linker Lunge	Luftleitung Anfeuchtung, Erwärmung und Reinigung der Luft Totraum der Lunge	• rechter Bronchus: weitlumiger, steht steiler, setzt eher die Verlaufsrichtung der Trachea fort • linker Bronchus: enger, fast doppelt so lang wie der rechte Winkel zwischen beiden Bronchien etwa 70 Grad
Bronchi lobares	Knorpelplättchen konzentrische glatte Muskulatur sonst wie oben	Lungenlappen	wie oben	links zwei, rechts drei
Bronchi segmentales	wie Bronchi lobares	Lungensegmenten	wie oben	links neun, rechts zehn (entsprechend den Lungensegmenten)
Bronchioli	einschichtiges, prismatisches Epithel mit Kinozilien Becherzellen kein Knorpel keine Drüsen	Lungenläppchen	wie oben	meist 6–12 dichotome Teilungen Durchmesser > 1 mm im histologischen Präparat sternförmiges Lumen
Bronchioli terminales	wie Bronchioli keine Becherzellen, aber eingestreute Clara-Zellen	Acini	wie oben	stellen die Endverzweigungen dar Durchmesser 0,7–0,5 mm 2–3 dichotome Teilung
Bronchioli respiratorii	einschichtiges kubisches Epithel keine Kinozilien keine Becher oder Clara-Zellen	Alveolen	Gasaustausch	gitterartige Muskulatur in der Tunica fibromusculocartilaginea → kontraktile Bronchioli bis zu 3 dichotome Teilungen Durchmesser ca. 0,4 mm seitliche Aussackungen (= Alveolen)

die Pleura parietalis in die Pleura visceralis über. Das Lungenhilum selbst wird nicht von Pleura eingeschlossen.

Die Pleura visceralis ist nicht sensibel innerviert und daher auch nicht schmerzempfindlich.

Recessus pleurales

▶ Recessus pleurales sind Reserveräume, die dort entstehen, wo die Flächen der Pleura parietalis ineinanderübergehen. In diese Recessus kann die Lunge bei der Einatmung, wenn sie ihr Volumen vergrößert, ausweichen. Bei der Ausatmung reduziert sich das Lungenvolumen wieder; dann schmiegen sich in den Recessus die Blätter der verschiedenen Flächen der Pleura parietalis wieder aneinander (☞ Abb. 7.6).

Folgende Reserveräume gibt es:
- Recessus costodiaphragmaticus: Er stellt den größten Reserveraum der Lunge dar; in der mittleren Axillarlinie ist er 6–7 cm tief. Dorsal reicht er wesentlich weiter nach kaudal als ventral.
- Recessus costomediastinalis
- Recessus phrenicomediastinalis. ◄

Klinik!

Pleuraerguss
▶ Als Pleuraerguss bezeichnet man eine Flüssigkeitsansammlung in der Pleurahöhle. Dies kann z. B. bei Herz-, Lungen- oder Tumorerkrankungen auftreten. Mittels Ultraschall lässt sich der Erguss beim stehenden Patienten im Recessus costodiaphragmaticus leicht feststellen und gegebenenfalls punktieren. Unter physiologischen Bedingungen lassen sich die Recessus nicht darstellen – weder durch Röntgen oder Ultraschall noch durch Abklopfen (Perkussion). ◄

▶ Die Lungen ragen mit ihren Pleurahöhlen nach oben über die obere Thoraxapertur hinaus; diese Stelle bezeichnet man als **Pleurakuppel**. In jeder Pleurakuppel liegt die Lungenspitze **(Apex pulmonis)** der jeweiligen Lungen.

Im Bereich der Pleurakuppeln wird die Pleura von außen durch die **Membrana suprapleuralis** verstärkt. Diese Membran ist als Fortsetzung der Fascia endothoracica zu sehen. Die Fascia endothoracica kleidet den gesamten Thorax von innen aus, wobei sie im Bereich der Zwerchfells als Fascia phrenicopleuralis bezeichnet wird. Dieser je nach Lage unterschiedlich bezeichneten Bindegewebsschicht schließt sich nach innen die Pleura parietalis an. Eine Ausnahme bildet der Herzbeutel, der durch Perikard gebildet wird. Die Pleurakuppeln sind mit bindegewebigen Zügen am Kopf der 1. Rippe und am tiefen Blatt der Halsfaszie befestigt. ◄

Klinik!

▶ Bei der Punktion der V. subclavia muss man darauf achten, dass es aufgrund der Nähe zu den Pleurakuppeln zum Pneumothorax kommen kann. ◄

Histologie
Den histologischen Aufbau der verschiedenen Anteile des Bronchialbaums zeigt Tabelle 7.1.

Alveolen
Die Alveolen bestehen aus Bronchioli respiratorii. Sie sind wesentlich für den Gasaustausch zwischen Blut und Luft.

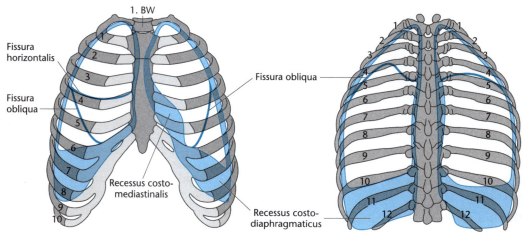

Abb. 7.6: Beide Lungen im Thorax von ventral (links) und von dorsal (rechts). Die blauen Flächen stellen die Ausdehnung der Recessus dar. Die Rippen sind durchnummeriert.

Benachbarte Alveolen haben eine gemeinsame Wand, das sog. **Septum interalveolare.** In diesem Septum befindet sich neben Bindegewebe und kapillaren Aufzweigungen der A. pulmonalis auch Abwehrzellen (u.a. Alveolarmakrophagen). Im Bindegewebe der Septen gibt es zahlreiche elastische Fasern, die wesentlich für die Retraktionskraft der Lunge verantwortlich sind.

▶ Die epitheliale Auskleidung der Alveolen besteht aus zwei Zellpopulationen:
- **Pneumozyten Typ 1:** Sie sind flach und kleiden die Alveolen kontinuierlich aus, daher werden sie auch als **Deckzellen** bezeichnet.
- **Pneumozyten Typ 2:** Sie befinden sich vor allem in den Ecken der Alveolen, wo sie **Surfactant** produzieren und in die Alveolen abgeben. Die Zellen sind teilungsfähig; von ihnen geht die Regeneration des Alveolarepithels aus.

Pneumozyten werden in der Literatur auch als **Alveolarepithelzellen** vom Typ 1 und vom Typ 2 bezeichnet. ◀

 In zahlreichen IMPP-Fragen wird bewusst auf eine Verwechslung der Typ-1- und der Typ-2-Pneumozyten abgezielt – machen Sie sich die Unterschiede also genau klar!

Surfactant
▶ Surfactant wird von Typ-2-Pneumozyten produziert. Aus diesem Grund enthalten diese Zellen zahlreiche Mitochondrien, viel raues endoplasmatisches Retikulum, einen stark ausgeprägten Golgi-Apparat und viele Sekretgranula.

Das Surfactant bildet einen monomolekularen Flüssigkeitsfilm, der die Alveolen auskleidet und ihre Oberflächenspannung herabsetzt (Näheres s. Lehrbücher der Physiologie). Sufactant besteht aus Phospholipiden und verschiedenen Surfactantproteinen. Diese Proteine regulieren die Wiederaufnahme des Surfactants durch die Pneumozyten Typ 1 sowie die Wiederaufnahme durch die Makrophagen und erhöhen seine Stabilität. Die speziellen Surfactantproteine A und D sind an der Opsonisierung von Krankheitserregern beteiligt. Mit ihrer Hilfe können die Erreger von den Alveolarmakrophagen im interalveolären Bindegewebe leichter erkannt, aufgenommen und unschädlich gemacht werden.

Außer den Typ-2-Pneumozyten sind auch die **Clara-Zellen** in der Lage, Surfactant zu bilden. Man findet sie in den Bronchioli terminales.

Surfactant wird schon pränatal gebildet, ist aber in der Regel erst ab der 35. Schwangerschaftswoche in ausreichender Menge vorhanden. ◀

Blut-Luft-Schranke
Beim Gasaustausch müssen Sauerstoff und Kohlendioxid die Blut-Luft-Schranke in der Lunge überwinden. Da der Austausch per Diffusion erfolgt, muss die zu durchdringende Grenzfläche sehr dünn sein. Wo die Kapillaren im Bindegewebe sich dem Alveolarepithel anlagern, verschmilzt die Basalmembran des Kapillarendothels mit der der Pneumozyten und bildet so die Blut-Luft-Schranke.

▶ Die Blut-Luft-Schranke besteht daher vom Kapillar- zum Alveolarlumen aus folgenden Strukturen (☞ Abb. 7.7):
- Kapillarendothel (Zytoplasma)
- Basalmembran (verschmolzen)
- Pneumozyten Typ 1 (Zytoplasma)
- Surfactant. ◀

Gefäße und Nerven
Blutgefäße
▶ Die Lunge besitzt zwei Blutversorgungen, die **Vasa publica** und die **Vasa privata**. ◀

Vasa publica
Die Vasa publica dienen dem Gasaustausch in der Lunge: CO_2-reiches Blut wird vom rechten Herzen über die Aa. pulmonales (es gibt zwei Pulmonalarterien pro Seite) aus dem Truncus pulmonalis zum Lungenhilum geleitet. In ihrem weiteren Verlauf folgen die Äste der Aa. pulmonales den Bronchien

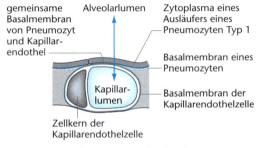
▶ **Abb. 7.7:** Aufbau der Blut-Luft-Schranke. ◀

und Bronchiolen zu den Alveolen. Dort findet der Gasaustausch statt. Anschließend transportieren die Lungenvenen das sauerstoffreiche Blut zurück zum linken Herzvorhof.

▶ Die beteiligten Gefäße bezeichnet man in ihrer Gesamtheit auch als kleinen Kreislauf oder Lungenkreislauf. Der Blutdruck im Lungenkreislauf liegt bei ca. 20 mmHg, ist also wesentlich niedriger als im Körperkreislauf. Deshalb spricht man auch vom **Niederdrucksystem.** ◀

💡 Merke!

Obwohl es sich bei den Aa. pulmonales um Arterien handelt, führen sie kein sauerstoffreiches Blut. Die Benennung der Gefäße als Venen und Arterien bezieht sich nicht auf den Sauerstoffgehalt, sondern auf den Blutfluss: Arterien führen das Blut vom Herzen weg, und Venen leiten es ihm zu.

Die Aa. pulmonales sind funktionelle Endarterien und mit Ausnahme ihrer Endstrecke Arterien vom elastischen Typ. Die aus ihnen hervorgehenden Kapillaren verlaufen in den Alveolarsepten und bilden dort Netze, um eine möglichst große Austauschfläche zu schaffen. Diese Netze drainieren in venöse Abflüsse, die ebenfalls in den Septen verlaufen. Diese vereinigen sich zu intersegmentalen Venen, die schließlich in den Vv. pulmonales münden. Die Vv. pulmonales führen sauerstoffreiches Blut zum Herzen.

💡 Merke!

Die Venen der Lunge besitzen keine Venenklappen.

Vasa privata

Vasa privata versorgen das Lungengewebe selbst. Sie stammen aus der Aorta, also aus dem Körperkreislauf; gelegentlich können sie auch aus der 3. Interkostalarterie entspringen. Dabei handelt sich um ein bis zwei Rr. bronchiales, die mit den Bronchien in der Lunge verlaufen. Kleinere Äste dieser Gefäße schließen sich den Gefäßen des Lungenkreislaufs als sog. **Vasa vasorum** an.

Das venöse Blut gelangt über die Vv. bronchiales in die V. azygos und die V. hemiazygos.

Zwischen den Ästen der A. pulmonalis und den Rr. bronchiales sowie zwischen den Rr. bronchiales

und den Vv. bronchiales bestehen Anastomosen, die durch Sperreinrichtungen geschlossen bzw. geöffnet werden können. Auf diese Weise wird die Perfusion der Lunge gesteuert.

Lymphgefäße

Es gibt Lymphgefäße in der Lunge, die mit den Bronchien verlaufen, und solche, die interlobulär bzw. intersegmental entlangziehen. Beide vereinigen sich am Hilum. Die Lymphe gelangt von hier zu den **Nodi lymphoidei tracheobronchiales superiores** in der Nähe der beiden Hauptbronchien und zu den **Nodi lymphoidei tracheobronchiales inferiores,** die im Bifurkationswinkel liegen. Von hier ziehen Lymphgefäße zu den **Nodi lymphoidei paratracheales.** Schließlich gelangt die Lymphe von dort in den **Truncus bronchomediastinalis.**

Nerven

▶ Die Lunge wird über den Plexus pulmonalis innerviert, der vor und hinter dem Lungenhilum liegt. Er wird von parasympathischen Fasern aus den Nn. vagi und von sympathischen Fasern aus dem Brustgrenzstrang gespeist. Impulse des Parasympathikus verengen die Bronchien, die des Sympathikus stellen sie weit. ◀

🩺 Klinik!

▶ Beim Asthma bronchiale liegt eine reversible, spastische Verengung der Bronchien vor. Daher gibt man Substanzen, die ähnlich wirken wie der Sympathikus, sog. **Sympathomimetika.** Diese werden z. B. als Spray angewendet und erweitern die Bronchien. Dadurch kann der Patient wieder besser atmen. ◀

Atemmechanik

▶ Rein mechanisch unterscheidet man die **Bauchatmung** von der **Brustatmung.** Beide kommen bei der Atmung in der Regel gemeinsam zum Einsatz. ◀

Brustatmung

Während der **Inspiration** werden die Rippen angehoben und so der Thorax in sagittaler, frontaler und kraniokaudaler Richtung erweitert. Die Lunge folgt dieser Ausdehnung, vergrößert ihr Volumen und dehnt sich in die oben beschriebenen Recessus aus. Dem Druckgefälle folgend, strömt Atemluft ein. Für die Hebung der Rippen sind die Mm. scaleni und die Mm. intercostales externi zuständig.

Bei der **Exspiration** kommt es durch die passiven Rückstellkräfte der Lunge zur Volumenverkleinerung; die Luft wird wieder aus der Lunge abgegeben. Dieser Vorgang wird von den Mm. intercostales interni und dem M. transversus thoracis unterstützt, indem sie die Rippen senken.

Bauchatmung
Während der **Inspiration** spannt sich das Zwerchfell an und erweitert so den Thoraxraum nach kaudal. Die Lunge folgt dieser Zwerchfellbewegung, vergrößert ihr Volumen und füllt die Recessus der Pleura aus: Atemluft strömt ein.

Bei der **Exspiration** erschlafft das Zwerchfell und kehrt in seine Ausgangsstellung zurück. Auch die Lunge wird passiv durch Retraktionskräfte in ihre ursprüngliche Lage zurückgezogen. Ihr Volumen verkleinert sich: Die Luft wird ausgeatmet. Die Exspiration kann durch Anspannung der Bauchmuskeln **(Bauchpresse)** unterstützt werden. Durch die Bauchpresse werden die Bauchorgane, das Zwerchfell und damit auch die Lunge nach kranial gedrückt und so das Lungenvolumen von außen zusätzlich komprimiert.

7.2 Ösophagus

7.2.1 Allgemeines

▶ Die Speiseröhre **(Ösophagus, anatomisch Oesophagus)** ist etwa 25 cm lang und verbindet den Pharynx mit dem Magen. Sie transportiert Speisen und Getränke nach dem Schlucken in den Magen. Dabei laufen peristaltische Wellen in der Muskulatur reflektorisch von oralwärts nach kaudal. Diese nach kaudal gerichtete Peristaltik verhindert den Rückfluss von Mageninhalt nach oral. Diesem Zweck dient auch ein angiomuskulärer Dehnverschluss, der aus spiralartig angeordneten Muskellängsfasern besteht und kurz vor dem Übergang in den Magen lokalisiert ist. Wird der Ösophagus in die Länge gezogen, führt dies zum Verschluss der Muskelspirale. In der Lamina propria befindet sich ein Venenplexus, der den Verschluss vervollständigt. ◀

7.2.2 Embryologie

Der Ösophagus entwickelt sich wie der übrige Magen-Darm-Kanal aus dem Entoderm. Die Anlage ist umgeben von einem Mantel aus Splanchnopleura. Im Verlauf der Entwicklung wird er durch das Septum oesophagotracheale von der Trachea getrennt (☞ Kap. 7.1.1). Die quergestreifte Muskulatur im Ösophagus stammt aus den Somiten.

7.2.3 Makroskopie

▶ Der Ösophagus wird in drei Abschnitte unterteilt:
- Pars cervicalis
- Pars thoracica
- Pars abdominalis. ◀

Pars cervicalis
Die Pars cervicalis beginnt mit dem **Ösophagusmund,** der etwa auf Höhe des 6./7. Halswirbels am Ringknorpel des Kehlkopfs befestigt ist. Dorsal liegt das **Spatium retropharyngeum,** in dem er über Bindegewebe locker mit der Halswirbelsäule verbunden ist. Ventral vom Ösophagus liegt die Trachea; beide sind locker miteinander verbunden.

 Unbedingt klarmachen und merken: Die Trachea liegt **vor** dem Ösophagus!

Pars thoracica
Die Pars thoracica stellt mit ca. 16 cm den längsten Teil des Ösophagus dar. Sie beginnt mit dem Eintritt des Ösophagus durch die obere Thoraxapertur. Hier liegt sie der Trachea zunächst noch hinten an, zieht aber in der Höhe der Bifurcatio tracheae nach links und entfernt sich auch von der Brustwirbelsäule. Die Pars thoracica verläuft vor der Aorta und kommt in unmittelbare Nachbarschaft zum linken Herzvorhof. Sie hat Kontakt zur Pleura mediastinalis dextra, in ihrem späteren Verlauf auch zur Pleura mediastinalis sinistra. Kaudal davon tritt der Ösophagus, begleitet vom N. vagus, durch den **Hiatus oesophageus** des Zwerchfells.

Pars abdominalis
Mit dem Durchtritt durch das Zwerchfell beginnt die Pars abdominalis des Ösophagus. Nach ca. 4 cm mündet sie am Ostium cardiacum in den Magen. Le-

diglich während ihres kurzen Verlaufs im Bauchraum liegt sie intraperitoneal.

Engstellen des Ösophagus
▶ In seinem Verlauf hat der Ösophagus drei Engstellen (☞ Abb. 7.8):
- **1. Enge: Ösophagusmund** in Höhe des 6./7. Halswirbels. An dieser Stelle ist der Ösophagus am engsten und am wenigsten dehnbar.
- **2. Enge: Aortenenge,** entsteht dort, wo die Aorta und der linke Hauptbronchus den Ösophagus komprimieren. Die Engstelle liegt in Höhe der Bifurcatio tracheae (4. Brustwirbel).
- **3. Enge:** Einengung des Ösophagus am Hiatus oesophageus in Höhe des 10./11. Brustwirbels durch Muskelschlingen des Zwerchfells. Im Bereich der 3. Enge liegt auch der angiomuskuläre Dehnverschluss, der einen Rückfluss von Mageninhalt verhindern kann. ◀

 Es empfiehlt sich dringend, sich den Verlauf des Ösophagus auch in einem Anatomieatlas anzuschauen. Gern gefragt wird, welche Strukturen die Ösophagusengen hervorrufen.

7.2.4 Histologie

▶ Der Ösophagus entspricht in seinem Aufbau dem Magen-Darm-Kanal. Seine Wand besteht von innen nach außen aus folgenden Schichten: ◀

- ▶ **Tunica mucosa:** ◀ mehrschichtes unverhorntes **Plattenepithel** mit klar abgegrenztem Übergang zur Magenschleimhaut. Die Tunica mucosa ist von gleitfähigem **Schleim** überzogen, der durch die muköse Gll. oesophageae in der Tela submucosa gebildet wird. Der Epithelschicht schließen sich die **Lamina propria** und die **Lamina muscularis mucosae** an. Letztere passt das Schleimhautrelief beim Schlucken von Speisen an.
- ▶ **Tela submucosa:** ◀ Verschiebeschicht, in der sich die **Gll. oesophageae** und ein Nervengeflecht, der **Plexus submucosus,** befinden. Er innerviert die Drüsen und die Muskulatur der Lamina muscularis mucosae.
- ▶ **Tunica muscularis:** ◀ quergestreifte Muskulatur in den oberen zwei Dritteln, glatte Muskulatur im unteren Drittel. Die Muskelfasern bilden ein inneres **Stratum circulare** und ein äußeres **Stratum longitudinale.** Beide Schichten sind für die Peristaltik beim Schlucken verantwortlich und werden durch den zwischen ihnen liegenden **Plexus myentericus** gesteuert.
- ▶ **Tunica adventitia:** ◀ lockere Bindegewebsschicht, die den Ösophagus im Mediastinum einbettet.

 Vergleichen Sie den Aufbau des Ösophagus mit dem Aufbau der distaleren Abschnitte des Magen-Darm-Kanals und verdeutlichen Sie sich die Ähnlichkeiten und die Unterschiede.

> **Klinik!**
> Die Engen des Ösophagus sind Prädilektionsstellen für Entartungen des Endothels, aber auch für Verletzungen durch verschluckte Gegenstände. Bei portaler Hypertonie kommt es hier am häufigsten zu Varizenblutungen.

7.2.5 Gefäße und Nerven

Der Ösophagus wird arteriell über Rr. oesophageales versorgt. Im Bereich der Pars cervicalis stammen sie aus der A. subclavia und aus der A. tyroidea inferior, im Bereich der Pars thoracica aus der Aorta und im Bereich der Pars abdominalis aus der A. phrenica inferior und der A. gastrica sinistra.

▶ Das venöse Blut aus der Pars cervicalis gelangt in die Vv. thyroideae inferiores, das Blut aus der

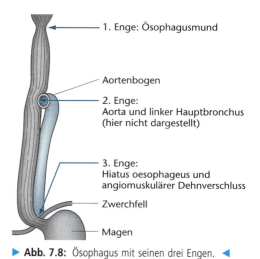

▶ **Abb. 7.8:** Ösophagus mit seinen drei Engen. ◀

Pars thoracica und der Pars abdominalis gelangt in die V. azygos bzw. in die V. hemiazygos. ◄

Der Lymphabfluss erfolgt in die Nodi lymphoidei cervicales profundi, die Nodi lymphoidei paratracheales, die Nodi tracheobronchiales und die Nodi mediastinales posteriores.

Der Ösophagus wird vom Sympathikus und vom Parasympathikus innerviert:
- Der **Sympathikus** versorgt den Ösophagus mit Fasern aus dem **Ganglion cervicothoracicum (Ganglion stellatum),** das im Grenzstrang liegt, und aus dem **Plexus aorticus thoracicus.** Der Sympathikus hemmt die Peristaltik der Muskulatur.
- Der **Parasympathikus** erreicht den Ösophagus über Äste aus dem N. laryngeus recurrens des N. vagus. Er fördert die Sekretion und die Peristaltik.

Sowohl der Parasympathikus als auch der Sympathikus stehen mit den beiden intramuralen Plexus in Verbindung, dem **Plexus submucosus (Meissner)** und dem **Plexus myentericus (Auerbach).**

7.3 Thymus

7.3.1 Allgemeines

Der Thymus ist ein lymphatisches Organ, dessen Aufgabe darin besteht, T- Lymphozyten zu prägen. Er ist beim Neugeborenen relativ groß und wiegt ca. 15 g; bis zur Pubertät erreicht er seine maximale Größe und ein Gewicht von ca. 40 g. Nach der Pubertät bildet er sich allmählich zurück (Involution) und ist beim Erwachsenen nur noch als **Thymusrestkörperchen** zu finden.

7.3.2 Makroskopie

Der Thymus befindet sich im vorderen, oberen Mediastinum. Dort liegt er dem Brustbein direkt von hinten an; dieser Raum wird nicht von Pleura ausgekleidet. Man bezeichnet diesen Bereich als **Trigonum thymicum.** Der Thymus liegt ventral der großen Gefäße (z. B. V. cava superior und V. brachiocephalica) des Mediastinums.

Der Thymus ist in zwei Lappen gegliedert, die aber nicht immer klar voneinander abgrenzbar sind. Beim Kind bzw. beim Jugendlichen reichen die beiden Thymuslappen nach kranial bis zur Schilddrüse, wo sie unter der Lamina pretrachealis der Halsfaszie liegen, und nach kaudal bis zum 4. Interkostalraum. Beim Erwachsenen liegt der zurückgebildete Thymusrestkörper in einem Fettkörper **(Thymusfettkörper).**

7.3.3 Histologie

▶ Die Organoberfläche besitzt eine Läppchenstruktur, die durch bindegewebige Septen entsteht, die von der Organkapsel nicht besonders tief in das Organ ziehen.

Der Thymus selbst besteht aus Rinde und Mark. ◄

Rinde
▶ In der Rinde befinden sich vor allem T-Lymphozyten und deren von Retikulumzellen umgebene Vorläuferzellen. Solche Retikulumzellen umgeben auch die Blutgefäße der Rinde und bilden hier die sog. Blut-Thymus-Schranke. In der Rinde können sich die T-Lymphozyten geschützt vor Antigenen aus dem Blut vermehren. ◄

Mark
▶ Im Mark befinden sie auch zahlreiche Lymphozyten und zahlreiche Retikulumzellen, es existiert aber keine Blut-Thymus-Schranke. Daher findet im Mark die Prägung zu immunkompetenten T-Lymphozyten statt.

Im Mark findet man außerdem die sog. **Hassall-Körperchen,** die hilfreich sind, um den Thymus histologisch zu erkennen. Es handelt sich um spiralförmige, umeinander gelagerte, azidophile Epithelzellen, die eine beachtliche Größe erreichen können. Ihre Bedeutung ist noch nicht geklärt. ◄

7.3.4 Gefäße

Der Thymus wird über Rr. thymici der A. thoracica interna und der A. pericardiacophrenica mit sauerstoffreichem Blut versorgt; das venöse Blut fließt über die Vv. brachiocephalicae ab.

7.4 Herz

7.4.1 Allgemeines

Das Herz **(Cor)** ist eines der wichtigsten Organe des Menschen. Als **muskuläres Hohlorgan** stellt es den „Antriebsmotor" für den Blutkreislauf dar und gewährleistet so die Durchblutung der Organe.
▶ Dabei ist das Herz nur annähernd faustgroß und wiegt in der Regel zwischen **300 und 350 g.** Bei krankhafter Vergrößerung kann sein Gewicht auf 500 g und mehr ansteigen. ◀

> **Klinik!**
>
> **Cor bovinum**
> Bei einer deutlichen Vergrößerung des Herzens spricht man vom sog. Cor bovinum oder Ochsenherz. Steigt das Herzgewicht über 500 g, werden die Herzwände zu dick, als dass sie in allen Abschnitten noch suffizient durchblutet werden könnten. Da die Durchblutung von außen nach innen erfolgt, entstehen ischämische Bereiche vor allem in den innersten Schichten des Herzmuskels („letzte Wiesen").

▶ Die Kontraktion der Arbeitsmuskulatur bezeichnet man als **Systole,** die Erschlaffung als **Diastole.** Rechte und linke Herzhälfte arbeiten dabei synchron. ◀

7.4.2 Makroskopie

Äußerer Aufbau

Das Herz liegt im Thorax zwischen den beiden Lungen direkt hinter dem Sternum. Es sitzt dem Diaphragma auf, ist jedoch nicht mittig im Thorax lokalisiert, sondern leicht nach links versetzt.

Ganz allgemein kann man sich das Herz als einen hohlen Muskel mit vier Räumen vorstellen, der durch seine Kontraktionen und mit Hilfe seines Klappenapparats Blut pumpt. Das rechte und das linke Herz bestehen jeweils aus einer Kammer **(Ventriculus)** und einem Vorhof **(Atrium).**

▶ Das Herz hat die Gestalt eines **abgerundeten Kegels,** der auf die Seite gekippt ist. Die **Herzbasis** – der Boden des Kegels – ist im Thorax nach rechts hinten oben, also ungefähr zur Spitze der rechten Scapula gerichtet, während die Spitze des Herzens **(Apex cordis)** nach links vorn unten zeigt (☞ Abb. 7.9). ◀

> **Merke!**
>
> ▶ Der Apex cordis wird von der Muskulatur der linken Herzkammer gebildet. ◀

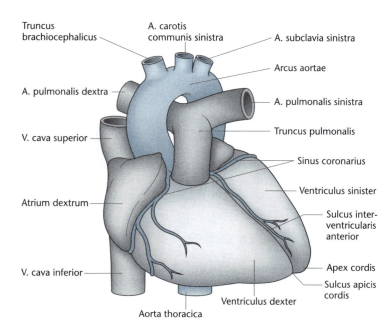

Abb. 7.9: Äußere Strukturen des Herzens.

Auf der Außenseite des Herzens unterscheidet man drei Flächen, die nach den angrenzenden Strukturen bezeichnet sind:
- **Facies sternocostalis** (Vorderseite)
- **Facies diaphragmatica** (Unterseite)
- **Facies pulmonalis** (Ober- und Rückseite).

Der Bereich, an dem die Facies sternocostalis auf die Facies diaphragmatica trifft, bezeichnet man als **Margo dexter**.

 Wenn Ihnen Ihr mündlicher Prüfer ein Herz in die Hand drückt mit der Aufforderung „Halten Sie es mal so, wie es im Thorax liegt", orientieren Sie sich an den Hohlvenen, sie stehen praktisch senkrecht im Raum!

▶ Die Oberfläche des Herzens besitzt einige charakteristische Strukturen:
- Zwischen linkem und rechtem Ventrikel gibt es eine Längsfurche, die auf der Vorderseite als **Sulcus interventricularis anterior** und auf der Rückseite entsprechend als **Sulcus interventricularis posterior** bezeichnet wird. Diese Furche setzt sich bis in die Herzspitze fort und wird hier **Incisura apicis cordis** genannt.
- Senkrecht zu diesen Sulci interventriculares verläuft, quasi als Gürtel des Herzmuskels, der **Sulcus coronarius**, an dem man von außen den Übergang der Vorhöfe in die Kammern erkennen kann. In diesem Sulcus verläuft der **Sinus coronarius**.
- Jedes Atrium besitzt eine kleine „Ausbeulung", die als **Herzohr** bezeichnet wird. Hierbei handelt es sich um sackartige Ausziehungen des Atriums. Die lateinische Bezeichnung lautet **Auriculae dextra et sinistra**. Sie umgreifen die großen Gefäßstämme. ◀

 Die benachbarten Strukturen und die Grenzen des Herzens sind von großer Bedeutung und ein gern gefragtes Thema des IMPP (☞ Tab. 7.2).

▶ Die physiologischen Herzgrenzen verlaufen:
- **rechts:** ca. 2 cm rechts parasternal in Höhe der 3.–6. Rippe. Diese Grenze wird durch den rechten Vorhof gebildet.
- **links:** schräg vom Sternalansatz der 2. linken Rippe zur Medioklavikularlinie im 5. Interkostalraum (ICR). Diese Grenze wird von der linken Kammer gebildet.

▶ **Tab. 7.2: Benachbarte Strukturen des Herzens.** ◀

Herzstruktur	benachbarte Struktur
Atrium dextrum	wird vom unteren und oberen rechten Lungenlappen umfasst
Ventriculus dexter	ventral: Sternum kaudal: Diaphragma
Atrium sinistrum	ventral: Pars thoracica aortae dorsal: Ösophagus
Ventriculus sinister	kaudal: Diaphragma großflächig von Lingula und linkem Lungenunterlappen umgeben

- **Herzspitze:** in der Medioklavikularlinie im 5. ICR. ◀

Wie die beiden Lungen ist auch das Herz in einen serösen Sack eingestülpt. Diesen Sack bezeichnet man als Perikard. Es besitzt eine parietale und eine viszerale Schicht.

Das **viszerale Blatt** entspricht dem **Epikard**, das die äußerste Schicht der Herzwand bildet. Unter dem Epikard liegt in den Furchen der Herzoberfläche Fettgewebe, wodurch die Herzoberfläche eben und glatt erscheint.

Das **parietale Blatt**, das **Perikard**, bildet durch eine außen liegende Lamina fibrosa pericardii und eine innen liegende Lamina serosa pericardii einen kapillären Spaltraum. Wie auch bei anderen Organen ermöglicht der Gleitfilm in diesem Kapillarspalt ein nahezu reibungsfreies Bewegen des Herzens in

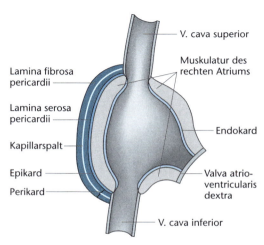

Abb. 7.10: Perikardschichten.

seinem Beutel. Der Aufbau des Perikards ist auch in Abbildung 7.10 veranschaulicht.

Der Herzbeutel selbst ist kaudal mit dem Centrum tendineum des Zwerchfells fest verwachsen. Die dorsale Fläche des Perikards bildet die vordere Begrenzung des Mediastinums.

Die Grenzen und der Inhalt des Mediastinums sind in Tabelle 7.5 ausführlich dargestellt.

Die lateralen Anteile des Herzbeutels sind mit Pleuragewebe überzogen und so mit den Lungen verwachsen. Dadurch üben die Lungen bei der Atmung einen dehnenden, elastischen Zug auf das Herz aus, der die Füllung der Herzräume beeinflusst.

Klinik!
Bei einer Blutung oder Entzündung des Epikards kann sich sehr viel Flüssigkeit im Herzbeutel sammeln (**Perikarderguss**) und das Herz so stark komprimieren, dass seine Tätigkeit behindert wird. Man spricht dann von einer **Perikardtamponade**.

Die Umschlaglinie vom parietalen zum viszeralen Blatt des Perikards bildet eine charakteristische Form. Die Umschlagfalten zeigt Abbildung 7.11 schematisch.

▶ Bei eröffnetem Perikard kann man mit dem Finger hinter Aorta und A. pulmonalis und vor V. cava superior und den Pulmonalvenen von der einen Seite des Herzens auf die andere durchfassen; diese Verbindung bezeichnet man als **Sinus transversus pericardii**.

Als **Sinus obliquus pericardii** bezeichnet man eine Ausbuchtung der Umschlagfalte, die sich zwischen den einmündenden Pulmonalvenen hinter dem linken Atrium erstreckt (☞ Abb. 7.11). ◀

Innerer Aufbau
▶ Die Wände des linken Ventrikels sind ca. 10–12 mm, die des rechten Ventrikels dagegen nur 3–4 mm dick. Die Blutversorgung der beiden Ventrikel durch die Koronargefäße ist jedoch fast gleich. Aus diesem Grund ist die Sauerstoffversorgung des rechten Ventrikels um fast 30 % besser als die des linken. ◀

 Immer wieder gern vom IMPP gefragt werden die Strukturen, die in einer a.p. (anterior-posterior) Röntgenaufnahme des Thorax randbildend sind. Sie sind in Abbildung 7.12 schematisch dargestellt.

▶ Das Herz wird durch das **Septum cordis** in eine rechte und eine linke Hälfte geteilt. Diese beiden Hälften bestehen jeweils aus einem Vorhof (**Atrium**) und einer Kammer (**Ventriculus**). Entsprechend setzt sich das Septum cordis aus einem **Septum interatriale** und einem **Septum interventriculare** zusammen. Das Herz besitzt also vier Räume.

Die Form des Herzens wird durch vier Faserknorpelringe bestimmt, die man auch als **Herzskelett** bezeichnet. Der erste Knorpelring liegt zwischen rechtem Atrium und rechtem Ventrikel (**Anulus fibrosus dexter**), der zweite zwischen linkem Atrium und linkem Ventrikel (**Anulus fibrosus sinister**). Der dritte Knorpelring umfasst die Wurzel des Truncus pulmonalis, der vierte die Wurzel der Aorta.

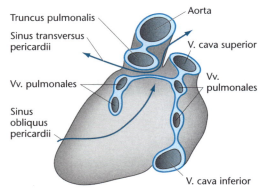

Abb. 7.11: Umschlagfalten des Perikards; Sicht von dorsal auf das Herz. Blau: Schnittränder des Perikards, blaue Pfeile: Sinus des Herzens.

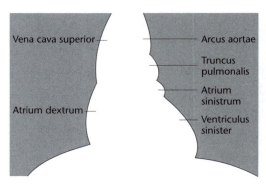

▶ **Abb. 7.12:** Randbildende Strukturen des Herzens in der a.p. Röntgenaufnahme; schematisch. ◀

Dieses Skelett dient der funktionellen Stabilität des Herzens. An den Knorpelringen sind sowohl die Vorhof- und die Kammermuskulatur als auch die Klappen befestigt. Außerdem sind die einzelnen Knorpelringe an ihren Berührungsstellen miteinander verwachsen. ◄

> **Merke!**
> ▶ Die Muskulatur der Vorhöfe ist durch die Knorpelringe von der Kammermuskulatur getrennt. Daher kommt es hier auch nicht zur Weiterleitung der Vorhoferregung auf die Kammern. Die Erregungsweiterleitung erfolgt ausschließlich über spezielles Leitungsgewebe (s. u.)! ◄

Atrium dextrum
In das rechte Atrium münden die beiden Hohlvenen (Vv. cavae superior et inferior) als **Vasa communia** (Syn.: Vasa publica) sowie die Herzvenen als **Vasa privata.** Der Übergang von den beiden Vv. cavae zum Beginn des rechten Atriums wird durch den **Sulcus terminalis** auf der Innenwand des Atriums definiert.

Die Vorhofwand zwischen den Einmündungen der Vv. cavae ist sonst glatt – sie stammt aus Lungenvenengewebe, das in das Vorhofmyokard eingewandert ist. Hier mischt sich das Blut der beiden Hohlvenen. Daher bezeichnet man diesen Bereich als **Sinus venarum cavarum.**

Nach medial ist das Atrium durch das Septum interatriale begrenzt, nach ventral setzt es sich in das rechte Herzohr (Auriculum dextrum) fort.
▶ Am Übergang vom rechten Atrium in den rechten Ventrikel befindet sich die **Valva atrioventricularis dextra.** Sie trennt das rechte Atrium vom rechten Ventrikel. Dieser Klappentyp wird allgemein als Segelklappe bezeichnet. Die Segel sind jedoch recht schmal und spitz; diesem Umstand verdanken sie ihren lateinischen Namen **Valva cuspidalis** (lat. cuspis, -idis: Spitze, Stachel). Sie ist einer von zwei unterschiedlichen Klappenkonstruktionstypen im Herzen und wird in Abbildung 7.13 schematisch dargestellt. Die rechte Segelklappe besteht aus drei Segeln, die alle eine dreieckige Form haben. Jedes Segel besteht aus einer dünnen Membran, die durch Endokard gebildet wird und mit ihrer Basis am Anulus fibrosus dexter befestigt ist. Die Spitze des Segels ist über Sehnenfäden **(Chordae tendineae)** an den Papillarmuskeln **(Mm. papillares)** im Ventrikel fixiert.

Die Segel der rechten Atrioventrikularklappe heißen:
- Cuspis septalis (septales Segel)
- Cuspis anterior (vorderes Segel)
- Cuspis posterior (hinteres Segel).

Aufgrund der Tatsache, dass es sich um drei Segel bzw. Spitzen handelt, spricht man bei dieser Klappe auch von der **Trikuspidalklappe** (Tri-Cuspidal-Klappe = Drei-Spitzen-Klappe). ◄

Ventriculus dexter
Da der rechte Ventrikel das Blut nur gegen den Widerstand des kleinen Lungenkreislaufs pumpen muss, benötigt er weniger Kraft als der linke Ventrikel, der den Widerstand des Systemkreislaufs zu überwinden hat. Daher ist die Wand des rechten Ventrikels deutlich dünner als die des linken.
▶ Die innere Oberfläche des Ventrikels ist nicht glatt, sondern besteht aus schwammartig angeordneten einzelnen Muskelbälkchen, den **Trabeculae carneae.** Die drei Papillarmuskeln, an denen die Segel der Atrioventrikularklappe (AV-Klappe) befestigt sind, ragen ähnlich wie Zapfen in das Ventrikellumen vor. Sie sind benannt wie die Segel, an deren Chordae tendineae sie ansetzen:

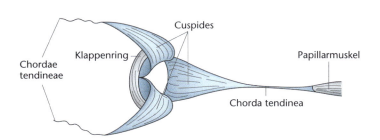

▶ **Abb. 7.13:** Segelklappe. ◄

- M. papillaris septalis
- M. papillaris anterior
- M. papillaris posterior.

Kontrahiert der Ventrikel, ziehen sich gleichzeitig auch die Papillarmuskeln zusammen und spannen so die Chordae tendineae. Die Klappensegel sind dadurch fixiert und können trotz des erhöhten Ventrikeldrucks bei der Kontraktion nicht in das Atrium zurückschlagen. Dadurch wird ein dichter Verschluss der Klappe gewährleistet.

Das Ventrikellumen setzt sich in den Ventrikelausgang, den glattwandigen **Conus arteriosus,** fort. Er wird überdacht von einem kräftigen Muskeltrabekel, der **Crista supraventricularis.** ◄ Auf der dieser Crista gegenüberliegenden Ventrikelwand ziehen von der Ventrikelscheidewand Muskelbälkchen zum M. papillaris anterior: die **Trabeculae septomarginales**.

▶ Der Conus setzt sich in der Basis der Lungenarterien, den sog. **Truncus pulmonalis,** fort. Zwischen Conus und Truncus findet sich ebenfalls eine Klappe, die **Valva trunci pulmonalis** oder **Pulmonalklappe.** Sie entspricht dem zweiten Konstruktionstyp, es handelt sich also um eine **Taschen-** oder **Semilunarklappe** (**Valvula semilunaris** lat. semilunaris: halbmondförmig). Dieser Klappentyp besteht aus drei Taschen, die am Taschenrand durch Kollagenfasern verstärkt sind. Diese Fasern bezeichnet man als **Lunulae valvularum semilunarium**. In der Mitte jedes Taschenrandes findet sich eine knötchenförmige Verdickung, der **Nodulus valvulae semilunaris** (☞ Abb. 7.14). Die Knötchen der drei Taschen berühren sich in der Mitte des Lumens, die Ränder der Taschen verschließen das Lumen vollständig. Sobald der Ventrikel kontrahiert, drückt das ausströmende Blut die Taschen zur Seite. Wenn die Auswurfphase beendet ist, übersteigt der Blutdruck in den Pulmonalarterien den im Ventrikel. Das zurückströmende Blut füllt die Taschen der Klappen und verschließt sie so. Dadurch wird verhindert, dass Blut aus den Pulmonalarterien in das rechte Herz zurückströmt. ◄

Atrium sinistrum
Nachdem das Blut die Lungen durchströmt hat, gelangt es durch die vier **Vv. pulmonales** in das linke Atrium. ▶ Der Übergang vom linken Atrium in den linken Ventrikel wird ebenfalls durch eine Segelklappe begrenzt, die **Valva atrioventricularis sinistra.** Im Gegensatz zur rechten Atrioventrikularklappe besteht sie nur aus zwei Segeln. Da sie der Form einer Bischofsmütze (Mitra) ähnelt, bezeichnet man sie auch als **Mitralklappe.**

Da sie nur aus einem anterioren und einem posterioren Segel besteht, gibt es auch nur die entsprechenden Sehnenfäden und Papillarmuskeln. ◄

Ventriculus sinister
▶ Das Innenrelief des linken Ventrikels wird wie das des rechten Ventrikels durch Trabeculae carneae und die Mm. papillares geprägt. Am Übergang vom linken Ventrikel zur Aorta befindet sich die Aortenklappe, die **Valva aortae.** Bei ihr handelt es sich wie bei der Pulmonalklappe um eine Taschenklappe. Ihre Taschen sind jedoch etwas kräftiger ausgebildet, da sie wesentlich höheren Drücken standhalten muss als die Valva trunci pulmonalis. ◄

Klinik!

Endokarditis
Im Rahmen von Entzündungen kann sich das körpereigene Immunsystem gegen Oberflächenstrukturen auf den Herzklappen richten. Die befallenen Klappen büßen bei einer solchen Endokarditis ihre Funktionsfähigkeit ein.

Projektions- und Auskultationsstellen
☞ Tabelle 7.3.

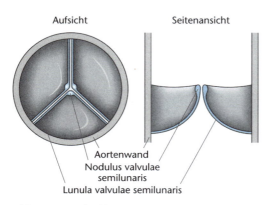

Abb. 7.14: Taschenklappe.

▶ Tab. 7.3: Projektions- und Auskultationsstellen des Herzens. ◀		
Herzklappe	**anatomische Projektion**	**Auskultationsstelle**
Trikuspidalklappe	rechts parasternal in Höhe des Sternalansatzes der 5. Rippe	5. ICR rechts, parasternal
Pulmonalklappe	links parasternal in Höhe des Sternalansatzes der 3. Rippe	4. ICR links, parasternal
Mitralklappe	links parasternal in Höhe des Sternalansatzes der 5. Rippe	5. ICR links, Medioklavikularlinie
Aortenklappe	links parasternal in Höhe des Sternalansatzes der 4. Rippe	2. ICR rechts, parasternal

7.4.3 Histologie !!!!

▶ Das Muskelgewebe des Herzens unterscheidet sich histologisch von der Skelettmuskulatur. Die Herzmuskelzellen bilden kein Synzytium, sondern sind über **Disci intercalares** (Glanzstreifen) miteinander verbunden. Die Plasmamembranen stehen dort über Desmosomen sowie Fasciae adhaerentes und Nexus miteinander in Kontakt.

Die Herzmuskelzellen der Vorhöfe sind endokrin aktiv. Steigt der Druck im Atrium an, setzen sie das atriale natriuretische Peptid (ANP) frei. Dieses Peptid steigert die Natrium- und Wasserausscheidung in der Niere. Dadurch verringert sich das Blutvolumen, und der Blutdruck sinkt.

Die Muskulatur im Herzen ist spiralartig in drei verschiedenen Schichten angeordnet.

Die innere Oberfläche des Herzens ist vollständig mit **Endokard** ausgekleidet. ◀

💡 Merke!

▶ Herzklappen sind Differenzierungen des Endokards! Ihre Bestandteile sind mitsamt den Chordae tendineae von Endokard überzogen. ◀

▶ Das Endokard besteht aus einer einschichtigen Endothelzellschicht mit darunterliegendem subendokardialem Bindegewebe. Über dieses Bindegewebe ist das Endokard mit der Muskelschicht des Herzens (Myokard) verbunden. Außerdem sind hier die Verzweigungen des Erregungsleitungssystems des Herzens eingebettet. Blutgefäße besitzt das Endokard nicht – es wird durch Diffusion ernährt. ◀

7.4.4 Gefäße und Nerven !!!!

Arterien

▶ Da das Herz benötigt für seine schwere Arbeit eine gut funktionierende Blutversorgung, um seinen Sauerstoffbedarf zu decken. Unmittelbar nach der Aortenklappe weitet sich die Aorta zum sog. **Sinus aortae** auf. Hier entspringen die zwei **Aa. coronariae,** die beiden Herzkranzgefäße (☞ Abb. 7.15). Diese beiden Gefäße übernehmen die gesamte Blutversorgung des Herzens als Vasa privata.

Alle großen Blutgefäße des Herzens befinden sich auf der Herzoberfläche und sind im subepikardialen Fettgewebe eingelagert. ◀

Arteria coronaria sinistra

▶ Die A. coronaria sinistra verlässt den Sinus aortae zwischen dem linken Herzohr und dem Truncus pulmonalis, zieht auf die Ventralseite des Herzens und teilt sich dort in folgende Äste:
- **R. circumflexus:** verläuft im Sulcus coronarius um den Truncus pulmonalis bis zur Facies diaphragmatica
- **R. interventricularis anterior:** verläuft im Sulcus interventricularis anterior bis zum Apex cordis und gibt folgende Äste ab:
  - **Rr. interventriculares septales:** versorgen einen Teil des Herzseptums
  - **R. lateralis:** versorgt gemeinsam mit dem **R. marginalis sinister** aus dem R. circumflexus die linke Kammermuskulatur. ◀

Arteria coronaria dextra

▶ Die A. coronaria dextra verläuft im Sulcus coronarius dexter unter der Auricula dextra bis zur Facies diaphragmatica, biegt dort ab und verläuft als **R. interventricularis posterior** im Sulcus interventricularis posterior bis zur Herzspitze. Auch sie gibt

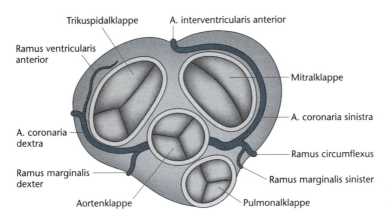

Abb. 7.15: Verlauf der Koronararterien, Sicht von kranial, Vorhöfe abgetrennt. Blau: Verlauf der Koronararterien. ◄

einen **R. marginalis** (hier dexter) ab, der mit dem R. marginalis sinister die rechte Kammermuskulatur versorgt. ◄

 ► Es gibt noch einige weitere Äste mit Eigennamen. Abhängig vom jeweiligen Prüfer sollte man für tiefer gehende Informationen entsprechende Anatomieatlanten konsultieren. ◄

> **Klinik!**
>
> ► Der Verlauf der Koronargefäße ist nicht bei jedem Menschen gleich. Es gibt „Rechtsversorger", bei denen die rechte A. coronaria stärker ausgeprägt ist und einen größeren Teil des Herzmuskels versorgt. Bei „Linksversorgern" ist es umgekehrt. ◄

> **Klinik!**
>
> ► Ist eine Koronararterie stenosiert, kann man eine Bypassoperation durchführen. Dazu transplantiert man meist ein Stück der benachbarten A. thoracica interna auf das Herz und schafft so einen Umgehungskreislauf, der die verschlossene Koronararterie ersetzt. So wird die Blutversorgung des ischämischen Myokardbereichs wiederhergestellt. ◄

Das **Perikard** wird von der A. pericardiacophrenica aus der A. thoracica interna versorgt.

Venen

Das **venöse Blut** aus dem Herzmuskel sammelt sich im **Sinus coronarius,** der im Sulcus coronarius verläuft. Dieser Sinus mündet, ebenso wie zahlreiche Vv. cardiacae parvae et minimae, in das rechte Atrium.

Das venöse Blut des Perikards wird über die V. pericardiacophrenica entsorgt.

Lymphgefäße

Die **Lymphflüssigkeit** wird über ein subendokardiales, ein myokardiales und ein subepikardiales Gefäßnetz zu den Nodi lymphoidei mediastinales anteriores und den Nodi lymphoidei tracheobronchiales geleitet.

Nerven

► Das **Erregungsleitungssystem** des Herzens löst die Kontraktionen des Herzmuskels aus und steuert sie. Dabei arbeitet es weitgehend autonom, erfährt aber eine gewisse Regulation durch den Sympathikus und den Parasympathikus.

Das Erregungsleitungssystem ist aus spezifischem Herzmuskelgewebe aufgebaut. Es gibt drei Zentren, die in der Lage sind, Impulse zu generieren:
1. Sinusknoten
2. Atrioventrikularknoten (AV-Knoten)
3. Atrioventrikularsystem.

Der Sinusknoten befindet sich im Sulcus terminalis des rechten Atriums. An den Sinusknoten schließen sich keine speziellen Erregungsleitungsbahnen an; die Erregung wird ausschließlich durch die Vorhofmuskulatur zum AV-Knoten weitergeleitet.

Der AV-Knoten befindet sich in der Nähe der Einmündung des Sinus coronarius im rechten Vorhof, also dicht neben dem Septum interatriale. Von hier setzt sich spezifisches Leitungsgewebe, das Atrioventrikularsystem, als **Fasciculus atrioventricularis (His-Bündel)** fort. Dieser Fasciculus teilt sich in ein

Crus dextrum und ein **Crus sinistrum,** die sog. **Tawara-Schenkel.** Diese beiden Schenkel verlaufen subendokardial in Richtung Herzspitze und zweigen sich in Rr. subendocardiales auf. Diese Aufzweigungen bilden ein Netz von Erregungsfasern, die als **Purkinje-Fasern** bezeichnet werden. Diese Fasern erregen dann letztlich die Herzmuskelzellen über Gap junctions.

Im Gegensatz dazu erfolgt die Erregungsübertragung von Muskelzelle zu Muskelzelle an den Glanzstreifen durch Nexus-Zell-Kontakte. ◄

 ▶ Bitte prägen Sie sich den Aufbau und die Gliederung des Erregungsleitungssystems gut ein, weil es grundlegend für das Verständnis der Herzfunktionen ist. ◄

▶ Das Erregungsleitungssystem arbeitet zwar relativ autonom, wird jedoch durch das vegetative Nervensystem beeinflusst: Sympathische Nn. cardiaci beschleunigen, parasympathische Rr. cardiaci verlangsamen den Herzrhythmus. Auf diese Weise wird der Herzschlag der körperlichen Belastung angepasst. Auch die Kontraktionskraft unterliegt vegetativen Einflüssen.

Postganglionäre Fasern des Sympathikus und präganglionäre Fasern des Parasympathikus bilden zwischen Aorta und Truncus pulmonalis den **Plexus cardiacus.** Die parasympathischen Fasern werden in den Ganglia cardiaca auf das postganglionäre Neuron umgeschaltet.

Die Endverzweigungen des Plexus erreichen vor allem den Sinus- und den AV-Knoten. ◄

> **Merke!**
> ▶ Im Sinusknoten wird durch vegetative Einflüsse die Erregungsbildung verlangsamt oder beschleunigt; im AV-Knoten wird die Überleitungsgeschwindigkeit des Erregungssignals modifiziert. ◄

▶ Der **Herzbeutel** wird vom R. pericardiacus der Nn. phrenici innerviert. ◄

7.5 Arterien, Venen und Lymphgefäße des Thorax

7.5.1 Arterien

▶ Die **Aorta** ist der wichtigste Arterienstamm des menschlichen Körpers. Sie beginnt direkt nach der Valva aortae des Herzens und verläuft durch den gesamten Rumpf.

Unmittelbar hinter der Aortenklappe verbreitert sich die Aorta zum **Sinus aortae,** aus dem als erste Äste die beiden Koronararterien entspringen. Direkt anschließend verjüngt sich die Aorta wieder etwas und verläuft aufwärts als Aorta ascendens in einem geschwungenen Bogen, dem **Aortenbogen (Arcus aortae)** über die linke Lungenwurzel hinweg zur linken Seite der Wirbelsäule, von wo sie als Aorta descendens nach kaudal absteigt.

Innerhalb der Brusthöhle folgt sie nun als **Pars thoracica aortae** der Wirbelsäule in kaudaler Richtung und tritt durch den **Hiatus aorticus** durch das Zwerchfell in den Bauchraum ein. Ab hier wird sie als **Pars abdominalis aortae** bezeichnet.

Die Bedeutung der Aorta liegt nicht nur in der Blutleitung; sie hat auch teil an der **Kreislaufregulation:** Während der Systole nimmt sie das Blut aus dem linken Ventrikel auf. Als Arterie vom elastischen Typ dehnt sie sich dabei aus. Sobald die Auswurfphase des Herzens beendet ist, kontrahiert die Aorta während der Diastole sukzessive und sorgt so für einen relativ konstanten Blutfluss und eine gleichmäßige Durchblutung der Organe. Wäre die Aorta ein starres Rohr, würde das Blut nur in der Systole stoßweise zu den Organen gelangen. Diese Funktion der Aorta wird auch als **Windkesselfunktion** bezeichnet. ◄

Äste des Arcus aortae
▶ Im Aortenbogen gibt die Aorta drei Hauptäste ab (☞ Abb. 7.16):
- Truncus brachiocephalicus
- A. carotis communis sinistra
- A. subclavia sinistra. ◄

Truncus brachiocephalicus
▶ Der Truncus brachiocephalicus ist die Wurzel für die A. carotis communis dextra und die A. subcla-

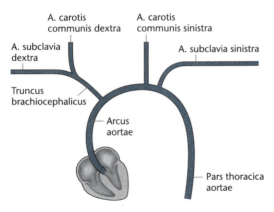

Abb. 7.16: Äste des Arcus aortae.

via dextra. Der Aortenbogen gibt also im Endeffekt für jede Seite eine A. carotis communis und eine A. subclavia ab, bevor er als Pars thoracica aortae in Richtung Zwerchfell zieht.

Verallgemeinernd kann man sagen, dass die Aa. carotides communes den Hals und den Kopf mit arteriellem Blut versorgen, während die Aa. subclaviae für die Durchblutung der oberen Extremität zuständig sind. ◄

Arteria carotis communis
▶ Die A. carotis communis verläuft in der Gefäß-Nerven-Straße des Halses medial der V. jugularis interna und des N. vagus. In Höhe des Oberrandes des 5. Halswirbels teilt sie sich im sog. **Trigonum caroticum** – wo sich der Sinus caroticus befindet – in ihre beiden Hauptäste, die A. carotis interna und die A. carotis externa.

- Die A. carotis interna verläuft durch den Canalis caroticus in den Schädel, ohne zuvor weitere Äste abzugeben.
- Die A. carotis externa spaltet sich in zahlreiche Äste (☞ Kap. 5.3.1). ◄

Arteria subclavia
▶ Die **A. subclavia** geht nach relativ kurzem Verlauf in die A. axillaris über. Unterhalb der Clavicula (daher ihr Name) gibt sie folgende Äste ab:
- Truncus thyrocervicalis
- Truncus costocervicalis
- A. vertebralis
- A. thoracica interna.

Diese vier Äste spalten sich in weitere wichtige Gefäße auf, die in Abbildung 7.17 dargestellt sind. ◄

Arteria thoracica interna
▶ Die A. thoracica interna hat ein großes Versorgungsgebiet: Zusammen mit Ästen aus der Aorta (Aa. intercostales posteriores) durchblutet sie einerseits die Brustwand, andererseits gibt sie viele Äste zur Versorgung einzelner Organe oder Strukturen ab:
- Rr. mediastinales (Mediastinum)
- Rr. thymici (Thymus bzw. Thymusrestkörper)
- Rr. bronchiales (Bronchien)
- A. pericardiacophrenica (Perikard, Pleura, Zwerchfell)
- Rr. sternales (arterielles Gefäßnetz auf der Rückseite des Sternums)
- Rr. perforantes (durchbrechen die Muskulatur lateral des Sternums und versorgen die Haut)
- Rr. mammarii mediales (stärkere Rr. perforantes im 2.–6. ICR)
- Rr. intercostales anteriores (versorgen mit den Aa. intercostales posteriores die Brustwände).

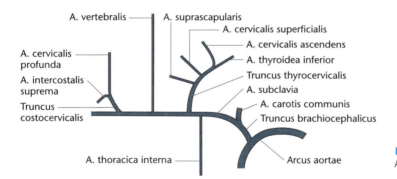

▶ **Abb. 7.17:** Aufteilung der A. subclavia. ◄

Im 6. Interkostalraum spaltet sich die A. thoracica interna in ihre beiden Endäste:
- **A. musculophrenica** (Zwerchfell und vordere Bauchmuskulatur; mit Rr. intercostales anteriores die vorderen Interkostalräume)
- **A. epigastrica superior** (vordere Bauchwand; anastomosiert in Höhe des Nabels mit der A. epigastrica inferior aus der A. iliaca externa. ◀

Arteria axillaris

▶ Nachdem die A. subclavia unter dem M. scalenus anterior hindurchgetreten ist, bezeichnet man sie als A. axillaris. Sie wird in drei Abschnitte gegliedert, die jeweils eigene Äste abgeben (☞ Abb. 7.18). Der erste Abschnitt reicht bis vor den Abgang der A. thoracoacromialis. Der zweite Abschnitt endet vor der A. subscapularis.

Einige Äste aus den drei Abschnitten bilden wichtige Anastomosen:
- Der R. acromialis der A. thoracoacromialis bildet die **Schulteranastomose** mit der A. circumflexa humeri posterior.
- Die A. circumflexa scapulae bildet die **Schulterblattanastomose** mit der A. suprascapularis aus dem Truncus thyrocervicalis. ◀

Die Versorgungsgebiete der aufgeführten Arterien sind in Tabelle 7.4 dargestellt.

▶ Definitionsgemäß endet die A. axillaris am Unterrand des M. teres major und heißt ab hier **A. brachialis.** ◀ Ihr Verlauf und ihre Äste werden in Kapitel 3.4.1 besprochen.

Äste der Pars thoracia aortae

▶ Als Pars thoracica aortae bezeichnet man die Aorta von Höhe des vierten Brustwirbels bis zum Durchtritt durch das Zwerchfell.

Aus ihr entspringen nur relativ wenige Äste, die Rr. viscerales und die Aa. intercostales posteriores.

▶ **Tab. 7.4:** Versorgungsgebiete der thorakalen Arterien. ◀

Arterie	Versorgungsgebiete
A. thoracica superior	Muskeln der ventralen Thoraxwand
A. thoracoacromialis • R. acromialis • R. clavicularis • R. deltoideus • Rr. pectorales	• Acromion • Clavicula und M. subclavius • M. deltoideus • Mm. pectorales major et minor, Haut
A. thoracica lateralis	M. serratus anterior, Mamma
A. subscapularis • A. thoracodorsalis • A. circumflexa scapulae	• M. latissimus dorsi, M. teres major, M. serratus anterior • Scapula
A. circumflexa anterior humeri	M. deltoideus
A. circumflexa posterior humeri	M. deltoideus, M. triceps brachii, Gelenkkapsel

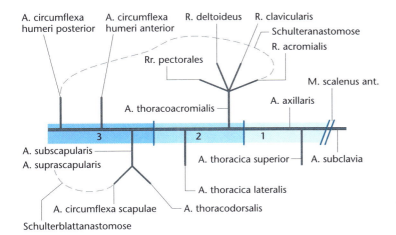

▶ **Abb. 7.18:** Aufteilung der A. axillaris; blau: Grenzen zwischen den drei Abschnitten; gestrichelt: Anastomosen. ◀

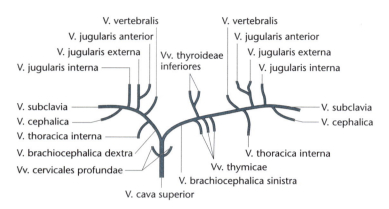

▶ **Abb. 7.19:** Zusammenfluss der venösen Blutgefäße der oberen Körperhälfte. ◀

Man unterscheidet bei den **Rr. viscerales:**
- **Rr. bronchiales:** Vasa privata der Lunge; sie dienen der Ernährung des Organs. Rechts entspringt meist nur ein R. bronchialis, während der linke Ramus häufig doppelt angelegt ist.
- **Rr. oesophageales:** kleine Äste zur Versorgung des Ösophagus
- **Rr. mediastinales:** kleine Äste zur Versorgung des Mediastinums und des Perikards
- **Aa. phrenicae superiores:** versorgen die thorakale Fläche des Zwerchfells.

Die **Aa. intercostales posteriores** entspringen segmental und paarig dorsal aus der Aorta. Meist gibt es im Thoraxbereich 10 Paare.

Jede A. intercostalis teilt sich in drei Äste:
- **R. dorsalis:** verläuft direkt durch die Rückenmuskulatur zum Rücken
- **R. spinalis:** zieht durch das Foramen intervertebrale versorgend zum Rückenmark
- **R. collateralis:** läuft im Sulcus costae einer Rippe entlang und anastomosiert dort mit der entsprechenden A. intercostalis anterior aus der A. thoracica interna. Über diese Anastomosen wird die thorakale Leibeswand arteriell versorgt. ◀

 Der Verlauf der Arterien im Thorax ist relativ komplex, aber trotzdem sehr wichtig. Prägen Sie sich daher die Abgänge und weiteren Aufzweigungen der thorakalen Arterien gut ein! Es ist auch dringend geraten, sich den Verlauf der Arterien im topographischen Zusammenhang zu verdeutlichen.

7.5.2 Venen

Im Gegensatz zu den Körperarterien, die alle aus der Aorta entspringen, gibt es für die Körpervenen zwei Hauptabflusswege: die obere und die untere Hohlvene. Das venöse Blut aus der unteren Extremität und aus dem Becken- und Bauchraum fließt über die **V. cava inferior,** das Blut aus Kopf, Hals, oberer Extremität und Brustraum über die **V. cava superior** zum Herzen ab.

Vena cava superior
▶ Die V. cava superior sammelt das Blut aus der oberen Körperhälfte. ◀ Grundsätzlich sind die venösen Gefäße netzartig angeordnet. Meist wird eine Arterie von zwei Venen begleitet.

Vena brachiocephalica
▶ Die V. cava superior entsteht durch den Zusammenfluss der zwei Vv. brachiocephalicae, die das venöse Blut aus der linken und rechten oberen Körperhälfte aufnehmen. Die Venen der Arme sowie von Hals und Kopf speisen diese beiden Gefäße (☞ Abb. 7.19).

Anders als die Aorta verläuft die V. cava superior rechts von der Wirbelsäule. Daher hat die linke V. brachiocephalica einen längeren Verlauf als die rechte. Sie zieht schräg über den Arcus aortae hinweg.
Grundsätzlich sind Verlauf und Gliederung der Venen nicht so einheitlich wie bei den Arterien. Daher kann es von Mensch zu Mensch zu Abweichungen des in Abbildung 7.19 skizzierten Verlaufs kommen. Es kommen auch zusätzliche Venenäste

vor, beispielsweise gibt es bisweilen Vv. bronchiales und Vv. mediastinales, die zusätzlich in die V. brachiocephalica münden. ◄

Vena azygos und Vena hemiazygos
▶ Zwei mittelstarke Venen verlaufen ohne Arterienbegleitung beidseits der Wirbelsäule in Richtung der V. cava superior. Dabei handelt es sich rechts um die V. azygos und links um die V. hemiazygos. Sie beginnen bereits im Bauchraum als **Vv. lumbales ascendentes** und bilden hier eine Anastomose mit der V. iliaca communis.
- Die **V. azygos** nimmt das Blut der Interkostalvenen auf, verläuft dann in einem Bogen über den rechten Lungenbronchus und mündet in die V. cava superior, kurz bevor diese in den Herzbeutel eintritt.
- Die **V. hemiazygos** nimmt ebenfalls Blut der Interkostalvenen auf und mündet etwa in Höhe des 8. Brustwirbels meist über mehrere Anastomosen in die V. azygos.

Ist die V. portae verschlossen, sind die Vv. azygos und hemiazygos wichtig bei der Ausbildung von Umgehungskreisläufen (☞ Kap. 8.2.3) ◄

7.5.3 Lymphgefäße

In der Brusthöhle befinden sich viele regionäre Lymphknoten, die sich jedoch in zwei Gruppen einteilen lassen, die parietalen und die viszeralen Lymphknoten. Die parietalen Lymphknoten findet man an den Rumpfwänden, die viszeralen Lymphknoten befinden sich bei den jeweiligen Organen.

Parietale Lymphknoten:
- Nodi lymphoidei sternales: drainieren die vordere Brustwand.
- Nodi lymphoidei intercostales: drainieren die Zwischenrippenräume.
- Nodi lymphoidei phrenici: drainieren das Zwerchfell.

Viszerale Lymphknoten:
- Nodi lymphoidei mediastinales anteriores: drainieren Thymus, Perikard und Pleura parietalis
- Nodi lymphoidei mediastinales posteriores: drainieren die Organe des hinteren Mediastinums
- Nodi lymphoidei tracheobronchiales: große Gruppe von Lymphknoten, die an der Bifurcatio tracheae lokalisiert ist. Sie drainieren die Lungenflügel.

▶ Die Lymphe der thorakalen Lymphknoten sammelt sich in folgenden Hauptstämmen:
- Trunci subclavii dexter und sinister
- Trunci jugulares dexter und sinister
- Trunci bronchomediastinales dexter und sinister.

Aus dem Truncus subclavius sinister, dem Truncus jugularis sinister und dem Truncus bronchomediastinalis sinister wird die Lymphflüssigkeit in den **Ductus thoracicus** gespeist, der dann in den linken Venenwinkel mündet (☞ Kap. 8.10.4).

Die Trunci der rechten oberen Körperhälfte fließen zusammen und bilden den **Ductus lymphaticus dexter,** der in den rechten Venenwinkel einmündet. ◄

7.6. Nerven

7.6.1 Nervus vagus

▶ Der N. vagus führt als X. Hirnnerv somatoefferente (motorische), viszeroefferente (sekretorische) und somatoafferente (sensible) Fasern sowie Geschmacksfasern. Darüber hinaus leitet er etwa drei Viertel aller parasympathischen Signale zu den jeweiligen Erfolgsorganen. Dies macht ihn zu einem sehr wichtigen parasympathischen Nerv.

Nachdem er die Schädelhöhle durch das Foramen jugulare verlassen hat, verläuft der N. vagus im Gefäß-Nerven-Strang des Halses zusammen mit der A. carotis interna und der V. jugularis interna. ◄

Nervus vagus sinister
▶ Der linke N. vagus tritt durch die obere Apertur in den Thorax ein und verläuft vor dem Arcus aortae und anschließend hinter dem linken Lungenbronchus zur ventralen Seite des Ösophagus. Hier bildet er mit Fasern des rechten N. vagus ein Nervengeflecht, das die Speiseröhre umgibt, den **Plexus oesophageus.**

Als **Truncus vagalis anterior** tritt er durch den Hiatus oesophagus in den Bauchraum ein, von wo aus er den Magen-Darm-Kanal parasympathisch innerviert. ◄

Nervus vagus dexter

▶ Der rechte N. vagus zieht gemeinsam mit dem N. phrenicus über die A. subclavia dextra und hinter der V. brachiocephalica in den Thorax hinein, verläuft dann jedoch hinter dem rechten Hauptbronchus zur dorsalen Fläche des Ösophagus. Hier bildet er mit den Fasern des linken N. vagus den **Plexus oesophageus.**

Er gelangt als **Truncus vagalis posterior** durch den Hiatus oesophageus in den Bauchraum auf die Dorsalseite des Magens. ◀

 Der exakte Verlauf des N. vagus sollte in allen Einzelheiten bekannt sein, da er in Prüfungen gern abgefragt wird.

Äste des Nervus vagus

Bevor der N. vagus den Plexus oesophageus bildet, zweigen von ihm noch einige Äste ab:
- ▶ **N. laryngeus recurrens:** innerviert den Kehlkopf. Links verläuft er, von kranial kommend, um den Aortenbogen, bevor er wieder in kranialer Richtung zum Kehlkopf zieht. Rechts umschlingt er anstelle des Aortenbogens die A. subclavia. ◀
- **Rr. cardiaci cervicales superiores et inferiores:** verlaufen zum Plexus cardiacus in der konkaven Seite des Arcus aortae
- **Rr. cardiaci thoracici:** bilden die vegetativen Plexus cardiaci superficialis und profundus
- **Rr. tracheales et bronchiales:** bilden den vegetativen Plexus pulmonalis
- **Rr. oesophageales:** bilden den vegetativen Plexus oesophageus.

7.6.2 Nervus phrenicus

▶ Der N. phrenicus besteht aus Fasern, die den Segmenten C3 und C4, teils auch C5 entspringen. Neben sensiblen Fasern zur Innervation von Perikard, Pleura und Peritoneum parietale des Thorax innerviert der N. phrenicus als einziger Nerv motorisch das Zwerchfell. ◀ Er zieht auf dem M. scalenus anterior zwischen A. und V. subclavia in das Mediastinum. Anfangs wird er noch von der A. pericardiacophrenica aus der A. thoracica interna begleitet, nimmt aber dann rechts und links einen anderen Verlauf.

Nervus phrenicus dexter

▶ Auf der rechten Seite verläuft der N. phrenicus neben der V. cava superior und vor der rechten Lungenwurzel zwischen Pleura mediastinalis pulmonis dextri und Perikard nach kaudal zum Zwerchfell. Als R. phrenicoabdominalis tritt er mit der V. cava inferior durch das Foramen v. cavae in die Bauchhöhle ein. ◀

Nervus phrenicus sinister

▶ Nachdem der linke N. phrenicus ebenfalls die V. subclavia und zusätzlich die Einmündungsstelle des Ductus thoracicus unterkreuzt hat, zieht er über den N. vagus und das linke Lungenhilum hinweg, um dann in der Nähe der Herzspitze das Diaphragma zu durchsetzen. Die Endverzweigungen des N. phrenicus lassen sich als Rr. phrenicoabdominales bis auf die Unterseite des Zwerchfells verfolgen. ◀

> **Klinik!**
>
> **Schluckauf**
> Wird der N. phrenicus gereizt, löst er rhythmische Kontraktionen des Zwerchfells aus. Dieses Phänomen nennt man Schluckauf (**Singultus**).

 Auch der Verlauf des N. phrenicus ist ein gern gefragtes Thema in einer Prüfung!

7.6.3 Nervi splanchnici

▶ Aus den ca. 10 Ganglien des thorakalen Grenzstrangs entspringen zwei wichtige Nerven: der N. splanchnicus major und der N. splanchnicus minor. ◀

Nervus splanchnicus major

Der N. splanchnicus major ensteht aus Fasern der Grenzstrangganglien 5–9. Zusammen mit der V. azygos links und der V. hemiazygos rechts verläuft er durch das Zwerchfell und endet im Ganglion coeliacum und im Ganglion mesentericum superius. Hier wird er auf postganglionäre Fasern umgeschaltet.

Der N. splanchnicus major führt vegetative Fasern zum Magen-Darm-Kanal und leitet Schmerzsignale der Bauchorgane zum ZNS.

Nervus splanchnicus minor

Der N. splanchnicus minor entspringt den Grenzstrangganglien 10 und 11 und zieht ebenfalls zu den prävertebralen Ganglien im Bauchraum. Wie der N. splanchnicus major leitet er vegetative Signale zu den Bauchorganen und nozizeptive Signale von dort zum ZNS.

7.7 Angewandte und topographische Anatomie !!!!

7.7.1 Mediastinum !!!!

Makroskopie

▶ Als **Mediastinum** bezeichnet man das Bindegewebskonglomerat, das den Raum zwischen den beiden Pleurahöhlen der Lunge ausfüllt. In diesem Raum verlaufen zahlreiche Blutgefäße, Nerven und Lymphgefäße; auch Organe und Organteile sind hier eingebettet (☞ Tab. 7.5).

Das Mediastinum wird begrenzt durch:
- kranial: obere Thoraxapertur (unmittelbarer Übergang des Mediastinums in den Bindegewebsraum des Halses)
- kaudal: Zwerchfell
- ventral: Sternum
- dorsal: Wirbelsäule
- lateral: Pleurahöhlen. ◀

Das so begrenzte Mediastinum wird vom Oberrand des Herzens in eine obere und eine untere Hälfte unterteilt. ▶ Die untere Hälfte wird von ventral nach dorsal noch weiter in drei Abschnitte untergliedert:
- **Mediastinum anterius:** ventrales Drittel zwischen Sternum und Herz
- **Mediastinum medium:** mittleres Drittel, in dem sich das Herz befindet
- **Mediastinum posterius:** dorsales Drittel zwischen Herzbeutelhinterwand und Wirbelsäule. ◀

▶ **Tab. 7.5:** Inhalt des Mediastinums. ◀

Abschnitt	Inhalt
Mediastinum superius	Thymus (Thymusrestkörper) Ösophagus Trachea Aortenbogen Truncus brachiocephalicus Vasa pericardiacophrenica V. cava superior Vv. azygos und hemiazygos Ductus thoracicus Nn. vagi Nn. phrenici vegetative Nervenplexus
Mediastinum anterius	Nn. phrenici Vasa pericardiacophrenica
Mediastinum medium	Herz Herzbeutel
Mediastinum posterius	Ösophagus Pars thoracica aortae Vv. azygos und hemiazygos Ductus thoracicus Nn. vagi Nn. splanchnici major et minor

7.7.2 Pleura und Lungengrenzen !!!!

▶ Die Lungen verändern ihre Lage im Thorax bei der Atmung: Beim Einatmen treten die Lungen mit ihrem größeren Volumen tiefer in den Thorax ein als bei der Ausatmung. Im Gegensatz dazu bleiben die Grenzen der Pleura bzw. ihre Lage im Thorax unverändert – sie sind nicht verschieblich. Tabelle 7.6 zeigt die Grenzen von Lungen und Pleura beim Erwachsenen. Dabei handelt es sich jedoch um Durchschnittswerte, die individuell abweichen können. ◀

In Kapitel 2.1.2 werden die verschiedenen Linien wie Axillarlinie, Parasternallinie, Medioklavikularlinie etc. erläutert.

Die Unterschiede zwischen linken und rechten Lungen- und Pleuragrenzen beruhen auf der linksbetonten Lage des Herzens im Thorax. Die Lungenspitzen liegen beidseits etwa auf der Höhe des 1. Brustwirbels, also von ventral gesehen ca. 3–4 cm über der Clavicula.

▶ Tab. 7.6: Lungen- und Pleuragrenzen. ◀

	linke Lunge	linke Pleura parietalis	rechte Lunge	rechte Pleura parietalis
Parasternallinie	4. Rippe	4. Rippe	6. Rippe	7. Rippe
Medioklavikularlinie	6. Rippe	7. Rippe	6. Rippe	7. Rippe
mittlere Axillarlinie	8. Rippe	9. Rippe	8. Rippe	9. Rippe
Skapularlinie	10. Rippe	11. Rippe	10. Rippe	11. Rippe
Paravertebrallinie	11. Rippe	bis zum 12. Brustwirbel	11. Rippe	bis zum 12 Brustwirbel

8 Baucheingeweide

8.1 Organe des Magen-Darm-Kanals

8.1.1 Allgemeines

Im Magen-Darm-Kanal findet die eigentliche **Verdauung** statt. Hierzu zählen sowohl die enzymatische Spaltung der Nahrungsbestandteile und die Resorption von Nahrungsstoffen und Wasser als auch die Ausscheidung nicht verdaulicher oder für den Organismus nicht verwertbarer Bestandteile. Auch die im Körper bei Stoffwechselprozessen anfallenden Stoffwechselprodukte, die keine Verwendung mehr finden oder sogar giftig sind, werden zum Teil über den Magen-Darm-Kanal „entsorgt".

Neben einer Vielzahl von Enzymen sind auch verschiedene Bakterien an der Verdauung beteiligt. Man subsumiert sie unter dem Begriff **Darmflora.**

8.1.2 Die Bauchhöhle

▶ Der gesamte Magen-Darm-Kanal liegt in der Bauchhöhle, der **Cavitas peritonealis;** einzige Ausnahme ist das Rektum. Diese Höhle ist vollständig von einer serösen Haut, dem **Peritoneum parietale,** ausgekleidet. Diese „Haut" produziert ständig ein seröses Sekret, das als Gleitfilm für die in der Bauchhöhle liegenden Strukturen dient.

Die tiefsten Punkte der Cavitas peritonealis sind:
- beim Mann die **Excavatio rectovesicalis** zwischen Rektum und Harnblase (Vesica urinaria, ☞ Abb. 8.1)

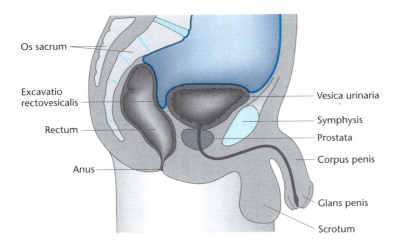

Abb. 8.1: Lage der Bauchhöhle beim Mann (Sagittalschnitt durch das männliche Becken).

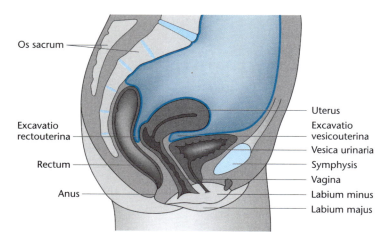

Abb. 8.2: Lage der Bauchhöhle bei der Frau (Sagittalschnitt durch das weibliche Becken).

- bei der Frau die **Excavatio rectouterina (Douglas-Raum)** zwischen Rektum und Uterus sowie die **Excavatio vesicouterina** zwischen Uterus und Harnblase (☞ Abb. 8.2). ◄

Als Retroperitonealraum oder **Spatium retroperitoneale** bezeichnet man den Raum, der zwischen Peritoneum parietale und hinterer Leibeswand liegt. Er dehnt sich vom Zwerchfell bis zum Promontorium und zur Linea terminalis des Beckens aus.

So wie die Bauchhöhle vom Peritoneum parietale ausgekleidet ist, sind auch viele Organe von einer Peritonealschicht eingehüllt. Man bezeichnet diese Schicht als **Peritoneum viscerale**. Es bildet ebenso wie das Peritoneum parietale einen serösen Flüssigkeitsfilm. Da sowohl die Organe als auch die Bauchhöhle mit dieser Haut überzogen sind, ist ein reibungsarmes Bewegen der Organe im Bauchraum möglich.

Je nachdem, wo sich die Organe im Bauchraum in Bezug auf das Bauchfell befinden, unterscheidet man eine intraperitoneale von einer retro- und einer extraperitonealen Lage (☞ Abb. 8.3):
- ▶ **intraperitoneal:** Organe, die sowohl von **Peritoneum viscerale** umfasst als auch mit Gekröse (dem „**Meso**") an der hinteren Leibeswand gebunden sind
- **retroperitoneal:** Organe, die hinter dem Peritoneum parietale liegen
  - **primär retroperitoneal:** bereits embryonal hinter dem Peritoneum angelegt
  - **sekundär retroperitoneal:** ursprünglich während der Entwicklung über ein Meso mit der Leibeswand verbunden und mit Peritoneum viscerale überzogen, dann jedoch mit der Leibeswand verwachsen und hinter dem Peritoneum parietale gelegen
- **extraperitoneal:** keine Beziehung zum Peritoneum parietale oder viscerale. ◄

 Die Peritonealagen der Organe sind ein beliebtes Prüfungsthema. Prägen Sie sich daher die Peritonealagen der Organe gut ein (☞ Tab. 8.2).

8.1.3 Embryologie

Zu Anfang der Embryonalentwicklung kann man sich den Darm nahezu als Rohr vorstellen. Dieses Rohr hat einen entodermalen Anteil und eine umhüllende viszerale Mesodermschicht **(Splanchnopleura)**.

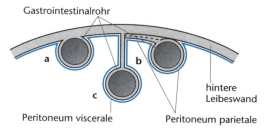

Abb. 8.3: Peritonealagen: a) primär retroperitoneal, b) sekundär retroperitoneal, c) intraperitoneal. Blau: Peritoneum parietale/viscerale.

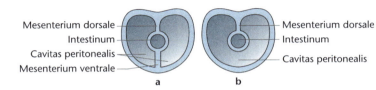

Abb. 8.4: Schematischer Horizontalschnitt durch einen Embryo; a) Schnitthöhe kranial der V. umbilicalis; b) Schnitthöhe kaudal der V. umbilicalis.

Anfangs ist dieses Darmrohr noch breit mit der dorsalen Leibeswand verwachsen. Im Laufe der folgenden Entwicklung wird diese Verbindung immer schmaler, es entsteht das **Mesenterium dorsale commune.** ▶ Dieses Mesenterium besteht aus einer viszeralen Mesodermschicht und stellt eine doppelschichtige Trennwand der beiden intraembryonalen Zölomhälften dar (☞ Abb. 8.4). ◀

Mit zunehmender Gliederung des Darmrohrs kann man unterscheiden:
- Mesooesophageum
- Mesogastrium
- Mesoduodenum
- Mesenterium
- Mesocolon.

Auch auf der ventralen Seite des Darmrohrs findet sich eine solche Verbindungsplatte, das **Mesenterium ventrale.** Es verbindet den unteren Teil des Ösophagus, den Magen und den oberen Teil des Duodenums bis zur V. umbilicalis mit der vorderen Leibeswand, an der es endet.

▶ Bereits in der 5. Embryonalwoche bilden sich im Mesenterium dorsale commune Spalten, die miteinander verschmelzen und zu einer Höhle konfluieren.

Die Anlage des Magens rotiert nun in der Longitudinalebene um 90 Grad gegen den Uhrzeigersinn („Magendrehung"), so dass das Mesenterium dorsale commune nach rechts verlagert wird. Aus der Höhle im Mesenterium dorsale commune wird eine Tasche, die sich rechts neben dem Magen befindet und als **Bursa omentalis** bezeichnet wird (☞ Abb. 8.5).

Die Bursa omentalis wird begrenzt von:
- vorn: Magen bzw. Lig. hepatogastricum
- hinten: Pankreas bzw. dorsaler Leibeswand
- rechts: Leber
- links: Milz
- unten: Colon transversum. ◀

Im **Mesogastrium dorsale** (Syn. **Lig. gastrorenale,** da es den Magen mit der Niere verbindet) entwickelt sich die Milz. Sie teilt das Magengekröse in zwei Abschnitte:
- Lig. gastrosplenicum
- Lig. splenorenale.

▶ Aus der Anlage des Duodenums spalten sich zwei Pankreasanlagen ab, die zu einer gemeinsamen Bauchspeicheldrüse verschmelzen.

Durch die Umlagerung von Magen und Darm gelangen Duodenum und Pankreas in eine sekundär retroperitoneale Lage. ◀

In der 3. Embryonalwoche beginnt die Entwicklung der Leber. Die entodermale Leberanlage teilt das Mesogastrium ventrale in zwei Abschnitte:
- **Mesohepaticum ventrale:** verbindet die Leberanlage mit der vorderen Leibeswand
- **Mesohepaticum dorsale** (Syn.: Mesogastrium ventrale): verbindet die Leberanlage mit dem Magen.

Aus dem Mesohepaticum ventrale entwickelt sich später das **Lig. falciforme hepatis,** an dessen freiem kaudalem Rand die V. umbilicalis verläuft. Sie obliteriert nach der Geburt zum **Lig. teres hepatis.**

Das Mesohepaticum dorsale verbindet die Leberpforte mit dem Magen-Darm-Trakt und wird später zum **Lig. hepatogastricum (Omentum minus).** Seinen verdickten vorderen Rand bezeichnet man als **Lig. hepatoduodenale.** In diesem Band verlaufen später die V. portae (zur Leber hin), die A. hepatica propria (ebenfalls zur Leber hin) und der Ductus choledochus (zum Duodenum).

▶ Der Anlage des Zwölffingerdarms (Duodenum) folgt ein bogenförmiger Darmabschnitt, der als **Nabelschleife** bezeichnet wird. Sein Scheitelpunkt bleibt über den **Ductus vitellinus** (Ductus omphaloentericus) mit dem Dottersack verbunden.

Die Nabelschleife wächst ab der 6. Woche sehr schnell, wodurch das Mesenterium lang ausgezogen wird. In diesem Mesenterium verläuft die A. mesenterica superior.

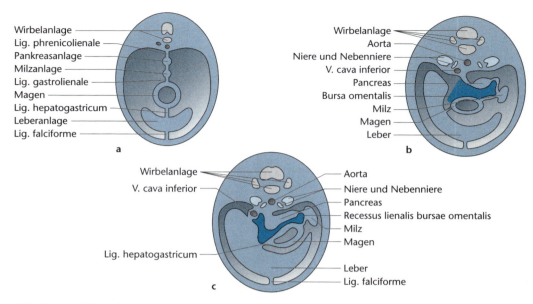

Abb. 8.5: Entwicklung der Bauchorgane: a) etwa 4. Woche; b) etwa 6. Woche; c) etwa 8. Woche. Dunkelblau: Bursa omentalis.

Der kraniale Schenkel der Nabelschleife bildet später den distalen Teil des Duodenums, das Jejunum und den größten Teil des Ileums.

Der kaudale Anteil der Schleife bildet den distalen Teil des Ileums, das Caecum, das Colon ascendens und das Colon transversum.

Durch eine starke Proliferation des Mesogastrium dorsale **(Lig. gastrosplenicum)** entsteht das **Omentum majus.** Dieses sog. große Netz beginnt an der **Curvatura major** des Magens und legt sich wie eine Schürze vor alle Darmschlingen (☞ Abb. 8.6). ◀ Magen und Kolon sind miteinander über das **Lig. gastrocolicum,** den dorsalen Abschnitt des Omentum majus, verbunden.

Das Colon transversum hängt frei beweglich im Bauchraum, während Colon ascendens und Colon descendens mit der dorsalen Leibeswand verwachsen und dadurch wie das Pankreas sekundär retroperitoneal zu liegen kommen.

Wie bereits beschrieben, ist das Mesogastrium dorsale von beiden Seiten mit Peritoneum viscerale überzogen. Durch den Proliferationsvorgang, bei dem das Omentum majus entsteht, wird dieses Meso sehr stark ausgezogen und bildet kaudal des Magens eine regelrechte Tasche. Die beiden Seiten dieser Tasche verkleben, so dass das Omentum majus schließlich aus vier Lagen Peritoneum viscerale besteht.

 Die Entwicklung der Bauchorgane ist relativ kompliziert. Lesen Sie sich deshalb den vorstehenden Abschnitt nochmals durch. Bei tiefer gehenden Fragen ist es sinnvoll, sich in speziellen Embryologiebüchern zu informieren.

8.1.4 Magen

Makroskopie

▶ Der Magen, **Gaster** (griech.) oder **Venter** (lat.), ist ein muskuläres Hohlorgan. Er schließt sich direkt an den distalen Ösophagus an und besteht aus vier Bereichen:

- **Pars cardiaca:** Übergang vom Ösophagus zum Magen
- **Fundus gastricus:** Gewölbe des Magens, in der Regel mit Luft gefüllt
- **Corpus gastricum:** Hauptteil des Magens
- **Pars pylorica:**
  - **Antrum:** trichterförmig zulaufendes Ende des Magens
  - **Pylorus:** Schließmuskelregion des Magenausgangs. Der Schließmuskel wird auch als Magenpförtner bezeichnet.

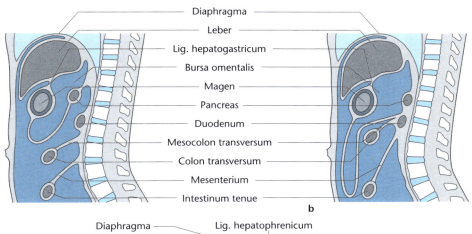
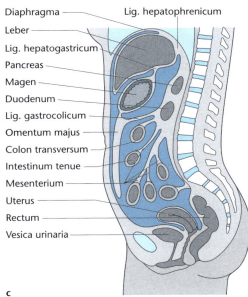

Abb. 8.6: Entwicklung des Omentum majus. a) Ca. 3,5 Monate alter Embryo; Mesogastrium dorsale wölbt sich vor. b) Ca. 4 Monate alter Embryo; Mesogastrium dorsale bildet das Omentum majus. c) Bauchsitus bei der Geburt; das Omentum majus ist ausgewachsen und liegt schürzenförmig vor dem Darmkonvolut.

Die Vorderseite des Magens bezeichnet man als **Paries anterior,** die Rückseite als **Paries posterior.** ◄

Die Form des Magens kann man sich annähernd wie eine Birne vorstellen, die mit ihrer runden Seite oben unter dem Zwerchfell liegt. Direkt unterhalb dieser Rundung mündet der Ösophagus in den Magen. Der Stiel der Birne ist bis in die horizontale Ebene nach rechts gezogen.

▶ Der linke Seitenrand des Magens beschreibt einen Bogen nach rechts, die **Curvatura major.** Entsprechend bezeichnet man den rechten Seitenrand als **Curvatura minor.** Die Curvatura minor knickt unten deutlich nach rechts ab; diesen Knick nennt man die **Incisura angularis.** An der Curvatura major bezeichnet man den analogen Knick als **Genu gastrici** (Magenknie, ☞ Abb. 8.7). ◄

An der gedachten Linie zwischen Incisura angularis und Magenknie geht das Corpus gastricum in die Pars pylorica über. Die Pars pylorica des Magens setzt sich aus zwei Anteilen zusammen. Zunächst

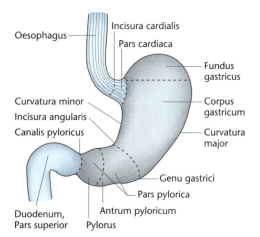

Abb. 8.7: Gliederung des Magens.

folgt dem Corpus gastricum das Antrum pyloricum, welches sich zum Pylorus verengt. Der Pylorus ist ein Sphinkter, der den Weitertransport von Nahrung aus dem Magen in die nachfolgenden Darmabschnitt steuert. Er bildet den sog. Canalis pyloricus.

Während der Embryonalentwicklung verwächst die Curvatura minor mit dem **Omentum minus,** dem kleinen Netz. Das Omentum minus verbindet den Magen und den oberen Abschnitt des Duodenums mit der Leberpforte.

An der Curvatura major hingegen ist das **Omentum majus** (großes Netz) befestigt, das wie eine Schürze vor den Bauchorganen liegt.

Das **Lig. gastrosplenicum** verbindet den Magen mit der Milz, das **Lig. gastrocolicum** den Magen mit dem Colon transversum. Durch das **Lig. gastrophrenicum** wird der Magen mit dem Zwerchfell verbunden. Diese Bänder, die den Magen mit den umgebenden Organen verbinden, sind auch in Tabelle 8.1 aufgeführt.

Die Oberfläche des Magens ist vom **Peritoneum viscerale** überzogen und ermöglicht dem Magen so ein reibungsarmes Gleiten auf dem Peritoneum parietale der inneren Leibeswand.

Histologie

▶ Die Magenwand besteht von innen nach außen aus fünf Schichten:
- Tunica mucosa: Magenschleimhaut
- Tela submucosa: Bindegewebsschicht
- Tunica muscularis: Hauptmuskulatur des Magens
- Tela subserosa: Bindegewebsschicht
- Tunica serosa: äußere Oberfläche. ◀

Tunica mucosa

Die Tunica mucosa setzt sich aus drei histologischen Schichten zusammen:
- **Lamina epithelialis mucosae:** innerste Schicht aus hochprismatischem Epithel. Es produziert den zähen, neutralen Schleim, der das Organ vor der Magensäure schützt.
- **Lamina propria mucosae:** liegt direkt unter der Lamina epithelialis und enthält in Bindegewebe eingebettete Magendrüsen, ein System kleiner Blutkapillaren sowie kleine Lymphgefäße und Nerven
- **Lamina muscularis mucosae:** besteht aus mit zahlreichen glatten Muskelzellen durchsetztem Bindegewebe. Die Aktivität dieser Muskelzellen verändert die Oberfläche der Magenschleimhaut.

Tunica muscularis

Die Tunica muscularis besteht aus drei Schichten glatter Muskulatur:
- **Stratum obliquum:** innerste Muskelschicht, die meist nur im Corpus gastricum ausgebildet ist; ihre Muskelfasern haben eine schräge Verlaufsrichtung.

▶ **Tab. 8.1:** Verbindung des Magens mit umgebenden Organen. ◀

verbindende Struktur	Verbindung mit	Gefäße innerhalb des Ligaments
Lig. gastrosplenicum	Milz	Aa. gastricae
Lig. hepatogastricum	Leber	
Lig. gastrocolicum	Kolon	Aa. gastroomentales dextra und sinistra
Lig. gastrophrenicum	Zwerchfell	

- **Stratum circulare:** mittlere und kräftigste Muskelschicht mit der größten funktionellen Bedeutung; sie bildet auch den **M. sphincter pyloricus,** den Magenpförtner. Ihre Muskelfasern verlaufen ringförmig um den Magen.
- **Stratum longitudinale:** äußerste Muskelschicht, in der sich die Muskulatur des Ösophagus in Längsrichtung fortsetzt. Ihre Fasern sind größtenteils an den beiden Kurvaturen zusammengedrängt.

Oberflächenstruktur

▶ Um möglichst viele Stoffe aufnehmen und abgeben zu können, benötigt der Magen eine große Oberfläche. Der Oberflächenvergrößerung dienen: ◀

- **Plicae gastricae:** prominente Falten in der Schleimhaut, die als Reserve dienen, wenn der Magen z. B. bei der Nahrungsaufnahme gedehnt wird. Sie bilden das klassische Oberflächenrelief des Magens. Entlang der Curvatura minor verlaufen diese Falten in Längsrichtung; man spricht von der sog. **Magenstraße.** Flüssigkeiten können hier schneller in das Duodenum gelangen (kürzere Magenpassagezeit).
- **Areae gastricae:** bilden das höckerige Oberflächenrelief der Magenschleimhaut
- **Plicae villosae:** mikroskopisch kleine, rillenartige Vertiefungen in den Areae gastricae
- **Foveolae gastricae:** (lat. Fovea: Grube) kleine Gruben in der Magenschleimhaut, die im Wesentlichen der Vergrößerung der Oberfläche dienen, in die aber auch die Ausführungsgänge zahlreicher Drüsen münden.

Betrachtet man die Magenschleimhaut auf mikroskopischer Ebene, wird die Dichte der Drüsen in der Lamina propria mucosae deutlich: Auf 1 cm^2 Oberfläche münden ca. 10000 Drüsenschläuche.

Zellen des Magens und ihre Lokalisation

In den Wänden der Drüsenausführungsgänge liegen verschiedene sekretorisch tätige Zellen. Das Vorkommen und die Häufigkeit dieser Zellen sind in den verschiedenen Magenbereichen unterschiedlich. Daher kann man am histologischen Schnitt erkennen, aus welchem Magenbereich er stammt.

▶ Grundsätzlich gibt es folgende Zellen:
- **Nebenzellen:** Hauptproduzenten des bicarbonatreichen Schleims, der den Magen vor der Selbstverdauung schützt
- **Hauptzellen:** Sie produzieren vor allem **Pepsinogen,** ein Enzym, das bei dem im Magen vorherrschenden niedrigen pH-Wert in seine aktive Form, das **Pepsin,** umgewandelt wird.
- **Belegzellen:** Sie liegen mit einem Teil ihres Zellleibs den Hauptzellen außen auf (daher der Name „Beleg"zelle). Mit Hilfe des Enzyms Carboanhydrase produzieren diese Zellen **Wasserstoff-** und **Chlorid-Ionen,** die im Tausch gegen Kalium- und Bicarbonat-Ionen in das Magenlumen abgegeben werden. Erst im Magenlumen reagieren diese Ionen unter Bildung von Salzsäure miteinander. Daher sind die Zellen selbst nicht durch die Säure gefährdet. Belegzellen produzieren nicht nur **Salzsäure,** sondern sezernieren auch **Intrinsic Factor.** Dieser ist notwendig, damit im terminalen Ileum Vitamin B$_{12}$ aufgenommen werden kann (vergleichen Sie dazu Fachbücher der Physiologie und Biochemie).
- **enteroendokrine Zellen:**
  - **D-Zellen:** parakrine Zellen, die das Hormon **Somatostatin** produzieren. Sie befinden sich überall verstreut in der Schleimhaut des Magens.
  - **G-Zellen:** endokrine Zellen des APUD-Systems; produzieren das Hormon Gastrin, das die Hauptzellen (Pepsinogenfreisetzung ↑) und die Belegzellen stimuliert (Freisetzung von H$^+$- und Cl$^-$-Ionen ↑). Das APUD-System („amine precursor uptake and decarboxylation") ist ein peripheres endokrines Zellsystem, das Aminvorstufen aufnimmt und decarboxyliert. Es sind etwa 40 verschiedene APUD-Zellarten bekannt, die den peripheren endokrinen Anteil des Nervensystems bilden.

In den verschiedenen Bereichen des Magens findet sich jeweils eine typische Anordnung von Zellpopulationen:
- **Kardia:** Hier befinden sich die Gll. cardiacae, eine Vielzahl von Drüsen, die vor allem aus den schleimproduzierenden Nebenzellen bestehen. ◀ Sie dienen in erster Linie dazu, den Ösophagus vor der aggressiven Salzsäure des Magens zu schützen.

- ▶ **Fundus und Korpus:** In den hier gelegenen Gll. gastricae propriae finden sich alle Arten der oben genannten Zellen (Haupt-, Beleg- und Nebenzellen).
- **Pylorus:** In diesem Abschnitt des Magens befinden sich die Gll. pyloricae. Sie beinhalten vor allem Neben- und G-Zellen. ◀

 Die Verteilung der Zellen in den verschiedenen Bereichen des Magens sollten Sie sich gut einprägen.

> **Klinik!**
>
> **Sodbrennen**
> Sodbrennen entsteht, wenn z. B. die Kardiazellen nicht ausreichend Schleim produzieren oder zu viel Magensäure gebildet wird.

Gefäße und Nerven
Arterien
▶ Die Arterien, die den Magen mit Blut versorgen, entstammen dem **Truncus coeliacus** (☞ Kap. 8.8.1) und bilden an jeder Kurvatur ein Gefäßnetz. ◀ Die **A. gastrica sinistra** (aus dem Truncus coeliacus) und die **A. gastrica dextra** (aus der A. hepatica propria) speisen das Gefäßnetz der Curvatura minor, während das Gefäßnetz der Curvatura major von der **A. gastroomentalis sinistra** (aus der A. splenica) und der **A. gastroomentalis dextra** (aus der A. gastroduodenalis) versorgt wird. Dieses Gefäßnetz versorgt nicht nur den Magen mit seinen Rr. gastrici, sondern mit seinen Rr. omentales auch das Omentum majus.

Venen
Das venöse Blut fließt über die gleichnamigen Venen (Vv. gastricae) in die **V. portae hepatis** zur Leber.

Lymphgefäße
Die Lymphgefäße verlaufen netzartig in der Tela submucosa; ein weiteres Lymphgefäßnetz liegt direkt unter der Magenoberfläche. Beide Systeme kommunizieren miteinander. Die ableitenden Lymphgefäße verlaufen zusammen mit den großen Blutgefäßen entlang der kleinen und großen Kurvatur. Hier liegen auch die ersten Lymphknoten.

Die Lymphgefäßnetze des Magens haben drei unterschiedliche Abflusswege:

- Nodi lymphoidei gastrici (Lymphknoten an der Curvatura minor)
- Nodi lymphoidei splenici (Lymphknoten an der Milz)
- Nodi lymphoidei pylorici gastroomentales (Lymphknoten beim Pylorus).

Nerven
Das vegetative Nervensystem kontrolliert den Magen über sympathische und parasympathische Nerven:
- Die sympathischen Fasern entstammen dem **Plexus coeliacus** und hemmen die Peristaltik.
- Die parasympathischen Fasern sind Teile des **N. vagus.** Sie fördern Peristaltik und Sekretion.

> **Merke!**
>
> „Fight and Flight": Weder beim prähistorischen Kampf noch bei einem Testat wird das Blut im Magen gebraucht, sondern wahlweise in der Muskulatur oder im Gehirn ...

8.1.5 Intestinum tenue

Makroskopie
▶ Der Dünndarm des Menschen, das **Intestinum tenue,** ist bis zu 5 m lang und besteht aus drei Abschnitten:
- Duodenum (Zwölffingerdarm), wird etwa 24 cm lang
- Jejunum (Leerdarm), erreicht etwa 3,5 m Länge
- Ileum (Krummdarm), wird etwa 2,5 m lang. ◀

Duodenum
▶ Das Duodenum (Zwölffingerdarm) ist der erste Abschnitt des Dünndarms. Es ist C-förmig gebogen, wobei die beiden Enden nach links gerichtet sind. So umfasst es den Kopf des Pankreas. Das Duodenum besteht aus vier Teilen (☞ Abb. 8.8)
- Pars superior
- Pars descendens
- Pars horizontalis
- Pars ascendens. ◀

Die Grenze zwischen Pars superior und Pars descendens bildet die **Flexura duodeni superior.** Die Pars superior des Duodenums liegt **intraperitoneal** und ist so in der Lage, den Bewegungen des Magens zu folgen. Ab der Pars descendens liegt das Duodenum **retroperitoneal.** Distal der **Flexura duo-**

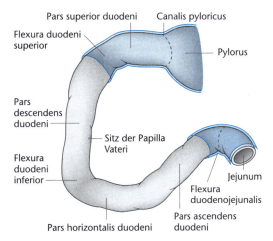

Abb. 8.8: Gliederung des Duodenums. Blau: intraperitoneale Lage.

deni inferior geht das Duodenum in die **Pars horizontalis** über, unter der direkt die V. cava inferior verläuft. Die sich anschließende **Pars ascendens** endet in der **Flexura duodenojejunalis,** die wieder intraperitoneal liegt. Hier beginnt das Jejunum.

▶ Der obere Teil des Gastrointestinaltrakts ist mit der Leber durch das **Lig. hepatogastricum** verbunden. Der vordere Rand dieser Bindegewebsschicht ist gefäßführend (V. portae hepatis, A. hepatica propria und Ductus choledochus) und wird als **Lig. hepatoduodenale** bezeichnet. Es verbindet die Leberpforte mit dem Duodenum.

Die Ausführungsgänge des Ductus choledochus und des Pankreas münden in das Duodenum. Dort geben sie ihre Sekrete in den Darm ab, die den vom Magen angedauten Speisebrei weiter aufspalten. Beide Ausführungsgänge münden in der Pars descendens des Duodenums gemeinsam in der sog. **Papilla duodeni major** (Syn. **Papilla Vateri**). ◀ Selten mündet ein kleiner zusätzlicher (akzessorischer) Ausführungsgang des Pankreas **(Ductus pancreaticus accessorius)** in einer zweiten Papille, der **Papilla duodeni minor.**

Im Duodenum finden sich sehr hohe Ringfalten, sog. **Plicae circulares,** die mit recht dicken Zotten besetzt sind. In den Plicae circulares sind die Glandulae duodenales, die Brunner-Drüsen (s. u.), lokalisiert.

Jejunum
▶ Im Gegensatz zum größten Teil des Duodenums liegen Jejunum und Ileum intraperitoneal, das heißt, sie sind mit Pleura visceralis überzogen und über das Mesenterium mit der hinteren Bauchwand verwachsen. ◀

Das Jejunum beginnt an der Flexura duodenojejunalis. Hier beginnt auch das Mesenterium von Jejunum und Ileum, das mit der **Radix mesenterii** an der hinteren Bauchwand verwachsen ist und in der Fossa iliaca dextra endet.

▶ Charakteristisch für das Jejunum sind folgende Eigenschaften:
- Die Ringfalten im Jejunum sind nicht so hoch wie im Duodenum und auch nicht so zahlreich.
- Die Zotten sind deutlich länger und dünner. ◀

Ileum
▶ Der Übergang von Jejunum zum Ileum ist nicht klar definiert. ◀ Das Ileum geht an der Valva ileocaecalis in das Kolon über.

> **Klinik!**
>
> **Meckel-Divertikel**
> Bei etwa 2% aller Menschen findet man am Ileum ca. 60 cm kranial der Valva ileocaecalis eine fingerförmige Ausstülpung. Sie stellt den Rest des embryonalen Dottergangs, des **Ductus omphaloentericus,** dar und wird als Meckel-Divertikel bezeichnet. Dieses Divertikel kann, wenn es sich entzündet, ein Krankheitsbild verursachen, das der Appendizitis ähnelt.

Histologie
▶ Trotz der histologischen Unterschiede der einzelnen Darmabschnitte ist der grundsätzliche Aufbau des Intestinum tenue gleich:
- **Tunica mucosa:** mit Lamina epithelialis mucosae, Lamina propria mucosae und Lamina muscularis mucosae
- **Tela submucosa:** beinhaltet den **Meissner-Plexus (Plexus submucosus),** ein wichtiges Nervengeflecht
- **Tunica muscularis:** glatte Muskelzellschicht, die für die Peristaltik des Darms verantwortlich ist. Zwischen ihren Längs- und Quermuskelfasern breitet sich ein weiteres Nervengeflecht aus, der **Auerbach-Plexus (Plexus myentericus).**
- **Tela subserosa:** Bindegewebsschicht

- **Tunica serosa:** äußere Oberfläche des Darms. Aufgrund ihrer glatten, serösen Beschaffenheit können sich die Darmschlingen in der dicht gedrängten Bauchhöhle relativ reibungsarm bewegen.

Meissner- und Auerbach-Plexus sind Teile des autonomen Nervensystems des Magen-Darm-Kanals und kontrollieren dessen Motilität. ◄

Der Aufbau der Darmwand ähnelt dem der Magenwand, was nicht verwunderlich ist, da sich die meisten Strukturen über die gesamte Länge des Magen-Darm-Trakts hinweg fortsetzen.

Im Dünndarm findet man folgende Zellpopulationen:
- **Enterozyten:** resorbierende, hochprismatische Darmepithelzellen mit Mikrovilli an der luminalen Oberfläche. Diese Mikrovilli bilden den typischen Bürstensaum und enthalten ein Netzwerk aus Actinfilamenten, die das Protein Villin benötigen. Die durchschnittliche Lebensdauer eines Enterozyten beträgt 3–5 Tage.
- **Becherzellen:** produzieren und sezernieren einen glykoproteinhaltigen Schleim. Ihre Anzahl nimmt distalwärts zu. Man findet sie auch im Respirationstrakt. Sie lassen sich durch die PAS-Färbung (Period-Acid-Schiff-Reaktion; dabei werden glykogenhaltige Bestandteile der Zellen gefärbt) selektiv darstellen.
- **Paneth-Körnerzellen:** exokrine Drüsenzellen, die sich an der Basis der Krypten von Jejunum und Ileum befinden und antibakterielles **Lysozym** sezernieren. Dieses Lysozym spaltet die in Bakterienzellwänden vorhandenen Mureinbausteine, so dass die Bakterien absterben. Das Lysozym sorgt auch dafür, dass die Paneth-Körnerzellen in der HE-Färbung rot erscheinen. Die Hämatoxylin-Eosin-(HE-)Färbung färbt saure Strukturen wie den Zellkern (Nukleinsäuren!) blau und basische Strukturen wie die Zellwände rot.
- **D-Zellen:** finden sich im Epithel von Magen, Dünndarm und in den Langerhans-Inseln des Pankreas. Sie produzieren und sezernieren **Somatostatin**.

Duodenum
▶ Das histologische Charakteristikum des Duodenums sind die **Brunner-Drüsen (Gll. duodenales)** in der Tela submucosa. ◄ Sie sezernieren einen glykoproteinreichen, mukösen Schleim, der den sauren Chymus des Magens neutralisiert, sowie außerdem die proteolytischen Enzyme Maltase und Amylase.

Jejunum
▶ Im Gegensatz zum Duodenum liegen Jejunum und Ileum intraperitoneal, das heißt, sie sind mit Pleura visceralis überzogen und über das Mesenterium mit der hinteren Bauchwand verwachsen. ◄

Das Jejunum beginnt an der Flexura duodenojejunalis. Dort beginnt auch das Mesenterium von Jejunum und Ileum; es endet in der Fossa iliaca dextra und ist mit der **Radix mesenterii** an der hinteren Bauchwand verwachsen.

▶ Charakteristisch für das Jejunum sind folgende Merkmale:
- Die Ringfalten im Jejunum sind nicht so hoch wie im Duodenum und auch nicht so zahlreich.
- Die Zotten sind hier deutlich länger und dünner. ◄

 Für die folgenden Abschnitte empfiehlt es sich, parallel einen Anatomieatlas zu benutzen, um den Gesamtüberblick nicht zu verlieren.

> **Merke!**
>
> Ein wichtiges Differenzierungskriterium der einzelnen Abschnitte stellen die Dünndarmfalten dar: Im Duodenum sind sie groß und kräftig, im Jejunum sind die Falten deutlich schwächer ausgebildet und nehmen im Ileum noch weiter ab. Im letzten Ileumabschnitt finden sich teilweise gar keine Falten mehr.

Ileum
▶ Im Unterschied zu den beiden anderen Darmabschnitten finden sich im Ileum nur wenige, dafür aber flache Ringfalten, die im letzten Teil auch ganz fehlen können.

Im Gegensatz zu Duodenum und Jejunum liegen in der Lamina propria mucosae des Ileums Lymphfollikel, die sog. **Peyer-Plaques**. ◄ Sie sind auf der gegenüberliegenden Seite der Anheftungsstelle des Mesenteriums zu finden und sorgen dort für Auftreibungen des Schleimhautreliefs. Die Areale der Peyer-Plaques werden charakteristischerweise lumenwärts von sog. **M-Zellen** (membranöse Zellen) überzogen. Diese Epithelzellen zählen zum **darmassoziierten lymphatischen System (DALT;** engl.:

gut-associated lymphatic tissue [GALT]) und weisen an ihrer Oberfläche Mikrofalten statt der sonst üblichen Mikrovilli auf. Über diese Mikrofalten können die Zellen antigene Moleküle endozytotisch aufnehmen.

Zusätzlich gibt es noch lymphatisches Gewebe in der Schleimhaut, welches als MALT („mucosa-associated lymphatic tissue") bezeichnet wird.

In den Peyer-Plaques finden sich als immunkompetente Zellen vor allem B-Lymphozyten. Die Plaques können auch als Konglomerate mit einer Länge von 1–12 cm und einer Breite von bis zu 12 mm auftreten.

Aufgrund der Peyer-Plaques-Areale ist die Anzahl der Enterozyten in diesem Bereich entsprechend reduziert.

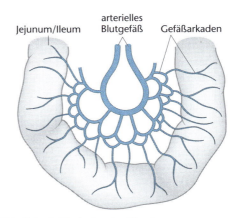

Abb. 8.9: Gefäßarkaden des Dünndarms.

Gefäße und Nerven
Arterien
▶ Das Intestinum tenue wird arteriell durch Äste des Truncus coeliacus und der A. mesenterica superior versorgt.

Der Übergang vom Versorgungsgebiet des Truncus coeliacus zum Versorgungsgebiet der A. mesenterica superior ist in der Pars descendens duodeni. ◀

Die **A. gastroduodenalis** aus dem Truncus coeliacus gibt mehrere Äste ab:
- A. pancreaticoduodenalis superior posterior (Rr. duodenales)
- A. pancreaticoduodenalis superior anterior (Rr. duodenales)
- Aa. retroduodenales.

Die **A. mesenterica superior** verzweigt sich wie folgt:
- A. pancreaticoduodenalis inferior
- ▶ Aa. jejunales et ileales; sie bilden **Gefäßarkaden** im Mesenterium ◀ (☞ Abb. 8.9).
- A. ileocolica: versorgt den Übergang vom Ileum in das Kolon.
- Aa. colicae dextra und sinistra: zur Versorgung der ersten Dickdarmabschnitte.

Venen
Die Venen des Intestinum tenue verlaufen wie die Arterien. Der Stamm der V. mesenterica superior liegt rechts von der Arterie und vereinigt sich hinter dem Pankreaskopf mit der V. mesenterica inferior und der V. splenica zur **V. portae hepatis.**

Die V. portae hepatis (**Pfortader**) nimmt das Blut aus den unpaaren Bauchorganen Magen, Darm, Leber, Milz und Pankreas auf.

Lymphgefäße
Die Lymphgefäße des Dünndarms ziehen mit den Blutgefäßen zu folgenden Lymphknoten:
- Nodi lymphoidei mesenterici superiores
- Nodi lymphoidei mesenterici ileocolici
- Nodi lymphoidei mesenterici colici dextri
- Nodi lymphoidei mesenterici medii.

▶ Bei den meisten Menschen vereinigen sich die Lymphgefäße zum sog. **Truncus intestinalis,** der in den Truncus lumbalis sinister oder direkt in die Cisterna chyli mündet. ◀

Nerven
▶ In der Tunica muscularis findet sich zwischen der äußeren Längs- und der inneren Ringmuskelschicht ein Nervengeflecht, der **Plexus myentericus** oder **Auerbach-Plexus.** Ein weiteres Nervengeflecht, der **Plexus submucosus** oder **Meissner-Plexus,** ist in der Tela submucosa lokalisiert. Beide Plexus erhalten afferente und efferente Fasern des vegetativen Nervensystems. Sie sind miteinander verbunden und steuern die Peristaltik und Motilität des Darms. ◀

8.1.6 Intestinum crassum !!!

Makroskopie

▶ Das **Intestinum crassum** (Dickdarm oder Kolon) beginnt in der Fossa iliaca dextra und mündet in der Fossa iliaca sinistra in das Rektum. Es gliedert sich in fünf Abschnitte:
- **Caecum** (Blinddarm mit Appendix vermiformis, ☞ Abb. 8.10)
- **Colon ascendens** (aufsteigender Dickdarm)
- **Colon transversum** (horizontal verlaufender Dickdarm)
- **Colon descendens** (absteigender Dickdarm)
- **Colon sigmoideum** (S-förmiger Dickdarm).

Der Übergang vom Ileum in das Kolon ist durch die Ileozäkalklappe (Valva ileocaecalis, Bauhin-Klappe) bestimmt. Dabei handelt es sich um zwei Schleimhautlippen oder -falten, die einen horizontalen Schlitz, das **Ostium ileale,** bilden. Die Falten sollen das Zurückfließen von Darminhalt verhindern. ◀

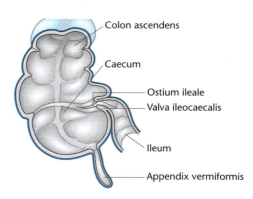

Abb. 8.10: Caecum. Blau: intraperitoneale Lage.

> **Merke!**
> „Fließen" ist hier der richtige Ausdruck: Der Darminhalt ist an dieser Stelle noch recht flüssig; eingedickt wird er erst weiter distal im Dickdarm.

> **Klinik!**
> Die Bezeichnung Caecum (Blinddarm) beschreibt den gesamten ersten Teil des Kolons. Oft versteht man darunter fälschlicherweise nur seinen kleinen wurmartigen Anhang: die Appendix vermiformis. Entsprechend ist der Begriff „Blinddarmentzündung" eigentlich nicht korrekt: Entzündet ist „lediglich" der Wurmfortsatz. Dies wird im Fachausdruck auch deutlich: Appendizitis, also eine Entzündung des Wurmfortsatzes selbst.

▶ Das Colon ascendens liegt sekundär retroperitoneal. Es steigt zunächst in Richtung Leber auf und biegt dann mit der **Flexura coli dextra** in Richtung Milz ab. Das folgende Colon transversum liegt intraperitoneal und hängt an seinem Mesenterium ein wenig – in Einzelfällen jedoch sogar bis zum Becken – nach kaudal durch. Mit der **Flexura coli sinistra** geht das Colon transversum in das erneut sekundär retroperitoneal liegende Colon descendens über. Etwa auf Höhe der linken Crista iliaca beginnt das wiederum intraperitoneal liegende Colon sigmoideum. Dieses Sigmoid hat ein unterschiedlich langes Mesocolon, wodurch sich der „sigmoidale", S-förmige Verlauf erklärt. Die Wurzel des sigmoidalen Mesocolons überkreuzt den Ureter (☞ Abb. 8.11).

In jedem Abschnitt des Kolons findet man drei Strukturen, die für den Dickdarm charakteristisch sind (☞ Abb. 8.12):
- Tänien
- Haustren
- Appendices epiploicae.

Tänien sind Längsmuskelstreifen. Beim Kolon ist fast die gesamte Längsmuskulatur der Tunica muscularis zu ca. 1 cm breiten Streifen verdichtet. Man kann drei verschiedene Tänien unterscheiden:
- **Taenia omentalis:** am Colon transversum in der Basis des hier beginnenden Omentum majus
- **Taenia mesocolica:** am Colon transversum an der Stelle, wo das Mesocolon mit dem Kolon verwachsen ist
- **Taenia libera:** sie ist als einzige Tänie am gesamten Kolon frei sichtbar.

Bei den **Haustren** handelt es sich um Kontraktionsfalten des Dickdarms. Im Gegensatz zum Dünndarm ist die Tunica muscularis an der Faltenbildung der Darmschleimhaut beteiligt. Auf der Innenseite bezeichnet man diese Kontraktionsfalten als **Plicae semilunares coli.**

Bei den **Appendices epiploicae** handelt es sich um girlandenartige Anhänge des Kolons. Sie bestehen hauptsächlich aus Fettzellen und sind vom Bindegewebe der Tela submucosa umhüllt. Aufgrund ihres hohen Gehalts an Fettzellen erscheinen sie gelblich. Die Appendices befinden sich an allen Teilen des Kolons mit Außnahme von Caecum und Appendix. ◀

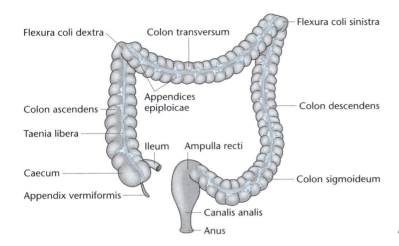

Abb. 8.11: Kolon und Rektum.

Histologie

Die einzelnen Kolonabschnitte unterscheiden sich nicht besonders deutlich.

Der Aufbau der Darmwand entspricht grundsätzlich der des Dünndarms. Allerdings findet man weder Zotten noch Falten (abgesehen von den Plicae semilunares coli). Stattdessen gibt es zahlreiche tiefe und unverzweigte **Krypten.** Vereinzelt kommen Lymphknoten vor, die **Noduli lymphoidei solitarii.**

> **Merke!**
> - Die Falten des Dünndarms (die sog. Kerckring-Falten) bestehen aus Mukosa und Submukosa und beziehen die Tunica muscularis nicht mit ein.
> - An den Falten des Kolons (Haustren, Plicae semilunares) ist auch die Tunica muscularis beteiligt.

Gefäße und Nerven

Arterien

▶ Die arterielle Versorgung des Kolons wird über ein Geflecht von Gefäßen gewährleistet, die sog. **Gefäßarkaden.** Diese Arkaden werden sowohl von der A. mesenterica superior als auch von der A. mesenterica inferior gespeist. Die **A. mesenterica superior** versorgt die Arkaden nur bis zur Flexura coli sinistra. Ab hier übernimmt die **A. mesenterica inferior** die Arkadendurchblutung. Diese Stelle, an der sich die Blutversorgung ändert, heißt **Cannon-Böhm-Punkt.** Zwischen den beiden Arterien existieren Anastomosen, die von Mensch zu Mensch unterschiedlich stark ausgeprägt sind.

Die A. mesenterica superior bildet drei Hauptäste:
- A. ileocolica (mit A. appendicularis, Aa. ileocolicae anterior und posterior und Aa. ileales)
- A. colica dextra
- A. colica media.

Die A. mesenterica inferior teilt sich auch in drei Äste:
- A. colica sinistra
- A. sigmoidea
- A. rectalis superior.

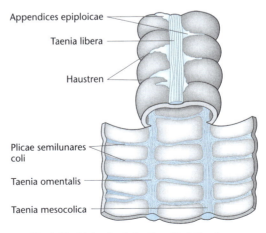

▶ **Abb. 8.12:** Makroskopische Charakteristika des Kolons. ◀

Colon descendens, Sigmoid und der obere Teil des Rektums erhalten Blut aus der A. mesenterica inferior. ◄

Venen
Die Venen verlaufen in den peripheren Abschnitten wie die Arterien. Ihr Blut gelangt zur V. portae hepatis.

Lymphgefäße
Die Lymphe des Caecums fließt über die Nodi lymphoidei ileocolici entlang der V. mesenterica inferior in den Trunci intestinales ab. Die Lymphe aus den distaleren Abschnitten des Kolons zieht zu Lymphknoten, die unmittelbar entlang den einzelnen Kolonabschnitten zu finden sind. Sie drainieren die Lymphflüssigkeit über Mesenteriallymphknoten in die Trunci intestinales.

Nerven
Die Nervenfasern des Kolons stammen aus dem **Plexus mesentericus superior,** der sympathische Fasern aus den Nn. splanchnici und parasympathische Fasern aus dem N. vagus erhält.

Das Versorgungsgebiet des N. vagus reicht ebenso wie das der A. mesenterica superior bis zum Cannon-Böhm-Punkt. Ab hier wird die parasympathische Innervation durch Nn. splanchnici pelvici gewährleistet; dabei handelt es sich um Fasern aus den Segmenten S2–S4.

8.1.7 Rektum

Makroskopie
► Das **Rektum** (Mastdarm) beginnt dort, wo das Darmrohr sein Mesenterium verliert und sich mit seiner Rückwand an das Kreuzbein anlegt. Diese Stelle ist zugleich die engste Stelle des Dickdarms.

Der Name Rektum (lat.: gerade) entspricht nicht der anatomischen Form. Vielmehr zeigt der Mastdarm sowohl Biegungen nach vorn und hinten wie auch nach der Seite. Am stärksten ausgeprägt sind folgende sagittale Biegungen:
- **Flexura sacralis:** nach hinten konvex, hervorgerufen durch den Bogen des Kreuzbeins
- **Flexura anorectalis:** konvex nach vorn zur Umgehung des Steißbeins.

Makroskopisch wird das Rektum in zwei Abschnitte gegliedert:
- **Ampulla recti:** Sie schließt sich direkt an das Colon sigmoideum an. Es handelt sich um eine ca. 12 cm lange Erweiterung des Mastdarms oberhalb der Schließmuskeln, die sich bei Kotstauung durch passive Dehnung bildet.
- **Canalis analis:** Der Analkanal ist ca. 5 cm lang und stellt den letzten Abschnitt des Magen-Darm-Trakts dar. Er endet, nachdem er das Diaphragma pelvis (Beckenboden) durchzogen hat, am After. ◄

Am **After (Anus)** geht die innere in die äußere Körperoberfläche über. Er ist das Verschlussorgan des Darmrohrs.
Die Schleimhaut bildet im Canalis analis eine oder mehrere fixe Querfalten, die **Valvulae anales,** deren größte sich immer rechts befindet: die sog. **Kohlrausch-Falte.** Kaudal dieser Falte bildet die Schleimhaut einen Kranz von 5–10 Längsfalten, die als **Columnae anales (Morgagni)** bezeichnet werden. Zwischen den Falten bilden sich Vertiefungen, die **Sinus anales** (☞ Abb. 8.13). Dieser Bereich wird auch **Zona columnalis** genannt. Nach kaudal werden die Falten durch einen zirkulären Wulst, die **Zona haemorrhoidalis,** begrenzt.
Tabelle 8.2 veranschaulicht die Peritoneallage der einzelnen Darmabschnitte.

Histologie
Die Wand des Rektums unterscheidet sich in ihrem Aufbau von der Wand des übrigen Dickdarms durch einige Besonderheiten:

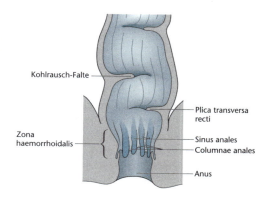

Abb. 8.13: Canalis analis.

- Das Peritoneum viscerale findet sich nur an der Vorder- und Seitenwand des oberen Teils (Douglas-Raum!). An der hinteren Wand liegt die Muskelschicht – nur überzogen von lockerem Bindegewebe, dem sog. **Paraproktium** – dem Kreuzbein unmittelbar an.
- Die Längsmuskelbündel der Tänien des Kolons vereinigen sich am Rektum wieder zu einer geschlossenen Lage, die den Mastdarm allseitig umgibt.
- Die Ringmuskulatur bildet am After einen Schließmuskel aus **glatten** Muskelfasern, den **M. sphincter ani internus.** Er wird von außen bedeckt von einem Ringmuskel aus **quergestreifter** Muskulatur, dem **M. sphincter ani externus,** der einen Teil der willkürlichen Beckenbodenmuskulatur darstellt.
- Unter der Schleimhaut der Columnae anales befindet sich eine Verdichtung der venösen Blutgefäße, die auf Höhe der Zona haemorrhoidalis einen Venenkranz als Verstärkung des muskulösen Verschlusses bildet.
- Der Canalis analis hat von kranial nach kaudal verschiedene Epithelschichten und wird aus diesem Grund in drei Zonen eingeteilt:
  - Zona columnaris: Sie liegt im Bereich der Columnae anales; hier findet sich das einschichtige hochprismatische Epithel, welches auch das übrige Rektum auskleidet.
  - Pecten analis: Dieser sehr schmerzempfindliche Bereich wird durch nichtverhornendes Plattenepithel ausgekleidet und geht in der Linea anocutanea in die äußerste Epithelschicht über.
  - Zona cutanea: äußerste Epithelschicht mit verhorntem Plattenepithel wie an der Haut.
- ▶ Der Verschlussapparat des Afters setzt sich aus folgenden Strukturen zusammen:
- **M. spincter ani externus:** quergestreifter Muskel, dessen Funktion durch den N. pudendus kontrolliert wird
- **M. sphincter ani internus:** Muskel aus sympathisch innervierten, glatten Muskelfasern; innerster Teil des Verschlussapparats
- **M. levator ani**
- **Plexus venosus rectalis:** umschließt das Rektum und wird von venösen Gefäße des Beckens gespeist. Durch die Erweiterung der Gefäße schwillt er an und trägt so zur Stuhlkontinenz bei. ◀

Gefäße und Nerven

Arterien

▶ Das Rektum wird im Wesentlichen durch drei Gefäße arteriell versorgt (☞ Tab. 8.2):
- **A. rectalis superior:** unpaarer Ast der A. mesenterica inferior; versorgt den oberen Teil des Rektums
- **A. rectalis media:** paarig; stammt aus der A. iliaca interna und versorgt den mittleren Teil des Rektums
- **A. rectalis inferior:** paarig, stammt aus der A. pudenda interna und versorgt den unteren Teil des Rektums. Sie verläuft in der Radix mesenterii.

Die A. rectalis superior versorgt den größten Teil des Rektums. Zwar bilden die drei Arterien zahlreiche Anastomosen, jedoch kann eine Verlegung der A. rectalis superior nicht durch die beiden anderen Arterien ausgeglichen werden. ◀

Venen

Das venöse Blut aus dem Rektum sammelt sich im **Plexus venosus rectalis.** Es fließt über zwei unterschiedliche Wege zurück zum Herzen:
- Das Blut aus dem oberen und mittleren Abschnitt des Rektums fließt über die V. mesenterica inferior zur V. portae hepatis und somit über die Leber zum Herzen.
- ▶ Das Blut aus dem unteren Abschnitt des Rektums fließt über die V. pudenda interna und V. iliaca interna direkt in die V. cava inferior. ◀

☞ Klinik!

▶ Der venöse Abfluss aus dem unteren Rektum wird pharmakologisch genutzt: Bei Applikation eines Zäpfchens gelangen die Medikamente unter Umgehung der Leber in den systemischen Blutkreislauf und können so direkt wirken, ohne vorher von der Leber verstoffwechselt zu werden. Bei massiver Leberschädigung kann sich dieser Blutstrom umkehren und einen portalen Umgehungskreislauf bilden (☞ Kap. 8.2.3) ◀

Nerven

Sympathisch wird das Rektum vom **Plexus hypogastricus** und parasympathisch von den **Nn. splanchnici** innerviert.

Die Schließmuskeln des Rektums werden alle unwillkürlich innerviert, lediglich der M. sphincter ani externus unterliegt der Willkürkontrolle.

▶ Tab. 8.2: Peritoneallage und arterielle Gefäßversorgung der einzelnen Darmabschnitte. ◀

Magen-Darm-Abschnitt	Peritoneallage	Gefäßversorgung
Magen	intraperitoneal	A. gastrica dextra A. gastrica sinistra A. gastroomentalis dextra A. gastroomentalis sinistra
Duodenum • Pars superior • Pars descendens • Pars horizontalis • Pars ascendens	• intraperitoneal • sekundär retroperitoneal • sekundär retroperitoneal • sekundär retroperitoneal, geht in intraperitoneale Lage über	• A. gastroduodenalis • A. gastroduodenalis • Aa. pancreaticoduodenales • Aa. pancreaticoduodenales
Jejunum	intraperitoneal	A. mesenterica superior
Ileum	intraperitoneal	A. mesenterica superior
Caecum	intraperitoneal	A. mesenterica superior
Colon ascendens	sekundär retroperitoneal	A. mesenterica superior
Colon transversum	intraperitoneal	A. mesenterica superior
Colon descendens	sekundär retroperitoneal	A. mesenterica inferior
Colon sigmoideum	intraperitoneal	A. mesenterica inferior
Rektum • Ampulla recti • Canalis analis	• sekundär retroperitoneal • extraperitoneal	A. mesenterica inferior und A. iliaca interna

▶ Peritoneallagen und Gefäßversorgung des Magen-Darm-Kanals sind äußerst prüfungsrelevant. Prägen Sie sich daher den Inhalt von Tabelle 8.2 gut ein! ◀

8.2 Leber, Gallenblase und Pankreas

8.2.1 Allgemeines

Die Leber **(Hepar)** ist das größte Stoffwechselorgan des Körpers. Sie nimmt dabei Stoffe aus dem Blut über die V. portae auf, verarbeitet und speichert sie oder gibt ihre Stoffwechselprodukte wieder in das Blut ab. Sie ist essenziell für die **Entgiftung** – bei gewissen Substanzen jedoch auch für die **Giftung**.

Die Aufgaben der Leber sind in Lehrbüchern der Biochemie und Physiologie ausführlicher dargestellt.

Die Leber hat auch eine exokrine Funktion, nämlich die Sekretion von Galle. Die Galle wird über ein eigenes Gangsystem in das Duodenum abgegeben.

Eine gesunde Leber wiegt 1500–2000 g und hat eine rotbraune Farbe.

Die Gallenblase **(Vesica fellea** bzw. **biliaris)** dient der Speicherung, Eindickung und Abgabe der von der Leber produzierten Galle. Sie ist ein birnenförmiger Schlauch, der 8–12 cm lang und ca. 5 cm breit ist und etwa 50 ml Galle **(Fel)** fassen kann.

Die Bauchspeicheldrüse **(Pankreas)** ist eine **gemischt exokrin-endokrine** Drüse. Sie ist 12–18 cm lang und wiegt ca. 80 g.

> **Merke!**
>
> Es heißt nicht der oder die, sondern **das** Pankreas. Diesen Umstand verdanken wir der griechischen Sprache: „Pankreas" heißt übersetzt „Das gänzlich aus Fleisch Bestehende".

Zu den exokrinen Funktionen des Pankreas gehört die Aufgabe, Verdauungssäfte zu produzieren. Diese machen quantitativ den größten Teil der Pankreasproduktion aus und werden in den Dünndarm sezerniert.

Die endokrine Funktion des Pankreas übernimmt das sog. **Inselorgan.** Die entsprechenden Zellen dort bilden die den Kohlenhydratstoffwechsel regulierenden Hormone Insulin, Glukagon und Somatostatin und geben sie in das Blut ab.

Eine weitere Besonderheit von Leber, Gallenblase und Darm ist der sog. **enterohepatische Kreislauf.** Dieser Begriff beschreibt das mehrfache Zirkulieren bestimmter Substanzen durch Darm, Leber und Gallenblase. Dieses Verhalten ergibt sich aus den chemischen und physikalischen Eigenschaften der Stoffe. Dazu gehören z.B. die Gallensäuren, aber auch körperfremde Stoffe wie manche Arzneimittel. Die Substanzen werden zunächst aus dem Darm in den Blutkreislauf resorbiert und über die V. portae zur Leber transportiert. Hier werden sie durch die Enzyme der Leber verstoffwechselt und anschließend mit der Galle in den Darm ausgeschieden, von wo sie erneut resorbiert werden. Näheres zum enterohepatischen Kreislauf entnehmen Sie bitte entsprechenden Lehrbüchern der Biochemie und Physiologie.

8.2.2 Embryologie

▶ Das Epithel von Leber, Gallenblase und Gallengängen entwickelt sich als Ausbuchtung des distalen Vorderdarms aus dem ventralen Entoderm. Diese entodermale Anlage lässt sich in eine **Pars hepatis** und eine **Pars cystica** aufteilen. ◀

Das obere Leberdivertikel stellt als Pars hepatis die eigentliche **Leberanlage** dar, während sich aus der Pars cystica (unteres Leberdivertikel) die **Gallenblase** entwickelt. Beide Anteile stehen mit einem gemeinsamen Gang, der später zum **Ductus choledochus** wird, mit dem Duodenum in Verbindung. Dieser Gang mündet zuerst ventral, später wegen der Drehung von Duodenum und Magen dorsal in das Duodenum. Aus dem Abschnitt zwischen Vorderwand des Darms und der Leber, dem Mesohepaticum dorsale, wird später das sog. **Omentum minus.** Der Abschnitt des Mesogastricum ventrale zwischen der Leber und der Hinterfläche der vorderen Bauchwand entwickelt sich das **Lig. falciforme hepatis.** Am unteren Rand des Mesohepaticum ventrale verläuft die linke V. umbilicalis, die nach der Geburt obliteriert und so zum **Lig. teres hepatis** wird.

Aus der **Pars hepatis** entstehen Epithelzellen, die sich zu Zellsträngen und schließlich zu Zellplatten formieren. Diese Zellplatten dringen in das Septum transversum ein und entwickeln sich dort zum eigentlichen Lebergewebe. Die Entwicklung des Lebergewebes vollzieht sich am Anfang sehr schnell, dadurch wird das Septum transversum ausgeweitet. Hierbei gelangt das Mesenchym des Septum transversum zwischen die Leberzellplatten. Aus diesem Mesenchym entwickelt sich nun der bindegewebige Anteil der Leber.

Die Leberzellen geraten frühzeitig in Kontakt mit den **Vv. omphalomesentericae,** den Dottersackvenen, aus denen die Gefäße der Leber entstehen, die sog. **Lebersinusoide.** Mit der Entwicklung der Leber bilden die Vv. omphalomesentericae einen dichten hepatischen Plexus zwischen den Leberzellplatten aus. Sie anastomosieren auch mit den Vv. umbilicales.

Durch verschiedene Umbauvorgänge und Rückbildungen entsteht die **V. portae hepatis,** die das Blut vom Intestinum in die Leber bringt: Venen aus Magen, Darm und Milz bekommen Anschluss an die rechte Dottersackvene. Dabei entwickelt sich aus einem Teil der rechten Dottersackvene die V. portae.

Die linke Nabelvene (V. umbilicalis) erhält direkten Anschluss die V. cava inferior über den sich bildenden Ductus venosus; die rechte Nabelvene hat sich während dieser Entwicklung bereits zurückgebildet. Der Ductus venosus stellt also eine Kurzschlussverbindung zwischen der sauerstoffreiches Blut von der Plazenta führenden V. umbilicalis und der V. cava inferior dar (☞ Kap. 2.10.1).

Die V. umbilicalis wird nach der Geburt zum Lig. teres hepatis, der Ductus venosus zum Lig. venosum.

Das Blut fließt aus der Leber über die Vv. revehentes ab; aus diesen entstehen später die Vv. hepaticae.

Aus der **Pars cystica** geht der epitheliale Anteil der Gallenblase und des Ductus cysticus hervor. Die übrigen Anteile der Gallenblase werden vom Mesenchym des Mesogastricum ventrale gebildet.

Ein oberer Abschnitt der Leber geht direkt in das Septum transversum über, hier bildet sich später die **Area nuda.** Seitlich von diesem Abschnitt findet sich der Umschlag des Peritoneums, dieser wird zum **Lig. coronarium.**

Die Leber beginnt in der 12. Entwicklungswoche mit der Produktion von Galle. Im 2.–7. Entwicklungsmonat findet in der Leber die Blutbildung statt.

 Um die Entwicklung der Leber nachzuvollziehen, bieten die Abbildungen 8.5 und 8.6 eine Hilfestellung.

8.2.3 Leber

Makroskopie

▶ Die Leber ist von einer Bindegewebskapsel (Tunica fibrosa) umgeben, die auch als **Glisson-Kapsel** bezeichnet wird. Die Glisson-Kapsel ist umschlossen von Peritonealepithel. Ihre Faserzüge hängen mit dem intrahepatischen Bindegewebssystem zusammen. ◀

Der größte Teil der Leber liegt unter dem rechten Rippenbogen und überragt diesen in der Regel nicht.

▶ Die Oberseite der Leber ist als **Facies diaphragmatica** dem Zwerchfell zugewandt. Sie ist in einem dreieckigen Areal, der sog. **Area nuda,** mit der Pars lumbalis des Diaphragmas verwachsen. Aus diesem Grund folgt die Leber den Atemexkursionen: Sie hebt sich beim Ein- und senkt sich beim Ausatmen. An den Rändern der Area nuda befindet sich die Umschlagsfalte vom viszeralen in das parietale Blatt des Peritoneums. Diese Umschlagsfalte bezeichnet man als **Lig. coronarium hepatis.** Die Area nuda bleibt also frei von Peritonealepithel.

Der übrige Teil der Leber ist von Peritoneum überzogen und heißt **Pars libera.** Nach rechts läuft das Lig. coronarium hepatis zum **Lig. triangulare dextrum** aus, nach links zum **Lig. triangulare sinistrum,** das sich in die **Appendix fibrosa hepatis** fortsetzt. Im vorderen Winkel, also nach ventral, laufen die beiden Schenkel des Lig. coronarium hepatis zum **Lig. falciforme hepatis** zusammen, das in der Embryonalzeit das Mesohepaticum ventrale gebildet hat. Dieses Band teilt die Leber in einen linken und einen rechten Leberlappen (**Lobus sinister** und **Lobus dexter;** ☞ Abb. 8.14). ◀

> **Klinik!**
>
> Die Aufteilung der Leber in Segmente erfolgt durch das Verzweigungsmuster der Blut- und Gallengefäße und ist für chirurgische Eingriffe von besonderer Bedeutung.

▶ Die **Facies visceralis** der Leber, also die Fläche, die nach dorsal zu den Bauchorganen gerichtet ist, wird von H-förmig angeordneten Furchen unterteilt. Der quer verlaufenden Schenkel des H bildet die Leberpforte, die **Porta hepatis** (☞ Abb. 8.15). Der linke longitudinale Einschnitt, die **Fissura ligamenti teretis,** enthält ventral unten das **Lig. teres hepatis,** das die obliterierte V. umbilicalis (Reste der Nabelvene) enthält. Nach dorsal und oben schließt sich das **Lig. venosum** an, das den obliterierten **Ductus venosus (Arantii)** enthält. In der rechten longitudinalen Furche liegt die Gallenblase **(Vesica biliaris)** dahinter die **V. cava inferior.**

Über der Porta hepatis wölbt sich leicht der **Lobus caudatus** vor. Unterhalb der Porta hepatis liegt der **Lobus quadratus** (☞ Abb. 8.15).

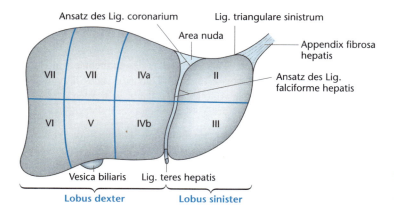

Abb. 8.14: Leber von ventral. Die römischen Ziffern bezeichnen die Lebersegmente.

8.2 Leber, Gallenblase und Pankreas

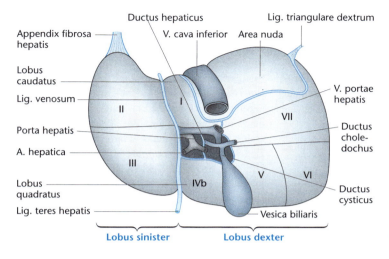

Abb. 8.15: Leber von dorsal. Die römischen Ziffern bezeichnen die Segmenteinteilung. Die Eröffnung der Porta hepatis erlaubt den Blick auf die zu- und abführenden Gefäße.

Die Facies visceralis zeigt zahlreiche Abdrücke von Nachbarorganen (☞ Abb. 8.16):
- **Impressio gastrica** durch den Magen
- **Impressio oesophagea** durch die Speiseröhre
- **Impressio renalis** durch die rechte Niere
- **Impressio suprarenalis** durch die rechte Nebenniere
- **Impressio colica** durch den Dickdarm (Colon transversum)
- **Impressio duodenalis** durch den Dünndarm. ◀

Über Bänder ist die Leber mit dem Magen und dem Duodenum verbunden:
- **Lig. hepatogastricum:** In ihm verlaufen die A. gastrica dextra und die A. gastrica sinistra.
- **Lig. hepatoduodenale:** verbindet die Pars superior duodeni mit der Porta hepatis; in ihm verlaufen die V. portae hepatis, die A. hepatica propria und der Ductus choledochus.

Die beiden Bandstrukturen bilden zusammen das Omentum minus, das die vordere Wand der Bursa omentalis darstellt.

 Um Lage und Aufbau der Leber besser zu verstehen, sollten auch die entsprechenden Abbildungen in einem Anatomiatlas betrachtet werden.

Bursa omentalis

▶ Die Bursa omentalis ist der Netzbeutel und stellt einen Spaltraum der Bauchhöhle dar. Sie wird durch folgende Strukturen begrenzt:
- vorn: Magen bzw. Lig. hepatogastricum und Lig. hepatoduodenale

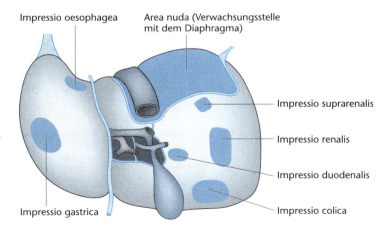

Abb. 8.16: Berührungsflächen der Nachbarorgane auf der Leber; Ansicht von viszeral.

- hinten: Pankreas bzw. die dorsale Leibeswand
- rechts: Leber
- links: Milz
- unten: Colon transversum.

Zugängig ist die Bursa omentalis durch das **Foramen omentale,** das auch als **Foramen epiploicum** bezeichnet wird. Es befindet sich dorsal des Lig. hepatoduodenale.

Die Bursa omentalis kann in folgende Abschnitte unterteilt werden:
- **Vestibulum bursae omentalis:** kranial begrenzt vom Lobus caudatus der Leber, kaudal vom Pankreas, dorsal von der V. cava inferior und der Aorta und ventral vom Omentum minus (Lig. hepatoduodenale). Aus ihm gelangt man in den Hauptraum und in den Recessus superior.
- **Hauptraum:** liegt hinter dem Omentum minus und dem Magen und vor dem Peritoneum, der linken Nebenniere, dem Pankreas und kleinen Teilen des Zwerchfells
- **Recessus:**
  - **Recessus splenicus:** auf der linken Seite, gebildet durch das Lig. splenorenale und das Lig. gastrosplenicum
  - **Recessus inferior:** unterhalb des Hauptraums zwischen Magen und Colon transversum
  - **Recessus superior:** zwischen V. cava inferior und Ösophagus bzw. der Kardia des Magens. ◀

 Die Bursa omentalis ist ein wichtiges Prüfungsthema dar. Beschäftigen Sie sich daher gründlich mit dem vorangegangenen Abschnitt.

Histologie
Funktionelle Strukturen
▶ Die Leberläppchen stellen die Baueinheiten der Leber dar. Sie lassen sich je nach Betrachtungsweise nach drei verschiedenen Einteilungen gliedern (☞ Abb. 8.17):
- Lobi hepatici (klassische Leberläppchen)
- portale Läppchen
- Leberacini.

Der **Lobus hepaticus** (Zentralvenen-Leberläppchen) kann mit einer Bienenwabe verglichen werden. Sein Mittelpunkt ist eine **V. centralis,** die in ihrem Verlauf in eine V. hepatica mündet. Die V. centralis ist von radiär auf sie zulaufenden Lebersinu-

soiden umgeben. Benachbarte Läppchen sind durch spärliche Bindegewebszüge voneinander getrennt. Zwischen den Läppchen verdichtet sich das Bindegewebe und bildet Bindegewebszonen, die sog. **periportalen Felder.** Diese werden auch **Glisson-Trias** genannt. In einer solchen Trias verlaufen jeweils eine **V. interlobularis** (aus der V. portae), eine **A. interlobularis** (aus der A. hepatica) und ein Galle führender **Ductus interlobularis.** In dieser Einteilung bilden mehrere Glisson-Triaden die Umrahmung bzw. die Ecken eines Leberläppchens. Diese Einteilung beschreibt den Blutfluss durch die Leber von der Glisson-Trias hin zur Zentralvene.

Bei der Einteilung in **portale Läppchen** liegt eine Glisson-Trias im Mittelpunkt und wird von drei Zentralvenen umgeben. Diese Gliederung spiegelt die Flussrichtung der Galle zur Glisson-Trias wider.

Ein **Leberacinus** hat die Form eines Rhombus, bei dem die Ecken jeweils von zwei einander gegenüberliegenden Zentralvenen und zwei periportalen Feldern gebildet werden. ◀

Hepatozyten, Lebersinusoide und Disse-Raum
▶ Die Leberzellplatten sind einschichtige, von **Hepatozyten** gebildete Zellsäulen, die strahlenförmig von den periportalen Feldern auf die V. centralis zulaufen. Die Hepatozyten besitzen viel glattes endoplasmatisches Retikulum, das sie in die Lage versetzt, toxische Stoffe, Medikamente, Alkohol, Hormone etc. zu metabolisieren. Außerdem können sie Proteine synthetisieren, die sie in den Disse-Raum (s. u.) abgeben.

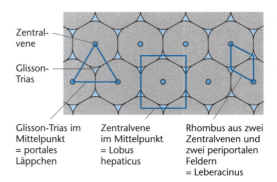

Glisson-Trias im Mittelpunkt = portales Läppchen

Zentralvene im Mittelpunkt = Lobus hepaticus

Rhombus aus zwei Zentralvenen und zwei periportalen Feldern = Leberacinus

Abb. 8.17: Schematische Darstellung der unterschiedlichen Arten der Läppcheneinteilung (blau).

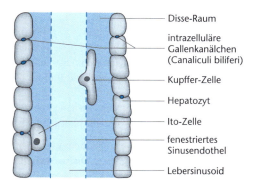

Abb. 8.18: Aufbau eines Lebersinusoid; das Sinusendothel ist gestrichelt dargestellt.

Zwischen den Zellsäulen befinden sich die **Lebersinusoide,** die Blut führen. Diese Sinusoide sind als Spalträume zwischen den Zellreihen zu verstehen. In die Lebersinusoide münden Äste der Aa. und Vv. interlobulares. Dies bedeutet, dass die Lebersinusoide **Mischblut** enthalten, das einerseits Nährstoffe aus der V. portae hepatis, andererseits sauerstoffreiches Blut aus der A. hepatica führt.

Lebersinusoide werden von fenestriertem Sinusendothel ausgekleidet. Es besitzt **keine Basalmembran,** ist aber reich an Poren. Um die Lebersinusoide herum befindet sich ein schmaler perikapillärer Spaltraum, der **Disse-Raum.** Dieser Raum ist einerseits von Leberzellen und andererseits von dem lückenhaften Sinusepithel begrenzt (☞ Abb. 8.18). Dies ermöglicht einen guten Kontakt zwischen Blutplasma und den Hepatozyten und die optimale Aufnahme von Stoffen aus dem Blut. Zelluläre Blutbestandteile finden sich im Disse-Raum nicht. ◂

Kupffer-Zellen

Im Endothelverband des Sinusendothels liegen sog. Kupffer-Zellen. Sie gehören als Makrophagen zum **mononukleären Phagozytosesystem (MPS)** und leiten sich von Monozyten ab. Ihre Aufgabe ist die Phagozytose von körperfremdem Material und von Zelldetritus (Reste abgestorbener Zellen). In diesem Rahmen übernehmen sie Abwehrfunktionen, außerdem nehmen sie Erythrozyten und deren Bruchstücke auf. Sie liegen mit ihren sternförmigen Ausläufern zwischen den Sinusendothelzellen.

Ito-Zellen und Hering-Kanäle

Im Disse-Raum finden sich auch Ito-Zellen, die als Fettspeicherzellen Vitamin A und Fette speichern können.

Außerdem gibt es in der Leber die sog. Hering-Kanäle. Sie bilden die Schaltstücke zwischen den Gallenkanälchen und den interlobulären Gallengängen und sind mit einem Endothel ausgekleidet, das aus weniger differenzierten Zellen besteht. Diese stellen die Stammzellen für die Regeneration der Hepatozyten dar.

 Zum tieferen Verständnis des Leberaufbaus empfiehlt es sich, ein entsprechendes Histologiebuch zu konsultieren.

Klinik!

Leberzirrhose
Bei toxischer Belastung der Leber (z. B. durch Alkohol) kommt es zur vermehrten Speicherung von Fett in der Leber. Es resultiert eine Fettleber, die in eine Leberzirrhose übergehen kann, wenn die Ito-Zellen sich zu Fibroblasten umdifferenzieren und verstärkt Bindegewebe bilden.

Intrahepatische Gallenwege

Die intrahepatischen Gallenwege (Canaliculi biliferi) werden von rinnenförmigen Einsenkungen zweier benachbarter Leberepithelzellen gebildet und von deren Plasmamembran begrenzt. Sie besitzen also keine eigene epitheliale Wand. Damit sind sie keine Gefäße im eigentlichen histologischen Sinn. Ein Übertritt von Galle in das Blut ist jedoch unter physiologischen Bedingungen nicht möglich. Die Leberzellen geben die von ihnen produzierte Galle in diese Gallenwege ab. Die Galle gelangt dann über die Canaliculi biliferi in die sog. **Hering-Kanälchen,** welche kurze Schaltstücke darstellen. Sie münden dann in die interlobulären Gallengänge, die sog. **Ductus interlobulares biliferi.** Sie bilden gemeinsam mit der jeweiligen A. und V. interlobularis eine Glisson-Trias.

Merke!

Die Leber hat zwei Blutversorgungen: Die A. hepatica propria (Vas privatum) und die V. portae hepatis (Vas publicum). Die V. portae führt venöses Blut aus den unpaaren Bauchorganen.

Gefäße und Nerven

▶ An der Porta hepatica treten drei Gefäße in die Leber ein bzw. aus:
- A. hepatica propria
- V. portae hepatis
- Ductus hepaticus. ◀

Arterien

▶ Die **A. hepatica propria** versorgt die Leber mit sauerstoffreichem Blut. Sie ist ein **Vas privatum** und teilt sich in der Leber in einen **R. dexter** und einen **R. sinister** auf, die jeweils den gleichseitigen Lappen versorgen. Vasa privata sind Gefäße, die für die Eigenversorgung eines Organs zuständig sind. ◀

Venen

Die **V. portae hepatis** (Pfortader) führt das venöse Blut aus den unpaaren Bauchorganen zur Leber, also aus allen Darmabschnitten (außer dem unteren Rektum, welches sein Blut über die Vv. iliacae internae unter Umgehung der Leber an die V. cava inferior abgibt) sowie aus dem Magen, der Milz, der Gallenblase etc. Dieses Blut enthält u. a. Nährstoffe, die im Darm aufgenommen wurden. Sie ist ein **Vas publicum,** steht also im Dienst des Gesamtorganismus. Auch sie teilt sich in einen **R. dexter** und einen **R. sinister;** dies geschieht in der Porta hepatis. Die beiden Rami verästeln sich in ihrem Verlauf immer weiter zu **Vv. interlobulares.**

▶ Die **V. portae hepatis** entsteht hinter dem Kopf der Bauchspeicheldrüse (Caput pancreatis) durch den Zusammenfluss der **V. mesenterica superior** mit der **V. mesenterica inferior,** die zuvor die **V. splenica** aufgenommen hat. ◀

Der Blutabfluss aus der Leber erfolgt durch die **Vv. hepaticae,** die das Blut direkt in die V. cava inferior leiten. Sie treten also nicht über die Porta hepatis aus der Leber aus, sondern verlassen die Leber dorsal in der Nähe der Area nuda. Durch diese Venen wird das gesamte Blut der Leber abgeleitet, sowohl das aus der V. portae als auch das aus der A. hepatica.

Die intrahepatischen Äste der V. portae und der A. hepatica propria verlaufen stets gemeinsam mit Ästen der Gallengänge.

Gallengänge

▶ Der **Ductus hepaticus** (Gallengang) verlässt die Leber über die Porta hepatis. Er entstammt aus dem Zusammenfluss der **Ductus interlobulares biliferi.** Die Ductus werden von den **Canaliculi biliferi** gespeist. Dabei handelt es sich um die kleinsten galleführenden Strukturen. Sie werden von den Leberzellen und nicht von besonderen Gefäßzellen gebildet.

In der Leberpforte vereinigen sich die aus rechtem und linkem Lappen stammenden **Ductus hepatici** zum **Ductus hepaticus communis.** Von hier gelangt die Galle über den **Ductus choledochus** zum Duodenum **(Papilla Vateri).** Im Nebenschluss liegt die **Vesica biliaris** (Gallenblase), welche Galle speichert. Sie ist über den **Ductus cysticus** mit den Gallenausführungsgängen verbunden. ◀

Lymphgefäße

Die regionären Lymphknoten der Leber **(Nodi lymphoidei hepatici)** liegen an der Leberpforte.

Nerven

Sensible Nerven aus dem **N. phrenicus** versorgen das Peritoneum, welches die Leber umgibt. Vegetative Nerven aus dem **Plexus coeliacus** gelangen in Begleitung der A. hepatica propria in die Leber hinein.

🔵 Klinik!

Portale Hypertonie
Staut sich Blut in der Leber, in der V. portae oder in den Vv. hepaticae, wird dieses über Umgehungskreisläufe zur V. cava inferior umgeleitet. Diese Umgehungen bezeichnet man als **portokavale Anastomosen.** Folgende portokavale Anastomosen können sich ausbilden:
- über die Vv. paraumbilicales zu den Venen der Bauchwand; dadurch entsteht das sog. **Caput medusae** (Venenkranz um den Bauchnabel herum)
- über die V. coronaria gastri (= Vv. gastricae sinistra et dextra, V. prepylorica) und die Vv. gastricae breves zu den Ösophagusvenen (→ **Ösophagusvarizen!**)
- über Venen des Rektums (→ **massive Analblutungen** möglich!)
- über retroperitoneale Anastomosen.

Als Folge der Überlastung dieser Venen kann es zur **Varizenbildung** kommen. Das bedeutet, dass die Venen Aussackungen bilden, die rupturieren können. Dabei kann es zu gefährlichen Blutungen kommen (z.B. Ösophagusvarizenblutung beim Alkoholiker).

8.2.4 Gallenblase

Makroskopie
▶ Die Gallenblase (Vesica biliaris) befindet sich im rechten Oberbauch und liegt der Facies visceralis der Leber an. Sie wird an ihrer freien Fläche vom Peritoneum überzogen. Sie gliedert sich in Hals (Collum), Corpus und Gallenblasengrund (Fundus).

Die Gallenblase überragt den unteren Leberrand und kann sich so der Bauchwand anlagern. ◀ Sie hat enge topographische Beziehungen zum Lobus caudatus, der Flexura coli dextra und der Pars superior duodeni. Außerdem ist sie über Bindegewebszüge mit der Leber verbunden.

▶ Die Galle verlässt die Leber über den **Ductus hepaticus communis** (s.o.). Von dort gelangt sie über den **Ductus choledochus** in das Duodenum sowie über den **Ductus cysticus** in die Gallenblase. Der Ductus choledochus entsteht aus der Vereinigung des Ductus hepaticus communis mit dem Ductus cysticus (☞ Abb. 8.19). Der Ductus choledochus besitzt kurz vor seiner Mündung in den Dünndarm einen muskulären Verschlussapparat. Ist dieser geschlossen, staut sich die Galle in die Gallenblase zurück. ◀

> **Klinik!**
>
> **Cholestase**
> Bleibt ein Gallenstein in den Gallenwegen stecken, kann es zum Rückstau der Galle kommen. Dies kann unter anderem zu einer sehr schmerzhaften Entzündung führen (Gallenkolik).

Histologie
▶ Die Wand der Gallenblase besteht aus drei Schichten:

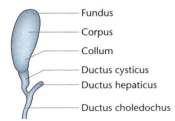

Abb. 8.19: Gallenblase mit extrahepatischen Gallenwegen.

- **Tunica mucosa:** einschichtiges, hochprismatisches bis kubisches Epithel mit niedrigem Mikrovillisaum. Dem Epithel schließt sich eine Lamina propria an. Die Tunica mucosa bildet hohe Schleimhautfalten, die häufig miteinander verbunden sind.
- **Tunica muscularis:** enthält scherenartig angeordnete glatte Muskelfasern, bei deren Kontraktion Galle ausgeschüttet wird
- **Tunica serosa:** ist zur Leber hin mit der Glisson-Kapsel verwachsen und zur Bauchhöhle mit Peritoneum überzogen. ◀

Gefäße und Nerven
Die Gallenblase wird über die **A. cystica** versorgt, die aus dem R. dexter der A. hepatica propria entspringt.

Der venöse Abfluss erfolgt über mehrere **Vv. cysticae,** die direkt in die V. portae münden.

Die Lymphgefäße der Gallenblase gelangen zur Leberpforte und werden dort von den Lymphknoten aufgenommen.

Vegetativ wird die Gallenblase aus dem **Plexus coeliacus** innerviert, ihr Peritonealüberzug durch den **N. phrenicus.**

8.2.5 Pankreas

Makroskopie
▶ Das Pankreas liegt **sekundär retroperitoneal.** Daher ist es nicht vom Peritoneum umgeben, sondern nur an der ventralen Seite davon bedeckt. Es besteht aus folgenden Abschnitten:
- **Pankreaskopf (Caput pancreatis):** liegt in der C-förmigen Schlinge des Duodenums. An diesem Kopf befindet sich hinter der A. und der V. mesenterica superior ein hakenförmiger Fortsatz, der **Processus uncinatus.** A. und V. mesenterica superior liegen erst dem Pankreaskopf von hinten an und treten dann durch die **Incisura pancreatis** vor den Processus uncinatus.
- **Pankreaskörper (Corpus pancreatis):** zieht in Höhe von LWK 1–2 auf die linke Seite und überquert dabei die Aorta. Der am weitesten nach ventral ragende Teil ist das **Tuber omentale,** das Kontakt zur Bursa omentalis hat.
- **Pankreasschwanz (Cauda pancreatis):** reicht bis zum Milzhilum (☞ Abb. 8.20).

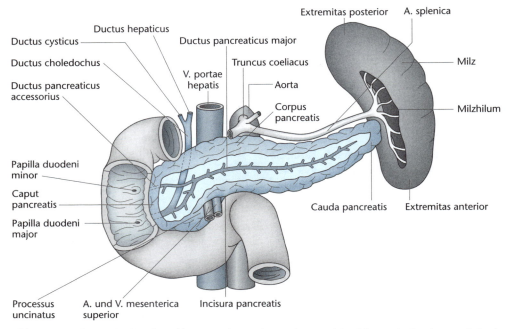

Abb. 8.20: Pankreas mit seinen benachbarten Strukturen. Das Pankreas und der C-Bogen des Duodenums sind gefenstert und erlauben so den Blick auf die Pankreasgänge. Die topographische Beziehung zwischen Pankreas und Milz ist ebenfalls dargestellt.

Der **Ductus pancreaticus major** verläuft durch das ganze Pankreas und nimmt viele kleine Zuflüsse auf, er verlässt das Pankreas aus dem Caput pancreatis, durchbricht diesen also. Er misst etwa 2 mm im Durchmesser und leitet die vom Pankreas produzierten Verdauungssekrete zum Dünndarm. Der Ductus pancreaticus mündet zusammen mit dem Ductus choledochus auf der **Papilla duodeni major (Papilla Vateri)** in den Dünndarm (Pars descendens duodeni) ein. Die beiden Ductus bilden vor ihrer Einmündung in den Dünndarm einen erweiterten Endabschnitt, der als **Ampulla hepatopancreatica** bezeichnet wird. ◄

Manchmal bleibt ein weiterer Ausführungsgang aus der embryonalen dorsalen Anlage des Pankreas erhalten. Ein solcher **Ductus pancreaticus accessorius** mündet getrennt vom Ductus pancreaticus major in die **Papilla duodeni minor.**

Histologie
▶ Das **Inselorgan** des Pankreas besteht aus der Gesamtheit der **Langerhans-Inseln.** Diese Inseln finden sich verstreut im gesamten Pankreasgewebe. Die Zellen dieser Inseln produzieren Hormone, die den Kohlenhydrathaushalt regulieren (☞ Tab. 8.3). ◄

▶ **Tab. 8.3:** Hormone der Inselzellen und ihre Stoffwechselfunktion. ◄

Zelltyp	produziertes Hormon	Wirkung
B-Zellen	Insulin	Glykogenbildung in der Leber ↑ Blutzuckerspiegel ↓
A-Zellen	Glukagon	Glykogenolyse in der Leber ↑ Blutzuckerspiegel ↑
D-Zellen	Somatostatin	Insulin- und Glukagonsekretion ↓
PP-Zellen	pankreatisches Polypeptid	Sekretion des exokrinen Pankreas ↓

▶ Der Teil des Pankreas, der nicht zu den Inselzellen gehört, übernimmt exokrine Funktionen: die Sekretion von Wasser und Bicarbonat sowie von Enzymen und Proenzymen in den Dünndarm. Diese Enzyme dienen zur Spaltung von Eiweiß, Kohlenhydraten, Fetten und Nukleinsäuren.

Das exokrine Pankreas ist eine rein **seröse Drüse.** Es ist in Läppchen unterteilt, die von Bindegewebe durchzogen sind. Jedes Läppchen hat mehrere Gangverzweigungen, an denen endständig Acini sitzen. Diese werden durch die Drüsenzellen, die sog. **Acinuszellen**, gebildet. In den Drüsenzellen finden sich azidophile Körnchen, die **Zymogengranula.** In ihnen sind die Vorstufen der Verdauungsenzyme gespeichert, die erst im Darm aktiviert werden. So wird verhindert, dass sich das Pankreas durch seine Enzyme selbst andaut. Die Zellen dienen auch zur Sekretion der Pankreaslipase. ◀

Die sezernierenden Acinuszellen bilden die Endstücke der Drüsen. Sie setzen sich in die Schaltstücke fort, wo sich helle, zentroazinäre Zellen befinden. Die Schaltstücke sind lang und eng. Ihnen schließen sich die Ausführungsgänge an, die mit hochprismatischem Epithel ausgekleidet sind.

> **Klinik!**
>
> **Diabetes mellitus**
> Von dieser Stoffwechselkrankheit gibt es mehrere Formen, die wichtigsten sind der Typ-1- und der Typ-2-Diabetes.
> - Beim **Diabetes Typ 1** gehen die insulinbildenden Zellen in den Langerhans-Zellen unter; es resultiert ein absoluter Insulinmangel.
> - Beim **Diabetes Typ 2** ist die Insulinbildung zunächst nicht beeinträchtigt, die Insulinwirkung auf die Zielzellen ist jedoch durch Resistenz der entsprechenden Rezeptoren reduziert. Die Folge ist ein relativer Insulinmangel.

Gefäße und Nerven
Die **arterielle Versorgung** des Pankreas erfolgt durch:
- Äste aus der **A. splenica:** entspringt dem Truncus coeliacus und versorgt v. a. Corpus und Cauda
  - A. pancreatica dorsalis (setzt sich in die A. pancreatica inferior fort)
  - Rr. pancreatici
  - A. pancreatica magna
  - A. caudae pancreatis
- Äste aus der **A. gastroduodenalis:** entspringt aus der A. hepatica communis (Truncus coeliacus) und versorgt v. a. das Caput
  - A. pancreaticoduodenalis superior posterior (hinter dem Pankreaskopf)
  - Aa. retroduodenales (hinter dem Pankreaskopf)
  - A. pancreaticoduodenalis superior anterior (vor dem Pankreaskopf)
- **A. pancreaticoduodenalis:** entspringt aus der A. mesenterica superior und versorgt v. a. das Caput.

Die Arterien des Pankreas bilden durch Anastomosen untereinander Gefäßkränze. Diese Anastomosen sind im Bereich des Pankreaskopfs besonders stark ausgebildet.

Das **venöse Blut** wird von der **V. portae hepatis** aufgenommen und gelangt so in den Pfortaderkreislauf.

Die **Lymphgefäße** verlassen die Bauchspeicheldrüse an verschiedenen Stellen der Pankreasoberfläche und münden in benachbarte Lymphknoten:
- Nodi lymphoidei pancreaticoduodenales
- Nodi lymphoidei hepatici
- Nodi lymphoidei mesenterici superiores
- Nodi lymphoidei aortici laterales
- Nodi lymphoidei preaortici

Die **Innervation** des Pankreas erfolgt durch Äste des N. vagus und des Sympathikus. Die Nervenfasern gelangen teils direkt vom **Plexus coeliacus** in das Drüsengewebe, teils über periarterielle Geflechte **(Plexus pancreaticus).**

8.3 Milz

Allgemeines
Die Milz **(Splen)** gehört zu den Organen des lymphatischen Systems. Ihre Hauptaufgabe ist die Abwehr von Fremdantigenen im Blut. Sie ist beteiligt an der **Lymphozytenbildung** und **-reifung** und dem **Abbau von Erythrozyten,** wenn diese überaltert sind. Im 2.–4. Fetalmonat findet in ihr auch die Blutbildung statt.

Die gesunde Milz ist rotbraun, weich und bohnenförmig. Sie ist etwa 12 cm lang, 8 cm breit und 3 cm dick und wiegt ca. 160 g.

Makroskopie

▶ Die Milz liegt **primär intraperitoneal,** ist also vollständig von Peritoneum viscerale umgeben. Sie liegt in der Regio hypochondriaca unmittelbar unter dem Zwerchfell auf Höhe der 9.–11. Rippe. ◀

> **Klinik!**
>
> ▶ Bei einem gesunden Menschen ist die Milz unter dem Rippenbogen nicht zu tasten. Wenn die Milz tastbar ist, liegt eine **Splenomegalie** (Milzvergrößerung) vor. ◀

Mit ihrem unteren Pol liegt die Milz in der sog. Milznische, die vom **Lig. phrenicocolicum** gebildet wird. Dieses Band verläuft von der lateralen Bauchwand zur Flexura coli sinistra und bildet so den Boden der Milznische.

Die dem Zwerchfell zugewandte Fläche der Milz bezeichnet man als **Facies diaphragmatica.** Sie liegt in unmittelbarer Nähe zur linken Pleurahöhle und zum Recessus diaphragmaticus. Die Längsachse der Milz verläuft parallel zur 10. Rippe. Die mediale Fläche der Milz ist konkav. Sie ist den Eingeweiden zugewandt und wird daher als **Facies visceralis** bezeichnet (☞ Abb. 8.21). Die Milz hat folgende Berührungsflächen mit benachbarten Organen:
- **Facies renalis** zur Niere
- **Facies gastrica** zum Magen
- **Facies colica** zum Dickdarm.

▶ Der Schwanz des Pankreas reicht bis an die Milz heran. Bei der Milz unterscheidet man ein hinteres und ein vorderes Ende **(Extremitates posterior und anterior)** sowie einen scharfen, regelmäßig eingekerbten oberen Rand **(Margo superior).** Der untere, stumpfe Rand der Milz heißt **Margo inferior.** Die Ein- und Austrittsstelle von Gefäßen und Nerven ist das **Milzhilum (Hilum splenicum).** ◀
Die Milz ist durch mehrere Bänder mit anderen Strukturen verbunden:
- **Lig. phrenicosplenicum:** Verbindung zum Zwerchfell
- **Lig. splenorenale:** Fixierung an der dorsalen Bauchwand; in diesem Band verlaufen die A. und V. splenica.
- **Lig. gastrosplenicum:** Verbindung zur großen Magenkurvatur; in diesem Band verläuft die A. gastroomentalis.
- **Lig. pancreaticosplenicum:** zum Pankreas.

Diese vielfältigen Bandstrukturen sind der Grund, warum die Milz kaum atemverschieblich ist.

 Die Bänder der Milz sind ein gern gefragtes Thema beim IMPP.

Histologie

▶ Die Milz ist von einer dehnbaren Kapsel umhüllt, die ihrerseits vom Peritoneum umgeben ist. Von der Kapsel aus ziehen **Trabeculae splenicae (Milztrabekel)** in das Organinnere. Die Milztrabekel durchziehen das Organ gerüstartig; mit ihnen verlaufen Blutgefäße, welche über das Milzhilum in die Milz eingetreten sind.

Die Milz lässt sich in drei histologische Zonen einteilen:
- rote Pulpa
- weiße Pulpa
- Marginalzone. ◀

Rote Pulpa

▶ Zwischen der Milzkapsel und den Milztrabekeln liegt die rote Pulpa. Dabei handelt es sich um retikuläres Bindegewebe, das von reichlich Kapillaren durchsetzt ist. Man findet hier zahlreiche Blutzellen, unter anderem auch viele Erythrozyten, die dieser Zone ihre rote Farbe geben. Daneben gibt es hier auch Plasmazellen und Makrophagen, während T-Lymphozyten nur vereinzelt vorliegen. In dieser Zone findet auch der Abbau von überalterten Erythrozyten durch die Makrophagen statt. ◀

Weiße Pulpa

▶ Innerhalb der roten Pulpa sind makroskopisch helle Punkte sichtbar. Bei diesen handelt es sich um

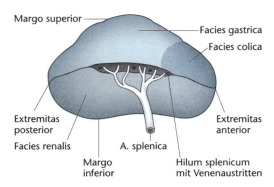

Abb. 8.21: Blick auf die Facies visceralis der Milz.

Milzfollikel, auch **Malpighi-Körperchen** genannt. Gemeinsam mit den **periarteriellen Lymphozytenscheiden** wird diese histologische Zone als weiße Pulpa bezeichnet. Die Lymphozytenscheiden werden zum größten Teil von T-Lymphozyten und zu einem geringeren Teil von antigenpräsentierenden dendritischen Zellen gebildet.

Bei den Milzfollikeln unterscheidet man primäre und sekundäre:
- **Primärfollikel** weisen keine spezielle Binnenstruktur auf.
- **Sekundärfollikel** haben ein zentrales helles Keimzentrum, in dem sich überwiegend B-Lymphozyten und B-Lymphoblasten sowie wenige T-Lymphozyten befinden. Das Keimzentrum ist umgeben von einer **Mantelzone,** die vor allem aus inaktiven Zellen besteht. ◂

Marginalzone
▶ Die Marginalzone legt sich um die periarteriellen Lymphozytenscheiden und die Milzfollikel und trennt so die weiße von der roten Pulpa. In ihr findet man in erster Linie B-Gedächniszellen und Makrophagen. ◂

Gefäße und Nerven
▶ Innerhalb der Milz lassen sich – der Blutflussrichtung folgend – folgende Gefäßabschnitte unterteilen (☞ Abb. 8.22):
- **A. splenica**
- **Trabekel- oder Balkenarterien:** verlaufen in den Trabekeln
- **Zentralarterien (Pulpaarterien):** werden von den Lymphozytenscheiden (PALS, periarterielle Lymphozytenscheiden) bzw. den Milzfollikeln umgeben, befinden sich also in der weißen Pulpa
- **Pinselarteriolen:** Abzweigungen der Zentralarterie mit verdickter Basalmembran und glatter Muskulatur in den Gefäßwänden
- **Hülsenkapillaren:** befinden sich außerhalb der weißen Pulpa und münden direkt in die Milzsinus. Sie sind umgeben von Phagozyten.
- **Milzsinus:** ausgekleidet von einem netzartigen, lückenhaften Endothel; auch die Basalmembran besitzt Lücken.
- **Pulpa- und Trabekelvenen:** leiten das Blut aus den Milzsinus zum Milzhilum
- **V. splenica.**

Diese Gefäße werden jedoch nicht alle von dem gesamten die Milz durchströmenden Blut durchflossen; der Blutstrom folgt zwei verschiedenen Kreisläufen:
- **offener Milzkreislauf:** Das Blut fließt von den Zentralarterien in die Pinselarteriolen und von dort in die Hülsenkapillaren und schließlich in das Milzparenchym, sprich: die rote Pulpa. Von dort gelangt es offen, ohne von Gefäßen umgeben zu sein, in die venösen Milzsinus.
- **geschlossener Milzkreislauf:** Das Blut gelangt aus der Zentralarterie in die Sinus der perilymphatischen roten Pulpa, die die weiße Pulpa umgibt. Von dort fließt es direkt in die venösen

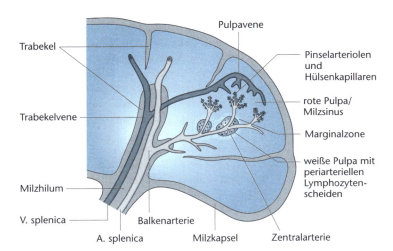

▶ **Abb. 8.22:** Blutgefäße der Milz. ◂

Milzsinus. Dabei passiert das Blut die Milz relativ zügig und verlässt sie ungefiltert.
Der größte Teil des die Milz durchströmenden Blutes folgt dem offenen Kreislauf. ◄

 ▶ Machen Sie sich den Unterschied zwischen den beiden Milzkreisläufen gut klar. ◄

Das zuführende Blutgefäß zur Milz ist die **A. splenica,** der linke Ast des **Truncus coeliacus** (☞ Kap. 8.8.1). Sie teilt sich im Milzhilum in mehrere Rr. splenici auf.

Der Blutabfluss erfolgt durch die **V. splenica.** Diese nimmt die V. mesenterica inferior auf und vereinigt sich mit der V. mesenterica superior zur V. portae.

Die Lymphe aus der Milz gelangt zu den **Nodi lymphoidei coeliaci.**

Die Milz wird sympathisch und parasympathisch innerviert. Die vegetativen Fasern erreichen die Milz mit den Gefäßen und dem **Plexus splenicus.**

8.4 Endokrine Organe

8.4.1 Nebenniere

Allgemeines
Die Nebennieren **(Gll. suprarenales)** haben eine Größe von ca. 5 × 2 × 6 cm und sind als endokrines Organ für den Menschen lebensnotwendig. Sie bestehen aus Mark und Rinde:
- Die **Nebennierenrinde** produziert unter Einfluss des Hypophysenhormons ACTH (adrenokortikotropes Hormon) Kortikosteroide und gibt sie an das Blut ab.
- Im **Nebennierenmark** werden Adrenalin und Noradrenalin gebildet.

Makroskopie
Die Nebennieren sind paarig angelegt und befinden sich, von Fettgewebe umhüllt, jeweils am oberen Nierenpol. Sie werden von einer bindegewebigen Kapsel umschlossen.

Die rechte Nebenniere ist relativ dreieckig und platt. Sie berührt die Leber und das Duodenum. Die linke Nebenniere ist dagegen fast rund und befindet sich in einer Nische zwischen Niere, V. cava inferior und Area nuda der Leber. Beide Nebennieren lagern sich der Pars lumbalis des Zwerchfells an.

▶ Führt man einen Schnitt durch die Nebenniere, sind Rinde **(Cortex glandulae suprarenalis)** und Mark **(Medulla glandulae suprarenalis)** schon makroskopisch klar zu unterscheiden. ◄

Histologie
Nebennierenrinde
▶ Die Nebennierenrinde (NNR) wird histologisch von außen nach innen in folgende drei Zonen unterteilt:
- **Zona glomerulosa:** Die Zellen sind in Nestern angeordnet und produzieren **Mineralokortikoide (Aldosteron),** die bei der Steuerung des Elektrolyt- und Wasserhaushalts mitwirken.
- **Zona fasciculata:** Die Zellen sind in Säulen angeordnet und produzieren **Glukokortikoide (Kortison, Kortisol)** sowie in geringen Mengen Geschlechtshormone (Androgene bzw. Östrogene).
- **Zona reticularis:** Die Zellen sind netzartig aufgebaut und synthetisieren kleine Mengen Androgene und Glukokortikoide. ◄

Alters- und situationsabhängig variiert die Breite dieser drei Zonen. Von diesen Schwankungen ist die Zona fasciculata am stärksten betroffen, die unter dem Einfluss von ACTH größer wird. Dies ist beispielsweise in Stresssituationen der Fall. Bei ACTH-Mangel, z.B. infolge der Entfernung der Hypophyse, wird sie schmaler. Relativ betrachtet ist die Nebennierenrinde während der Fetalzeit breiter als beim Erwachsenen.

Die NNR-Zellen besitzen sehr viel glattes endoplasmatisches Retikulum und Mitochondrien vom Tubulustyp. Das Vorkommen von Mitochondrien des Tubulustyps ist typisch für Zellen, die Steroidhormone produzieren, während große Mengen an endoplasmatischem Retikulum generell ein Zeichen für eine hohe Synthesetätigkeit sind.

Nebennierenmark
▶ Das Zytoplasma der Mehrzahl der Zellen im Nebennierenmark (NNM) ist mit kleinen, neuroendokrinen Granula durchsetzt. Enthalten diese Granula **Adrenalin,** handelt es sich um **A-Zellen,** während die Granula der **N-Zellen Noradrenalin** enthalten. ◄ Diese Zellen kann man im normalen

histologischen Schnitt nicht voneinander unterscheiden, dies gelingt nur mittels Fluoreszenz- oder Elektronenmikroskopie. Die Granula haben einen typischen elektronendichten Inhalt, man spricht von den „dense-core vesicles".

Darüber hinaus findet man im Mark Epithelzellen und multipolare sympathische Ganglienzellen, welche von präganglionären Fasern des N. splanchnicus erreicht werden. Sie zeigen die enge Verwandtschaft des Nebennierenmarks mit dem Sympathikus.

 Obwohl die Nebenniere nur ein relativ kleines Organ ist, darf man ihre Bedeutung für den Gesamtorganismus nicht unterschätzen. Merken Sie sich, welche Hormone von welchen Zellen in welcher Zone gebildet werden!

Gefäße und Nerven
Arterien
▶ Je drei Arterien versorgen die Nebennieren mit sauerstoffreichem Blut:
- **A. suprarenalis superior** aus der A. phrenica inferior
- **A. suprarenalis media** aus der Pars abdominalis aortae
- **A. suprarenalis inferior** aus der A. renalis.

Die Gefäße bilden nach ihrem Eintritt in die Kapsel der Nebenniere ein kapselnahes Gefäßnetz. Von dort dringen Arterien mit Bindegewebssepten in das Organ ein. Es gibt Arterien, die in ihrem Verlauf die außen liegende Rinde bei der Versorgung überspringen und erst im Nebennierenmark Versorgungsäste abgeben. ◀

Venen
▶ Das venöse Blut sammelt sich in Venen im Nebennierenmark. Bei diesen Venen handelt es sich um **Drosselvenen,** die im Vergleich zu anderen Venen des Körpers eine stärkere Muskelschicht aufweisen ◀ (☞ Kap. 2.10.2). Die Drosselvenen münden in die V. suprarenalis. Die linke V. suprarenalis mündet in die V. renalis, die rechte V. suprarenalis hingegen direkt in die V. cava inferior.

Nerven
Die Nebenniere erhält Nervenfasern vom N. splanchnicus major, vom N. phrenicus und vom N. vagus.

8.5 Harnorgane

8.5.1 Allgemeines

Aufgrund der gemeinsamen Entwicklungsgeschichte werden Harnorgane und Geschlechtsorgane als **Urogenitalsystem** zusammengefasst. Beim Adulten sind die beiden Systeme jedoch bis auf die äußeren Genitalien vollständig voneinander getrennt. In diesem Kapitel werden lediglich die Harnorgane besprochen, den Geschlechtsorganen widmen sich die Kapitel 8.6 und 8.7.

▶ Die Harnorgane erfüllen eine Vielzahl von Aufgaben:
- Filtration der Endprodukte der Stoffwechselvorgänge des Körpers aus dem Blut und ihre Ausscheidung
- Regulation des Säure-Basen-Haushalts
- Regulation des Wasserhaushalts
- Regulation des Blutdrucks durch das Hormon Renin
- Förderung der Blutbildung durch das Hormon Erythropoetin. ◀

 Die Niere ist ein sehr komplexes Organ. Informieren Sie sich zum besseren Verständnis auch über ihre Physiologie!

▶ Man unterscheidet die harnproduzierenden von den harnableitenden Organen:
- harnproduzierend: **Niere** (griech. Nephros, lat. Ren)
- harnableitend: **Harnleiter** (Ureter), **Harnblase** (Vesica urinaria), **Harnröhre** (Urethra). ◀

8.5.2 Embryologie

▶ Alle Harnorgane sind Derivate des intermediären Mesoderms, entstehen also aus Zellen, die zwischen den Somiten und den intraembryonalen Zölomhälften liegen.

Grundsätzlich geht die Niere aus der **Vorniere (Pronephros)**, der **Urniere (Mesonephros)** und der **Nachniere (Metanephros)** hervor. Aus der Nachniere entsteht das sog. nephrogene Blastem.

Für die Entwicklung der harnableitenden Organe ist der **Urnierengang (Wolff-Gang)** die wichtigste

Leitstruktur. Er verbindet im Embryo die Nierenanlagen mit der Kloake. Aus ihm entspringt kranial die **Ureterknospe.** Die Ureterknospe wächst in das nephrogene Blastem ein und verbindet sich mit dessen harnbildenden bzw. harnableitenden Strukturen. Aus dem Gewebe von nephrogenem Blastem und Ureterknospe bilden sich folgende Strukturen:
- nephrogenes Blastem: proximale Abschnitte des Nephrons (Glomerulus, proximaler, intermediärer und distaler Tubulus)
- Ureterknospe: Sammelrohr, Kelchsystem, Nierenbecken und Ureter.

Der Wolff-Gang bildet später den Einmündungsbereich der Ureteren in die **Vesica urinaria** (Blase). ◄

 Für detailliertere Informationen lesen Sie auch hier ein weiterführendes Embryologiebuch.

8.5.3 Niere

Makroskopie

▶ Die Niere (Ren) ist das größte Retroperitonealorgan. Sie liegt primär retroperitoneal und ist paarig angelegt. Die linke Niere ist etwas größer als die rechte. ◄

Ihre Form ähnelt der einer Bohne, wobei der konvexe Rand nach dorsal-lateral zeigt. Die Längsachsen beider Nieren verlaufen nicht parallel, sondern divergieren nach unten. Eine gesunde Niere wiegt etwa 120–200 g, ist 11–12 cm lang und 3–4 cm dick.

▶ Die rechte Niere steht aufgrund ihrer Nachbarschaft zur Leber immer etwas tiefer als die linke. ◄

Das Nierenhilum befindet sich beim Liegenden ungefähr in Höhe des zweiten Lendenwirbelkörpers. Medial des linken Nierenhilums liegt der Pankreasschwanz, lateral von ihm ist die Milz lokalisiert, und ventral zieht die V. lienalis über es hinweg. Die weiteren Nachbarschaftsbeziehungen zeigt Abbildung 8.23.

Beide Nieren berühren das Kolon. Sie liegen auf dem jeweiligen M. psoas und dem M. quadratus lumborum.

Die Oberfläche der Niere ist von zwei Schichten überzogen:
- der äußeren, derben **Capsula fibrosa**
- der darunterliegenden **Capsula subfibrosa.**

Von der Capsula subfibrosa verlaufen Bindegewebssepten in das Organ hinein und verleihen ihm Stabilität.

Die Niere wird gemeinsam mit der Nebenniere von einer Fettkapsel, der **Capsula adiposa,** umgeben. Dieses Fettgewebe ist dorsal und entlang den Seitenrändern besonders stark ausgeprägt, während es an der Ventralseite fast vollständig fehlt. Ein Fasziensack hält diese Kapsel zusammen; er besteht aus zwei Blättern:
- **Fascia retrorenalis:** eher derbes Blatt, das die Niere und den Fettkörper von hinten umfasst
- **Fascia prerenalis:** vergleichsweise zartes Blatt, das das Organ von vorn bedeckt.

Nach medial und kaudal ist dieser Fasziensack spaltförmig offen. Die Faszien sind kranial mit dem Zwerchfell und medial mit der Fascia iliopsoas verwachsen.

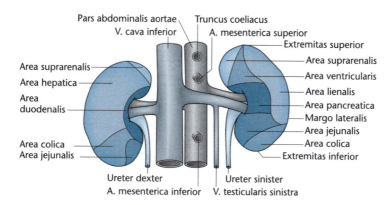

Abb. 8.23: Lage der Niere und ihre Berührungsflächen mit Nachbarorganen, Ansicht von ventral.

Aufgrund ihrer Einbettung im Fettgewebe ist die Niere recht beweglich und verschiebt sich beim Wechsel vom Stehen zum Liegen um 1–2 cm im Bauchraum. ◀

Histologie

▶ Das **Nierenparenchym** gliedert sich in die Nierenrinde **(Cortex renalis)** und das Nierenmark **(Medulla renalis):**
- Das **Nierenmark** besteht aus 12–18 pyramidenähnlichen Strukturen, den sog. **Pyramides renales.** Im Mark der Niere unterscheidet man eine Innen- und eine Außenzone.
- Die **Nierenrinde** stülpt sich wie eine Kappe über diese Pyramiden. Auch seitlich werden die Pyramiden von Rindengewebe voneinander abgegrenzt. Das Gewebe zwischen den Pyramiden wird als Pyramidensäule, **Columna renalis,** bezeichnet.

Das Nierenmark ist also allseitig von Nierenrinde umgeben. Einzige Außnahme bilden die Pyramidenspitzen, die als **Papillae renales** in das Nierenbecken münden (☞ Abb. 8.24).

Die funktionelle Baueinheit der Niere ist das **Nephron.** Es besteht aus:
- **Corpusculum renale** („Nierenkörperchen", Malpighi-Körperchen), bestehend aus Glomerulus und Capsula glomeruli (Bowman-Kapsel)
- **Tubulus renalis** („Nierenkanälchen") mit folgenden Abschnitten: Tubulus proximalis, Tubulus intermedius, Tubulus distalis und Tubulus reuniens. ◀

Corpusculum renale

▶ Das Nephron beginnt in der Rinde mit dem Nierenkörperchen, das einen Durchmesser von 0,1–0,3 mm hat. Beim **Glomerulus** handelt es sich um einen Strauß von 30–40 anastomosierenden Gefäßschlingen, die von einem arteriellen Vas afferens gespeist werden und sich zu einem abführenden, ebenfalls arteriellen Vas efferens vereinigen. Beide Gefäße treten am **Gefäßpol** des Nierenkörperchens ein bzw. aus. Der Glomerulus wird von einer zweilagigen Kapsel umgeben. Das innere Blatt dieser Kapsel umgibt jede einzelne Kapillarschlinge, das äußere Blatt ist die sog. **Bowman-Kapsel;** sie kleidet den Glomerulus von innen aus (☞ Abb. 8.25).

Die Wände der Kapillarschlingen bestehen aus vier Schichten:
- stark fenestriertes **Endothel**
- relativ dicke **Basalmembran,** die den Durchtritt von hochmolekularen Plasmabestandteilen verhindert
- **Schlitzporenmembran**, zwischen den Füßen der **Podozyten**, die nur mit ihren sekundären Fortsätzen die Basalmembran erreichen. Die Podozyten produzieren das Basalmembranmaterial laufend neu. ◀

Von dem durch die Kapillarschlingen strömenden Blut wird ein proteinfreies Ultrafiltrat abgepresst, der sog. **Primärharn.**

Tubulus renalis

Die Bowman-Kapsel setzt sich in den Nierenkanal fort. Diesen Bereich des Glomerulus bezeichnet man als **Harnpol.**

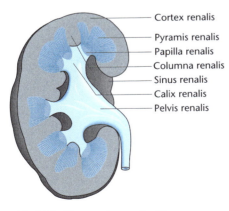

Abb. 8.24: Binnenstrukturen der Niere.

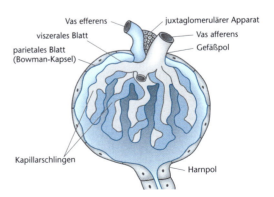

Abb. 8.25: Nierenkörperchen. Blau: parietales Blatt (Bowman-Kapsel) und viszerales Blatt der Glomeruluskapsel.

▶ Ein Nierenkanal besteht aus vier Abschnitten:
- **proximaler Tubulus** (Tubulus proximalis): bis zu 14 mm lang mit gewundenem (Pars convoluta proximalis) und gestrecktem Teil (Pars recta proximalis). Im Schnittbild sind vor allem seine dunklen Zellkerne prominent. Die Zellgrenzen sind undeutlich. Die Zellen besitzen auf der dem Lumen zugewandten Seite einen Bürstensaum (Mikrovilli).
- **intermediärer Tubulus** (Tubulus intermedius, Überleitungsstück): mit aufsteigendem (Pars ascendens) und absteigendem Teil (Pars descendens)
- **distaler Tubulus** (Tubulus distalis): mit einem gestreckten (Pars recta distalis) und einem gewundenen Teil (Pars convoluta distalis). Sein Epithel besitzt keinen Bürstensaum.
- **Sammelrohr** (Tubulus reuniens): Die Zellen haben ein helles Zytoplasma, nicht deutlich zu erkennende Zellgrenzen und runde Kerne.

Der gestreckte Teil des proximalen Tubulus, der gesamte intermediäre Tubulus und der gestreckte Teil des distalen Tubulus bilden die sog. **Henle-Schleife**. ◀ Die Tubulusabschnitte, die die Henle-Schleife bilden, gehören funktionell zusammen und dienen der Wasserresorption und Harnkonzentration.

Die **Sammelrohre** sind verzweigte Epithelkanälchen mit einer Länge von ca. 20 mm. In ein Sammelrohr münden die Tubuli von etwa zehn Nephronen. Das Sammelrohr selbst mündet in die Ductus papillares, die auf den Papillae renales münden (☞ Abb. 8.26).

> **Merke!**
>
> Etwa 15–20 Ductus papillares münden in eine Papilla renalis, das entspricht ca. 150–200 Nephronen pro Papille. Das ergibt bei durchschnittlich 12–18 Papillen pro Niere also im Schnitt knapp 3000 Nephrone!

▶ Die **Innenzone** des Nierenmarks besteht nur aus dem absteigenden und dem dünnen aufsteigenden Tubulus intermedius (Überleitungsstück).

Die **Außenzone** des Nierenmarks wird noch weiter untergliedert:
- Der **Innenstreifen** enthält nur den dünnen Teil des Tubulus proximalis und den dicken Teil des Tubulus distalis (☞ Abb. 8.26).
- Der **Außenstreifen** endet am dicken Teil des Tubulus proximalis.

Die Sammelrohre durchziehen das gesamte Nierenmark. ◀

Nierenbecken

▶ Eine oder mehrere Papillae renales werden von je einer Verzweigung des Nierenbeckens, einem sog. **Nierenkelch (Calix renalis)** umfasst, so dass der Harn darin wie in einem kleinen Trichter aufgefangen wird. Die insgesamt 8–10 Calices renales vereinigen sich dann zum Nierenbecken, das im **Sinus renalis** liegt (☞ Abb. 8.27). ◀

Das Nierenbecken **(Pelvis renalis)** gehört im Gegensatz zur Niere bereits zu den ableitenden Harnwegen. Diese werden in ihrer gesamten Länge vom Nierenbecken bis hin zur Urethra von Urothel

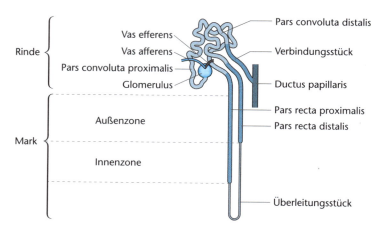

Abb. 8.26: Verlauf der Nierenkanälchen; die wechselnden Strukturen des Nierenkanals sind in verschiedenen Blautönen dargestellt.

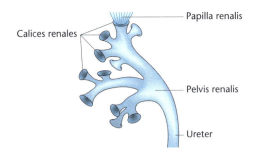

Abb. 8.27: Nierenbecken.

(Übergangsepithel) ausgekleidet. Dabei handelt es sich um ein je nach Füllungszustand der Blase mehrreihiges oder mehrschichtiges Epithel.

Die oberste Schicht dieses Epithels, die sog. Deck- oder Superfizialzellen, besitzen in ihrem apikalen Zellabschnitt ein Netz aus Actinfilamenten. Dieses Netz bezeichnet man als **Crusta** (☞ Kap. 2.3.2, Abb. 2.3). Es lässt sich lichtmikroskopisch besonders gut erkennen.

Im Zytoplasma befinden sich „diskoide Vesikel", die gut anfärbbar sind. Diese Vesikel enthalten Membranbestandteile, die sog. **Uroplakine,** die bei Dehnung des Epithels in die Plasmamembran eingebaut werden. Sie sorgen dafür, dass auch bei stärkerer Dehnung keine Bestandteile des Harns in das Epithel übertreten.

> **Klinik!**
> Das Nierenbecken liegt im Sinus renalis am weitesten dorsal. Der Chirurg kann deshalb das Nierenbecken zur operativen Entfernung von Nierensteinen vom Rücken her eröffnen, ohne die Peritonealhöhle oder die Niere zu verletzen.

Nach distal verjüngt sich das Nierenbecken und geht in den Ureter über. Eine Grenze zwischen Nierenbecken und Ureter ist nicht definiert.

Gefäße und Nerven
Arterien und Venen
▶ Jede Niere wird durch eine kräftige **A. renalis** versorgt, die direkt aus der Pars abdominalis aortae entspringt. Bevor die A. renalis in das Nierenparenchym eintritt, teilt sie sich in zwei bis drei Äste, mit denen sie nicht nur die Niere, sondern auch die Nebenniere (A. suprarenalis inferior), den Ureter und die Fettkapsel mit sauerstoffreichem Blut versorgt. ◀

Nach Abgabe dieser Äste zweigt sich die A. renalis im Sinus renalis in viele **Aa. interlobares** auf, die als **Aa. arcuatae** die Pyramiden überspannen.

Das venöse Blut fließt über die **V. renalis** direkt in die V. cava inferior.

Juxtaglomerulärer Apparat
▶ Am Gefäßpol der Nierenkörperchen liegt der juxtaglomeruläre Apparat (lat.: juxta: neben, also der „Apparat neben dem Glomerulus"). Er besteht aus drei Komponenten:
- **Polkissen:** juxtaglomeruläre Zellen des Vas afferens
- **Macula densa:** Zellen der Pars convoluta des distalen Tubulus, die hier dicht am Gefäßpol des Glomerulus entlangziehen
- **Goormaghtigh-Zellen:** Verbindungszellen zwischen Vasa afferens und efferens.

Die Pars convoluta des distalen Tubulus führt dicht am juxtaglomerulären Apparat vorbei. So können von den Zellen des Apparates die Zusammensetzung des Harns geprüft und im Bedarfsfall durch Hormonsekretion und Kontraktion des Vas afferens die Harnproduktion modifiziert werden. ◀

Nerven
Sympathisch wird die Niere durch Nerven des Ganglion coeliacum innerviert. Diese gelangen mit der A. renalis in den Sinus renalis und bilden hier den **Plexus renalis.** Innerviert werden dabei in erster Linie die Gefäße und der juxtaglomeruläre Apparat.

8.5.4 Harnleiter

Makroskopie
▶ Der Harnleiter **(Ureter)** ist etwa 30 cm lang und leitet den in der Niere produzierten Endharn aus dem Nierenbecken in die Blase **(Vesica urinaria).** Man unterscheidet eine proximale **Pars abdominalis** und eine distale **Pars pelvica.** ◀

Während seines gesamten Verlaufs wird der Ureter von Peritoneum parietale bedeckt, liegt also primär retroperitoneal. Er ist im Relief der hinteren Bauchwand auf dem M. psoas zu erkennen.

▶ Im Verlauf des Ureters gibt es vier **Engstellen:**
- am Übergang vom Nierenbecken in den Ureter
- durch die Unterkreuzung der A. testicularis respektive der A. ovarica
- durch die Überkreuzung der A. iliaca communis bzw. der A. iliaca externa
- beim Durchtritt durch die Blasenwand.

Viele Gefäße kreuzen den Ureter in seinem Verlauf.

Unter ihm ziehen entlang:
- N. genitofemoralis auf dem M. psoas major
- A. und V. iliaca
- A. umbilicalis
- N. obturatorius
- A. und V. obturatoria.

Über ihn ziehen hinweg:
- A. und V. testicularis (Mann) bzw. A. und V. ovarica (Frau)
- Ductus deferens (Mann) bzw. A. uterina (Frau). ◀

 Sowohl die Engstellen als auch die Über- und Unterkreuzungen des Ureters sollten Sie sich unbedingt gut einprägen.

Die Ureteren laufen von dorsal zur Blase und durchdringen die Blasenwand von hinten in einem nach medial konvergierenden, schrägen Verlauf.

Histologie
▶ Die Wand des Ureters besteht aus:
- **Tunica mucosa:** Urothel und Lamina propria; im Querschnitt hat die Schleimhaut eine sternförmige Lichtung.
- **Tunica muscularis:** verläuft spiralartig und transportiert den Urin durch peristaltikähnliche Kontraktionen in Richtung Blase
- **Tunica adventitia:** ist mit dem umliegenden Gewebe verwachsen. ◀

Gefäße und Nerven
Arteriell wird der Ureter durch Gefäße in seiner Umgebung versorgt (A. renalis, A. testicularis/ovarica.) In der Wand des Ureters bilden die Arterien ein enges, anastomosenreiches Geflecht.

Die Venen begleiten die Arterien.

Die Lymphe fließt zu den Nodi lymphoidei lumbales.

Zahlreiche Endäste aus den Nn. splanchnici bilden Nervengeflechte in allen Schichten der Ureterwand.

> **Klinik!**
> Der Ureter besitzt eine ausgeprägte sensible Innervation. Dies macht sich äußerst schmerzhaft beim Abgang von Nierensteinen bemerkbar!

8.5.5 Harnblase

Makroskopie
Die Harnblase **(Vesica urinaria)** ist ein muskuläres Hohlorgan. In ihr sammelt sich der in der Niere produzierte Harn, bis er willkürlich abgelassen wird.

Die Harnblase liegt zwischen den Schambeinen im kleinen Becken. ▶ Man unterscheidet an ihr folgende Anteile (☞ Abb. 8.28):
- **Apex vesicae:** Spitze der Blase, liegt ventral der Leibeswand an; in ihr setzt sich der obliterierte Urachus als Lig. umbilicale medianum fort.

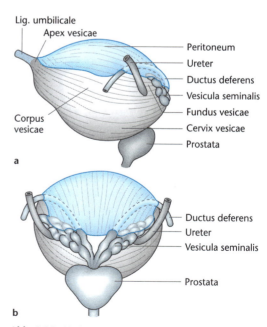

Abb. 8.28: Vesica urinaria; a) von lateral, b) von dorsal. Blau: von Peritoneum parietale überzogene Flächen.

- **Corpus vesicae:** Seine Form variiert je nach Füllungszustand.
- **Fundus vesicae:** Einmündungsstelle der Ureteren; liegt der hinteren Leibeswand an
- **Cervix vesicae:** Blasenhals, setzt sich in die Harnröhre **(Urethra)** fort. Direkt dahinter befindet sich die Uvula vesicae (s. u.). ◄

Das maximale Fassungsvermögen der Blase beträgt ungefähr 1500 ml, jedoch stellt sich meist schon ab einer Füllmenge von 300 ml Harndrang ein.

Die leere Blase hat eine schüsselähnliche Form; mit zunehmender Füllung nimmt sie mehr und mehr die Gestalt einer Kugel an.

Beim Entleeren der Blase werden unwillkürlich die Blasenmuskulatur angespannt und gleichzeitig die Sphinktermuskulatur entspannt. Die wichtigste Rolle bei der Blasenentleerung spielt jedoch die Bauchpresse.

Im kranialen und dorsalen Bereich ist die Blase von Peritoneum parietale überzogen. Dies ist der tiefste Raum der Bauchhöhle (☞ Kap. 8.1).

Das Schleimhautrelief der Blase wird von der darunterliegenden Muskulatur bestimmt. Es ist in der gesamten Blase relativ gleich. Lediglich der dorsale Bereich bildet eine Ausnahme: Zwischen den Einmündungen der beiden Ureteren und dem Ausgang zur Urethra ist das Schleimhautrelief verstrichen. So wird eine relativ glattes Dreieck gebildet, das sog. **Trigonum vesicae.**

Die Blasenwand hinter der inneren Urethraöffnung **(Ostium urethrae internum)** ist durch einen Wulst mehr oder weniger vorgewölbt, man spricht von der **Uvula vesicae**.

Histologie

Auch die Wand der Harnblase besteht aus drei Schichten:
- **Tunica mucosa:** besteht aus Übergangsepithel und darunter liegender Lamina propria; sie ist dick und blutreich.
- ▶ **Tunica muscularis:** besteht aus netzförmig angeordneten Schichten glatter Muskulatur, vermischt mit elastischen Fasern. Die einzelnen Faserzüge gehen ineinander über und bilden eine funktionelle Einheit, den **M. detrusor vesicae.**

- **Tunica serosa:** überzieht die Blase kranial und dorsal und ist hier auch von Peritoneum parietale bedeckt.

Die glatten Muskelfasern aus dem Trigonum vesicae setzen sich in eine Muskelschlinge fort, die den Anfangsteil der Harnröhre umfasst und so den **M. sphincter vesicae** bildet. Zusätzlich zu diesem Sphinkter aus glatter Muskulatur gibt es noch einen zweiten Sphinktermuskel, der aus quergestreiften Muskelfasern besteht, den **M. sphincter urethrae.** Dieser kann willkürlich geöffnet und geschlossen werden. ◄

Gefäße und Nerven

Die arterielle Versorgung der Blase erfolgt über Äste der A. iliaca interna:
- **A. vesicalis superior:** Hierbei handelt es sich um den nicht obliterierten Teil der A. umbilicalis.
- **A. vesicalis inferior.**

Zusätzlich wird die Blase auch durch kleinere Gefäße der A. obturatoria, der A. rectalis media und der A. pudenda interna versorgt.

Das venöse Blut fließt zum Plexus venosus vesicalis, der den Fundus der Blase umgibt.

Die Blase wird sowohl von einem intrinsischen Nervenplexus als auch von extrinsischen Nerven innerviert:
- Der **intrinsische Plexus** liegt in der Wand der Blase; seine Aufgabe besteht darin, den Tonus des M. detrusor vesicae dem Füllungszustand der Blase anzupassen. Hierbei handelt es sich um ein autonomes Nervengeflecht der Blase.
- Nerven des Sympathikus und des Parasympathikus innervieren die Blase **extrinsisch.** Die Nervenfasern gelangen durch den **Plexus hypogastricus inferior** und den **Plexus vesicalis** zur Blase. Viele Ganglien befinden sich direkt in der Wand der Harnblase.

Die Kontraktion des M. detrusor vesicae wird vor allem parasympathisch durch die Nn. splanchnici ausgelöst.

8.5.6 Harnröhre

Männliche Harnröhre
Makroskopie
▶ Die männliche Harnröhre **(Urethra masculina)** hat eine ungefähre Länge von 25 cm und vereinigt sich am **Colliculus seminalis** mit den Samenwegen. Anhand der sie umgebenden Strukturen gliedert man die männliche Harnröhre in drei Abschnitte:
- **Pars prostatica:** Länge ca. 4 cm; reicht vom **Ostium urethrae internum** der Blase bis zum Unterrand der Prostata. In diesen Abschnitt münden auch die Ductus ejaculatorii und der Ausführungsgang der Prostata **(Utriculus prostaticus).**
- **Pars membranacea:** Länge etwa 1 cm; durchbricht das Diaphragma urogenitale
- **Pars spongiosa:** Länge ca. 20 cm; verläuft innerhalb des Corpus spongiosum penis. ◀

Die Harnröhre endet mit dem **Ostium urethrae externum,** einer spindelförmigen Öffnung an der Glans penis.

▶ Physiologisch hat die männliche Harnröhre zwei Krümmungen: die **Curvatura prepubica** und die **Curvatura infrapubica.** Außerdem weist sie drei Engstellen und drei Erweiterungen auf (☞ Abb. 8.29):
- 1. Enge: Ostium urethrae internum
- 1. Weite: Pars prostatica
- 2. Enge: Pars membranacea
- 2. Weite: Ampulla urethrae
- 3. Weite: Fossa navicularis urethrae
- 3. Enge: Ostium urethrae externum. ◀

 Die Engstellen und Erweiterungen der Urethra masculina sind ein sehr beliebtes Prüfungsthema!

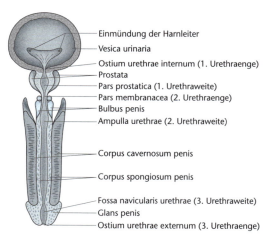

Abb. 8.29: Verlauf der Urethra masculina mit ihren drei Engstellen und Erweiterungen.

Histologie
Die Schleimhaut der Urethra hat bis zum Beginn der Pars spongiosa des Penis ein Übergangsepithel. Die Pars spongiosa ist von einem mehrschichtigen, hochprismatischen Epithel ausgekleidet.

Weibliche Harnröhre
Makroskopie
▶ Die weibliche Harnröhre **(Urethra feminina)** ist lediglich 3–5 cm lang und mündet in den Scheidenvorhof. ◀ Die äußere Harnröhrenmündung, das Ostium urethrae externum, liegt dorsal von der Clitoris.

Histologie
Die Schleimhaut der Harnröhre liegt in Längsfalten und ist vom typischen Übergangsepithel der ableitenden Harnwege ausgekleidet. An der Mündung geht es in ein mehrreihiges Zylinderepithel und schließlich in das mehrschichtige, unverhornte Plattenepithel der Vagina über.

Der Verschluss der Harnröhre wird durch den M. sphincter urethrae erreicht und durch Venennetze in der Submukosa unterstützt.

8.6 Weibliche Geschlechtsorgane

8.6.1 Allgemeines

Im **Ovar,** dem Eierstock, werden Eizellen und die weiblichen Geschlechtshormone produziert, die unter anderem für den Erhalt einer Schwangerschaft wichtig sind. Die Ovarien sind paarig angelegt und haben eine durchschnittliche Größe von 4 × 2 × 1 cm. Sie wiegen zwischen 7 und 14 g.

Der Eileiter **(Tuba uterina, Salpinx)** ist ein ca. 12–18 cm langer, muskulöser Schlauch, durch den die Eizelle vom Ovar in den Uterus transportiert wird. In der Tube erfolgt die Befruchtung der Eizelle. Sie ist wie die Ovarien paarig angelegt.

Die Gebärmutter (**Uterus**) nimmt die Eizelle auf, die sich in ihr bis zur Geburt entwickelt. Während der Geburt ist sie das Austreibungsorgan. Der nicht schwangere Uterus hat eine Länge von ca. 8 cm. Der Uterus ist während der Schwangerschaft deutlich größer, da er das sich entwickelnde und wachsende Ungeborene samt Plazenta aufnehmen muss. Dabei vergrößert sich der Uterus nach oben in den Bauchraum hinein und reicht im 9. Schwangerschaftmonat bis kurz unter den Schwertfortsatz des Brustbeins.

> **Klinik!**
>
> Der Fundus des Uterus kann im Verlauf der Schwangerschaft auf unterschiedlichen Höhen getastet und beurteilt werden. So befindet er sich im 4. Monat bereits außerhalb des kleinen Beckens, im 5. Monat ist er mitten zwischen dem Nabel und der Symphyse zu tasten. Im 6. Monat befindet er sich ungefähr auf Höhe des Nabels, im 7. Monat drei Querfinger über dem Nabel, im 8. Monat zwischen Nabel und Schwertfortsatz des Brustbeins und im 9. Monat schließlich kurz unter dem Schwertfortsatz des Brustbeins.

Die Scheide (**Vagina**) ist das Kopulationsorgan der Frau und stellt auch den Geburtsweg des Kindes dar. Die Scheide ist ca. 6–8 cm lang und ca. 2–3 cm breit. Unter der Geburt kann sie sich jedoch bis auf die Größe eines Kindskopfes erweitern.

8.6.2 Ovar

Makroskopie

▶ Das **Ovar** hat eine eigene Bauchfellduplikatur, das **Mesovarium.** Daher liegt es intraperitoneal. Das Mesovarium fixiert den Margo mesovaricus des Ovars an der Rückseite des **Lig. latum uteri.** Darüber hinaus fixieren folgende Bänder das Ovar in seiner Position:
- **Lig. suspensorium ovarii:** setzt am oberen Pol des Ovars (**Extremitas tubaria**) an
- **Lig. ovarii proprium:** setzt am unteren Pol (**Extremitas uterina**) an. ◀

Histologie

Das Ovar besitzt einen bindegewebigen Körper (**Stroma ovarii**), der von einer Bindegewebsschicht umgeben ist: der **Tunica albuginea.** Diese ist von Peritoneum umhüllt, das beim Ovar auch als **Keimdrüsenepithel** bezeichnet wird. ▶ Am Ovar unterscheidet man eine Rinde (Cortex ovarii) vom Mark (Medulla ovarii):
- Im **Cortex ovarii** befinden sich die Eizellen und Follikelvorstufen sowie der Gelbkörper (Corpus luteum).
- In der **Medulla ovarii** befinden sich neben Bindegewebe vor allem Blut- und Lymphgefäße sowie vegetative Nervenfasern. ◀

Oogenese

▶ Unter Oogenese versteht man die Entwicklung und Reifung der weiblichen Keimzellen. Sie findet im Ovar statt.

Die Entwicklung der Keimzellen beginnt schon im Embryo damit, dass **Urkeimzellen** aus der Wand des Dottersacks in die Anlagen der Gonaden wandern. Hier differenzieren sich aus den Urkeimzellen in der 5. Schwangerschaftswoche **Oogonien,** die sich mitotisch teilen. Im 5. Fetalmonat haben sie ihre maximale Zahl von etwa 6 Millionen Oogonien erreicht. Diese Phase bezeichnet man daher auch als **Vermehrungsphase.**

In der sich anschließenden **1. Wachstumsphase** geht ein Teil der Oogonien zugrunde, die übrigen differenzieren sich weiter zu **primären Oozyten.** Während dieser Differenzierung lagern die Oozyten Dottersubstanz ein und vergrößern sich.

Die primären Oozyten werden von einer Epithelschicht umgeben, man nennt sie dann auch **Primordialfollikel** (☞ Abb. 8.30). Die primären Oozyten treten frühestens in der 10. und spätestens in 37. Entwicklungswoche in die **Prophase der 1. Reifeteilung** (Chromosomensatz: 4n-DNA) ein. Anschließend verharren sie bis zur Pubertät in einem Ruhestadium (**Diktyotän**); sie arretieren. Bei der Geburt existieren noch etwa 40000 Oogonien und Oozyten;

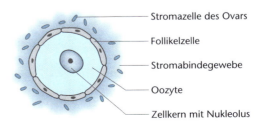

Abb. 8.30: Primordialfollikel.

die übrigen gehen unter. Diesen Vorgang bezeichnet man auch als **Follikelatresie.**
Die Entwicklung der Keimzellen geht erst mit Beginn der Geschlechtsreife weiter. Aus den Primordialfollikeln entwickeln sich während des beginnenden ersten Zyklus unter dem Einfluss des follikelstimulierenden Hormons (FSH) die sog. Primär-, Sekundär- und später auch Tertiärfollikel (s. u.). Diese Phase bezeichnet man als **2. Wachstumsphase.** ◀

Primärfollikel und Sekundärfollikel
▶ Aus den Primordialfollikeln entstehen zunächst die **Primärfollikel.** Dabei legt sich die sog. **Zona pellucida** um die Eizelle. Bei der Zona pellucida handelt es sich um eine Schutzhülle der Eizelle (Oozyte), die von einschichtigen, kubischen bis hochprismatischen Follikelepithelzellen des Primärfollikels gebildet wird (☞ Abb. 8.31a). Die Zona pellucida ist reich an Glykoproteinen bzw. Glykosaminoglykanen.

Die Primärfollikel entwickeln sich weiter zu **Sekundärfollikeln** mit mehrschichtigem Epithel. Die Epithelzellen sind ab diesem Zeitpunkt deutlich granuliert, man bezeichnet sie daher auch als Granulosazellen (☞ Abb. 8.31b). Bereits in diesem Stadium beginnt die Ausbildung der sog. Theca interna (s.u.) ◀

Tertiärfollikel
▶ Im Tertiärstadium bildet sich um die Follikelzellen aus dem Stroma ovarii eine Zellhülle **(Theca folliculi),** die aus einer inneren **Theca interna** und einer äußeren **Theca externa** besteht. Aus dem Follikel ist dadurch ein Tertiärfollikel geworden (☞ Abb. 8.32). Bei der Theca interna handelt es sich um eine gefäßreiche Schicht, deren Zellen endokrin aktiv sind und vor allem Androgene synthetisieren. Diese werden von den Granulosazellen in Östrogene umgewandelt und steuern die Proliferation des Endometriums. Die Theca externa umschließt die Theca interna und besteht hauptsächlich aus spindelförmigen Zellen, welche keine wesentliche sekretorische Funktion haben. Ihr schließt sich außen das Stroma ovarii an. Die Grenzen zwischen Theca interna, Theca externa und Stroma ovarii sind fließend.

Die schon zuvor entstandenen Interzellularräume fließen im Tertiärfollikel zu einer gemeinsamen Höhle zusammen, dem **Antrum folliculi.** In diese Höhle ragt die Eizelle mit den sie umgebenden Granulosazellen hinein. Die Granulosazellen, die die Eizelle umgeben, bezeichnet man als **Corona radiata,** während die Granulosazellen, die die restliche Follikelhöhle auskleiden, das **Stratum granulosum** bilden. Die Granulosazellen sondern **Liquor folliculi** in das Antrum folliculi ab. Durch die Flüssigkeitszunahme werden die Granulosazellen zu einer randständigen, mehrschichtigen Zelllage, von der sich ein Zellhaufen exzentrisch in die Follikelhöhle vorwölbt. Dieser Zellhaufen wird als **Cumulus oophorus** bezeichnet; seine Zellen umgeben die Oozyte. Diese Entwicklung ist im Stadium des Graaf-Follikels (s.u.) weitestgehend abgeschlossen.

Die Granulosazellen produzieren Progesteron, das sie in das Antrum abgeben. Unter seinem Einfluss reift die Eizelle heran.

Im Ovar finden sich zwar sehr viele Primär- und Sekundärfollikel, aber nur wenige Tertiärfollikel. Es liegen alle Follikelstadien gleichzeit im Ovar vor. Grundsätzlich kann es in jedem Follikelstadium zur Follikelatresie kommen – nicht gebrauchte Follikel werden wieder abgebaut. ◀

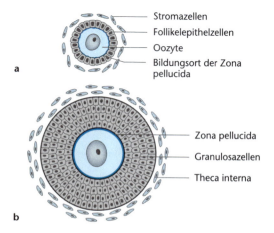

Abb. 8.31: a) Primärfollikel und b) Sekundärfollikel.

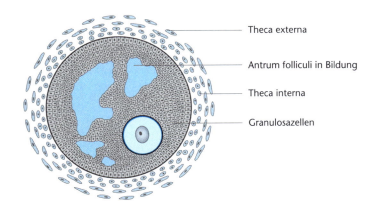

Abb. 8.32: Tertiärfollikel.

Graaf-Follikel

▶ Pro Zyklus entwickelt sich nur aus einem einzigen Tertiärfollikel ein sprungreifer **Graaf-Follikel** (☞ Abb. 8.33), alle anderen gehen unter. Als Überbleibsel dieser untergegangenen Follikel finden sich manchmal sog. **Thekaorgane.**

Der Übergang vom Tertiär- in den Graaf-Follikel erfolgt erst kurz vor dem Eisprung **(Ovulation).** Ebenfalls erst kurz vor der Ovulation wird die in der Embryonalentwicklung begonnene 1. meiotische Teilung beendet. Dabei entstehen eine große und eine kleine Zelle, die als **Polkörperchen** bezeichnet wird. Das Polkörperchen liegt in der Zona pellucida und geht meist zugrunde. Bei der großen Zelle, die aus der 1. meiotischen Teilung hervorgegangen ist, handelt es sich um die Eizelle. Diese Eizelle bezeichnet man nun als **sekundäre Oozyte** (Chromosomensatz: 2n-DNA).

Im Anschluss findet die 2. meiotische Teilung der Eizelle statt. Diese vollzieht sich allerdings nur bis zur Metaphase und wird dort erneut arretiert. ◀

Ovulation

▶ Während der Ovulation befindet sich die Eizelle in der Metaphase der 2. meiotischen Teilung. Die Teilung wird in der Metaphase arretiert und erst bei der Befruchtung abgeschlossen.

Der reife Graaf-Follikel wölbt sich kurz vor dem Eisprung gegen die Oberfläche des Ovars vor, platzt und gibt die Eizelle frei, die vom Eileiter mit Hilfe seiner Fimbrien regelrecht aufgefegt und aufgenommen wird. Die ausgestoßene Eizelle ist noch immer von der Corona radiata umgeben. Der im Ovar verbleibende Teil des Follikels wandelt sich in das **Corpus rubrum** (haemorrhagicum) um. Der Name beruht darauf, dass beim Einreißen der

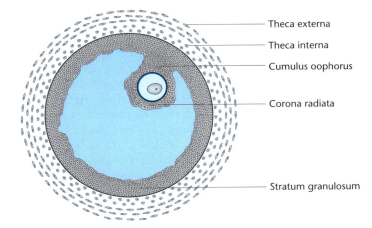

Abb. 8.33: Graaf-Follikel.

Follikelwand während des Eisprungs Blut in die Follikelhöhle eindringt.

Unter dem Einfluss des luteinisierenden Hormons (LH) aus der Hypophyse wandeln sich die Granulosazellen in **Granulosaluteinzellen** und die Zellen der Theca interna in **Thekaluteinzellen** um. Aus dem Corpus rubrum wird der Gelbkörper **(Corpus luteum).** Die Gelbfärbung wird durch Lipochrom hervorgerufen. Dabei handelt es sich um ein fettlösliches Pigment, das von den Granulosaluteinzellen gebildet wird. Das Corpus luteum bildet Progesteron und geringe Mengen an Östrogen. Das Progesteron sorgt dafür, dass die Uterusschleimhaut in die Sekretionsphase eintritt (s. u.). Dies ist nötig, damit sich eine befruchtete Eizelle einnisten kann.

Bleibt die Befruchtung der Eizelle aus, degeneriert das Corpus luteum innerhalb von 9–10 Tagen nach der Ovulation und wird zum **Corpus albicans.** Der Progesteronabfall löst die Menstruationsblutung aus; die Uterusschleimhaut wird abgestoßen.

Wird die Eizelle während ihrer Wanderung durch die Tuba uterina befruchtet, bildet der Trophoblast nach dem Einnisten des Keims in der Plazenta das humane Choriongonadotropin (HCG). Dadurch wird die Degeneration des Corpus luteum verhindert. Dieses produziert nun weiter Progesteron, bis die Plazenta genügend ausgereift ist, um die Produktion zu übernehmen. Es wird nun als **Corpus luteum graviditatis** bezeichnet. Es bildet sich ca. im 5. Schwangerschaftsmonat zum Corpus albicans zurück. ◀

 Die Entwicklung einer Oogonie zum sprungreifen Graaf-Follikel ist ein komplexer Prozess, der von mehreren hormonellen Regelkreisen gesteuert wird. Daher empfiehlt es sich, die entprechenden Kapitel im Physiologiebuch nachzulesen.

Gefäße und Nerven
Das Ovar wird aus zwei arteriellen Ästen versorgt, zwischen denen eine Anastomose besteht:
- Die **A. ovarica** entspringt aus der Pars abdominalis aortae und zieht durch das Lig. suspensorium ovarii in das Hilum des Ovars.
- **R. ovaricus** der A. uterina.

Der venöse Abfluss erfolgt durch die V. ovarica, die aus dem venösen Gefäßnetz des Ovars entsteht.

Die Lymphe fließt in die Nodi lymphoidei lumbales ab.

Die nervöse Versorgung des Ovars stammt aus dem Plexus mesentericus superior, dem Plexus renalis sowie dem Plexus rectalis. Die Nerven ziehen mit den Gefäßen in das Organinnere.

8.6.3 Tuba uterina

Makroskopie
▶ Man unterteilt die Tuba uterina in drei Abschnitte:
- **Infundibulum tubae uterinae:** nach lateral gerichtetes und erweitertes Ende des Eileiters mit freier Öffnung zur Bauchhöhle. An ihm befinden sich Fortsätze, die **Fimbriae tubae uterinae.** Das Infundibulum überlagert das Ovar. Die Fimbrien streifen mit ihren Haaren wie ein Besen über das Ovar und „fegen" das gesprungene Ei nach der Ovulation förmlich in den Eileiter hinein.
- **Ampulla tubae uterinae:** liegt zwischen Infundibulum und Isthmus und umfasst mit zwei Dritteln den längsten Teil des Eileiters; das Lumen beträgt ca. 4–10 mm.
- **Isthmus tubae uterinae:** Übergang in den Uterus, befindet sich an der Stelle, wo der Fundus in das Corpus uteri übergeht.

Der Eileiter liegt auf einer Peritonealduplikatur, die quer durch das kleine Becken verläuft. Diese Duplikatur liegt annähernd in der Frontalebene und wird auch als **Lig. latum uteri** bezeichnet. Ein Teil dieses Lig. latum uteri umhüllt als **Mesosalpinx** den Eileiter. ◀

Histologie
Der Eileiter besteht von innen nach außen aus den folgenden drei Schichten:
- **Tunica mucosa:** einschichtiges, isoprismatisches Epithel, unter dem sich lockeres Bindegewebe befindet; bildet Längsfalten, die zum Uterus hin an Höhe abnehmen. Das Epithel besteht aus kinozilientragenden Flimmerepithelzellen und sekretorischen Zellen. In Richtung Uterus nimmt die Anzahl der Flimmerzellen ab. An der Basis der Kinozilien findet sich bei entsprechender Vergrößerung im histologischen Präparat eine kräftige Linie, die durch Basalkörper-

chen, sog. **Kinetosomen,** hervorgerufen wird. An ihnen sind die Kinozilien verankert.
- **Tunica muscularis:** hilft bei der Aufnahme der befruchteten Eizelle aus dem Ovar und beim Transport von Spermien. Sie besteht von innen nach außen aus verschieden Muskelzügen:
  – autochthones Muskelgewebe, bildet ein gegenläufiges Spiralsystem, welches durch eine innere Längs- und eine äußere Ringmuskelschicht gebildet wird; findet sich besonders ausgeprägt im Bereich des Isthmus tubae uterinae
  – perivaskuläre Muskelschicht, durchzieht den ganzen Eileiter
  – subperitoneale Muskelschicht, im ganzen Eileiter vorhanden; geht außen in die Mesosalpinx und das Lig. latum uteri über
- **Tunica serosa:** Bindegewebe, das von Peritonealepithel umhüllt ist.

> **Merke!**
>
> Anhand der Basalkörperchen lassen sich im histologischen Präparat Kinozilien von Stereozilien oder Mikrovilli differenzieren. Die Aufgabe der Kinozilien besteht darin, die Eizelle zum Uterus zu transportieren. Die sekretorischen Zellen im Epithel sorgen derweil für die Ernährung der Eizelle.

Die Tubenmuskulatur hilft bei der Aufnahme der befruchteten Eizelle aus dem Ovar und dem Transport von Spermien.

Nach innen zum Lumen hin schließt sich die **Tunica mucosa** an. Sie bildet Längsfalten, die zum Uterus hin an Höhe abnehmen. Bei ihr handelt es sich um ein einschichtiges, isoprismatisches Epithel, unter welchem lockeres Bindegewebe liegt. Im Epithelverband finden sich kinozilientragende Flimmerepithelzellen und sekretorische Zellen. Die Flimmerzellen werden in Richtung Uterus immer weniger. An der Basis der Kinozilien der Zellen findet sich im histologischen Präparat in entsprechender Vergrößerung eine kräftige Linie. Sie wird durch Basalkörperchen, oder auch **Kinetosomen,** hervorgerufen. An diesen sind die Kinozilien verankert. Durch die Basalkörperchen können die Kinozilien von Sterozilien oder Mikrovilli differenziert werden. Die Kinozilien haben die Aufgabe, die Eizelle durch Bewegung in Richtung Uterus zu bringen. Die sekretorischen Zellen des Epithelverbandes haben unter anderem die Aufgabe, die Eizelle zu ernähren.

Gefäße und Nerven

Die arterielle Versorgung erfolg über den R. tubarius der A. uterina. Das Infundibulum wird direkt aus der A. ovarica durchblutet. Es bestehen aber Anastomosen zwischen den beiden versorgenden Gefäßen.

Die ableitenden Venen münden in den Venenplexus, der den Uterus umgibt.

Der Eileiter wird sympathisch und parasympathisch innerviert; die Nerven stammen aus dem Plexus ovaricus und dem Plexus hypogastricus inferior.

8.6.4 Uterus

Makroskopie

▶ Der Uterus ist geformt wie eine Birne, allerdings ist er vorn und hinten abgeplattet. Im Körper liegt er nach ventral geneigt, was als **Anteflexio uteri** beschrieben wird. Das bedeutet, dass ein nach vorn offener Winkel zwischen Corpus und Cervix uteri besteht. Darüber hinaus besteht durch den nach vorn offenen Winkel zwischen der Längsachse des Uterus und der Längsachse der Vagina eine sog. **Anteversio uteri** (☞ Abb. 8.34). ◀

 ▶ Beachten Sie den Unterschied zwischen der Anteversio und der Anteflexio uteri! ◀

▶ Der Uterus besteht aus dem **Corpus uteri,** das die oberen zwei Drittel des Uterus ausmacht, und der **Cervix uteri.** Zwischen beiden liegt der **Isthmus**

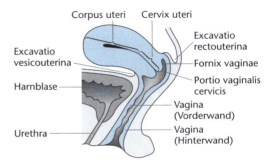

▶ **Abb. 8.34:** Schnitt durch den Uterus, von der Seite betrachtet. ◀

uteri. Den Bereich, der zwischen den Einmündungsstellen der beiden Eileiter liegt, bezeichnet man als **Fundus uteri** (☞ Abb. 8.35).

Die Zervix ragt mit der **Portio vaginalis** in den Uterus hinein. Darüber liegt in Richtung Corpus uteri die **Portio supravaginalis cervicis**. ◄

Der Innenraum des Uterus **(Cavitas uteri)** hat die Form eines dreieckigen Spalts. Dieser Hohlraum setzt sich nach kaudal in den **Canalis isthmi** fort. Er beginnt am **inneren Muttermund** und wird im Bereich der Zervix auch als **Canalis cervicis uteri** bezeichnet. Hier weist er palmenartige Falten auf, die **Plicae palmatae**. Zur Vagina hin endet er am äußeren Muttermund, dem **Ostium uteri**. Die vordere Begrenzung des äußeren Muttermundes bezeichnet man als **Labium anterius,** die hintere als **Labium posterius.**

Überzogen wird der Uterus ventral und dorsal von Peritoneum parietale und liegt so eingebettet im Lig. latum uteri. Da er nicht von Peritoneum viscerale umgeben wird, liegt er nicht intra-, sondern extra- bzw. subperitoneal. Der Uterus wird außerhalb der Bauchhöhle angelegt und wächst dann von unten in die Bauchhöhle hoch. Daher ist er fast komplett von Peritoneum parietale umgeben. Der untere Teil der Zervix erhält allerdings keine Verbindung zum Peritoneum parietale. In Analogie zu den Peritonealverhältnissen des Bauchraums wird das Lig. latum uteri auch gern als **Mesometrium** bezeichnet.

Als **Parametrium** bezeichnet man das verdichtete Bindegewebe des Beckens, welches beidseits des Uterus liegt. Dieses erstreckt sich vom Uterus bis zur seitlichen Beckenwand. Im Parametrium finden sich die zu- und abführenden Gefäße des Uterus sowie die Ureteren.

▶ Der Tubenwinkel wird über das **Lig. teres uteri**, welches durch den Leistenkanal verläuft, mit den Labia majora verbunden. ◄ Außerdem gibt es parazervikale Bindegewebsstrukturen, welche transversal von der Cervix uteri zur seitlichen Beckenwand ziehen. Sie dienen der Befestigung und Stabilisierung des Uterus im Becken. Bei diesen Strukturen ist das **Lig. cardinale** besonders hervorzuheben, da in dieser Bindegewebsstruktur vegetative Nerven und Gefäße verlaufen.

Der Aufbau des Uterus ist in Abbildung 8.35 zu erkennen.

Histologie
▶ Die Wand des Uterus besteht aus zwei Schichten, die jedoch nicht scharf voneinander getrennt sind:

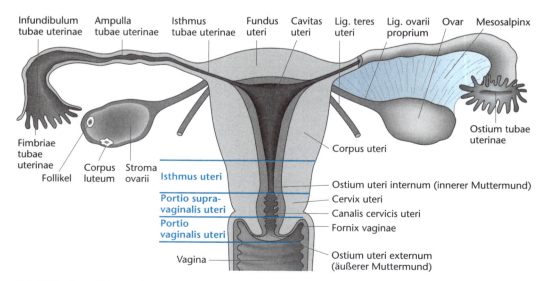

Abb. 8.35: Uterus, Tuben und Ovarien, Blick von vorn. Die rechte Tube und das rechte Ovar sind eröffnet. Dem Uterus schließt sich nach unten das eröffnete Scheidengewölbe an.

- Endometrium (Tunica mucosa)
- Myometrium (Tunica muscularis).

Das **Endometrium** besteht aus einschichtigem, hochprismatischem Epithel, tubulösen Drüsen **(Gll. uterinae)** und Bindegewebe, in dem sich progesteronempfindliche Zellen befinden. Zwei funktionell verschiedene Zonen lassen sich im Endometrium unterscheiden:

- **Stratum functionale:** unterliegt den Zyklusveränderungen: In der Sekretionsphase finden sich hier im Endometrium des Korpus stark gewundene Drüsenschläuche; in der Desquamationsphase wird es abgestoßen.
- **Stratum basale:** Von ihm geht die Regeneration der Schleimhaut aus. Die Glandulae uterinae durchziehen das gesamte Stratum functionale und reichen bis in die obersten Schichten des Stratum basale hinab.

Das **Myometrium** besteht aus dreischichtig angeordneten glatten Muskelfasern: Während die Fasern der inneren und der äußeren Schicht längs verlaufen, sind die der mittleren Schicht zirkulär angeordnet.

In der Schleimhaut der Zervix findet man **Glandulae cervicales,** die in den Zervikalkanal Schleim sezernieren. Im Bereich der Zervix ist die Schleimhaut aufgebaut wie im Corpus uteri, nimmt aber nicht an den zyklusbedingten Veränderungen teil. Der äußere Muttermund setzt sich mit seinem hochprismatischen Schleimhautepithel scharf gegenüber dem mehrschichtigen unverhornten Plattenepithel der Vagina ab. ◄

Menstruations- und Ovarialzyklus

Während des monatlichen Zyklus der Frau finden Veränderungen im Ovar und in der Uterusschleimhaut statt, weshalb man vom Menstruations- bzw. Ovarialzyklus spricht.

▶ Der Menstruationszyklus wird durch **gonadotrope Hormone des Hypophysenvorderlappens (HVL)** gesteuert:
- **Follikelstimulierendes Hormon (FSH)** fördert die Reifung der Primärfollikel und stimuliert deren Östrogensekretion.
- **Luteinisierendes Hormon (LH)** löst den Eisprung aus und fördert die Bildung/Lebenszeit des Corpus luteum.

Die Östrogene bewirken am HVL eine negative Rückkopplung; erhöhte Östrogenspiegel können also die FSH- und LH-Produktion senken. ◄

Dieser Zusammenhang wird im Folgenden näher dargestellt.

Die Wand der Follikel besteht aus der Thekazellschicht und der Granulosazellschicht. In den Thekazellen werden Androgene synthetisiert, die dann in den Granulosazellen durch Aromatisierung in Östrogene umgewandelt werden.

GnRH (Gonadotropin-releasing-Hormon, Gonadoliberin) wird vom Hypothalamus gebildet und gelangt von dort in die Hypophyse. Hier stimuliert es die Synthese der Gonadotropine FSH (follikelstimulierendes Hormon, Follitropin) und LH (luteinisierendes Hormon, Lutropin). GnRH und damit auch FSH und LH werden pulsatil freigesetzt. Die Gonadotropine fördern die Proliferation und Hormonproduktion der Zielzellen im Ovar. Die Hormone des Ovars wirken im Sinne einer negativen Rückkopplung auf die Ausschüttung der Steuerungshormone in Hypothalamus und Hypophyse.

▶ Der Menstruationszyklus beginnt per Definition am ersten Tag der Regelblutung und lässt sich anhand der Schleimhautveränderungen in vier Phasen einteilen. ◄

Menstruationsphase
▶ Die Menstruations- oder **Desquamationsphase** dauert vom 1.–5. Tag des Zyklus. Das Stratum functionale des Endometriums wird abgestoßen; dadurch kommt es zur Regelblutung. Das Stratum basale bleibt erhalten. Aus ihm regeneriert sich das Uterusepithel. ◄

Proliferationsphase
▶ Vom 6.–14. Tag des Zyklus folgt die **Proliferationsphase.** Unter dem Einfluss der Östrogene aus den Granulosazellen der Follikel verdickt und regeneriert sich das Endometrium; die Drüsen wachsen an, sind aber noch gestreckt. Gleichzeitig erfolgen im Ovar Follikelwachstum und -reifung. Durch den Anstieg des Östrogenspiegels wird nun die Gonadotropinausschüttung in Hypothalamus und Hypophyse gehemmt, die FSH-Sekretion sinkt, und die Heranreifung weiterer Follikel wird verhindert. Man vermutet, dass die hohe Östrogenkonzentrati-

on (vor allem Östradiol) zur Zyklusmitte fördernd, nun also nicht mehr hemmend, auf die hypophysäre Hormonproduktion wirkt, so dass es zu einem steilen Anstieg von FSH und LH kommt. Beide Hormone erreichen einen Spitzenwert kurz vor der **Ovulation,** die etwa am 14. Tag unter Einfluss von LH stattfindet. Bei der Angabe der Tage handelt es sich um Durchschnittswerte – hier sind natürliche Schwankungen möglich.

Der Tag der Ovulation ist das Konzeptionsoptimum, der Zeitpunkt, an dem die Befruchtung am wahrscheinlichsten ist. An diesem Tag steigt die Basaltemperatur um 0,5–1 °C an. Dieser Temperaturanstieg wird durch das nach der Ovulation aus dem Corpus luteum (s.u.) freigesetzte Progesteron verursacht.

Gleichzeitig nehmen die Motilität der Tubenmuskulatur und die Sekretion des Tubenepithels zu, um den Transport der Eizelle zu erleichtern. Der Zervixschleim verliert an Viskosität; er wird „spinnbar", weil er sich vom äußeren Muttermund bis zur Vulva ausziehen lässt. Im getrockneten Schleim finden sich farnkrautartige Kristalle (Farnkrautphänomen). ◄

Sekretionsphase

▶ Die anschließende **Sekretionsphase** dauert vom 15.–27. Tag. Das entscheidende Hormon in dieser Phase ist das Progesteron aus dem Corpus luteum, unter dessen Einfluss die Drüsenschläuche des Korpus spiralig werden und ein glykogenreiches Sekret absondern. Die Schleimhaut schwillt an, das Endometrium wird von Spiralarterien gut durchblutet. Die Schleimhaut ist also bestens darauf vorbereitet, eine eventuell befruchtete Eizelle aufzunehmen.

Unter Einfluss von LH und Östrogenen wandelt sich der Follikel nach der Ovulation in das Corpus luteum um. Das Corpus luteum sezerniert Progesteron. Der hohe LH-Spiegel verhindert die Rückbildung des Corpus luteum. Das Progesteron hemmt die Gonadoliberinsekretion im Hypothalamus. Die daraus resultierende verminderte Freisetzung der Gonadotropine führt zum allmählichen Absinken des LH-Spiegels. Dadurch kommt es, wenn die Eizelle nicht befruchtet wurde, zur Degeneration des Corpus luteum. ◄

Ischämiephase

▶ Erfolgt keine Nidation einer befruchteten Eizelle, beginnt am 28. Tag die **Ischämiephase** als letzter Teil des Zyklus. Durch die Degeneration des Corpus luteum sinkt der Progesteronspiegel. Der Progesteronabfall führt zu Spasmen in der Muskulatur der Spiralarterienwände, und daraus resultieren lokale Durchblutungsstörungen. In der Folge wird das Gewebe abgestoßen. Der Abfall der Plasmakonzentrationen von Östrogen und Progesteron lässt die GnRH-Ausschüttung wieder ansteigen und stimuliert so eine neue Follikelphase.

Im Fall einer erfolgreichen Befruchtung wird die Funktion des Corpus luteum durch das Hormon HCG (humanes Choriongonadotropin) aufrechterhalten, welches die Funktion von LH übernimmt. Daher bleibt das Corpus luteum als Corpus luteum graviditatis erhalten, und die Ischämiephase findet nicht statt. ◄

 Der Menstruationszyklus ist relativ kompliziert und noch nicht in allen Einzelheiten geklärt. Lesen Sie deshalb erst weiter, wenn Sie sicher sind, dass Sie das Thema verstanden haben. Auch die Lektüre von Physiologiebüchern sei hier empfohlen. Viele Prüfungsfragen – auch aus anderen Fächern – beziehen sich darauf.

Gefäße und Nerven

Die arterielle Versorgung erfolgt über die **A. uterina,** die aus der A. iliaca interna entspringt und den Uterus durch das **Lig. cardinale** in Höhe der Zervix erreicht. Sie gibt folgende Äste ab:
- R. ovaricus: bildet eine Anastomose mit der A. ovarica
- R. tubarius
- Rr. vaginales.

Für den **venösen Blutabtransport** sind folgende Venengeflechte verantwortlich:
- Plexus venosus uterinus
- Plexus venosus cervicalis uteri
- Plexus venosus vaginalis.

Die Plexus münden alle in die Vv. iliacae internae.

Die **Innervation** erfolgt durch den Plexus uterovaginalis. Die sympathischen Fasern stammen aus dem Ganglion mesentericum inferius. Parasympathische Fasern erreichen den Nervenplexus aus den Segmenten S3 und S4.

8.6.5 Vagina

Makroskopie

Die **Vagina** weist an der Vorder- und Hinterwand quer verlaufende Falten auf, die **Rugae vaginales.** An der Vorder- und der Hinterwand hat sie außerdem eine Längsfalte, die durch einen Venenplexus gebildet wird: **Columna rugarum anterior** und **Columna rugarum posterior.** Auf der vorderen Längsfalte befindet sich die **Carina urethralis vaginae,** die durch die Urethra hervorgerufen wird.

Das Scheidengewölbe **(Fornix vaginae,** ☞ Abb. 8.35) als am weitesten kranial liegender Teil der Scheide überragt und umfasst die Cervix uteri an ihrer Einmündung in die Vagina. Hier grenzt es an die Excavatio rectouterina und hat direkten Kontakt zum Peritoneum. Über das Septum rectovaginale steht das Scheidengewölbe direkt mit dem Rektum in Verbindung. Ansonsten ist die Scheide durch paravaginales Bindegebe fest mit den Nachbarstrukturen verbunden. Vor der vorderen Scheidenwand liegen die Harnröhre und die Harnblase.

Histologie

Ausgekleidet ist die Vagina mit mehrschichtigem unverhorntem Plattenepithel, das sich scharf von der Zervixschleimhaut absetzt. Die Wand der Vagina besteht aus glatter Muskulatur und Bindegewebe, die beide scherengitterartig angeordnet sind. Dies ermöglicht der Vagina, sich der extremen Dehnung während des Geburtsvorgangs anzupassen.

Die glatten Muskelfasern wirken im histologischen Präparat etwas ungeordnet. Drüsen besitzt die Vagina nicht, wohl aber zahlreiche Kapillaren, die ein Transsudat absondern.

Die oberflächlichsten Zellen des Epithels weisen Glykogenspeicher auf, die während der Ovulation über die höchsten Glykogenvorräte verfügen. Dieses Glykogen dient Laktobakterien, den sog. **Döderlein-Bakterien,** zur Milchsäurebildung. Dadurch bleibt der pH-Wert der Vagina niedrig. Das saure Milieu erschwert Pilzen und Bakterien die Besiedelung der Scheide.

Gefäße und Nerven

Die Gefäßversorgung erfolgt durch **Rr. vaginales** aus der A. uterina, der A. pudenda interna und der A. vesicalis inferior.

Über den Plexus venosus vaginalis und den Plexus venosus vesicalis fließt das venöse Blut ab. Beide Plexus münden in die Vv. iliacae internae.

Die nervöse Versorgung erfolgt über den Plexus uterovaginalis.

8.6.6 Äußere weibliche Geschlechtsorgane

Makroskopie

Zu den äußeren Geschlechtsorganen der Frau gehören:
- Labia majora pudendi, die großen Schamlippen
- Labia minora pudendi, die kleinen Schamlippen
- Clitoris, der Kitzler
- Gll. vestibulares majores et minores.

Die **Schamlippen** dienen dem Schutz des weiblichen Genitales und bedecken die kleinen Schamlippen, an deren vorderem Ende die **Clitoris** liegt. Zwischen den beiden großen Schamlippen liegt die **Rima pudendi.** Hinter den kleinen Schamlippen verbirgt sich das **Vestibulum vaginae,** mit dem die Vagina beginnt. Kranial des Vestibulums mündet die Harnröhre. Die äußere Vaginalöffnung **(Ostium vaginae)** wird dorsal vom **Hymen,** dem Jungfernhäutchen, verschlossen. Es kann die Vaginalöffnung auch vollständig verschließen; dies bezeichnet man als **Hymen imperforatus (Hymenalatresie).** Bei der ersten Kopulation reißt das Jungfernhäutchen ein und wird bei der Entbindung zerstört.

An den Innenseiten der kleinen Schamlippen münden die **Gll. vestibulares majores,** die sog. Bartholin-Drüsen. Die **Gll. vestibulares minores** münden um die Harnröhrenöffnung **(Ostium urethrae externum)** herum.

Die **Clitoris** ist ein Schwellkörper mit einer Länge von ca. 3 cm. Sie ist durch das **Lig. suspensorium clitoridis** am Ramus inferior des ossis pubis befestigt. Der Aufbau des Schwellkörpers entspricht dem des Corpus cavernosum penis des Mannes (☞ Kap. 8.7.9). Er ist von der **Fascia clitoridis** umgeben und durch das **Septum corporum cavernosorum** unvollständig unterteilt. Die Clitoris endet in der **Glans clitoridis.** Von vorn wird sie durch eine Schleimhautfalte überlagert, das **Preputium clitoridis.** Den dorsalen Ansatz der kleinen Schamlip-

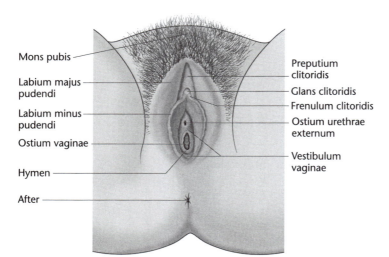

Abb. 8.36: Äußere weibliche Geschlechtsorgane.

pen an der Clitoris bezeichnet man als **Frenulum clitoridis.**

Die äußeren Geschlechtsorgane sind in Abbildung 8.36 dargestellt.

> **Klinik!**
>
> Bei Verdacht auf Entzündungsvorgänge im Bauchraum kann man durch die Vagina den Douglas-Raum punktieren **(transvaginale Douglas-Punktion).** Hierbei lassen sich ggf. Flüssigkeiten aus dem Bauchraum gewinnen, die auf eine Entzündung schließen lassen (Transsudat, Exsudat, Eiter etc.).

Gefäße und Nerven

Die **arterielle Versorgung** der äußeren Geschlechtsorgane erfolgt über Äste der A. pudenda interna und der A. femoralis.

Der **venöse Abfluss** erfolgt über die **V. pudenda interna,** die zahlreiche Äste aufnimmt, die V. dorsalis clitoridis profunda und die Vv. pudendae externae.

Folgende **Nerven** innervieren die äußeren Geschlechtsorgane der Frau:
- Nn. perineales
- N. dorsalis clitoridis
- Nn. labiales anteriores
- R. genitalis des N. genitofemoralis.

In der Schleimhaut der Clitoris befinden sich zahlreiche sensible Nervenfasern, Genitalnervenkörper, Meissner-Tastkörper und Vater-Pacini-Körperchen.

8.7 Männliche Geschlechtsorgane

8.7.1 Allgemeines

Im Hoden **(Testis)** werden beim Mann Samen (Spermien) gebildet. Er liegt nicht innerhalb der Bauchhöhle wie das Ovar bei der Frau, sondern außerhalb, im Hodensack. Ein Hoden ist ca. 4–5 cm lang, 3 cm breit und 2 cm dick.

Vom Hoden transportieren Ductuli efferentes die Samen zum Nebenhoden **(Epididymis),** wo mittels Resorption und Sekretion die Zusammensetzung der Samenflüssigkeit verändert wird. Außerdem fungiert der Nebenhoden als Samenspeicher. Der Nebenhoden besteht aus einem 5–6 m (!) langen Gang, der aber auf 7 cm Länge aufgeknäuelt ist. Dem Nebenhoden schließt sich der Nebenhodengang, **Ductus epididymidis,** an. Der Nebenhodengang liegt aufgeknäuelt im Scrotum. Würde man ihn strecken, hätte er eine Länge von 4–6 m.

Der **Ductus deferens** schließt sich distal dem Nebenhodengang an. In ihm werden die reifen Spermien abtransportiert. Er ist ca. 50 cm lang, ca. 4 mm dick und hat einen Durchmesser von 0,5–1 cm.

Die Samenblase **(Vesicula seminalis)** produziert den mengenmäßig größten Teil des Ejakulats. Von manchen Autoren wird sie auch als **Glandula vesiculosa** oder **Bläschendrüse** bezeichnet. Sie ist paarig angelegt und misst in gestrecktem Zustand ca.

20 cm. Im Körper ist sie auf etwa 5 cm Länge aufgewunden.

Die **Prostata** ist die Vorsteherdrüse, eine exokrine Drüse, deren Sekret v. a. saure Phosphatase enthält und daher mit einem pH von 6,4 eher niedrig ist. Es enthält auch viele andere Komponenten, die u. a. die Bewegungsfähigkeit der Spermien fördern oder das Ejakulat verflüssigen. Die Prostata hat in etwa die Größe einer Kastanie.

Der **Penis** ist das äußere Geschlechtsorgan des Mannes. In ihm verläuft die Urethra masculina, die als Harn- und als Samenweg dient. Der Penis ist also sowohl Kopulationsorgan als auch die letzte Strecke der ableitenden Harnwege.

8.7.2 Hoden

Embryologie

▶ Die Hoden liegen ursprünglich in der Bauchhöhle und wandern erst während der Entwicklung in das Scrotum, den Hodensack, ein. Diesen Vorgang bezeichnet man als **Descensus testis.**

Die Hoden werden in der Genitalleiste an der dorsalen Leibeswand angelegt. Hier sind sie von Peritoneum überzogen. Während der Entwicklung wandern sie, geführt von einem Leitband, dem **Gubernaculum testis,** nach kaudal. Diese Wanderung wird durch das Anti-Müller-Hormon und später durch Androgene ausgelöst. Das Gubernaculum testis durchbricht die vordere Leibeswand und endet in den Skrotalfalten, aus welchen später der Hodensack entsteht. Um das Band herum bildet sich der Leistenkanal. An der Durchbruchsstelle des Bandes durch die ventrale Leibeswand bildet sich eine Ausstülpung des Peritoneum parietale: der **Processus vaginalis peritonei.** ◀

Das Gubernaculum testis entsteht aus dem kaudalen Keimdrüsenband. Bei der Frau entstehen aus diesem Band das Lig. ovarii proprium und das Lig. teres uteri.

▶ Der Hoden wandert ab dem 7. Monat in das Scrotum ein. Er kommt dabei nicht im Processus vaginalis peritonei zu liegen, sondern außerhalb. Seine Wanderung ist kurz vor der Geburt abgeschlossen. Der Processus vaginalis peritonei verödet nach dem Descensus testis im Bereich des Samenleiters, im Hoden bleibt er als **Tunica vaginalis testis** erhalten. Diese teilt sich in ein viszerales Blatt, das fest mit dem Hoden verwachsen ist, und in ein parietales Blatt, das sich dem viszeralen Blatt auflagert.

Beim Descensus testis werden die versorgenden Strukturen durch die Leibeswand mitgenommen. Das bedeutet, dass Strukturen der Bauchwand sich durch den Descensus testis dem Hoden anschließen und sich nach dessen Wanderung ebenfalls im Hodensack wiederfinden. Diese Strukturen bzw. ihre Entsprechungen umgeben daher den Hoden und den Samenstrang (☞ Tab. 8.4). ◀

▶ **Tab. 8.4:** Einander entsprechende Strukturen der Bauchwand und des Scrotums/Funiculus spermaticus. ◀

Bauchwand	Scrotum
Bauchhaut	Skrotalhaut
Tela subcutanea	Tunica dartos
Fascia abdominalis superficialis und Aponeurose des M. obliquus externus abdominis	Fascia spermatica externa
M. oliquus internus und M. transversus abdominis mit ihren Faszien	M. cremaster und Fascia cremasterica
Fascia transversalis	Fascia spermatica interna
Peritoneum parietale	Tunica vaginalis testis (Laminae parietalis et visceralis)

 Den Inhalt dieser Tabelle sollten Sie sich gut einprägen – er ist ein sehr beliebtes Prüfungsthema!

Makroskopie

▶ Der Hoden **(Testis)** ist ein paariges Organ, dessen Form einer Pflaume ähnelt. Er ist von einer derben, nicht dehnbaren Bindegewebshülle, der **Tunica albuginea,** umgeben. Sie ist an der freien, nicht vom Nebenhoden bedeckten Oberfläche mit Serosa überzogen. Im **Mediastinum testis** treten Gefäße, Nerven und die ableitenden Samenwege in das Organ ein. Am unteren Pol des Hodens befindet sich ein Band, das nach kaudal zur Haut des Scrotums zieht. Es handelt sich um das embryonale Leitband des Hodens und wird **Gubernaculum testis** genannt (☞ Abb. 8.37). ◀

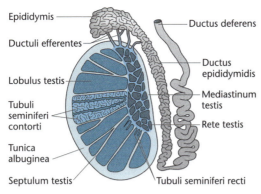

Abb. 8.37: Hoden, Nebenhoden und abführende Gangsysteme.

Histologie

▶ Der Hoden wird durch Bindegewebssepten (**Septula testis**) in Hodenläppchen unterteilt. Diese Läppchen bezeichnet man als **Lobuli testis**. Mit den Bindegewebssepten gelangen auch Gefäße und Nerven in den Hoden. Sie verlaufen von der Tunica albuginea radiär zum Mediastinum testis. Im Mediastinum testis findet sich das sog. **Rete testis**, ein System aus feinen Kanälchen.

In den Lobuli testis liegen die Samenkanälchen, die **Tubuli seminiferi contorti**. Diese sind in ihrem Verlauf stark gewunden; pro Lappen können mehrere Kanälchen vorhanden sein. Die Tubuli sind von Bindegewebe umgeben. Sie verlaufen schlaufenförmig vom Mediastinum testis zur Peripherie und von der Peripherie des Hodens wieder zurück zum Mediastinum testis. Auf diese Weise durchziehen sie die Hodenläppchen schlangenlinienartig. Die Tubuli seminiferi contorti erhalten über die **Tubuli seminiferi recti** Anschluss an das Rete testis. Das Rete testis ist über **Ductuli efferentes** mit den Nebenhoden verbunden.

Die Spermien werden von Zellen der Tubuli seminiferi contorti gebildet. Diese Tubuli sind von Keimepithel ausgekleidet; hier finden sich **Zellen der Spermatogenese** und **Sertoli-Zellen**.

Im Gewebe zwischen den Tubuli befinden sich reichlich Gefäße und Nerven. Hier sind auch die **Leydig-Zellen** lokalisiert, außerdem gibt es Makrophagen und die sog. **peritubulären Zellen**. Dabei handelt es sich um kontraktile Myofibroblasten, die sich zusammenziehen und so den Transport der Spermien beschleunigen können (☞ Abb. 8.38). ◀

Sertoli-Zellen

▶ Die Sertoli-Zellen entstehen embryonal aus dem Keimepithel. Sie haben einen dreieckigen Kern und stehen untereinander durch basolaterale Zellkontakte in Verbindung. Diese Verbindungen teilen die Samenkanälchen in ein adluminales und ein basales Kompartiment (s. u., Abschnitt „Spermatogenese"). Die Sertoli-Zellen besitzen viel glattes endoplasmatisches Retikulum sowie zahlreiche Lipideinschlüsse. Man findet sie auf der Basalmembran der Samenkanälchen im Hoden, wo sie durch Tight junctions miteinander verbunden sind und die **Blut-Hoden-Schranke** bilden. Diese verhindert das Übertreten von schädigenden Stoffen aus dem Blut.

Darüber hinaus versorgen Sertoli-Zellen die unfertigen Keimzellen mit Nährstoffen. Sie sind auch zur

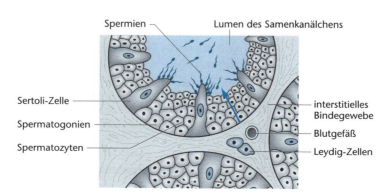

Abb. 8.38: Histologischer Aufbau des Hodens; blauer Pfeil: Differenzierungs- und Wachstumsrichtung der Keimzellen.

Phagozytose befähigt und können so abgestorbene Keimzellen aufnehmen und abbauen.

Sertoli-Zellen bilden auch Hormone. Von entscheidender Bedeutung für die Geschlechtsentwicklung zum Mann ist dabei das während der Embryonalentwicklung gebildete **Anti-Müller-Hormon.** Später produzieren die Sertoli-Zellen u. a. das **androgenbindende Protein (ABP).** ◄

Leydig-Zellen
▶ Leydig-Zellen sind entwicklungsgeschichtlich mesenchymaler Herkunft. Sie liegen interstitiell im lockeren Bindegewebe der Tubuli seminiferi contorti und besitzen Rezeptoren für LH (luteinisierendes Hormon). Ihre Funktion besteht in der Produktion und Sekretion von Testosteron. In ihnen finden sich, wie es für steroidproduzierende Zellen typisch ist, Mitchondrien vom Tubulustyp und viel glattes endoplasmatisches Retikulum. Außerdem enthalten sie Lipideinschlüsse und paraplasmatische Einschlüsse, die auch als **Reinke-Kristalle** bezeichnet werden. ◄

Spermatogenese
▶ Die Spermatogenese beschreibt die Bildung und Reifung der männlichen Keimzellen. Sie verläuft in zwei Phasen:
- **Spermatogenese:** Bildung von Spermatiden mit haploidem Chromosomensatz aus den Spermatogonien
- **Spermiogenese:** Bildung von Spermatozoen (Spermien) aus den Spermatiden. ◄

Spermatogenese
▶ An der Basis der des Epithels der Tubuli seminiferi contorti liegen die **Stammzellspermatogonien.** Sie sind als Urkeimzellen während der Entwicklung der Gonaden hierher eingewandert. Die Spermatogonien teilen und vermehren sich durch mitotische Teilung **(Vermehrungsperiode).**

Ein Teil der entstehenden Spermatogonien differenziert sich in der folgenden **Wachstumsperiode** zu **primären Spermatozyten.** Bei diesen schließt sich nun eine Replikation der DNA an. Danach beginnt die **Reifungsperiode** mit der 1. Reifeteilung der Meiose. In dieser 1. Reifeteilung dauert die Prophase ca. 16 Tage. Es entstehen zwei **sekundäre Spermatozyten,** die unmittelbar in die 2. Reifeteilung

übergehen. Aus dieser entstehen pro sekundären Spermatozyten zwei **Spermatiden.** Aus einem primären Spermatozyten werden also durch die beiden Reifeteilungen der Meiose vier Spermatiden. Dieser Vorgang der Spermatogenese wird durch FSH stimuliert, analog zur Keimzellentwicklung bei der Frau.

Während der Spermatogenese wandern die Zellen von der Basis der Tubuli seminiferi contorti zum Lumen des Keimepithels. Basal im Tubulus seminiferus contortus bilden zwei Sertoli-Zellen ein Kompartiment, in dessen Zwischenraum die Keimzellen liegen und sich entwickeln. Über diesem **basalen Kompartiment** befindet sich ein **adluminales Kompartiment,** das das Lumen des Tubulus umgibt. Die beiden Kompartimente sind durch Tight junctions zwischen den Sertoli-Zellen voneinander getrennt. Im basalen Kompartiment befinden sich Spermatogonien und frühe Entwicklungsstadien der primären Spermatozyten.

Während der Spermatogenese können Spermatogonien, die aus einer gemeinsamen Stammzelle entstanden sind, über Zellbrücken miteinander verbunden sein. Diese Zellklone durchlaufen ihre Entwicklung gleichzeitig und wandern auch simultan lumenwärts. Ihre simultane Bewegung ist auch an der Längsausdehnung der Hodenkanälchen nachvollziehbar. Auf einem Horizontalschnitt durch die Hodenkanälchen sind immer verschiedene Entwicklungsstufen der Keimzellen zu erkennen. ◄

Spermiogenese
▶ Die Spermiogenese schließt sich der Spermatogenese an. Dabei werden aus den Spermatiden **Spermien** gebildet. Auf chromosomaler Ebene finden keine Veränderungen mehr statt; diese sind mit der Spermatogenese abgeschlossen.

Das Spermium gliedert sich in folgende Abschnitte (☞ Abb. 8.39):
- Akrosom
- Kopf
- Hals
- Mittelstück
- Hauptstück (Schwanzfaden).

Das **Akrosom** entsteht durch Verschmelzung des Golgi-Apparats mit Lysosomen. Daher enthält es die gleichen hydrolytischen Enzyme wie die Lyso-

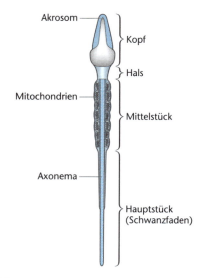

▶ **Abb. 8.39:** Spermium im Querschnitt. ◀

somen, die man als Zellorganellen in vielen Zellen findet. Das Akrosom löst bei der Befruchtung der Eizelle mit Hilfe von freigesetzten Proteasen die sie umgebende Zona pellucida auf. Sonst könnte das Spermium nicht bis in die Eizelle vordringen – dieser Vorgang ist daher essenziell für die Befruchtung. ◀

Die Entstehung des Akrosoms geschieht in vier Phasen:
1. **Golgi-Phase:** Abschnürung von Material aus dem Golgi-Apparat
2. **Kappenphase:** Ausbildung der Kopfkappe
3. **Akrosomenphase:** Bildung der akrosomalen Vesikel
4. **Reifungsphase:** Kondensation und Gestaltveränderung des Kerns

▶ Das Akrosom liegt dem **Kopf** wie eine Kappe auf und umschließt dessen vordere zwei Drittel. Im Kopf befindet sich der haploide Chromosomensatz des Spermiums. Dem Kopf schließt sich der **Hals** an. Im **Mittelstück** liegen Mitochondrien zur Energiegewinnung für die Bewegungen des Spermiums. Es geht in das **Hauptstück** über, das die Geißel des Spermiums bildet.

Durch Hals, Mittelstück und Hauptstück zieht sich ein zentral gelegener Achsenfaden, der als **Axonema** bezeichnet wird. Er wird aus Tubuli gebildet, die die typische „9 × 2+2"-Struktur haben. ◀ Diese Formel steht für neun periphere Doppeltubuli und zwei einzelne, zentrale Tubuli. Die Zentraltubuli sind von einer Zentralscheide umgeben, zu der radiale Proteinbrücken von den peripheren Doppeltubuli ziehen. Die peripheren Doppeltubuli sind über Dyneinbrücken (ein ATP-spaltendes Enzym) verbunden. Bewegungen entstehen dabei durch Gleitprozesse zwischen Dyneinbrücken und Mikrotubuli, die ATP verbrauchen.

▶ Diese Strukturen ermöglichen dem Spermium die Bewegung. Im Bereich des Mittelstücks sind die Tubuli von sog. **Außenfibrillen** umgeben. Um diese herum sind Mitochondrien spiralig angeordnet, die die notwendige Bewegungsenergie für das Spermium bereitstellen. ◀

Neben der Akrosombildung finden während der Spermiogenese folgende weitere Prozesse statt:
- **Kernkondensation:** Verdichtung und Verkleinerung des Kerns
- **Geißelbildung:** Ausbildung des Spermienschwanzes
- **Zytoplasmareduktion:** Alle nicht benötigten zytoplasmatischen Zellbestandteile werden dabei verworfen.

▶ Spermato- und Spermiogenese benötigen bis zur Freisetzung von fertigen Spermien ca. 64 Tage. Hinzu kommt der Transport in den Nebenhoden, der ca. 1–2 Wochen in Anspruch nimmt. Bis aus einer Stammzelle ein fertiges, einsatzbereites Spermium entstanden ist, dauert es also rund 80 Tage. ◀

 Die Spermatogenese und die anschließende Reifung zu Spermien werden durch lokale und überregionale Regelkreisläufe gesteuert. An den lokalen Kreisläufen sind u. a. Sertoli-Zellen und Leydig-Zellen beteiligt; zu den übergeordneten Regelkreisläufen gehören der Hypothalamus und die Adenohypophyse. Es empfiehlt sich, hierzu auch Lehrbücher der Physiologie zu konsultieren.

Gefäße und Nerven

Die **arterielle Versorgung** des Hodens erfolgt durch die **A. testicularis.** Sie ist ein direkter Ast der Pars abdominalis aortae und gelangt über den Leistenkanal in den Hoden.

Das **venöse Blut** wird in zwei Venenplexus gesammelt. Der eine erhält Blut aus den Venen innerhalb der Tunica albuginea, der andere aus Venen der

Septula testis. Sie vereinigen sich im Mediastinum testis und bilden dann von hier aus ein dichtes Netz um die A. testicularis herum: den **Plexus pampiniformis**.

▶ Der Plexus pampiniformis setzt sich in die **V. testicularis** fort und mündet rechts in die V. cava inferior, links in die V. renalis sinistra. ◀

> **Klinik!**
>
> ▶ Kommt es in der V. renalis sinistra zur Thrombosierung, kann das Blut aus dem linken Hoden nicht mehr abfließen. Die Folge ist eine massive – und vor allem extrem schmerzhafte – Schwellung des linken Hodens. ◀

Die **Lymphe** gelangt über das Mediastinum und den Samenstrang in die Nodi lymphoidei lumbales. Der Lymphabfluss trägt dabei dem Descensus testis während der Fetalentwicklung Rechnung: Wie das Blut fließt auch die Lymphe entlang dem Samenstrang durch den Leistenkanal in den Bauchraum. Von den Nodi lymphoidei lumbales wird die Lymphe dann in die paraaortalen Lymphknoten weitergeleitet.

Die **Nerven** des Hodens stammen aus dem Plexus coeliacus, von wo aus sie über den Plexus renalis und dann entlang der A. testicularis zum Hoden gelangen.

> **Klinik!**
>
> Eine Entzündung im Bereich der Glans penis führt zur Schwellung der Lymphknoten in der Leiste (Nn. lymphoidei inguinales und Nn. lymphoidei iliaci interni). Eine Entzündung im Bereich der Hoden führt zur Schwellung von paraaortalen Lymphknoten (Nn. lymphoidei lumbales).

8.7.3 Nebenhoden

Makroskopie
▶ Der Nebenhoden (Epididymis) lässt sich makroskopisch unterteilen in:
- Caput epididymidis
- Corpus epididymidis
- Cauda epididymidis.

Der Nebenhoden liegt mit seinem Caput dem oberen Pol des Hodens auf, wird aber nicht von der Tunica albuginea umgeben. Die übrigen Anteile des Nebenhodens liegen dem Hoden von dorsal her an. Aus dem obersten Ductulus efferens entsteht der Nebenhodengang **(Ductus epididymidis)**. In diesen münden dann alle weiteren Ductuli efferentes ein. Der Nebenhodengang setzt sich in den Samenleiter **(Ductus deferens)** fort. Das Ende des Ductus epididymidis ist erweitert, hier können Spermatozoen gespeichert werden. ◀

Histologie
Die vom Hoden zum Nebenhoden ziehenden **Ductuli efferentes** werden von mehrreihigem Epithel ausgekleidet, dessen Höhe variieren kann. ▶ In diesem Epithel gibt es Zellen, die Kinozilien tragen, mit denen sie den Transport der Spermien unterstützen. ◀ Andere Zellen haben einen Besatz aus Mikrovilli; diese sind für Resorption und Sekretion zuständig. Die Wand der Kanälchen ist vereinzelt von glatten Muskelzellen durchsetzt.

▶ Der sich anschließende **Ductus epididymidis** hat ein konstant zweireihiges, hochprismatisches Epithel mit Kinozilienbesatz. ◀ Der Ductus epididymidis ist lückenlos von ringförmiger glatter Muskulatur umgeben, die den Spermientransport unterstützt. Auch hier finden Resorptions- und Sekretionsvorgänge statt.

Gefäße und Nerven
Der Nebenhoden wird von einem Endast der **A. testicularis** versorgt, der mit einem Ast der **A. ductus deferentis** anastomosiert.

Die abführenden Venen münden in den Plexus pampiniformis, der ein Netz um die A. testicularis bildet.

Die Versorgung mit Nerven und abführenden Lymphgefäßen entspricht der des Hodens.

8.7.4 Ductus deferens

Makroskopie
▶ Der Ductus deferens verlässt das Scrotum, in dem sich Hoden und Nebenhoden befinden, und tritt durch den Leistenkanal in den Bauchraum ein. Hier verläuft er an der ventralen Wand des kleinen Beckens und wird von Peritoneum bedeckt. Er liegt dennoch nicht intraperitoneal, weil er nicht vom Peritoneum viscerale umgeben wird.

In seinem Verlauf schmiegt sich der Ductus deferens von lateral an die Harnblase und gelangt schließlich von dorsal an den Blasengrund. Dort ist er völlig frei von Peritoneum und erweitert sich zur **Ampulla ductus deferentis.** Von hier aus setzt er sich in den **Ductus ejaculatorius** fort, der dann in die Harnröhre **(Urethra)** einmündet. ◄

Funiculus spermaticus
▶ Der Ductus deferens verlässt das Scrotum nicht allein, sondern schließt sich mit anderen Strukturen zusammen, die gemeinsam den Samenstrang **(Funiculus spermaticus)** bilden. Dazu gehören:
- Ductus deferens
- A. und V. testicularis
- A. ductus deferens
- A. cremasterica
- Plexus pampiniformis
- Lymphgefäße
- R. genitalis n. genitofemoralis
- Plexus testicularis (vegetative Nerven). ◄

Der Funiculus spermaticus wird von zahlreichen Strukturen umgeben, die sich auch in das Scrotum fortsetzen und dort den Hoden umgeben (☞ Tab. 8.4).

Histologie
▶ Das Lumen des Ductus deferens ist von einem **zweireihigen Epithel** ausgekleidet, das am Anfang **Stereozilien** aufweist. ◄ Das Epithel bildet deutliche Längsfalten. In der Ampulla ductus deferentis ist das Epithel teilweise einschichtig hochprismatisch, und die Schleimhautfalten sind zahlreicher.

Die **Tunica muscularis,** die sich nach außen dem Epithel anschließt, ist dick und in drei Schichten angeordnet. Innen und außen verlaufen sie längs, in der Mitte eher zirkulär. Die glatte Muskulatur hat die Aufgabe, den Samenleiter zu entleeren.

Als äußerste Schicht schließt sich eine **Tunica adventitia** an.

Gefäße und Nerven
Der Ductus deferens wird über die **A. ductus deferentis** versorgt. Diese kann entweder ein Ast der A. umbilicalis aus der A. iliaca interna sein oder aus der A. vesicalis inferior oder superior entspringen.

Der venöse Abfluss erfolgt über den Plexus pampiniformis, aber es finden sich auch Anschlüsse an den Plexus vesicoprostaticus.

Die vegetativen Nerven erreichen den Ductus deferens aus den Beckennervenplexus.

8.7.5 Vesicula seminalis

Makroskopie
▶ Die Samenbläschen legen sich von lateral an die beiden Ampullae ductus deferentis und von medial an die Ureteren an. ◄ Sie sind sowohl mit dem Blasenfundus als auch mit dem umgebenden Bindegewebe verwachsen. Mit ihren am weitesten kranial liegenden Anteilen gelangen sie bis an das Peritoneum der Excavatio rectovesicalis. Sie selbst liegen jedoch extraperitoneal, werden also nicht von Peritoneum umhüllt.

Die Bläschendrüsen stellen einen Schlauch dar, welcher lumenseitig mit Schleimhaut ausgekleidet ist. ▶ Die Ausführungsgänge der Bläschendrüsen **(Ductus excretorii)** münden in den Ductus ejaculatorius, wo sie von Prostatagewebe umgeben sind (☞ Abb. 8.40). ◄

Histologie
Die **Tunica mucosa** der Bläschendrüsen besteht aus ein- bis mehrschichtigem Epithel, in dem sich apokrine und ekkrine Drüsen befinden. Aufgabe dieses Epithels ist die Sekretion des von den Bläschendrüsen produzierten Sekrets. ▶ Dieses ist alkalisch, von gelatineartiger Konsistenz und reich an Fruktose, die den Spermien zur Ernährung dient. ◄

Der Schleimhaut schließt sich eine stark ausgebildete **Tunica muscularis** an, die sich deutlich von der Tunica mucosa absetzt.

Gefäße und Nerven
Arteriell wird die Vesicula seminalis von Ästen der A. vesicalis inferior und von Ästen der A. ductus deferentis versorgt.

Ihre Venen münden in den Plexus vesicoprostaticus, und die Lymphe fließt zu den Nodi lymphoidei iliaci interni sowie in präsakrale Lymphknoten.

Die vegetative Innervation erfolgt über den Beckenplexus.

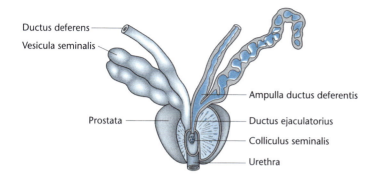

Abb. 8.40: Topographie der Prostata und der einmündenden Strukturen. Der rechte Ductus deferens, die rechte Vesicula seminalis und Anteile der Prostata sind eröffnet.

8.7.6 Cowper-Drüsen

Die etwa 1 cm großen Cowper-Drüsen liegen im Diaphragma urogenitale. Ihre Ausführungsgänge sind mit 5 cm recht lang und münden in die Ampulla urethrae. Die Cowper-Drüsen geben ihr Sekret bei der Erektion in die Harnröhre ab, um sie möglichst gleitfähig zu machen. Bei der Ejakulation wird es dem Ejakulat beigemischt.

8.7.7 Ductus ejaculatorius

Makroskopie
Im Ductus ejaculatorius vereinigt sich der Ductus deferens aus dem Nebenhoden mit dem Ductus excretorius aus der Samenblase. ▶ Der Ductus ejaculatorius hat eine Länge von ca. 2 cm und mündet am **Colliculus seminalis** in die Harnröhre. ◀

Histologie
Der Ductus ejaculatorius wird von einschichtigem, hochprismatischem Endothel ausgekleidet. An seiner Öffnung befinden sich ein Venenplexus und glatte Muskulatur. Diese Muskulatur bildet einen Sphinkter, der den Übertritt von Harn in die Samenblase verhindert.

8.7.8 Prostata

Makroskopie
▶ Die Prostata (Vorsteherdrüse) liegt von unten her der Harnblase an und ragt nach kaudal bis in den Levatorspalt. Sie sitzt also dem Diaphragma urogenitale auf und trennt so den Blasenfundus vom Beckenboden (☞ Kap. 6.7). Sie umgibt den proximalen Abschnitt der Harnröhre, die **Pars prostatica** (☞ Kap. 8.5.6). Die ca. 20 Ausführungsgänge der Prostata münden an beiden Seiten des Colliculus seminalis in die Pars prostatica der Harnröhre. Mit ihrer eher abgeflachten Hinterwand ist die Prostata dem Rektum zugewandt. ◀

> **Klinik!**
>
> **Rektale digitale Untersuchung**
> Aufgrund ihrer engen Nachbarschaftsbeziehung zum Rektum kann die Prostata mit dem Finger durch das Rektum getastet werden. Diese Untersuchung ist eine wichtige Vorsorgeuntersuchung beim Mann. Mit ihr kann sowohl die Größe der Prostata als auch deren Konsistenz gut beurteilt werden. Bei einem normalen Tastbefund entspricht die Konsistenz der Prostata etwa der des Daumenballens. Ist die Prostata verhärtet oder vergrößert tastbar, müssen weiterführende Untersuchungen folgen.

Die Prostata liegt komplett extraperitoneal. Sie ist in einen Bindegewebsraum, das **Spatium subperitoneale,** eingefasst und durch ein Band, das **Lig. puboprostaticum,** mit dem Schambein verbunden.

Histologie
▶ Die Prostata wird von einer derben Kapsel umgeben, die aus zwei Schichten besteht. Während sich in der inneren Schicht viele Muskelzellen befinden, besteht die äußeren vor allem aus lockerem Bindegewebe und wird von zahlreichen Gefäßen durchzogen.

Die Prostata wird in drei Zonen aufgeteilt, die sich wie Ringe um die Harnröhre legen:
- **periurethrale Zone:** Sie umgibt als schmaler Saum direkt die Harnröhre und besteht aus Schleimdrüsen.

- **Innenzone:** Sie macht ca. 25 % der Prostata aus und umschließt den Ductus ejaculatorius. Sie besteht ebenfalls aus verzweigten Drüsen. Ihr Stroma ist dicht, und es finden sich glatte Muskelzellen.
- **Außenzone:** Sie macht ca. 75 % der Prostata aus und besteht aus bis zu 50 tubuloalveolären Drüsen, die in ein Netz aus elastischen Fasen und glatter Muskulatur eingebunden sind. Ihr Stroma ist lockerer als das der Innenzone. ◀

Klinik!
Prostatahyperplasie und Protatakarzinom
Im Alter vergrößern sich die periurethrale Zone und die Innenzone der Prostata. Dies bezeichnet man als benigne (gutartige) Prostatahyperplasie. Sie kann Probleme beim Wasserlassen verursachen.
Prostatakarzinome entwickeln sich vor allem in der Außenzone der Prostata.

Gefäße und Nerven
Die arterielle Gefäßversorgung erfolgt durch Äste der A. vesicalis inferior und der A. rectalis media.

Die Venen der Prostata bilden den **Plexus prostaticus.** Er steht im Kontakt mit dem Plexus venosus vesicalis und besitzt auch abführende Verbindungen zu den Vv. iliacae internae.

Die Nerven, die die Prostata versorgen, stammen aus dem Plexus prostaticus.

8.7.9 Äußere männliche Geschlechtsorgane

Makroskopie
▶ Der Penis lässt sich makroskopisch grob in zwei Teile untergliedern:
- Radix penis
- Corpus penis. ◀

Radix penis
Die Peniswurzel ist der proximale Teil des Penis, der an der Bauchwand und am unteren Rand der Schambeinäste befestigt ist. Diese Befestigung erfolgt durch elastische Fasern und Bandzüge. So entspringt das **Lig. fundiforme penis** von der Bauchwandfaszie bzw. von der Linea alba und umfasst das Corpus penis mit zwei Ausläufern.

Eine weitere Bandstruktur, das **Lig. suspensorium penis,** zieht vom unteren Rand der Symphyse zum Dorsum penis, also zur Oberseite des Penis. Dieses Band setzt sich in die Fascia penis profunda fort.

Da die Radix penis mit der Bauchwand verbunden ist, stellt sie den unbeweglichen Teil des Penis dar. Ihr schließt sich nach distal der bewegliche Peniskörper an.

Corpus penis
Das Corpus penis endet distal mit der **Glans penis** oder Eichel. Sie besitzt einen wulstigen Rand, die **Corona glandis,** die am Corpus penis eine Furche verursacht: das **Collum glandis.**

Vom Collum glandis an wird die Glans penis von einer „Reservehaut" umgeben, der Vorhaut (**Preputium penis**). Diese Vorhaut ist über der Corona und der Eichel verschieblich und wird durch das **Frenulum preputii** vor zu starkem Zurückweichen geschützt. Das Frenulum verbindet die Innenseite der Vorhaut mit der Unterseite der Glans penis.

▶ Eine weitere Einteilung des Penis erfolgt anhand der beiden Schwellkörper in seinem Inneren:
- Corpus cavernosum penis
- Corpus spongiosum penis.

Beide Strukturen werden gemeinsam von der Fascia penis profunda umschlossen. ◀

Corpus cavernosum penis
Das Corpus cavernosum penis ist durch eine medial verlaufende Scheidewand, das **Septum penis,** unvollständig in zwei Teile geteilt: Das Septum penis ist distal im Penis unvollständig, proximal ist es hingegen komplett. Umgeben werden die beiden Teile des Schwellkörpers von der derben **Tunica albuginea corporum cavernosorum.** Proximal setzt sich das Corpus cavernosum penis in die **Crura penis** fort. Diese Schenkel sind am Periost der unteren Schambeinäste angeheftet. Von außen liegen den Crura penis die Mm. ischiocavernosi an. Distal erstreckt sich der Schwellkörper bis in das Corpus penis, aber nicht bis in die Glans (☞ Abb. 8.41). Die Hauptaufgabe des Corpus cavernosum besteht darin, die Erektion, also die Versteifung des Gliedes, zu ermöglichen.

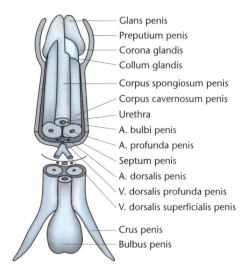

Abb. 8.41: Penis von kaudal, zu Teilen eröffnet und im Querschnitt.

Corpus spongiosum penis

Das Corpus spongiosum penis ist unpaar und umgibt die Harnröhre. Es liegt mittig unter dem Corpus cavernosum penis. Proximal hat es Kontakt zum Diaphragma urogenitale und wird von einem paarigen Muskel, dem M. bulbospongiosus, umgeben. Diesen Teil des Schwellkörpers bezeichnet man auch als **Bulbus penis,** weil er an dieser Stelle deutlich erweitert ist. Nach distal reicht dieser Schwellkörper im Gegensatz zum Corpus cavernosum penis bis in die Glans penis (☞ Abb. 8.41). Im Bereich der Glans penis stülpt sich das Corpus spongiosum über die sich zuspitzenden Enden des Corpus cavernosum penis. Auch das Corpus spongiosum penis wird von der Tunica albuginea umhüllt, sie ist hier aber wesentlich dünner ist als beim Corpus cavernosum penis. Die Hauptaufgabe des Corpus spongiosum penis besteht darin, die Harnröhre während der Erektion offen zu halten. Ohne diesen Schwellkörper würde durch den steigenden Druck beim Bluteinstrom in das Corpus cavernosum penis während der Erektion die Harnröhre abgedrückt werden. Eine Ejakulation wäre ohne das Corpus spongiosum penis daher nicht möglich oder zumindest stark erschwert (s. u., Abschnitt „Erektion").

Histologie

▶ Das **Corpus cavernosum penis** besteht aus Blutkavernen, die mit Endothel ausgekleidet sind und von einem Muskelmantel umgeben werden. Diese werden über die Aa. helicinae versorgt. Diese Arterien sind mit Sperreinrichtungen aus epitheloiden Muskelzellen ausgestattet, die für die Erektion unerlässlich sind. Sie durchbrechen die Tunica albuginea und verlaufen im Schwellkörper, wo sie ihr Blut in die Kavernen abgeben.

Das **Corpus spongiosum penis** ist anders aufgebaut: Es besteht aus einem Venengeflecht, dessen Gefäße unterschiedliche Lumendurchmesser besitzen. Zwischen den Venen befinden sich elastische Fasernetze und glatte Muskulatur, die in Längsrichtung des Penis verlaufen. ◀

Gefäße und Nerven

▶ Alle den Penis und die Schwellkörper versorgenden **Arterien** sind Äste der A. pudenda interna:
- **A. profunda penis:** mündet über die Aa. helicinae in das Corpus cavernosum
- **A. dorsalis penis:** zieht zur Glans penis und versorgt diese, bildet aber über das Corpus cavernosum penis auch Anastomosen mit der A. profunda penis
- **A. bulbi penis** und **A. urethralis:** versorgen den Bulbus penis und das Corpus spongiosum penis.

Der **venöse Abfluss** aus dem Corpus cavernosum penis und dem Corpus spongiosum penis erfolgt über die Vv. profundae, welche sich zur V. dorsalis profunda penis vereinigen. Das Blut aus dem Bulbus penis gelangt über die V. bulbi penis in die V. dorsalis profunda penis, welche auch das Blut aus der Glans penis aufnimmt. Die V. dorsalis profunda penis gibt ihr Blut an die V. pudenda interna ab.

Die **sensible Versorgung** des Penis läuft über den N. dorsalis penis, welche aus dem N. pudendus abzweigt. Die Haut des Penis ist besonders gut sensibel innerviert.

Parasympathische Fasern erreichen den Penis in Form von Nn. erigentes und wirken vasodilatierend. Sie stammen aus den Segmenten S1–S3. Der Penis wird auch von **sympathischen Fasern** erreicht, die zusammen mit den parasympathischen Fasern verlaufen. ◀

Erektion

▶ Für die Erektion des Penis bei sexueller Erregung sind die Schwellkörper verantwortlich. Die zuführenden Gefäße werden weitgestellt und füllen die Kavernen mit Blut. Die prall mit Blut gefüllten Kavernen pressen sich an die feste Tunica albuginea des Corpus cavernosum penis, wodurch die mit Klappen versehenen abführenden Venen komprimiert werden. Der Blutabfluss verringert sich dadurch stark. Durch den vermehrten Blutzufluss bei stark vermindertem Abfluss entsteht die Erektion. Dieser Vorgang findet nur im Corpus cavernosum penis statt.

Im Corpus spongiosum penis ist der Blutabfluss weitgehend unverändert, da hier die Tunica albuginea dünner ist. Der Druck in diesem Schwellkörper reicht nicht aus, um die Venen zu komprimieren und den venösen Abfluss zu drosseln. Dadurch bleibt das Lumen der Harnröhre, die durch das Corpus spongiosum penis zieht, während der Erektion geöffnet. Dies ist entscheidend für den Durchtritt der Spermien während des Samenergusses.

Die Erektion wird beendet durch den Abbau von cGMP durch die Phosphodiesterase vom Typ 5 und den daraus resultierenden Anstieg des Gefäßmuskeltonus. Es strömt weniger Blut in den Penis ein, wodurch die Kompression der Venen nachlässt und wieder vermehrt Blut abfließen kann. Die Folge ist, dass der Penis erschlafft. ◀

Ejakulation

▶ Beim Samenerguss wird das Ejakulat (Sperma) abgegeben. Es besteht aus **Spermatozoen** (Spermien) und **Samenflüssigkeit,** die quantitativ den weitaus größten Anteil ausmacht.

Die Samenflüssigkeit wird hauptsächlich von der Prostata und der Bläschendrüse gebildet und dient der Ernährung der Spermien mit Fruktose und der Verflüssigung des Spermas. Darüber hinaus sorgt die Samenflüssigkeit für die Aktivierung der Spermien.

Pro Ejakulation werden ca. 2–5 ml Sperma abgegeben; 1 ml gesundes Sperma enthält ca. 60–120 Millionen Spermien. ◀

> **Klinik!**
>
> **Fertilität (Fruchtbarkeit)**
> Die Fertilität eines Mannes hängt davon ab, ob seine Spermien in der Lage sind, unter normalen Bedingungen eine Eizelle zu befruchten. Um dies zu überprüfen, fertigt man ein Spermiogramm an, bei dem folgende Faktoren gemessen und beurteilt werden:
> - Spermienzahl
> - Prozentsatz morphologisch unauffälliger Spermien
> - Prozentsatz normal beweglicher Spermien
> - Dauer der Spermienbeweglichkeit.

8.8 Arterien

8.8.1 Pars abdominalis aortae

▶ Die Aorta durchtritt das Zwerchfell durch den **Hiatus aorticus** etwa in Höhe des 12. Thorakalwirbels und wird ab hier als **Aorta abdominalis** bzw. **Pars abdominalis aortae** bezeichnet. Sie verläuft direkt vor der Wirbelsäule und teilt sich am unteren Rand des 4. Lumbalwirbels in die beiden **Aa. iliacae communes** auf.

Die Pars abdominalis aortae gibt eine Vielzahl von Gefäßen ab, die der Versorgung der Bauchorgane dienen. Dabei handelt es sich zum Teil um unpaare und zum Teil um paarige Äste, die in Tabelle 8.5 aufgeführt sind. ◀

▶ Tab. 8.5: Paarige Äste der Pars abdominalis aortae. ◀

Gefäß	Versorgungsgebiet
A. phrenica inferior	Unterfläche des Zwerchfells
A. suprarenalis superior (aus der A. phrenica inferior)	Nebenniere
A. suprarenalis medialis	Nebenniere
A. renalis	Niere
A. suprarenalis inferior (aus der A. renalis)	Nebenniere
A. testicularis/ovarica	Hoden/Ovar, Ureter, Uterus
Aa. lumbales	entsprechen den Interkostalarterien; je 4 Aa. lumbales ziehen zur Bauchwand

▶ Die Pars abdominalis aortae gibt drei kräftige unpaare Arterien ab, die alle ein großes Versorgungsgebiet haben:

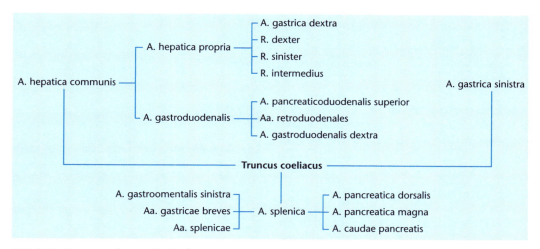

Abb. 8.42: Truncus coeliacus und seine Äste.

- Truncus coeliacus
- A. mesenterica superior
- A. mesenterica inferior. ◄

Es gibt noch eine weitere unpaare Arterie, die **A. sacralis mediana.** Sie stellt die beim Menschen recht kleine Fortsetzung des abdominalen Aortenstammes dar und versorgt Bereiche des Beckens. Bei schwanztragenden Säugetieren versorgt sie den Schwanz und ist dort entsprechend stärker ausgebildet.

 Die Abgänge der Pars abdominalis aortae muss man in der richtigen Reihenfolge auswendig parat haben!

Truncus coeliacus
▶ Der Truncus coeliacus entspringt der Aorta direkt unterhalb des Hiatus aorticus und ist ca. 2 cm lang. Er ist die Wurzel für drei wichtige Gefäße (☞ Abb. 8.42):

- A. gastrica sinistra
- A. hepatica communis
- A. splenica. ◄

Arteria mesenterica superior
▶ Die A. mesenterica superior ist das Korrelat zur embryologischen Nabelschleife (☞ Kap. 8.1.3). Sie versorgt den langen Darmabschnitt vom Duodenum bis zur linken Kolonflexur **(Cannon-Böhm-Punkt)** mit sauerstoffreichem Blut. Zu diesem Zwecke hat sie auch zahlreiche Anastomosen mit der A. mesenterica inferior. Beide Gefäße bilden über ihre Anastomosen im Mesenterium von Dünn- und Dickdarm die sog. **Gefäßarkaden.** ◄

Die A. mesenterica superior entspringt relativ bald nach dem Truncus coeliacus aus der Aorta, tritt zwischen Pankreas und Duodenum hindurch in das Mesenterium ein, wo sie sich aufspaltet (☞ Abb. 8.43).

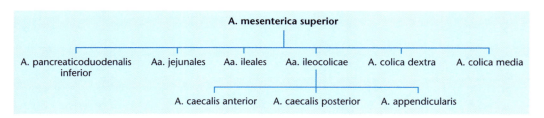

Abb. 8.43: A. mesenterica superior und ihre Äste.

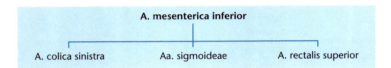

Abb. 8.44: A. mesenterica inferior und ihre Äste.

Arteria mesenterica inferior
▶ Ungefähr 5 cm oberhalb der Aortengabelung entspringt die A. mesenterica inferior (☞ Abb. 8.44). ◀

8.8.2 Arteria iliaca communis

▶ In Höhe vom Unterrand des 4. Lumbalwirbels teilt sich jede A. iliaca communis in zwei Äste auf: die **A. iliaca externa** und die **A. iliaca interna**. ◀

Arteria iliaca externa
▶ Die A. iliaca externa verläuft medial entlang dem M. psoas major distalwärts und verlässt das Becken durch die Lacuna vasorum. Im Becken liegt sie lateral der V. iliaca externa. Dort gibt sie zwei Äste ab: die **A. circumflexa ilium profunda** und die **A. epigastrica inferior**. ◀

Nach dem Verlassen des Beckens heißt sie **A. femoralis**.

🔹 Klinik!
Die A. epigastrica inferior und die A. obturatoria bilden die sog. **Corona mortis**, eine enorm stark ausgebildete Anastomose, die bei Schenkelhernienoperationen früher häufig verletzt wurde und dann zu starken – häufig tödlichen – Blutungen führte.

Arteria iliaca interna
▶ Die A. iliaca interna ist neben der A. sacralis mediana meist die einzige Arterie, die das Becken mit Blut versorgt. Daher ist sie ein sehr wichtiges Blutgefäß. Sie ist relativ kurz und läuft auf dem Sakroiliakalgelenk in leicht nach ventral konvexem Bogen nach distal.

Nach dem Eintritt in das kleine Becken teilt sie sich in ihre zwei Hauptäste auf:
- Ramus dorsalis: dorsaler Hauptast mit drei Blutgefäßen
- Ramus ventralis: ventraler Hauptast mit sechs Blutgefäßen (☞ Abb. 8.45). ◀

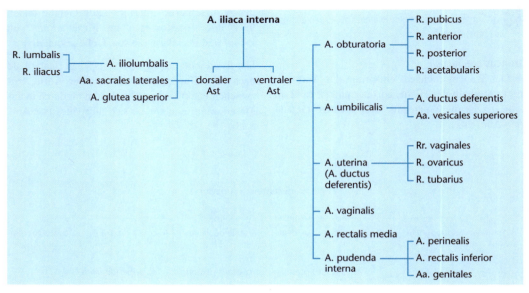

Abb. 8.45: A. iliaca interna und ihre Äste.

Variationen der skizzierten Blutversorgung sind häufig.

8.9 Venen

8.9.1 Beckenvenen

▶ Wie so häufig entspricht auch im Becken der Verlauf der Venen nicht immer dem der entsprechenden Arterien. Dies ist lediglich der Fall bei folgenden Venen:
- V. iliolumbalis
- Vv. sacrales
- V. obturatoria
- Vv. gluteae superiores et inferiores.

Darüber hinaus gibt es im Becken eine Vielzahl von venösen Plexus, die regelrechte Blutpolster bilden und so den Druck zwischen den einzelnen Beckenorganen im knöchern begrenzten Becken abfangen:
- **Plexus venosus pudendalis:** liegt zwischen Schambein und Prostata bzw. Harnblase. In diesen Plexus mündet auch die V. dorsalis penis
- **Plexus venosus vesicalis:** umgibt den Blasengrund und kommuniziert mit dem Plexus pudendalis und dem Plexus prostaticus beim Mann bzw. mit dem Plexus uterovaginalis bei der Frau
- **Plexus venosus prostaticus** (beim Mann) bzw. **Plexus uterovaginalis** (bei der Frau)
- **Plexus venosus rectalis:** umgibt den unteren, distalen Anteil des Rektums. ◀

Aus diesen Plexus fließt das venöse Blut in die V. iliaca interna, von wo es durch den Zusammenfluss mit dem Blut aus der V. iliaca externa in die V. iliaca communis gelangt.

8.9.2 Vena cava inferior

▶ Die **V. iliaca communis** entsteht durch den Zusammenfluss von sauerstoffarmem Blut aus dem Becken über die **V. iliaca interna** und aus der unteren Extremität über die **V. iliaca externa.** Die Vv. iliacae communes der beiden Seiten vereinigen sich zur **V. cava inferior,** der unteren Hohlvene. Sie zieht paravertebral rechts neben der Aorta nach kranial.

Nach einem kurzen gemeinsamen Verlauf verlässt die V. cava inferior die Pars abdominalis aortae und verläuft in der Fossa venae cavae an der Leber vorbei. Sie tritt durch das Foramen venae cavae durch das Zwerchfell.

Die Äste der Vena cava entsprechen nicht denen der Pars abdominalis aortae, da das Blut der unpaaren Bauchorgane zuvor in der Pfortader (V. portae hepatis) zusammenfließt und die Leber passiert, bevor es in die untere Hohlvene mündet.

Bei den paarigen Bauchorganen entspricht die Nomenklatur weitestgehend derjenigen der arteriellen Blutgefäße. ◀

> **Klinik!**
> Die rechte V. testicularis mündet direkt in die V. cava inferior. Die linke hingegen mündet in die linke V. renalis. Wenn es hier nun zu einer Abflussstörung kommt, z. B. infolge einer Nierenvenenthrombose, staut sich das Blut im Plexus pampiniformis des Hodens an, was zu sehr schmerzhaften Schwellungen führen kann.

8.9.3 Pfortader

▶ Das venöse Blut aller unpaaren Bauchorgane (aus dem Magen-Darm-Trakt, der Milz und dem Pankreas) fließt in ein gemeinsames Gefäß: die Pfortader **(V. portae hepatis).** Die Nahrungsbestandteile des venösen Blutes aus den Verdauungsorganen gelangen über die Pfortader zu den Leberzellen.

Die Pfortader geht aus der **V. splenica** (Syn.: V. lienalis) hervor. In sie mündet die **V. mesenterica inferior.** In diesen Gefäßstamm fließt die **V. mesenterica superior.** Ab hier bezeichnet man das Gefäß als **V. portae hepatis,** in die folgende Venen einmünden:
- V. gastrica sinistra
- V. gastrica dextra
- V. pancreaticoduodenalis. ◀

8.10 Lymphknoten und -gefäße

8.10.1 Allgemeines

▶ In der Bauchhöhle unterscheidet man parietale von viszeralen Lymphknoten:
- **Parietale Lymphknoten** liegen in der Bauchhöhlenwand.
- **Viszerale Lymphknoten** befinden sich in der Nähe der Organe. ◀

Die **parietalen Lymphknoten** liegen retroperitoneal in der Nähe der großen Blutgefäße. Auch die viszeralen Lymphknoten befinden sich dicht bei den großen Mesenterialgefäßen.

Die viszeral gelegenen Lymphknoten der unpaaren Bauchorgane führen den sog. **Chylus,** eine mit den resorbierten Nahrungsfetten aus dem Intestinum tenue angereicherte Lymphe. Diese hat nach einer fettreichen Mahlzeit eine milchig-trübe Farbe.

8.10.2 Parietale Lymphknoten

Die Lymphe aus der Leistengegend wird über die **Nodi lymphoidei iliaci externi** drainiert. Sie liegen entlang der Vasa iliaca externa des Beckens und leiten die Lymphe weiter zu den **Nodi lymphoidei lumbales.** Diese nehmen auch die Lymphe aus den Beckenorganen auf, die ihnen über die **Nodi lymphoidei iliaci interni** zugeleitet werden.

Bei den Nodi lymphoidei lumbales handelt es sich um ca. 25 Lymphknoten mit teilweise beachtlicher Größe, die entlang der Pars abdominalis aortae verteilt sind. Sie bilden zwei wichtige Hauptlymphgefäße, den **Truncus lumbalis dexter** und den **Truncus lumbalis sinister,** die beide die Pars abdominalis aortae in ihrem Verlauf begleiten.

8.10.3 Viszerale Lymphknoten

Jedes unpaare Bauchorgan hat in seinem Mesoderm eine Vielzahl von Lymphknoten. Dabei handelt es sich im Einzelnen um:
- **Nodi lymphoidei mesenterici:** weit über 100 Lymphknoten, über die die Lymphe aus Dünndarm und Blinddarm abfließt. Sie sammelt sich im **Truncus intestinalis.** Dieser Truncus stellt neben den beiden Trunci lumbales das dritte lymphatische Hauptgefäß des Bauchraums dar.
- **Nodi lymphoidei colici:** liegen im Mesocolon verteilt und drainieren die Lymphe des Dickdarms
- **Nodi lymphoidei gastrici:** liegen als zwei Gruppen sowohl an der kleinen als auch an der großen Kurvatur des Magens
- **Nodi lymphoidei pancreaticolienales:** liegen entlang den Milzgefäßen und leiten die Lymphe in den Truncus intestinalis weiter
- **Nodi lymphoidei hepatici:** drainieren einen Teil der Leberlymphe; die restliche Lymphe der Leber fließt in Lymphgefäße des Thorax ab.
- **Nodi lymphoidei anorectales:** sammeln die Lymphe des Rektums
- **Nodi lymphoidei sacrales:** liegen entlang dem Kreuzbein und nehmen die Lymphe aus den Nodi lymphoidei anorectales auf; sie geben die Lymphe an die Nodi lymphoidei iliaci interni weiter.

8.10.4 Ductus thoracicus

▶ Alle drei Hauptlymphgefäße (Truncus lumbalis dexter, Truncus lumbalis sinister und Truncus intestinalis) fließen in Höhe des Zwerchfells zur sog. **Cisterna chyli** zusammen. Von dieser Cisterna chyli aus fließt die Lymphe über den fast 45 cm langen **Ductus thoracicus,** den **Milchbrustgang,** ab.

Der Ductus thoracicus zieht zusammen mit der Pars abdominalis aortae durch den **Hiatus aorticus** durch das Zwerchfell und tritt in den Brustraum ein. Dort folgt er zunächst der Wirbelsäule, um sich in Höhe des 4. Brustwirbels dem Verlauf des Ösophagus anzuschließen. Über die linke Pleurakuppel zieht der Ductus thoracicus schließlich von dorsal nach ventral, überkreuzt die A. subclavia sinistra und mündet in den linken Venenwinkel **(Angulus venosus sinister).**

Dieser Venenwinkel wird durch die V. subclavia sinistra und die V. jugularis interna gebildet, die hier zu der V. brachiocephalica sinistra zusammenfließen. ◀

8.11 Vegetatives Nervensystem

8.11.1 Sympathisches Nervensystem

Prävertebrale Ganglien

Die noch nicht verschalteten, also präganglionären, sympathischen Nerven des Grenzstrangs laufen als **Nn. splanchnici** im Bauchraum zu den sog. prävertebralen Ganglien. Diese Ganglien liegen meist in der Nähe großer Gefäße vor der Wirbelsäule.

▶ Zwei Nn. splanchnici sind besonders groß:
- N. splanchnicus major
- N. splanchnicus minor.

Beide Nerven entstammen den Segmenten Th5–Th11, durchdringen das Zwerchfell, spalten sich auf und gelangen so in verschiedene prävertebrale Ganglien. In den prävertebralen Ganglien befinden sich die Perikaryen der zweiten Neurone der sympathischen Fasern aus dem Grenzstrang **(Truncus sympathicus).** ◀

Bei den **prävertebralen Ganglien** handelt es sich um:
- **Ganglia coeliaca dextrum et sinistrum:** Innervation von Magen, Duodenum, Leber, Pankreas, Milz und Nebenniere
- **Ganglia aorticorenalia:** Innervation der Niere
- **Ganglion mesentericum superius:** Innervation des distalen Duodenums sowie von Jejunum, Ileum, Caecum, Colon ascendens und proximalem Colon transversum
- **Ganglion mesentericum inferius:** Innervation des distalen Colon transversum sowie von Colon descendens, Colon sigmoideum und Rektum.

Nachdem die sympathischen Fasern in diesen Ganglien auf ihr postsynaptisches Neuron umgeschaltet wurden, verlaufen sie in vegetativen Geflechten zu den Zielorganen. Die großen Blutgefäße dienen ihnen als Leitstrukturen.

Grenzstrangganglien

▶ Die Fasern, die bereits im Grenzstrang umgeschaltet worden sind, verlaufen als **Nn. communicantes grisei** zu einem Spinalnerv zurück. Mit diesem verlaufen sie dann gemeinsam zu ihrem Zielorgan. ◀

Häufig bilden die sympathischen gemeinsam mit den parasympathischen Fasern Nervengeflechte. Diese Plexus liegen meist in der Nähe der Aorta und ihrer Äste. Von dort ziehen dann die sympathischen Fasern zusammen mit den parasympathischen zu den Zielorganen.

8.11.2 Parasympathisches Nervensystem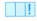

Zerebraler Anteil

▶ Der parasympathische **N. vagus** hat als X. Hirnnerv ein ausgedehntes Versorgungsgebiet. Im Bauch- und Beckenbereich innerviert er den Magen, den gesamten Dünndarm sowie das proximale Kolon bis hin zur linken Kolonflexur.

An der linken Kolonflexur stellt der **Cannon-Böhm-Punkt** eine Grenze für die Blutversorgung wie für die Innervation dar: Hier endet der Versorgungsbereich der A. mesenterica superior ebenso wie der des N. vagus. ◀

Sakraler Anteil

▶ Die dem Cannon-Böhm-Punkt folgenden Darmabschnitte (Colon descendens, Colon sigmoideum und Rektum) sowie die Beckenorgane werden von parasympathischen **Nn. splanchnici pelvici** des sakralen Rückenmarks innerviert (S2–S4). Sie verlaufen zunächst zum **Ganglion pelvicum,** wo sie auf das zweite Neuron umgeschaltet werden.

Auf ihrem Weg zu den Innervationsorganen bilden sie Nervenplexus mit sympathischen Fasern. Diese **vegetativen Plexus** des Bauch- und Beckenraumes heißen:
- Plexus aorticus abdominalis
- Plexus coeliacus
- Plexus hypogastricus superior
- Plexus hypogastricus inferior. ◀

9 Zentrales Nervensystem

 Das gesamte Kapitel hat weitreichende Überschneidungen mit dem GK Physiologie – ziehen Sie also ggf. ein entsprechendes Lehrbuch zu Rate.

9.1 Rückenmark

9.1.1 Allgemeines

Das Rückenmark liegt im Spinalkanal der Wirbelsäule. Hier ist es geschützt durch die umgebenden knöchernen Strukturen und liegt außerdem innerhalb der Hirnhäute. Dem makroskopischen Aufbau widmet sich Kapitel 6.5. Hier soll nun auf den mikroskopischen Aufbau der weißen und grauen Substanz sowie der darin enthaltenen Faserbahnen eingegangen werden.

9.1.2 Histologie und Funktion

▶ Im Rückenmark kann man eine außen liegende weiße Substanz, die **Substantia alba,** von der innen liegenden grauen Substanz, **Substantia grisea,** unterscheiden. In der Mitte der grauen Substanz sieht man den Zentralkanal **(Canalis centralis).** ◀

Graue Substanz

Die Einteilung in Vorder-, Seiten- und Hinterhorn wurde bereits in Kapitel 6.5.2 beschrieben.

▶ In der grauen Substanz liegen die sog. **Wurzelzellen.** Diesen Zellen ist gemeinsam, dass ihre Axone über die vordere Wurzel das Rückenmark in den Spinalnerven verlassen. Dabei handelt es sich um folgende Arten von Nervenzellen:

- **α-Motoneurone:** innervieren die quergestreifte Muskulatur und beteiligen sich an der Bildung der motorischen Endplatten. Die von einem Neuron innervierte Muskelfasergruppe bezeichnet man als **motorische Einheit.** Die Zellleiber der α-Motoneurone liegen in den Vorderhörnern.
- **γ-Motoneurone:** innervieren die intrafusale Muskulatur in den Muskelspindeln, sie regulieren also die Muskelspannung in den Spindeln (☞ Kap. 2.6.1). Ihre Zellleiber befinden sich ebenfalls in den Vorderhörnern.
- **sympathische Neurone:** liegen in den Seitenhörnern zwischen den Segmenten C8 und L2. Ihre Axone führen zu den vegetativen Ganglien des Grenzstrangs.
- **parasympathische Neurone:** liegen zwischen den Vorder- und Hinterhörnern im Bereich der Rückenmarkssegmente S2–S4. Ihre Axone ziehen zu den Ganglien des Parasympathikus.
- **Binnenzellen:** verbinden als sog. **Interneurone** Nervenzellen derselben und verschiedener Segmente miteinander. Meist wirken die Interneurone hemmend auf die Zellen, die sie erreichen, seltener haben sie eine aktivierende Wirkung.
- **Strangzellen:** liegen hauptsächlich in den Hinterhörnern des Rückenmarks. Ihre Axone bilden Leitungsbahnen in der weißen Substanz. Wenn ihre Zellleiber auf der gleichen Seite liegen wie ihre Axone, bezeichnet man sie als **As-**

soziationsfasern; ziehen die Axone auf die Gegenseite und kreuzen die Mittellinie, werden sie als **Kommissurenfasern** bezeichnet. ◄
Die graue Substanz besteht auf histologischer Ebene aus mehreren Schichten, die von dorsal nach ventral von I–X durchnummeriert werden. Bei dieser Gliederung handelt es sich um eine **zytoarchitektonische Einteilung** (☞ Abb. 9.1).

Außerdem werden verschiedene Nervenkerne **(Nuclei)** voneinander abgegrenzt. Diese Nervenkerne können sich jedoch über mehrere histologische Nervenzellschichten erstrecken; bei der Einteilung in Kerngebiete handelt es sich um eine **funktionelle Gliederung** (☞ Abb. 9.1).

Auf die wichtigsten Kerngebiete soll im Folgenden eingegangen werden.

Kerngebiete im Hinterhorn
Drei Kerngebiete lassen sich im Hinterhorn des Rückenmarks unterscheiden:
- ▶ **Nucleus (Ncl.) thoracicus posterior (Stilling-Clarke-Säule):** empfängt sensible Afferenzen aus den Muskelspindeln, Gelenken- und Sehnenrezeptoren (Tiefensensibilität)
- **Ncl. proprius:** empfängt Informationen über die Tiefensensibilität und von Hautafferenzen
- **Substantia gelatinosa:** empfängt Schmerzafferenzen. ◄

Kerngebiet im Seitenhorn
▶ Im Seitenhorn befindet sich der **Ncl. intermediolateralis.** Er enthält zwischen C8 und L2/3 die ersten Neurone des Sympathikus, deren Efferenzen meist im paravertebralen Grenzstrang auf das zweite Neuron verschaltet werden. Im sakralen Rückenmark (S2–S4) liegen die ersten Neurone des Parasympathikus. Deren Efferenzen werden erst später in der Peripherie, kurz vor dem Erfolgsorgan, auf das zweite Neuron verschaltet. ◄

Kerngebiet im Vorderhorn
▶ Das entscheidende Kerngebiet im Vorderhorn des Rückenmarks wird durch die **somatoefferenten Wurzelzellen** gebildet. Hier finden sich somatotopisch gegliedert die α- und γ-Motoneurone. Das bedeutet, dass die Wurzelzellgruppen den Muskelgruppen zugeordnet sind. Der Transmitter dieser Zellen ist Acetylcholin. ◄

> **Merke!**
> - In den **Hinterhörnern** (bzw. den Laminae I–VI) liegen die Neurone für die sensiblen Afferenzen, hier kommen also Hautreize, Reize der Tiefensensibilität und Schmerzreize aus der Peripherie an. Sie werden von hier aus weitergeleitet bzw. weiterverschaltet.
> - In den **Seitenhörnern** befinden sich die Neurone für die vegetativen Efferenzen.
> - In den **Vorderhörnern** sind die Neurone für die Efferenzen zur Muskulatur lokalisiert.

Weiße Substanz
▶ Die weiße Substanz lässt sich in verschiedene Bahnen einteilen, in denen Nervenfasern auf- oder absteigend verlaufen. Die Bahnen werden auch als **Tractus** oder **Fasciculi** bezeichnet. In den absteigenden Bahnen werden Informationen aus dem Gehirn in das Rückenmark geleitet, bei den aufsteigenden Bahnen ist es genau umgekehrt. Während die aufsteigenden Bahnen meist im Hinterstrang verlaufen und überwiegend motorische Fasern enthalten, findet man die absteigenden Bahnen in der Regel im Vorder- oder Seitenstrang. Sie führen

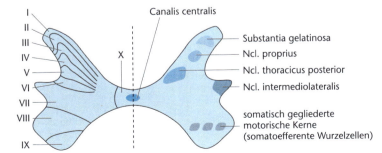

Abb. 9.1: Zytoarchitektonische Einteilung des Rückenmarks in Laminae I–X und Topographie der Kerngebiete in der grauen Substanz.

meist sensible Fasern. Allerdings sind Motorik und Sensibilität im Gehirn meist auf der kontralateralen Seite zur Peripherie repräsentiert, weil die Fasern, die diese Reize leiten, in ihrem Verlauf auf die Gegenseite kreuzen. ◄

Die verschieden Tractus und Fasciculi in der weißen Substanz werden im Folgenden näher beschrieben; ihre topographische Lage zeigt Abbildung 9.2.

 Die wichtigsten Bahnen müssen Sie samt ihren einzelnen Stationen auswendig kennen. Relevant ist auch stets die Kenntnis, wo diese Bahnen im ZNS kreuzen!

Hinterstrangbahnen

▶ Es gibt zwei Hinterstrangbahnen: den **Fasciculus gracilis** und den **Fasciculus cuneatus.** Sie werden gemeinsam als **Funiculus posterior** bezeichnet. Es handelt es sich um aufsteigende Bahnen. Der Fasciculus cuneatus führt Fasern der oberen Extremität und befindet sich daher auch nur im Querschnitt des thorakalen Marks. Der Fasciculus gracilis führt Fasern aus der unteren Extremität.

Die Hinterstrangbahnen weisen eine somatotopische Gliederung auf, d.h., in ihrem Verlauf von kaudal nach kranial lagern sich neu hinzutretende Fasern an die bestehenden Schichten an. Daher liegen die epikritischen Fasern des Sakralbereichs am weitesten medial, die des Zervikalbereichs am weitesten lateral. Sie führen Fasern der epikritischen Sensibilität:

- exterozeptiv (Berührungsempfinden: Tastsinn, Vibrations- und Druckempfinden)
- propriozeptiv (Lageempfinden aus Sehnen-, Muskel- und Gelenkrezeptoren).

Die Bahnen des Hinterstrangs werden nicht im Rückenmark umgeschaltet und kreuzen auch nicht auf die Gegenseite. Im Spinalganglion liegen die Zellleiber der ersten Neurone, ihre Fasern dringen dann in die gleichseitigen Hinterstränge ein. Von hier ziehen sie zur **Medulla oblongata** des Hirnstamms. Dort werden sie im **Ncl. gracilis** bzw. **Ncl. cuneatus** auf das zweite Neuron umgeschaltet. Erst im Anschluss an diese Umschaltung kreuzen sie auf die andere Seite. ◄

Kleinhirnseitenstrangbahnen

▶ Die wichtigsten Kleinhirnseitenstrangbahnen sind der **Tractus spinocerebellaris anterior** und der **Tractus spinocerebellaris posterior.** Es gibt noch weitere kleine Bahnen, wie den **Tractus spinoolivaris** und den **Tractus spinovestibularis.** Bei allen handelt es sich um aufsteigende Bahnen, die ihre **propriozeptiven Informationen** zum Lageempfinden aus Sehnen-, Muskel- und Gelenkrezeptoren entweder direkt oder über Umwege zum **Kleinhirn** leiten. ◄

Tractus spinocerebellaris anterior

▶ Der Tractus spinocerebellaris anterior leitet Fasern aus der unteren Extremität zum Gehirn. Er entspringt aus Neuronen des **Ncl. proprius** und liegt im Hinterhorn der grauen Substanz des Rückenmarks. Seine Fasern verlaufen sowohl gleichseitig

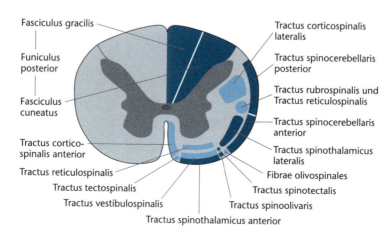

► **Abb. 9.2:** Topographie der auf- und absteigenden Bahnen im Rückenmark. Die absteigenden Bahnen sind hellblau eingezeichnet, die aufsteigenden dunkelblau. Die dargestellten Faserbahnen des extrapyramidalen Systems dienen nur als Richtwert in Bezug auf ihre Topographie, da sie überwiegend multilokal in der weißen Substanz liegen. ◄

als auch gekreuzt im ventrolateralen Bereich des Seitenstrangs zum Kleinhirn. Über den **Pedunculus cerebellaris superior** gelangt der Tractus spinocerebellaris anterior in das **Kleinhirn.** Die Fasern, die auf Segmentebene kreuzen, kehren bei Eintritt in das Kleinhirn wieder auf ihre ursprüngliche Seite zurück. Aus diesem Grund erhält das Kleinhirn nur Informationen aus der ipsilateralen Rückenmarkseite bzw. Körperhälfte. ◄

Tractus spinocerebellaris posterior

▶ Der Tractus spinocerebellaris posterior leitet propriozeptive Reize aus dem Rumpf und den Extremitäten zum Kleinhirn. Er entspringt von Neuronen aus dem **Ncl. thoracicus posterior (= Stilling-Clarke-Säule),** welcher ebenfalls im Hinterhorn der grauen Substanz des Rückenmarks liegt. Von dort zieht er im ipsilateralen Seitenstrang nach oben zum Kleinhirn. Seine Fasern erreichen das **Kleinhirn** über den **Pedunculus cerebellaris inferior,** ohne zu kreuzen. ◄

Tractus spinoolivaris und Tractus spinovestibularis

▶ Diese beiden Tractus entspringen aus dem Hinterhorn des Rückenmarks. Sie leiten ihre Informationen zum **Ncl. olivaris inferior** bzw. zu den **Ncll. vestibulares.** Von dort gelangen die Informationen zum Kleinhirn. ◄

Vorderstrangbahnen

▶ Bei den Vorderstrangbahnen handelt es sich um aufsteigende Bahnen, die sensible Impulse vom Rückenmark zum Gehirn leiten. Sie werden durch den **Tractus spinothalamicus** gebildet, der sich aus dem **Tractus spinothalamicus lateralis** und dem **Tractus spinothalamicus anterior** zusammensetzt. Außerdem befinden sich im Vorderstrang der weißen Substanz auch der **Tractus spinoreticularis** und der **Tractus spinotectalis,** auf den hier jedoch nicht näher eingegangen werden soll. ◄

Tractus spinothalamicus anterior

▶ Die in ihm laufenden Fasern leiten **grobe Druck-** und **Tastempfindungen** an die Großhirnrinde. Sie werden im **Hinterhorn** auf das zweite Neuron umgeschaltet. Die Fortsätze dieser zweiten Neurone kreuzen in der Commissura alba zur Gegenseite. Diese Kreuzung der Fasern findet also auf Ebene der einzelnen Segmente statt. Anschließend verlau-

fen sie im **kontralateralen Vorderstrang** zum **Thalamus** und von dort weiter zur **sensorischen Großhirnrinde.** ◄

Tractus spinothalamicus lateralis

▶ Seine Fasern leiten **Temperatur-** und **Schmerzempfindungen** an das Großhirn.

In der **Substantia gelatinosa** werden die Schmerzafferenzen auf das zweite Neuron umgeschaltet und kreuzen dann in der Commissura alba jeweils auf Segmentebene auf die Gegenseite. Von hier aus ziehen sie im kontralateralen Vorderstrang zum **Thalamus.** ◄

Tractus spinoreticularis

▶ Auch der Tractus spinoreticularis dient der **Schmerzwahrnehmung,** allerdings lediglich tiefer, dumpfer und chronischer Schmerzen. Er nimmt seinen Ursprung in Zellen des Hinterhorns, die sich in den Laminae V–VII befinden. Seine Fasern kreuzen auf Segmentebene und erreichen die **Formatio reticularis,** wo sie umgeschaltet werden. ◄

Motorische Bahnen

▶ Bei den motorischen Bahnen unterscheidet man die **Pyramidenbahn** und die **extrapyramidalen Bahnen.** Sie ziehen beide absteigend vom Gehirn zum Rückenmark. ◄

Pyramidenbahn

▶ Über die Pyramidenbahn erfolgt die **Innervation der α-Motoneurone.** Die Pyramidenbahn ist **somatotopisch** gegliedert. Die Pyramidenbahn nimmt ihren Ursprung zum großen Teil im motorischen Kortex der Großhirnrinde. Von dort zieht sie als **Tractus corticospinalis** durch den **Hirnstamm** zur **Medulla oblongata.** Hier bilden ihre Fasern von außen sichtbare Vorwölbungen, die sog. **Pyramiden.** Unterhalb der Pyramiden kreuzen 80 % der Fasern auf die Gegenseite und verlaufen als **Tractus corticospinalis lateralis** im Seitenstrang. Von dort gelangen sie schließlich zu den α-Motoneuronen im Vorderhorn.

Die nicht kreuzenden Fasern ziehen als **Tractus corticospinalis anterior** nach kaudal. Bevor sie in die graue Substanz eintreten, kreuzen sie auf Segmentebene zur Gegenseite und gelangen von dort zu den α-Motoneuronen im Vorderhorn. ◄

Extrapyramidale Bahnen

▶ Als extrapyramidale Bahnen werden alle motorischen Fasern des Rückenmarks bezeichnet, die nicht in der Pyramidenbahn verlaufen. Sie vermitteln **Massenbewegungen** durch Innervation der Motoneurone der Rumpf- und der proximalen Extremitätenmuskulatur. Zu den extrapyramidalen Bahnen gehören:

- **Tractus rubrospinalis:** Ursprung im Hirnstamm im Ncl. ruber, in den Ncll. vestibulares und der Formatio reticularis; Verlauf gekreuzt
- **Tractus vestibulospinalis:** Ursprung im Hirnstamm im Ncl. ruber, in den Ncll. vestibulares und der Formatio reticularis; Verlauf ungekreuzt
- **Tractus reticulospinalis:** Ursprung im Hirnstamm im Ncl. ruber, in den Ncll. vestibulares und der Formatio reticularis; Verlauf bilateral (teils gekreuzt, teils ungekreuzt)
- **Tractus tectospinalis:** Ursprung in den Colliculi superiores; kreuzt im Mittelhirn zur Gegenseite; dient der Vermittlung visuelle Stellreflexe
- **Fibrae olivospinales:** Ursprung in den Nuclei olivares inferiores. ◀

> **Merke!**
>
> ▶ Die Bahnen des extrapyramidalen Systems verlaufen **multilokal**, also mit flexiblen Anordnungen, durch die weiße Substanz des Rückenmarks, daher gibt Abbildung 9.2 nur einen der vielen möglichen Verläufe der extrapyramidalen Bahnen wieder. ◀

> **Klinik!**
>
> **Querschnitts- und Halbseitenläsion**
> Bei der **Querschnittslähmung** sind ab der Höhe, in der das Rückenmark geschädigt wurde, beide Körperhälften nach kaudal hin gelähmt. Dagegen führt eine **Halbseitenläsion** auf der Seite der Schädigung kaudal zum Ausfall der epikritischen Sensibilität (Berührungsempfinden und Lageempfinden) und zur Lähmung der Muskulatur im Versorgungsgebiet. Auf der kontralateralen Seite fallen Schmerz- und Temperaturfinden aus, weil die Fasern, die für die Leitung von Schmerz- und Temperaturempfinden zuständig sind, schon auf Segmentebene – also unterhalb der Läsion gekreuzt – haben. Man bezeichnet diesen Symptomkomplex auch als **Brown-Séquard-Syndrom**.

Reflexe (Eigenapparat des Rückenmarks)

Reflexe sind unwillkürlich und regelhaft erfolgende Reaktionen des Rückenmarks auf bestimmte Reize. Sie finden **ohne Beteiligung des Gehirns** statt.

Die an einem Reflex beteiligten Neurone werden als **Reflexbogen** bezeichnet. Ein solcher Reflexbogen besitzt stets einen afferenten und einen efferenten Schenkel. In der Regel sind Neurone aus ein bis zwei Segmenten beteiligt.

Je nachdem, wo sich Reiz und Reizantwort abspielen, unterscheidet man Eigen- und Fremdreflexe:

- **Eigenreflex:** Reiz und Antwort erfolgen im selben Organ. **Beispiel:** Dehnungsreflex von Muskeln. Die Dehnung des Muskels wird über die Muskelspindeln wahrgenommen und an das Rückenmark gemeldet. Die Fasern werden ohne Interneuron auf das α-Motoneuron des gedehnten Muskels umgeschaltet, das daraufhin die Kontraktion des Muskels veranlasst und so der Dehnung entgegenwirkt.
- **Fremdreflex:** Reizung und Antwort erfolgen an verschiedenen Orten. Dabei sind stets mehr als zwei Neurone beteiligt, darum spricht am auch von einem **polysynaptischen Reflex. Beispiel:** Bauchdeckenreflex. Nach dem Bestreichen der Bauchhaut kontrahiert die Bauchmuskulatur reflektorisch.

Genau genommen sind auch Eigenreflexe polysynaptisch, da es beispielsweise beim Dehnungsreflex nicht nur zur Kontraktion des gedehnten Muskels kommt, sondern über ein hemmendes Interneuron gleichzeitig zur Hemmung des Antagonisten.

> **Klinik!**
>
> **Reflexprüfung**
> Die Überprüfung der Reflexe stellt einen wichtigen Teil der klinischen Untersuchung dar, weil sie auf Läsionen des Rückenmarks hindeuten können. So fällt beispielsweise bei einer Läsion in Höhe von L2–L4 der Patellarsehnenreflex aus. Neben dem Ausfall von Reflexen kann es auch zu einer überschießenden Reflexantwort kommen, welche ebenfalls auf Pathologien hindeuten kann.
> Manche Reflexe treten nur unter pathologischen Bedingungen auf, wie beispielsweise der Babinski-Reflex beim Erwachsenen. Streicht man über den lateralen Fußrand, kommt es zur Dorsalextension der Großzehe. Ist dieser Reflex auslösbar, deutet dies auf eine Schädigung der Pyramidenbahn hin. Bei

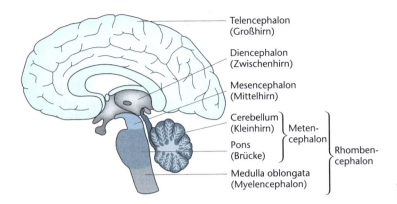

Abb. 9.3: Aufbau des zentralen Nervensystems.

Kindern unter einem Jahr ist der Babinski-Reflex allerdings noch physiologisch.
Wichtig bei der Betrachtung von Reflexen ist stets auch der Seitenvergleich; erst durch ihn wird die Reflexantwort überhaupt erst beurteilbar.

9.1.3 Gefäße

▶ Das Rückenmark wird über Äste der Aa. vertebrales versorgt: Die unpaare **A. spinalis anterior** verläuft in der Fissura longitudinalis anterior nach kaudal. Auf der Dorsalseite des Rückenmarks befinden sich zwei **Aa. spinales posteriores**, die meist aus den Aa. inferiores posteriores cerebelli entspringen, welche ebenfalls aus den Aa. vertebrales stammen.

Darüber hinaus erhalten die **Aa. spinales anteriores et posteriores** Zuflüsse aus den Rr. spinales der Aa. intercostales und der Aa. lumbales, welche ihrerseits aus der Aorta entspringen. ◀

Das venöse Blut aus dem Rückenmark gelangt über V. spinalis anterior und V. spinalis posterior in den epiduralen Venenplexus.

9.2 Gliederung des Gehirns

▶ Das Gehirn wird morphologisch gegliedert in:
- Medulla oblongata (Myelencephalon)
- Pons (Brücke)
- Mesencephalon (Mittelhirn)
- Diencephalon (Zwischenhirn)
- Cerebellum (Kleinhirn)
- Telencephalon (Großhirn). (☞ Abb. 9.3)

Einige dieser Strukturen werden gemeinsam mit einem Oberbegriff bezeichnet:
- **Hirnstamm (Syn. Stammhirn):** Medulla oblongata + Pons + Mesencephalon (☞ Abb. 9.4)
- **Rhombencephalon:** Medulla oblongata + Pons + Cerebellum
- **Metencephalon:** Pons + Cerebellum (☞ Abb. 9.3). ◀

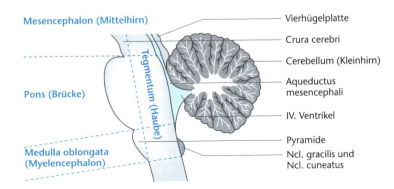

Abb. 9.4: Aufbau des Hirnstamms Die blauen, gestrichelten Linien stellen die weitere Untergliederung des Hirnstamms dar.

Machen Sie sich klar: Im Rückenmark liegt die graue Substanz innen, im Gehirn außen!

9.3 Rhombencephalon

9.3.1 Allgemeines

Das Rhombencephalon besteht aus der Brücke (**Pons**), dem verlängerten Rückenmark (**Medulla oblongata**) und dem Kleinhirn (**Cerebellum**). Das Cerebellum wird in Kapitel 9.5 ausführlich besprochen, daher widmet sich dieses Kapitel lediglich dem Pons und der Medulla oblongata.

9.3.2 Makroskopie

Die **Medulla oblongata** setzt sich in das Rückenmark fort. Der Übergang ist nicht deutlich zu erkennen, sondern ist durch den Austritt des ersten Zervikalnervs definiert. Nach kranial schließt sich der Pons (**der** Pons ist richtig: pons, pontis, masculinum) an, der sich wie eine Brücke nach ventral vorwölbt. Diese Vorwölbung kennzeichnet auch seine kraniale und kaudale Begrenzung. Nach kranial geht der Pons in das Mittelhirn (Mesencephalon) über (☞ Abb. 9.4).

▶ Von ventral erkennt man an der Oberfläche der Medulla oblongata die sog. **Pyramiden,** unterhalb derer sich die **Pyramidenbahnkreuzung** erahnen lässt. Lateral der beiden Pyramiden finden sich die sog. **Oliven,** die mehrere Nervenkerne enthalten (☞ Abb. 9.5b). Blickt man von dorsal auf die Medulla oblongata, setzt sich hier das Relief des Hinterstrangs des Rückenmarks fort. Hier fallen zwei Strukturen auf, das **Tuberculum gracile** und das **Tuberculum cuneatum.** Hier befinden sich der **Ncl. gracilis** bzw. der **Ncl. cuneatus,** in denen die gleichnamigen Bahnen aus dem Rückenmark enden (☞ Abb. 9.5a).

Die Medulla oblongata wird durch den **Sulcus medianus posterior** in zwei Hälften geteilt. Der **Sulcus intermedius posterior** trennt beidseits den Fasciculus gracilis vom Fasciculus cuneatus; der **Sulcus lateralis posterior** begrenzt den Fasciculus cuneatus nach lateral.

Der Pons stellt sich von ventral als deutlich vorspringender Querwulst dar, der in seiner Mitte eine seichte Längsfurche aufweist, den sog. **Sulcus basilaris.** Nach lateral geht der Pons auf beiden Seiten in den mittleren Kleinhirnstiel (**Pedunculus cerebellaris medius**) über.

Der Pons und das oberen Drittel der Medulla oblongata bilden den Boden des IV. Ventrikels. Dieser hat die Form einer in der Sagittalebene stehenden Raute und wird daher auch als **Rautengrube** bezeichnet. Die Rautengrube senkt sich nach kaudal spitz in die Tiefe und setzt sich dort in den Zentralkanal der unteren Medulla oblongata und des Rückenmarks fort. Der Boden der Rautengrube wird durch eine Mittelfurche, den **Sulcus medianus,** geteilt; dieser geht nach kranial in den Aqueductus mesencephali und nach kaudal in den Zentralkanal über. Im Bereich des kaudalen Übergangs befindet sich eine weitere Öffnung, die **Apertura mediana.** Sie verbindet das innere Liquorsystem des Gehirns mit dem äußeren Liquorraum. Beidseits des Sulcus medianus befindet sich jeweils die **Eminentia medialis,** lateral der beiden Vorwölbungen schließt sich der **Sulcus limitans** an.

Der IV. Ventrikel wird kranial und lateral durch zwei der drei Kleinhirnschenkel, den **Pedunculus cerebellaris superior** und den **Pedunculus cerebellaris inferior,** sowie durch den Ansatz des vorderen Marksegels (**Velum medullare superius**) abgeschlossen. Nach kaudal wird der IV. Ventrikel durch das **Velum medullare inferius,** das untere Marksegel, geschlossen.

Der IV. Ventrikel besitzt nach rechts und links jeweils eine Ausstülpung, die **Recessus laterales.** In ihnen finden sind Öffnungen, die sog. **Aperturae laterales,** die den inneren mit dem äußeren Liquorraum verbinden (☞ Kap. 9.9.2). ◀

9.3.3 Innere Gliederung

▶ Das innere „Gerüst" der Medulla oblongata und des Pons ist die **Haube (Tegmentum,** ☞ Abb. 9.4). Im Querschnitt durch die Medulla oblongata und den Pons liegt das Tegmentum dorsal. Es beherbergt die **Kerne der Hirnnerven.** In der Medulla oblongata befinden sich ventral vor der Haube die Olive und die Pyramidenbahn. Dorsal des Tegmentums sind der Ncl. cuneatus und der Ncl. gracilis lokalisiert. Das Tegmentum und seine Ausdehnung

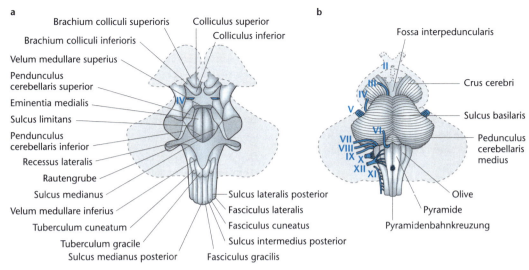

Abb. 9.5: Hirnstamm a) von dorsal und b) von ventral. Gestrichelt sind die angrenzenden Strukturen des Kleinhirns und des Zwischenhirns abgebildet. Die römischen Ziffern markieren die Hirnnerven. Sie sind immer nur auf einer Seite dargestellt. [5]

sind in Abbildung 9.4 dargestellt, dort wird auch deutlich, dass es die Basis des Hirnstamms bildet.

Im Bereich des Pons wird das Tegmentum auch als Brückenhaube bezeichnet. Ventral befindet sich hier der **Brückenfuß**, die **Pars basilaris pontis**. Er enthält die Ncll. pontis und Fasern der Pyramidenbahnen. Auch hier liegen im Tegmentum Hirnnervenkerne. Dorsal schließt sich dem Tegmentum das Kleinhirn an. ◄

Der größte Teil des Tegmentums wird durch die Formatio reticularis (☞ Kap. 9.4.3) gebildet. Dabei handelt es sich um ein Netz von stark verzweigten Neuronen, aus dem sich dann morphologisch die Hirnnervenkerne abgrenzen lassen. Die Hirnnervenkerne entsprechen im Prinzip der grauen Substanz des Rückenmarks. Ihre Aufgabe ist die Steuerung der Motorik und der Sensibilität des Kopfs, aber auch anderer Körperbereiche.

Das Tegmentum setzt sich bis in das Mittelhirn fort und bildet auch für diesen Gehirnabschnitt das Grundgerüst; es erstreckt sich also durch den ganzen Hirnstamm.

Hirnnervenkerne
Der Verlauf und die Faserqualitäten der Hirnnerven sind in Kapitel 5.3.2 dargestellt; in diesem Abschnitt soll es lediglich um die Kerngebiete gehen.

Allgemein kann man sagen, dass im Hirnstamm die somatomotorischen Kerne eher medial, die somatosensiblen eher lateral liegen. Die viszeromotorischen und viszerosensiblen Kerne befinden sich dazwischen.

> **Merke!**
> ▶ Die meisten Hirnnerven entspringen aus mehreren Kernen. Gleichzeitig kann ein Kern durchaus an der Bildung mehrerer Hirnnerven beteiligt sein. ◄

▶ Die Hirnnerven sind grundsätzlich paarig angelegt, ihre Austritte aus dem Hirnstamm zeigt Abbildung 9.5. ◄

In der Medulla oblongata und im Pons befinden sich die Kerne der Hirnnerven V–XII (☞ Abb. 9.6).

Kerne des Nervus trigeminus (V. Hirnnerv)
▶ Der N. trigeminus besitzt sensible und motorische Fasern, die aus verschiedenen Kernen stammen:
- **Ncl. motorius n. trigemini** (motorisch): speziellviszeromotorische Fasern zur Innervation der Kaumuskulatur

- **Ncl. spinalis** (sensibel): protopathische Sensibilität
- **Ncl. principalis** (sensibel): epikritische Sensibilität
- **Ncl. mesencephalicus n. trigemini** (sensibel): propriozeptive Fasern der Kaumuskulatur.

Der aus diesen Kernen gebildete V. Hirnnerv tritt lateral aus dem Pons aus. Er besitzt eine dünnere **Radix motoria** und eine wesentlich dickere **Radix sensoria.** Efferenzen aus dem Ncl. spinalis gelangen über den Lemniscus medialis, einer Nervenbahn des Mesencephalons, durch den Hirnstamm zum Thalamus. Von hier werden dann ihre sensiblen Impulse an das Großhirn weitergegeben. ◀

Kern des Nervus abducens (VI. Hirnnerv)

▶ Der N. abducens ist rein somatomotorisch; sein Kerngebiet ist der **Ncl. n. abducentis.** Die Fasern aus diesem Kern innervieren den M. rectus lateralis des Auges. Der Nerv tritt zwischen dem Unterrand der Brücke und den Pyramiden aus dem Gehirn aus. ◀

Kerne des Nervus facialis (VII. Hirnnerv)

▶ Der N. facialis ist ein Nerv, der mehrere Leitungsqualitäten besitzt. Daher stammen seine Fasern aus unterschiedlichen Kerngebieten:
- **Ncl. n. facialis:** speziell-viszeromotorische Fasern
- **Ncl. salivatorius superior:** allgemein-viszeromotorische Fasern
- **Ncll. tractus solitarii:** speziell-viszerosensible Fasern

Der **Ncl. n. facialis** ist im Pons lokalisiert. Er entsendet speziell-viszeromotorische Fasern zur Innervation der mimischen Muskulatur des Gesichts.

Der **Ncl. salivatorius superior** entsendet allgemein-viszeromotorische (parasympathische) Fasern zur Innervation der Tränen- und Speicheldrüsen (Gll. submandibularis und sublingualis). Die Fasern modifizieren die Sekretion der Drüsen. Wie bei allen anderen Anteilen des Parasympathikus sind auch diese Fasern nicht willkürlich beeinflussbar. Daher finden sich auch keine Bahnen zum Großhirn. Der Kern wird von Fasern aus dem Hypothalamus, die ihn über den Fasciculus longitudinalis posterior im Mesencephalon erreichen, gesteuert. Im Hypothalamus befindet sich die Kontrollzentrale für das vegetative Nervensystem.

Die **Ncll. tractus solitarii** empfangen speziell-viszerosensible Fasern für die Viszerosensibilität und für das Geschmacksempfinden. Der N. facialis innerviert das vordere Zungendrittel. In den Ncll. tractus solitarii enden jedoch alle Geschmacksfasern, auch die des N. glossopharyngeus und des N. vagus. Ihre Informationen gelangen über den Tractus tegmentalis centralis zum Thalamus und von da aus zum Großhirn.

Der N. facialis tritt seitlich im sog. **Kleinhirnbrückenwinkel** am unteren Rand des Pons aus dem Gehirn aus. Dabei ist er in zwei Anteile getrennt:
- Der **N. intermedius** führt die Fasern des Parasympathikus und die speziell-viszerosensiblen Fasern für das Geschmacksempfinden.
- Der **Fazialisanteil** (N. facialis) führt die speziell-viszeromotorischen Fasern für die Innervation der Gesichtsmuskulatur. ◀

Kerne des Nervus vestibulocochlearis (VIII. Hirnnerv)

▶ Der N. vestibulocochlearis führt speziell-somatosensible Fasern und innerviert mit seinen beiden Anteilen zwei Sinnesorgane: das Ohr und das Gleichgewichtsorgan. Daher münden seine Fasern in verschiedenen Kernen:
- **Ncll. cochleares**
- **Ncll. vestibulares.**

Die **Ncll. cochleares** sind für die Impulse aus dem Gehör verantwortlich. Die Impulse erreichen die Kerne aus dem **Ganglion spirale** im Innenohr. Hier befinden sich die Perikaryen des N. cochlearis, die im Kontakt mit den inneren Haarzellen stehen und von dort ihre Impulse aufnehmen. Mit ihren zentralen Fortsätzen (die Zellen des N. cochlearis sind bipolar!) erreichen sie die Ncll. cochleares. Die Efferenzen aus diesen Kernen gelangen über den **Lemniscus lateralis** als zentrale Hörbahn zu den Colliculi inferiores im Mesencephalon. Diese Bahnen verlaufen nur zum Teil gekreuzt.

Die **Ncll. vestibulares** stehen im Dienste des Lage- und Gleichgewichtssinns. Auch bei den Zellen des N. vestibularis handelt es sich um bipolare Zellen, welche ihre Perikaryen im Ganglion vestibulare haben. Dieses Ganglion befindet sich am Ende des Meatus acusticus internus. Die nach peripher gerichteten Fasern des N. vestibularis erreichen die Sinneszellen der Gleichgewichtsorgane, ihre nach zentral gerichteten Fasern gelangen in die Ncll. vestibulares. Die Efferenzen aus diesen Kernen verlaufen im **Lemniscus medialis** zum Thalamus, zum Kleinhirn, zu den Augenmuskelkernen der Formatio reticularis und über den Tractus vestibulospinalis in das Rückenmark. Die Impulse im Tractus vestibulospinalis bewirken eine Hemmung der α-Motoneurone der Streckermuskulatur und eine Erregung der Beugermuskulatur. Diese Bahn gehört zur extrapyramidalen Motorik. Durch die zahlreichen Verschaltungen mit anderen Kerngebieten sowie dem Kleinhirn gelingt eine Integration der Informationen aus den Vestibularorganen. Sie dient nicht nur der Erhaltung des Gleichgewichts, sondern auch der Fixation des Auges auf ein Objekt, wenn der Kopf bewegt wird, und löst bei heftigen Drehbewegungen Brechreiz aus.

Der N. cochlearis und der N. vestibularis treten gemeinsam, von einer Bindegewebshülle umgeben, als N. vestibulocochlearis im Kleinhirnbrückenwinkel aus dem Gehirn aus. ◀

Kerne des Nervus glossopharyngeus (IX. Hirnnerv)

▶ Auch der N. glossopharyngeus führt unterschiedliche Faserqualitäten. Er entsteht aus folgenden Kernen:

- **Ncl. ambiguus:** speziell-viszeromotorische Fasern zur Innervation der Schlund- und der Gaumensegelmuskulatur
- **Ncl. salivatorius inferior:** allgemein-viszeromotorische, parasympathische Fasern zur sekretorischen Innervation der Gl. parotidea
- **Ncl. spinalis n. trigemini:** empfängt somatosensible Fasern des N. glossopharyngeus, die den Rachen, die Zunge sowie die Tuba auditiva und das Mittelohr sensibel innervieren
- **Ncll. tractus solitarii** (vgl. Kerne des N. facialis): nehmen speziell- und allgemein-viszerosensible Fasern auf. Über den N. glossopharyngeus gelangen Informationen über den Geschmack im Bereich der hinteren zwei Drittel der Zunge sowie Informationen aus den Chemo- und Mechanorezeptoren der A. carotis zu ihnen. Diese werden an das Kreislaufzentrum und das Atemzentrum der Formatio reticularis weitergegeben.

Der N. glossopharyngeus tritt unterhalb der Brücke zwischen dem VIII. und dem X. Hirnnerv aus dem Hirnstamm aus. ◀

Kerne des Nervus vagus (X. Hirnnerv)

▶ Der N. vagus entsteht aus folgenden vier Kernen:

- **Ncl. ambiguus**
- **Ncl. dorsalis n. vagi**
- **Ncl. spinalis n. trigemini**
- **Ncll. tractus solitarii**.

Aus dem **Ncl. ambiguus** stammen wie für den N. glossopharyngeus auch die speziell-viszeromotorischen Fasern des N. vagus. Sie dienen der Innervation der Schlund- und Kehlkopfmuskulatur.

Der **Ncl. dorsalis n. vagi** entsendet die allgemein-viszeromotorischen, parasympathischen Fasern des N. vagus. Sie innervieren fast den ganzen Halsbereich, den gesamten Brustbereich einschließlich des Herzens und der Lunge sowie die Bauchorgane einschließlich des Magen-Darm-Trakts bis zur linken Kolonflexur parasympathisch (☞ Kap. 7.6.1).

Die Fasern aus dem **Ncl. spinalis n. trigemini** sind somatosensibel und innervieren einen Teil des Außenohrs.

Bei den Fasern aus den **Ncll. tractus solitarii** handelt es sich um allgemein-viszerosensible Fasern. Sie innervieren die Lunge, die Trachea, den Ösophagus und die Epiglottis sensibel sowie die wenigen dort befindlichen Geschmacksrezeptoren sensorisch. Außerdem gelangen Informationen aus Mechanorezeptoren des rechten Vorhofs und der Aorta in diesen Kern. Ihre Impulse repräsentieren das zirkulierende Blutvolumen und den Blutdruck. Diese Informationen werden an das Kreislaufzentrum und den Hypothalamus weitergegeben, welche dann ggf. regulierend eingreifen können.

Der N. vagus verlässt die Medulla oblongata lateral hinter der Olive. ◀

Kern des Nervus accessorius (XI. Hirnnerv)

▶ Streng genommen ist der N. accessorius kein wirklicher Hirnnerv, da er aus dem zervikalen Rückenmark entspringt. Weil er jedoch zunächst wieder durch das Foramen magnum in den Schädel hineinzieht, bevor er ihn durch das Foramen jugulare in Richtung Zielorgan wieder verlässt, zählt man ihn dennoch zu den Hirnnerven. Sein Kern ist der **Ncl. n. accessorii;** er erstreckt sich von C1 bis C5 in den Vorderhörnern des Rückenmarks und gibt somatomotorische Fasern ab. Mit diesen Fasern innerviert der N. accessorius den M. sternocleidomastoideus und den M. trapezius.

Der Nerv tritt seitlich aus der Medulla oblongata (Radix cranialis) und dem Rückenmark (Radix spinalis) aus und verläuft dann weiter als N. accessorius. ◂

Kern des Nervus hypoglossus (XII. Hirnnerv)
▶ Der N. hypoglossus ist rein motorisch und entspringt aus dem **Ncl. n. hypoglossi**. Über seine somatomotorischen Fasern innerviert er die Zungenmuskulatur.

Er verlässt die Medulla oblongata zwischen der Olive und der Pyramide als einziger Nerv, der ventral von der Olive aus dem Stammhirn austritt. Daran ist er leicht zu erkennen. ◂

Kerne der Medulla oblongata und des Pons
Es finden sich neben den Kernen der Hirnnerven noch weitere Kerngebiete im Rhombencephalon.
▶ Zu diesen zählen:
- die Olivenkerne (Ncll. olivares)
- die Brückenkerne (Ncll. pontis)
- der Ncl. cuneatus
- der Ncl. gracilis. ◂

Olivenkernkomplex
▶ Der Olivenkernkomplex wird durch die **Ncll. olivares inferiores** gebildet, die olivenförmig von außen sichtbar sind. Es gibt noch weitere Olivenkerngebiete, die hier aber nicht näher beschrieben werden sollen. Dazu gehören auch die Ncll. olivares superiores, die als Teil der Hörbahn in Kapitel 9.8.1 besprochen werden.

Afferenzen erreichen die Ncll. olivares inferiores von motorischen Zentren aus dem Rückenmark über den **Tractus spinoolivaris** und vom **Ncl. ruber** des Mittelhirns. Darüber hinaus erhält er Fasern aus dem motorischen Kortex des Großhirns und über den **Tractus nucleoolivaris** aus den Kleinhirnkernen.

Efferenzen gibt der Olivenkernkomplex hauptsächlich in das Kleinhirn als **Tractus olivocerebellaris** ab. Diese Faserbahnen kreuzen vor ihrem Eintritt durch die unteren Kleinhirnstiele auf die kontralaterale Kleinhirnhälfte. Im Kleinhirn enden die Nervenbahnen als sog. **Kletterfasern.**

Der Olivenkernkomplex und seine Verschaltungen dienen der Koordination und Feinabstimmung von Präzisionsbewegungen. ◂

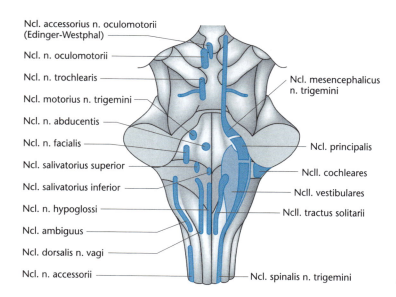

▶ **Abb. 9.6:** Lage der Hirnnervenkerne. ◂

> **Klinik!**
> Läsionen der Olive führen zu Störungen im glatten Ablauf von Bewegungen. Charakteristische Symptome sind:
> - herabgesetzter Muskeltonus
> - Gang- und Standunsicherheiten
> - rhythmisches Zucken der Gaumenmuskulatur.

Nuclei pontis
Die Kerne finden sich im Pons, wo sie im Querschnitt deutlich erkennbar sind. Sie werden von dem nervenfaserreichen Gewebe des Pons umgeben.

Afferenzen erhalten diese Kerne über den **Tractus corticopontinus** aus allen Großhirnlappen. Ihre **Efferenzen** geben sie in die kontralaterale Kleinhirnhälfte ab; sie kreuzen also in ihrem Verlauf auf die Gegenseite.

Die Aufgaben der Brückenkerne und ihrer Verschaltungen ähneln denen der Olivenkomplexe: Sie leiten Informationen über Bewegungsentwürfe zur weiteren Feinabstimmung an das Cerebellum.

Nucleus gracilis und Nucleus cuneatus
▶ In diesen beiden Kernen werden Fasern für die epikritische Sensibilität vom ersten auf das zweite Neuron umgeschaltet. Während der Ncl. gracilis dabei für den Rumpf und die unteren Extremitäten zuständig ist, deckt der Ncl. cuneatus die entsprechenden Fasern aus dem Arm- und Halsbereich ab.

Die gemeinsame Efferenz beider Kerne ist der **Lemniscus medialis,** über welchen die Impulse an den kontralateralen Thalamus weitergeleitet werden und von dort zur Großhirnrinde gelangen. Die Kreuzung der Fasern zur Gegenseite findet in der Medulla oblongata statt. ◀

9.4 Mesencephalon

9.4.1 Allgemeines

Das Mesencephalon schließt sich als Mittelhirn dem kaudal liegenden Rhombencephalon an. Im Mittelhirn finden sich Strukturen in der inneren Gliederung wieder, die auch schon im Rhombencephalon vorkamen. Es steht in engem Kontakt zu den kranial und kaudal angrenzenden Hirnabschnitten sowie zum Kleinhirn. ▶ Das Mesencephalon, der Pons und die Medulla oblongata bilden zusammen den sog. **Hirnstamm.** ◀

9.4.2 Makroskopie

▶ Beim Blick von dorsal auf das Mittelhirn lassen sich die beiden Hirnschenkel, die sog. **Crura cerebri,** erkennen. Zwischen beiden befindet sich eine Grube, die **Fossa interpeduncularis.** Außerdem kann man von dorsal deutlich die **Vierhügelplatte** mit ihren zwei oberen und zwei unteren Hügeln **(Colliculi superiores** und **inferiores)** erkennen. Von den Hügeln aus verlaufen deutlich sichtbare Faserzüge zum kranial gelegenen Thalamus. Man bezeichnet sie als Arme der Hügel: **Brachia colliculorum superiorum** und **Brachia colliculorum inferiorum** (☞ Abb. 9.5). ◀

 Schnitte durch das Mesencephalon sind beliebter Gegenstand von IMPP-Bildfragen, daher lohnt sich hier ein intensiver Blick in einen entsprechenden Atlas!

9.4.3 Innere Gliederung

▶ In einem Querschnitt durch das Mittelhirn (☞ Abb. 9.7) lassen sich drei Schichten voneinander unterscheiden:
- Ventral liegen die beiden Hirnschenkel, die durch absteigende Bahnen gebildet werden.
- Darunter befindet sich das **Tegmentum mesencephali,** in dem wie im Rhombencephalon Hirnnervenkerne lokalisiert sind.
- Nach dorsal schließt sich das **Tectum mesencephali** an, das im Mittelhirn durch die Vierhügelplatte gebildet wird. Im Übergang zwischen Tectum und Tegmentum befindet sich mittig der **Aqueductus mesencephali,** der den III. mit dem IV. Ventrikel verbindet.

Dorsal der Hirnschenkel, im Grenzbereich zwischen den Hirnschenkeln und dem Tegmentum, liegt ein Kernkomplex, der deutlich dunkler ist als das übrige Mittelhirn. Daher wird er als **Substantia nigra,** schwarze Substanz, bezeichnet. Noch weiter dorsal, relativ mittig im Tegmentum, findet man einen weiteren Kernkomplex, der durch seine rötliche Farbe auffällt und daher auch als **Ncl. ruber** (roter Kern) bezeichnet wird.

Wie auch im Rhombencephalon gehört der größte Teil des Tegmentums zur **Formatio reticularis** (☞ Abb. 9.7). ◂

Tectum mesencephali

▶ Das Tectum mesencephali ist durch die Colliculi superiores und die Colliculi inferiores geprägt, denen es den Namen Vierhügelplatte verdankt. Die beiden Hügelpaare haben unterschiedliche Funktionen: Die Colliculi superiores gehören zum **optischen Reflexzentrum,** die Colliculi inferiores sind dagegen **Teile der Hörbahn.** ◂

Colliculi superiores

▶ Die **Afferenzen** für dieses Kerngebiet kommen aus dem Zwischenhirn und erreichen die oberen Hügel über die Brachia colliculorum superiorum. Sie leiten Reize von der Retina über den N. bzw. Tractus opticus. Darüber hinaus erhalten die Colliculi superiores Afferenzen von der Großhirnrinde über den **Tractus corticotectalis.** Hierbei handelt es sich um Informationen vom frontalen Augenfeld und von der Sehrinde des Okzipitallappens. Auch kommen hier Afferenzen aus dem Rückenmark über den **Tractus spinotectalis** und von Colliculi inferiores an.

Seine **Efferenzen** entsendet das Kerngebiet zu Hirnnervenkernen, zur Formatio reticularis und zum Rückenmark. Die Colliculi superiores ermöglichen die sog. **Sakkaden.** Hierbei handelt es sich um schnelle Augeneinstellbewegungen, mit denen die Augen Ziele verfolgen können, die sich bewegen. Außerdem ermöglicht dieses Kerngebiet mit seinen Verschaltungen **Orientierungsbewegungen** von Augen und Kopf sowie Ab- und **Zuwendungsbewegungen.** Auch am **Lidschlussreflex** ist das Kerngebiet beteiligt. Dieser Reflex sorgt dafür, dass sich die Augen schließen, wenn sich z. B. ein Gegenstand dem Auge bedrohlich nähert. ◂

Colliculi inferiores

▶ In den Colliculi inferiores werden die meisten Fasern der **Hörbahn** verschaltet. Diese Fasern erreichen die Colliculi inferiores über den **Lemniscus lateralis** aus dem Rhombencephalon. Von hier besteht eine Verbindung zum Thalamus über das **Brachium colliculi inferioris.** Im Thalamus selbst gelangen die Informationen in das **Corpus geniculatum mediale,** das einen Teil des Thalamus darstellt, und von dort schließlich zur **primären Hörrinde** im Temporallappen (☞ Kap. 9.8.1). ◂

Tegmentum mesencephali

Hier befinden sich – wie im Tegmentum des Rhombencephalons – Hirnnervenkerne. Im Mittelhirn befinden sich die Kerngebiete der Hirnnerven III und IV, die Substantia nigra, der Ncl. ruber und Teile der Formatio reticularis. Die Lage der Hirnnervenkerne zeigt Abbildung 9.6, die Austrittspunkte der Hirnnerven sind in Abbildung 9.5 dargestellt.

Kerne des Nervus oculomotorius (III. Hirnnerv)

▶ Der III. Hirnnerv hat zwei Kerngebiete:
- **Ncl. n. oculomotorii:** Aus diesem Kern erhält der Nerv somatomotorische Fasern zur Innervation der äußeren Augenmuskeln mit Ausnah-

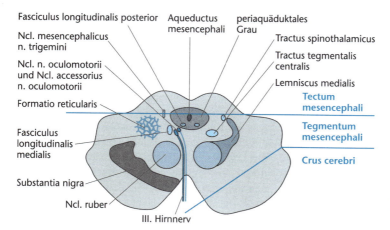

Abb. 9.7: Querschnitt durch das Mesencephalon auf Höhe des Colliculus superior.

me des M. rectus lateralis (wird vom N. abducens innerviert) und des M. obliquus superior (wird vom N. trochlearis innerviert).

- **Ncl. accessorius n. oculomotorii (Edinger-Westphal-Kern):** Aus diesem allgemein-viszeromotorischen Kern stammt die parasympathische Versorgung der inneren Augenmuskeln (M. ciliaris und M. sphincter pupillae). Der Nerv bewirkt die Engstellung der Pupille und die Akkommodation (☞ Kap. 10.3.2).

Der N. oculomotorius tritt zwischen den Pedunculi cerebri aus der Fossa interpeduncularis aus dem Mittelhirn aus. ◄

◖⑨ Klinik!

Bei Ausfall des Edinger-Westphal-Kerns bleibt die Pupille konstant weitgestellt, und das Auge verliert seine Akkommodationsfähigkeit.

Kern des Nervus trochlearis (IV. Hirnnerv)

▶ Der IV. Hirnnerv entspringt nur aus einem Kerngebiet: dem **Ncl. n. trochlearis.** Dabei handelt es sich um ein somatomotorisches Kerngebiet, aus dem der M. obliquus superior des Auges innerviert wird.

Der N. trochlearis ist der einzige Hirnnerv, der dorsal aus dem Hirnstamm austritt, daher ist er leicht zu erkennen. Anschließend zieht er um die Pedunculi cerebri herum und gelangt so auf die ventrale Seite des Hirnstamms. ◄

Zentrale Verschaltung der Augenmuskelkerne, Augenbewegungszentren

▶ Zur Koordination der gleichzeitigen Bewegung beider Augen, zur Abstimmung mit anderen Reizen, beispielsweise zur Orientierung über die Stellung des Körpers im Raum, ist es notwendig, dass die verschiedenen Augenmuskelkerne auch untereinander verschaltet sind. Drei funktionale Gruppen von Verschaltungen gibt es:

- internukleäre Verbindungen
- präokulomotorische Zentren
- optische Reflexzentren.

Über **internukleären Verbindungen** kommunizieren die Kerne für die Augenbewegungen des einen Auges mit den Kernen für die Bewegungen des anderen. Sie dienen daher der Bewegungskoordina-

tion der Augenmuskeln beider Augen. Wichtig ist z. B. die Verbindung zwischen dem Kern des N. abducens, der den M. rectus lateralis innerviert, mit dem Okulomotoriuskern der kontralateralen Seite, der den M. rectus medialis innerviert. Diese Verschaltung ermöglicht die gleichzeitige Innervation des M. rectus lateralis der einen Seite und des M. rectus medialis der Gegenseite: Auf diese Weise können beide Augen in die gleiche Richtung schauen. Die Fasern der internukleären Verschaltungen verlaufen über den Fasciculus longitudinalis medialis. Bei der sog. **Konvergenzreaktion,** die mit einer Überschneidung der beiden Sehachsen der Augen einhergeht, wird diese Verbindung gehemmt.

Bei den **präokulomotorischen Zentren** handelt es sich um übergeordnete Blickzentren, die für die Steuerung der Augenmuskeln verantwortlich sind. Die Koordination der horizontalen Augenbewegungen erfolgt im Pons, die der vertikalen Augenbewegungen im Mittelhirn. ◄ Die präokulomotorischen Zentren lassen sich dabei weiter unterteilen in:

- **paramediane pontine Formatio reticularis:** Kerngruppe in der Brücke, die die willkürlichen raschen Augenbewegungen kontrolliert und für horizontale Augenbewegungen verantwortlich ist
- **rostrale mesencephale Formatio reticularis:** entsendet Nervenfasern über die Commissura posterior zum kontralateralen Okulomotoriuskern; verantwortlich für die vertikalen Augenbewegungen sowie für das Heben und Senken des Augenlids
- **Ncll. vestibulares:** verantwortlich für die Blickstabilisierung; stimmen die Augenbewegungen auf die Bewegung des Körpers und des Kopfes ab (sog. **vestibulookulärer Reflex)**
- **Ncl. prepositus perihypoglossalis:** liegt rostral des Hypoglossuskerns in der Medulla oblongata und hat Verbindungen zum Kleinhirn, den Vestibulariskernen und anderen Kerngebieten. Er koordiniert die raschen vertikalen und horizontalen Blickbewegungen und steuert die Folgebewegungen der Augen sowie die Fixierung des Blicks.

▶ Die Afferenzen aus der Retina durchlaufen auf dem Weg zu den präokulomotorischen Zentren die **optischen Reflexzentren,** die sich in den Colliculi superiores der Vierhügelplatte und in der Area pretectalis des Zwischenhirns befinden. Die optischen Reflexzentren erhalten darüber hinaus Afferenzen aus der Sehrinde des Großhirns. In den optischen Reflexzentren erfolgen die Verschaltungen, die für die Folgebewegung der Augen bei beweglichen Gegenständen verantwortlich sind. Bei solchen Folgebewegungen folgt der Bulbus dem betrachteten Gegenstand, bis der durch die Augenmuskeln gewährleistete Bewegungsumfang ausgeschöpft ist. Dann schnellen die Bulbi rasch in ihre Ausgangsstellung zurück und können erneut ein Objekt fixieren. Dieser Vorgang wird auch als **optokinetischer Reflex** bezeichnet. ◄

Nucleus ruber

▶ Dieses Kerngebiet ist durch den hohen Eisengehalt der hier lokalisierten Perikaryen rötlich gefärbt. Es lässt sich histologisch in einen großzelligen Anteil, die **Pars magnocellularis,** und einen kleinzelligen Anteil, die **Pars parvocellularis,** untergliedern.

Der Ncl. ruber stellt eine wichtige Schaltstelle im motorischen System dar und projiziert auch Fasern in das Rückenmark. Diese gehören zum extrapyramidalen motorischen System. Er erhält gekreuzte und ungekreuzte **Afferenzen:**
- gekreuzte Fasern aus den kontralateralen Kleinhirnhemisphären **(Fibrae cerebellorubrales)**
- ungekreuzte Fasern aus der Großhirnrinde **(Fibrae corticorubrales).**

Der Ncl. ruber entsendet folgende **Efferenzen:**
- **Tractus rubrospinalis** in das Rückenmark; wirkt erregend auf die Motoneurone der Flexoren
- **Tractus rubroreticularis** zur Formatio reticularis
- **Tractus rubroolivaris** in die Olive.

Über den Tractus rubroolivaris und den **Tractus tegmentalis centralis,** der auch als zentrale Haubenbahn bezeichnet wird, bildet sich eine **Neuronenschleife** zur Olive und weiter zur Kleinhirnrinde und von da zurück zum Ncl. ruber oder zum Thalamus aus. Diese Neuronenschleife beeinflusst entscheidend die gesamte Motorik – sowohl die extrapyramidale als auch die pyramidale. ◄

🩺 Klinik!

Wird der Ncl. ruber geschädigt, tritt auf der kontralateralen Seite immer dann ein Zittern auf, wenn man sich bei einer Bewegung dem Ziel nähert; dieses Zittern wird als **Intentionstremor** bezeichnet. Außerdem ist der **Muskeltonus reduziert,** und es treten sog. **choreatisch-athetotische Bewegungen** auf. Dabei handelt es sich um unkontrollierte, schraubenartige Bewegungen und Verrenkungen.

Substantia nigra

▶ Die Perikaryen in diesem Kerngebiet enthalten besonders viel Melanin und verleihen diesem Gewebe eine deutlich dunklere Färbung gegenüber dem Rest des Mittelhirns. Die Substantia nigra beeinflusst die Motorik und ist an der Kontrolle bzw. Modulation von Bewegungsimpulsen und Bewegungsabläufen beteiligt.

Sie erhält **Afferenzen** vom Striatum und von der Großhirnrinde. Das Striatum ist ein Kernkomplex im Großhirn (☞ Kap. 9.7.2).

Efferenzen verlassen die Substantia nigra über **Fibrae nigrostriatales** zum Striatum. Dabei handelt es sich um inhibitorische Neurone, die unter Einfluss des Transmitters Dopamin die Aktivität der Neurone des Striatums hemmen. Diese hemmen dann ihrerseits die motorischen Impulse aus dem Großhirn. Auf diese Weise reguliert die Substantia nigra den Bewegungsantrieb und ist an der Entstehung von Bewegungen beteiligt. ◄

🩺 Klinik!

Morbus Parkinson
Das Krankheitsbild des Morbus Parkinson entsteht, wenn die dopaminergen Neurone der Substantia nigra degenerieren. Es ist charakterisiert durch die Trias:
- Tremor
- Rigor (erhöhter Muskeltonus)
- Akinese (Bewegungsarmut).

Formatio reticularis

Die Formatio reticularis gehört zur grauen Substanz und besteht aus Nervenzellen und Nervenfasern. Sie durchzieht den gesamten Hirnstamm, also Mesencephalon, Pons und Medulla oblongata, und zwar jeweils im Tegmentum der jeweiligen Abschnitte. Darüber hinaus findet sie sich auch im Rückenmark.

▶ Die Aufgabe der Formatio reticularis ist die Verschaltung der Hirnnervenkerne. Ein Leben ohne die Formatio reticularis wäre nicht möglich, da in ihr wichtige Vorgänge für die Regulation der Körperfunktionen ablaufen. ◀

Die Formatio reticularis lässt sich nur schlecht in morphologische Kerne unterteilen, kann aber sehr wohl nach funktionellen Gesichtspunkten in folgende Zentren gegliedert werden:
- Weckzentrum
- Brechzentrum
- Atemzentrum
- Kreislaufzentrum
- motorisches Zentrum
- pontines Miktionszentrum
- periaquäduktales Grau
- dopaminerge Zellgruppen
- noradrenerge Zellgruppen
- serotoninerge Zellgruppen.

Weckzentrum
▶ Dieser Teil der Formatio reticularis wird auch als **aufsteigendes retikuläres aktivierendes Systems** oder kurz **ARAS** bezeichnet. Es ist vor allem im Mittelhirn lokalisiert und erhält als **Afferenzen** sensorische Reize aller Qualitäten aus den Hinterhörnern des Rückenmarks und von den Hirnnervenanteilen sowie Afferenzen aus dem Kortex des Großhirns. Diese kortikalen Zuflüsse bedingen die willentliche Beeinflussbarkeit des Weckzentrums.

Efferenzen aus dem Weckzentrum erreichen den Thalamus und bewirken über den Transmitter Acetylcholin dort einen Aktivitätsanstieg. Außerdem wird über efferente Fasern aus dem Weckzentrum die Großhirnrinde aktiviert.

Im Schlaf ist die Aktivität dieses Systems deutlich herabgesetzt. Das Weckzentrum kann den gesamten Organismus in einen hellwachen Zustand versetzen. ◀

> **🕮 Klinik!**
>
> Ist das Weckzentrum geschädigt, können starke Beeinträchtigungen des Bewusstseins bis hin zum tiefen Koma auftreten.

Brechzentrum
▶ Das Brechzentrum befindet sich in der **Area postrema** am Boden der Rautengrube. Es gehört zu den sog. **zirkumventrikulären Organen,** die direkt um die Ventrikel herum gelegen sind. Diesen zirkumventrikulären Organen fehlt die Blut-Hirn-Schranke. Aus diesem Grund ist das Brechzentrum sehr empfindlich gegenüber schädlichen Substanzen. Es reagiert auch stark auf Druckerhöhungen im Ventrikelsystem, insbesondere des IV. Ventrikels.

Die Ncll. tractus solitarii und Anteile des Brechzentrums in der Formatio reticularis bilden das sog. **zentrale Brechzentrum.** Es ist über einen Reflexbogen verschaltet, der bei seiner Aktivierung für das Erbrechen verantwortlich ist. ◀

Das Brechzentrum erhält seine **Afferenzen** dabei von der Großhirnrinde, dem Kleinhirn, dem Gleichgewichtsorgan sowie vom Magen-Darm-Trakt über den Nervus vagus. Es reagiert aber auch auf Substanzen aus dem Blut. Seine **Efferenzen** entsendet das Brechzentrum an die glatte und quergestreifte Muskulatur, die am Brechakt beteiligt ist.

Die genaue Verschaltung des Brechzentrums ist noch nicht in allen Details verstanden.

> **🕮 Klinik!**
>
> **Zentrales Erbrechen**
> Erhöht sich der Druck im Ventrikelsystem, kann dies im Brechzentrum starkes Erbrechen auslösen. Das Erbrechen ist häufig das erste und anfänglich auch das einzige Symptom des erhöhten Hirndrucks. Weitere Ursachen für dieses sog. zentrale Erbrechen (d.h. Erbrechen, das durch Aktivierung des Brechzentrums hervorgerufen wird) sind Medikamente und Abbauprodukte von Alkohol, da im Bereich der Area postrema die Blut-Hirn-Schranke fehlt.

Atemzentrum
▶ Das Atemzentrum liegt in der unteren Hälfte der Rautengrube in der Medulla oblongata. Es gehört zum ventrolateralen Teil der Formatio reticularis und wird auch als **Prä-Bötzinger-Komplex** bezeichnet.

Man kann ein **Exspirationszentrum** von einem **Inspirationszentrum** abgrenzen, wobei das Exspirationszentrum lateral neben dem Inspirationszentrum liegt. Beide Zentren sind abwechselnd aktiv, indem die inspiratorischen Neurone bei der Exspiration und umgekehrt die exspiratorischen Neurone bei der Inspiration gehemmt werden. Dies geschieht über Kollateralen.

Außerdem unterliegt das Atemzentrum regulierenden Einflüssen aus dem **Ncl. ambiguus** und den **Ncll. tractus solitarii.** ◄

Kreislaufzentrum

▶ Das Kreislaufzentrum liegt hauptsächlich in der Formatio reticularis der Medulla oblongata. Man unterscheidet hier ein sog. **Pressorzentrum** von einem sog. **Depressorzentrum.** Beide Zentren steuern antagonistisch Blutdruck und Herzaktivität: Während das Pressorzentrum den Blutdruck steigert, führt das Depressorzentrum zum Blutdruckabfall. **Afferenzen** erhalten beide Zentren aus dem Großhirn, dem Thalamus und den sensiblen Kernen des N. vagus und des N. glossopharyngeus. **Efferenzen** verlassen das Kreislaufzentrum zum Parasympathikus und zum Sympathikus, über die dann in der Peripherie Blutdruck und Herzaktivität reguliert werden. ◄

Motorisches Zentrum

▶ Dieses Zentrum bezeichnet man auch als **absteigendes retikuläres System.** Dieser Teil der Formatio reticularis erhält vorwiegend **Afferenzen** vom prämotorischen Kortex, aus dem Kleinhirn und aus dem limbischen System.

Das motorische Zentrum befindet sich vor allem in der Formatio reticularis der Medulla oblongata und des Pons. Seine Aufgabe ist die Beeinflussung der extrapyramidalen motorischen Bahnen. Das motorische Zentrum unterdrückt zahlreiche intraspinale Reflexe und steuert die Auslösung von Bewegung der proximalen Extremitäten. Es reguliert dabei unter anderem den Muskeltonus der Extremitäten und des Rumpfs und ist für die Hemmung von Muskeleigenreflexen verantwortlich. ◄

Pontines Miktionszentrum

▶ Das Miktionszentrum befindet sich in der Formatio reticularis des Pons und wirkt fördernd auf die Harnausscheidung. Es wird jedoch von Afferenzen aus dem Großhirn kontrolliert. ◄

Periaquäduktales Grau

Das periaquäduktale Grau umgibt das Aquädukt des Mittelhirns. Es besteht aus grauer Substanz und kann zur Formatio reticularis gerechnet werden.

Das periaquäduktale Grau ist für die Erzeugung und Steuerung von Angst- und Fluchtreflexen verantwortlich. Es ist außerdem durch die Verschaltung der entsprechenden Hirnnervenkerne an der Stimmbildung beteiligt und beeinflusst die endogene Schmerzunterdrückung, indem es auf absteigende Bahnen und monoaminerge Zellgruppen einwirkt.

Dopaminerge Zellgruppen

▶ Die dopaminergen Zellgruppen der Formatio reticularis gehören zum sog. **monoaminergen System.** Die meisten Zellen dieser Gruppe finden sich in der Substantia nigra. Außer im Hirnstamm findet man sie auch im Diencephalon, wo sie der Steuerung endokriner und vegetativer Vorgänge dienen. Die Zellen der Substantia nigra modulieren die Motorik (s. o.). ◄

⚕ Klinik!

Bei Überaktivität der dopaminergen Projektionen kann sich eine Schizophrenie entwickeln. Dopamin-Antagonisten können in dem Fall therapeutisch hilfreich sein. Allerdings darf die Dosierung nicht zu hoch gewählt werden, weil sonst durch die Dopamin-Antagonisten ein medikamentös induziertes Parkinson-Syndrom auftreten kann.

Noradrenerge Zellgruppen

▶ Auch die noradrenergen Zellgruppen gehören zum monoaminergen System. Sie finden sich hauptsächlich in der Formatio reticularis der Medulla oblongata und im Pons. In der Medulla oblongata befindet sich dabei die größte noradrenerge Zellgruppe. Sie ist makroskopisch als dunkler Fleck am Boden der Rautengrube zu erkennen und wird auch als **Locus caeruleus** bezeichnet.

Diese noradrenerge Zellgruppe hat zahlreiche inhibitorische Projektionen in große Teile des zentralen Nervensystems. Dieses System ist unter anderem an der Weiterleitung sensibler Afferenzen aus dem Rückenmark beteiligt, nimmt Einfluss auf den Schlaf-Wach-Rhythmus und löst in Stresssituationen Angst und einen Anstieg der Herzfrequenz aus, hat also **Alarmfunktion.** ◄

9.4 Mesencephalon

Serotoninerge Zellgruppen

▶ Serotoninerge Zellgruppen findet man als sog. **Raphekerne** im ganzen Hirnstamm. Von ihnen ziehen Efferenzen in das gesamte zentrale Nervensystem, inbesondere in das limbische System. Die Raphekerne steuern emotionale Vorgänge, indem sie sensible Impulse aus dem Rückenmark hemmen. Dies geschieht über die Projektionen in das limbische System. Außerdem beeinflussen ihre Efferenzen den Schlaf-Wach-Rhythmus. ◀

Klinik!

Die serotoninerge Zellgruppe ist wahrscheinlich an der Pathogenese von depressiven Erkrankungen, Angst und Zwangsneurosen beteiligt und scheint auch bei der Entstehung der Migräne involviert zu sein. Bei der Migräne kommt es, vermittelt durch Neuropeptide, zur Weitstellung der Blutgefäße. Diese Weitstellung zieht eine Entzündungsreaktion und den Migränekopfschmerz nach sich. Serotonin ist ein Gegenspieler dieser Neuropeptide und stellt die Blutgefäße eng. Daher werden heute zur Migränetherapie Serotonin-Agonisten eingesetzt, welche die gleiche Wirkung wie Serotonin haben.

Hirnstammeigene Bahnen

Die Crura cerebri liegen im Mittelhirn am weitesten ventral. In ihnen verlaufen verschiedene Bahnen mit Fasern aus der Großhirnrinde:
- Tractus corticopontinus
- Tractus corticonuclearis
- Tractus corticospinalis (☞ Kap. 9.1.2).

Weitere Bahnsystem im Hirnstamm sind:
- Fasciculus longitudinalis medialis
- Fasciculus longitudinalis posterior
- Lemniscus medialis
- Lemniscus lateralis
- Tractus spinothalamicus
- Tractus tegmentalis centralis.

Tractus corticopontinus

▶ Die kortikopontinen Bahnen entspringen im Kortex des Frontal- und Parietallappens als **Tractus frontopontinus** und als **Tractus parietotemporopontinus.** Sie ziehen durch die Capsula interna abwärts. Die frontopontinen Fasern bilden den medialen Teil der Hirnschenkel, während die temporopontinen Fasern im lateralen Teil der Hirnschenkel verlaufen. Die Fasern erreichen ungekreuzt die Ncll. pontis und ziehen von dort zu den Kleinhirnhemisphären.

Über den Tractus corticopontinus gelangen vor allem motorische Informationen zur **Bewegungsplanung** vom Großhirn an das Kleinhirn. ◀

Tractus corticonuclearis

▶ Die kortikonukleären Bahnen beginnen wie die Pyramidenbahnen im Motocortex und ziehen mit ihnen durch die Capsula interna durch das Großhirnmarklager. Sie enden in den somatomotorischen und speziell-viszeromotorischen Hirnnervenkernen.

Auf ihrem Weg zum Hirnstamm kreuzen sie vollständig oder partiell oder gar nicht:
- **Vollständig kreuzende** Fasern ziehen ausschließlich zu den kontralateralen Kernen. Dabei handelt es sich um die Kerne der Hirnnerven VI, VII und XI.
- **Partiell kreuzende** Fasern gelangen zu den Kernen beider Hirnstammhälften. Hierbei handelt es sich um die Bahnen für die Kerne der Hirnnerven III, V, VII, IX, X und XII.
- **Komplett ungekreuzt** verlaufen nur die Fasern zum Kern des IV. Hirnnervs. Dessen efferente Fasern kreuzen dann allerdings noch im Hirnstamm, so dass sie vor ihrem Austritt aus dem Mesencephalon auf der Gegenseite liegen. Das Gleiche gilt für die Fasern zur Innervation des M. sternocleidomastoideus durch den XI. Hirnnerv. Hierbei handelt es sich um Fasern aus dem Ncl. n. accessorii. ◀

Merke!

▶ Der **Ncl. n. facialis** wird in seinem unteren Anteil **bilateral** und in seinem oberen Anteil nur **kontralateral** vom Großhirn innerviert wird (☞ Abb. 9.8). ◀

Klinik!

Zentrale und periphere Fazialislähmung

Aufgrund der speziellen Innervation des Ncl. n. facialis unterscheidet man je nach Lokalisation der Schädigung eine periphere von einer zentralen Fazialislähmung (☞ Abb. 9.8):
- **zentrale Lähmung:** Auf der kontralateralen Seite kann lediglich der Mundwinkel nicht gehoben werden.
- **periphere Lähmung:** Ausfall der gesamten mimischen Muskulatur auf der gleichen Seite: Der Mundwinkel kann nicht gehoben werden, das Auge lässt sich nicht schließen, und die Stirn kann nicht gerunzelt werden.

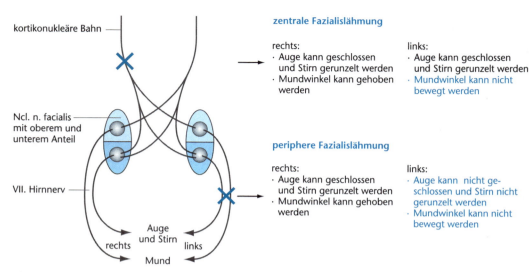

Abb. 9.8: Lage und Auswirkungen von Fazialisläsionen in Abhängigkeit von der Höhe der Schädigung.

Fasciculus longitudinalis medialis

▶ Der Fasciculus longitudinalis medialis zieht vom oberen thorakalen Rückenmark unter der Eminentia medialis zum Mittelhirn. Er ist das Hauptkoordinationszentrum für die kombinierte Augen-, Kopf- und Halsbewegung und besteht aus multiplen Fasersystemen.

Der Fasciculus longitudinalis medialis verbindet verschiedene Hirnnervenkerne und auch andere Kerne des Hirnstamms miteinander und besteht aus zwei Anteilen:
- **vestibulärer Anteil:** verknüpft die Vestibulariskerne mit den Augenmuskelkernen und bildet so die Grundlage für den vestibulookulären Reflex
- **internukleärer Anteil:** verbindet die Augenmuskelkerne miteinander, um deren sinnvolle Koordination zu ermöglichen. ◀

Zudem enthält der Fasciculus longitudinalis medialis noch weitere Faseranteile, welche meist Bestandteile von Reflexbögen sind und in der Formatio reticularis koordiniert werden. Er stellt also die wichtigste Verbindung der Kerngebiete des Hirnstamms dar.

Klinik!
Kommt es zu einer Schädigung des Fasciculus longitudinalis medialis, können dabei die internukleären Verbindungen zerstört werden. Wenn die Kerne für die Augenbewegungen nicht mehr koordiniert werden können, sieht der Patient Doppelbilder.

Fasciculus longitudinalis posterior/dorsalis (Schütz)

▶ Über den Fasciculus longitudinalis posterior gelangen Afferenzen aus dem Hirnstamm zum Hypothalamus und gegenläufig vom Hypothalamus in den Hirnstamm und in das Rückenmark. Dabei verlaufen die Fasern vorwiegend ungekreuzt durch das Mesencephalon und durch das Rhombencephalon. Dieser Faserzug steht vor allem im Dienste des vegetativen Nervensystems. ◀

Lemniscus medialis

▶ Die Fasern des Lemniscus medialis verlaufen lateral vom Ncl. ruber und entstehen durch Vereinigung des **Tractus spinothalamicus,** des **Tractus bulbothalamicus** und des **Lemniscus trigeminalis.** Außerdem enthält der Lemniscus medialis Fasern aus dem **Ncl. solitarius** sowie efferente Fasern aus dem **Ncl. vestibularis.**

Mit Ausnahme des Vorderseitenstrangs, der bereits auf Rückenmarksebene gekreuzt hat, kreuzen alle Fasern des Lemniscus medialis in der sog. **Decussatio lemnisci** auf die Gegenseite.

Der Lemniscus medialis führt mit Ausnahme der olfaktorischen, visuellen und akustischen Information die **sensibel-sensorischen Impulse** der gesamten kontralateralen Körperhälfte durch das Zwischenhirn zum Thalamus. Im Thalamus erfolgt dann die Umschaltung auf ein drittes Neuron, das in den sensiblen Teil der Großhirnrinde projiziert. ◄

Lemniscus lateralis
▶ Der Lemniscus lateralis ist ein Teil der **Hörbahn.** Seine Fasern beginnen in der Medulla oblongata, in den **Ncll. cochleares,** und kreuzen dann teilweise auf die Gegenseite. Im Lemniscus lateralis ziehen sie zum **Tegmentum mesencephali,** wo sie in den unteren zwei Hügeln erneut verschaltet und in den **unteren Thalamus** geleitet werden. Dort erfolgt eine weitere Umschaltung. Vom unteren Thalamus ziehen die Fasern schließlich in die **Hörrinde** des Großhirns. ◄

Tractus spinothalamicus
▶ Im Tractus spinothalamicus verlaufen die Impulse der Schmerz- und Temperaturempfindung sowie der groben Druck- und Tastempfindungen aus dem Rückenmark (☞ Kap. 9.1.2). In Höhe des Mittelhirns schließt er sich an den Lemniscus medialis an. Er gelangt mit den Axonen seiner zweiten Neurone in den Thalamus, wo er auf das dritte Neuron umgeschaltet wird und schließlich zur somatosensiblen Großhirnrinde zieht. ◄

Tractus tegmentalis centralis
▶ Der Tractus tegmentalis centralis wird auch als **zentrale Haubenbahn** bezeichnet und verläuft vom Mittelhirn bis zur **Olive.** Von der Olive aus gelangen die Impulse zum **Kleinhirn.** In diesem Fasersystem werden vor allem **motorische Informationen** geleitet, es schließen sich ihm aber auch Fasern der **Geschmacksbahnen** an. ◄

9.5 Cerebellum

9.5.1 Allgemeines

Im Kleinhirn (Cerebellum) erfolgen die Koordination und Feinabstimmung von Bewegungsabläufen. Es bildet zusammen mit Pons und Medulla oblongata das sog. Rhombencephalon, wird im Folgenden aber getrennt von diesen beiden Strukturen besprochen.

9.5.2 Makroskopie

▶ Das Cerebellum ist wie das Großhirn in zwei Hemisphären unterteilt und liegt in der hinteren Schädelgrube. Zwischen den Hemisphären befindet sich der sog. **Kleinhirnwurm (Vermis cerebelli).** Der Kleinhirnwurm besteht aus zwei morphologisch unterscheidbaren Anteilen: **Culmen** und **Tuber.** Über den knötchenförmigen **Nodulus** ist der Vermis nach kaudal mit dem paarigen **Flocculus** verbunden. Der Nodulus bildet gemeinsam mit den beiden Flocculi den **Lobus flocculonodularis.** Kaudal des Vermis sind die beiden **Kleinhirntonsillen** erkennbar (☞ Abb. 9.9). ◄ Weitere makroskopische Strukturen des Kleinhirns, die für die Funktion von untergeordneter Bedeutung sind, sollen hier nur aufgezählt werden:
- Lobulus centralis
- Lobulus quadrangularis
- Lobulus simplex
- Lobulus semilunaris superior
- Lobulus semilunaris inferior
- Lobulus biventer.

▶ Auf der Oberfläche des Kleinhirns erkennt man auf der Rinde die sog. **Folia.** Dabei handelt es sich um Windungen, ähnlich der Oberflächenstruktur des Großhirns. ◄ Außerdem besitzt das Kleinhirn ebenfalls Furchen (☞ Abb. 9.9).

▶ Das Kleinhirn ist mit dem Hirnstamm durch die drei **Kleinhirnstiele (Pedunculi cerebellares)** verbunden, über welche die Efferenzen und Afferenzen des Kleinhirns verlaufen:
- Pedunculus cerebellaris superior: zum Mittelhirn
- Pedunculus cerebellaris medius: zur Brücke
- Pedunculus cerebellaris inferior: zur Medulla oblongata.

Vom Kleinhirn aus ziehen zwei sog. **Kleinhirnsegel (Vela medullaria)** zur Medulla oblongata und zum Mesencephalon. Sie bestehen aus weißer Substanz und heißen:
- Velum medullare superius
- Velum medullare inferius.

Nach entwicklungsgeschichtlichen und funktionellen Kriterien gliedert man das Kleinhirn in drei Anteile, die zwar alle im Dienste der Motorik stehen, dabei jedoch jeweils unterschiedliche Aufgaben erfüllen:

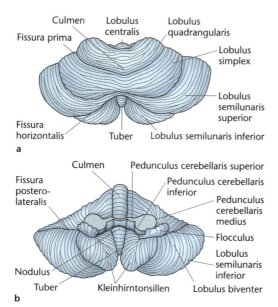

Abb. 9.9: Makroskopie des Kleinhirns a) von oben, b) von vorn/unten.

- **Vestibulocerebellum:** befindet sich im Nodulus und Flocculus und erhält Afferenzen aus dem Vestibularorgan. Es dient der Blickmotorik und hilft gegebenenfalls, den vestibulookulären Reflex zu unterdrücken. Außerdem beeinflusst es die Stützmotorik.
- **Spinocerebellum:** befindet sich zum größten Teil im Vermis und erhält Afferenzen aus dem Rückenmark. Es ist wie das Vestibulocerebellum an der Stützmotorik beteiligt und beeinflusst den Muskeltonus.
- **Pontocerebellum:** befindet sich in den beiden Hemisphären und erhält Afferenzen aus den Ncll. pontis. Es unterstützt die Zielmotorik.

Um sich über die Bedeutung des Cerebellums im Gesamtsystem der Motorik klar zu werden, müssen zunächst die Bahnen und Kerne betrachtet werden, die beteiligt sind, bevor irgendeine Bewegung ausgeführt werden kann:
- Das **limbische System** gibt einen Bewegungsimpuls an den Assoziationskortex des Großhirns weiter, es ist für den Antrieb zu einer Bewegung verantwortlich.
- Der **Assoziationskortex** modifiziert diesen Bewegungsimpuls und leitet ihn an die Basalganglien und an das Kleinhirn weiter. Bis zu dieser Stelle existiert im Gehirn lediglich die Idee, was für eine Bewegung ausgeführt werden soll.
- Das **Kleinhirn** modifiziert die ihm zugeleiteten Informationen und entwirft quasi einen Bewegungsplan: Es gibt klare Anweisungen, welche Muskeln wie bewegt werden sollen, um die gewünschte Bewegung durchzuführen.
- Das fertige Bewegungsprogramm schickt das Kleinhirn an den **Thalamus,** der es in die Basalganglien im Marklager des Großhirns weiterleitet.
- Die **Basalganglien** können die Ausführung der Bewegung freigeben oder sie hemmen.
- Der Thalamus schickt auch Impulse zum **Motocortex,** der seinerseits die Motoneurone des Rückenmarks aktiviert.
- Die **Motoneurone** innervieren die entsprechende Muskulatur und setzen so die Bewegung tatsächlich um.
- Über **Pyramidenimpulse** erfolgt eine kollaterale Rückmeldung, z. B. über die Olive zum Kleinhirn. Dort wird der Ablauf der Bewegung überwacht und, wenn nötig, erneut modifiziert.

Die Aufgabe des Kleinhirns besteht also darin, Bewegungspläne zu steuern und zu modifizieren. ◀

> **Klinik!**
>
> Bei einem Ausfall des Kleinhirns kommt es zur sog. **zerebellären Ataxie.** Die Symptome ergeben sich logisch aus den physiologischen Kleinhirnfunktionen:
> - mangelnde Bewegungskoordination
> - gestörte Blickstabilisation
> - verminderter Muskeltonus.
>
> Sind nur Teile des Kleinhirns geschädigt, fällt entsprechend nur die Funktion der geschädigten Abschnitte aus.

9.5.3 Histologie

Im Sagittalschnitt durch das Kleinhirn sieht man außen die graue Substanz in der Rinde und darunter die weiße Substanz als Mark. Die Rinde bildet Furchen und Windungen, die aufgrund ihrer Ähnlichkeit mit einem Baum auch als **Arbor vitae,** Lebensbaum, bezeichnet werden. Auch in in der weißen Substanz des Kleinhirns sind Gebiete aus grauer Substanz zu erkennen; dabei handelt es sich um die Kerngebiete des Kleinhirns.

Kerne des Kleinhirns

▶ In einem Horizontalschnitt durch das Kleinhirn (☞ Abb. 9.10) findet man von lateral nach medial folgende Kerne:
- **Ncl. dentatus:** wird dem Pontocerebellum zugerechnet
- **Ncl. emboliformis:** gehört zum Spinocerebellum
- **Ncll. globosi:** gehören ebenfalls zum Spinocerebellum
- **Ncl. fastigii:** ist ein Teil des Vestibulocerebellums.

Die Kleinhirnkerne erhalten ihre **Afferenzen** durch Kollateralen von Fasern, die zur Kleinhirnrinde ziehen. Darüber hinaus werden sie von inhibitorischen Purkinje-Fasern aus der Kleinhirnrinde erreicht.

Die **efferenten Verbindungen** der Kleinhirnkerne projizieren in den Thalamus und in den Hirnstamm. Im Hirnstamm ziehen diese Efferenzen zum Ncl. ruber, zu den Ncll. vestibulares und zur Formatio reticularis. Wie die Kleinhirnkerne mit anderen Anteilen des Gehirns verschaltet sind, wird im Abschnitt „Afferenzen und Efferenzen des Kleinhirns" weiter unten näher erläutert. ◀

Aufbau der Kleinhirnrinde

Die Kleinhirnrinde besteht aus grauer Substanz, daher sind hier Zellkerne von Nervenzellen lokalisiert. Es gibt in der Rinde aber auch Nervenfasern. Die einzelnen Zellpopulationen des Kleinhirns sind in Schichten angeordnet.

▶ Die Kleinhirnrinde besteht histologisch von innen nach außen aus folgenden drei Schichten (☞ Abb. 9.11):
- Stratum granulosum (Körnerzellschicht)
- Stratum ganglionare
- Stratum moleculare. ◀

Stratum granulosum

▶ Im Stratum granulosum finden sich die sog. **Körnerzellen.** Bei ihnen handelt es sich um multipolare Neurone, die Glutamat als Transmitter benutzen. Sie sind die einzigen erregenden Zellen der Kleinhirnrinde. An ihnen enden die sog. **Moosfasern,** die ihnen erregende afferente Impulse aus dem Pons, den Vestibulariskernen und dem Rückenmark zuleiten. Die Dendriten der Körnerzellen bleiben im Stratum granulosum; lediglich ihre marklosen Axone ziehen in das Stratum moleculare und verzweigen sich dort T-förmig. Diese Fasern werden auch als **Parallelfasern** bezeichnet. Sie leiten erregende Impulse und nutzen dabei Glutamat als Transmitter. Die Parallelfasern stehen in Kontakt mit den Dendriten der Purkinje-Zellen im Stratum moleculare (s. u.). Auf diese Weise verteilen die Körnerzellen ihre Erregung über Parallelfaserefferenzen auf die Dendritenbäume der Purkinje-Zellen. Außerdem stehen sie mit den Korbzellen und Sternzellen des Stratum moleculare (s. u.) sowie den **Golgi-Zellen** im Stratum granulosum in Verbindung. Die Golgi-Zellen sind Interneurone im Stratum granulosum und wirken hemmend auf die Körnerzellen. ◀

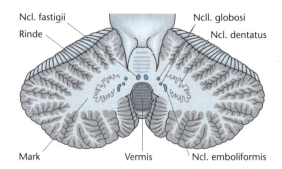

Abb. 9.10: Horizontalschnitt durch das Kleinhirn.

Stratum ganglionare

▶ Das Stratum ganglionare wird auch als **Stratum purkinjense** oder **Purkinje-Zellschicht** bezeichnet, weil hier die **Purkinje-Zellen** lokalisiert sind. Von ihren Zellleibern aus ziehen lange Axone zu den Kleinhirnkernen im Kleinhirnmark, auf die sie inhibitorisch wirken. In die entgegengesetzte Richtung bilden die Purkinje-Zellen mächtige Dendritenbäume. Diese bilden im Stratum moleculare Tausende von Synapsen mit Afferenzen vom Großhirn, vom extrapyramidalen System, von den Körnerzellen und von den sog. Kletterfasern. Bei den **Kletterfasern** handelt es sich um erregende Afferenzen, die ausschließlich aus dem Olivenkomplex der Medulla oblongata stammen. Sie benutzen als Transmitter Aspartat und sind jeweils immer nur mit einer Purkinje-Zelle verschaltet. Die Kletterfaser zieht durch das Kleinhirnmark, das Stratum granulosum und Stratum ganglionare bis in das Stratum moleculare. Dort „klettert" sie am Dendritenbaum ihrer zugehörigen Purkinje-Zelle empor und erregt diese. ◀

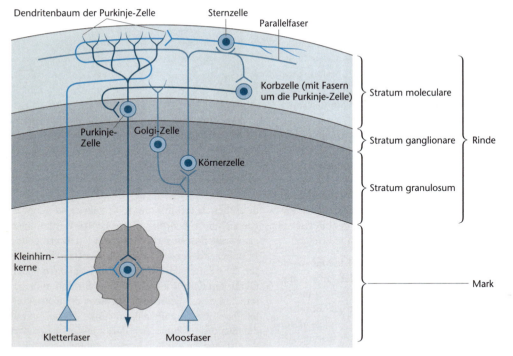

Abb. 9.11: Histologische Schichten der Kleinhirnrinde und Verschaltung ihrer Zellen.

Stratum moleculare
▶ Im Stratum moleculare befinden sich neben markhaltigen Nervenfasern aus dem Stratum granulosum und dem Stratum ganglionare die Sternzellen und die Korbzellen. **Sternzellen** sind inhibitorische Zellen, die nicht über das Stratum moleculare hinausreichen. Es handelt sich bei diesen um Interneurone. Ihre Fasern verlaufen parallel zum Stratum moleculare. Die ebenfalls **inhibitorischen Korbzellen** erreichen die Purkinje-Zellen im Stratum granulosum. Die Korbzellen selbst werden von den Parallelfasern erreicht und innerviert. Auch bei den Purkinje-Zellen handelt es sich um Interneurone. ◀

Afferenzen und Efferenzen des Kleinhirns
▶ Sämtlich Afferenzen und Efferenzen des Kleinhirns ziehen durch die drei Kleinhirnstiele. Allgemein kann man sagen, dass die Afferenzen dabei über den Pedunculus cerebellaris medius und den Pedunculus cerebellaris inferior verlaufen, während die Efferenzen den Pedunculus cerebellaris superior entlangziehen. Hierbei gibt es aber auch Abweichungen. ◀

Afferente Bahnen
Pedunculus cerebellaris inferior
▶ Durch den Pedunculus cerebellaris inferior verlaufen folgende afferente Bahnen zum Kleinhirn (die letzten beiden Bahnen sind nur der Vollständigkeit mit aufgezählt und werden nicht näher besprochen):
- Tractus vestibulocerebellaris
- Tractus olivocerebellaris
- Tractus spinocerebellaris posterior
- Tractus reticulocerebellaris
- Tractus cuneocerebellaris.

Der **Tractus vestibulocerebellaris** geht von den Ncll. vestibulares sowie direkt von den Vestibularorganen aus. Seine Fasern enden vorwiegend im Vestibulocerebellum. Auf ihrem Weg geben sie Kollateralen zum Ncl. fastigii im Vermis ab, der wiederum in die Vestibulariskerne zurückprojiziert.

Die Olive, von welcher der **Tractus olivocerebellaris** kommt, erhält ihre Afferenzen aus motorischen Zentren des Großhirnkortex, des Ncl. ruber und der Formatio reticularis sowie aus dem Rückenmark. Die Efferenzen der Olive kreuzen im Hirnstamm auf die Gegenseite, um dann in den unteren Kleinhirnstiel einzutreten. Sie enden als Kletterfasern in der Rinde des Kleinhirns. Auf diese Weise erhalten die Kleinhirnhemisphären eine über Kollateralen vermittelte Information über die Impulse, die im gleichen Augenblick in der Pyramidenbahn nach unten verlaufen. Diese Fasern sind Bestandteil des Regelkreises zwischen Kleinhirn und Ncl. ruber.

Die Fasern des **Tractus spinocerebellaris posterior** nehmen ihren Ausgang im Ncl. thoracicus posterior des Hinterhorns und führen propriozeptiv-sensible Informationen der ipsilateralen Körperhälfte zum Kleinhirn. Sie enden als Moosfasern im Stratum granulosum. Diese Fasern befinden sich bevorzugt im Spinocerebellum. ◀

Pedunculus cerebellaris medius

▶ Der **Tractus pontocerebellaris** nimmt seinen Ursprung in den Ncll. pontis in der Brücke. Seine Fasern kreuzen vor dem Eintritt in den mittleren Kleinhirnstiel zur Gegenseite. Sie enden in der Rinde der Kleinhirnhemisphären, wobei sie Kollateralen zum Ncl. dentatus abgeben. Die Fasern des Tractus pontocerebellaris stellen die Fortsätze der kortikopontinen Bahnen dar, die ihren Ursprung im Assoziationskortex des Frontal- und Temporallappens haben. Auf diese Weise werden dem Kleinhirn Bewegungsentwürfe des Großhirns zugeleitet. ◀

Pedunculus cerebellaris superior

▶ Der **Tractus spinocerebellaris anterior** entspringt von Neuronen des Ncl. proprius. Er verläuft gleichseitig und gekreuzt im ventrolateralen Bereich des Seitenstrangs durch die Brücke zum Kleinhirnwurm. Die vorher schon gekreuzten Fasern kreuzen zurück auf die ipsilaterale Seite. Die Fasern des Tractus spinocerebellaris leiten propriozeptive Afferenzen aus dem Rumpf und der unteren Extremität.

Die Impulse dieser Afferenzen werden von der Rinde zu den Kleinhirnkernen weitergeleitet. Dabei erreichen
- die Purkinje-Zellen aus der Rinde der Hemisphären den Ncl. dentatus
- die Purkinje-Zellen aus dem Lobus flocculonodularis den Ncl. fastigii
- die Purkinje-Zellen aus der paravermalen und vermalen Zone den Ncl. emboliformis und die Ncll. globosi. ◀

Efferente Bahnen
Pedunculus cerebellaris inferior

▶ Zwei Bahnen im Pedunculus cerebellaris inferior führen Efferenzen:
- Tractus cerebellovestibularis
- Tractus cerebelloolivaris.

Der **Tractus cerebellovestibularis** führt Fasern des Ncl. fastigii und der vestibozerebellären Rinde zu den vestibulären Kernen. Auf diese Weise beeinflusst das Vestibulocerebellum die vom Rückenmark ausgehende Stützmotorik sowie die motorischen Hirnnervenkerne, vor allem die Kerne der Augenmuskeln. Durch die Projektion des Cerebellums in die vestibulären Kerne kann der vestibulo-okuläre Reflex moduliert werden.

Der **Tractus cerebelloolivaris** verläuft vom Ncl. dentatus zur Olive. ◀

Pedunculus cerebellaris superior

▶ Durch diesen Kleinhirnstiel verlaufen drei efferente Bahnen zum Kleinhirn:
- Tractus dentothalamicus
- Tractus dentorubralis
- Tractus tegmentalis centralis.

Der **Tractus dentothalamicus** wird auch als **Tractus cerebellothalamicus** bezeichnet. Diese größte Efferenz des Kleinhirns nimmt ihren Ursprung vom Ncl. dentatus. Die Fasern verlaufen durch das Tegmentum mesencephali und kreuzen anschließend auf die Gegenseite, auf der sie zum Thalamus ziehen. Die Fasern projizieren im Thalamus vor allem auf den Ncl. ventralis anterolateralis, der die Impulse zum motorischen Kortex weiterleitet. Auf diesem Weg nimmt das Cerebellum Einfluss auf die pyramidale Motorik.

Der **Tractus dentorubralis** wird auch als **Tractus cerebellorubralis** bezeichnet. Seine Fasern beginnen im Ncl. globosus, im Ncl. emboliformis und im Ncl. dentatus, sie kreuzen dann im Mesencephalon auf die Gegenseite und enden im Ncl. ruber. Die rote Farbe des Tractus dentorubralis beruht wie beim Ncl. ruber auf seinem hohen Gehalt an Eisen und Kupfer. Aus dem Ncl. ruber geht der Tractus rubrospinalis hervor, der die extrapyramidale Motorik beeinflusst. Dessen Fasern kreuzen aber auf dem Weg zur Peripherie ebenfalls, was zur Folge hat, dass vom Kleinhirn die ipsilaterale Körperhälfte innerviert wird.

Der **Tractus tegmentalis centralis** führt Fasern vom Ncl. ruber zur Olive, dann zur Kleinhirnrinde und schließlich zu den Kleinhirnkernen, nämlich dem Ncl. dentatus, dem Ncl. emboliformis und dem Ncl. globosus, die wiederum in den Ncl. ruber zurückprojizieren. Er stellt also eine Neuronenschleife dar, die bereits in Kapitel 9.4.3 im Abschnitt „Nucleus ruber" besprochen wurde. ◀

9.6 Diencephalon

9.6.1 Allgemeines

▶ Das Diencephalon (Zwischenhirn) besteht aus folgenden Anteilen:
- Epithalamus
- Thalamus
- Hypothalamus
- Subthalamus.

Der **N. opticus** und das **Chiasma opticum** liegen ebenfalls im Diencephalon. Beide sind von der Unterseite des Gehirns aus zu erkennen und werden in Kapitel 5.3.2 besprochen. ◀

> **Merke!**
> Während der Entwicklung „kippt" das Gehirn nach ventral. Die Richtungsbezeichnungen „dorsal", „kaudal" etc. bleiben jedoch so erhalten, als hätte das Gehirn die gleiche Achsenausrichtung wie das Rückenmark beibehalten. Die Nomenklatur der Richtungsbezeichnungen ändert sich also (☞ Abb. 9.12).

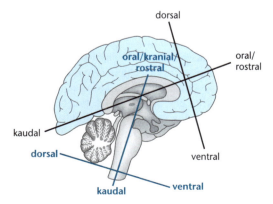

Abb. 9.12: Richtungsbezeichnungen im Gehirn (schwarz) und im Rückenmark (blau). (mod. nach [5])

9.6.2 Makroskopie

Das Diencephalon schließt sich nach kranial dem Mesencephalon an. Die Grenze zum Mittelhirn bilden rostral die Corpora mamillaria und kaudal die Epiphyse. Dorsal verläuft die Grenze am oberen Ende der Pedunculi cerebri und ventral am oberen Ende der Vierhügelplatte (☞ Abb. 9.13).

> Die nun folgenden Erläuterungen sollten Sie unbedingt in einem Anatomieatlas nachvollziehen und erst dann weiterlesen, wenn Sie sich über die Lage der genannten Strukturen im Klaren sind.

Epithalamus
▶ Zum Epithalamus gehören:
- die **Epiphyse:** liegt kranial von der Vierhügelplatte und ist von außen am Hirn sichtbar
- die **Habenulae:** verbinden den Epithalamus mit dem Thalamus und sind ein Teil der Riechbahn
- die **Area pretectalis:** liegt auf Höhe der Commissura posterior, rostral der Colliculi superiores. ◀

Thalamus
▶ Der Thalamus ist der größte Kernkomplex des Diencephalons. Entwicklungsgeschichtlich besteht er aus zwei Teilen, die über die **Adhesio interthalamica** miteinander verbunden sind. Zwischen den beiden Teilen liegt der **III. Ventrikel.** Oberhalb der Adhesio interthalamica findet man beidseits je ein Loch, das **Foramen interventriculare.** Es verbindet den III. Ventrikel mit den Seitenventrikeln. Nach kaudal ist der III. Ventrikel über den **Aqueductus mesencephali** mit dem IV. Ventrikel verbunden. ◀

Hypothalamus
▶ Der Hypothalamus findet sich rostroventral vom Thalamus und bildet dort den Boden des III. Ventrikels. Der sog. **Sulcus hypothalamicus** trennt ihn vom Thalamus.

Die vordere Wand des III. Ventrikels wird durch die **Lamina terminalis** gebildet.

Der III. Ventrikel besitzt mehrere Ausbuchtungen:
- **Recessus opticus:** im Bereich des Chiasma opticum
- **Recessus infundibuli:** reicht in das Infundibulum hinein

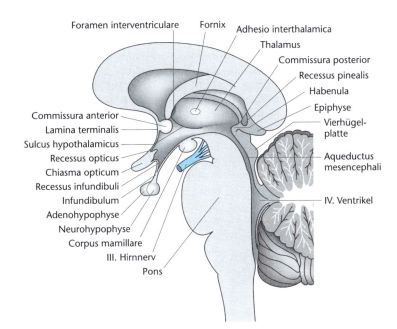

Abb. 9.13: Zwischenhirn und angrenzende Strukturen im Sagittalschnitt.

- **Recessus pinealis:** ragt in die Epiphyse hinein. Am Rand des III. Ventrikels befinden sich verschiedene Faserbündel, die über die Mittellinie hinwegziehen und so Verbindungen zwischen beiden Seiten schaffen. Dabei handelt es sich um:
- **Commissura anterior:** am vorderen Rand des III. Ventrikels; sie verbindet die beiden Temporallappen miteinander.
- **Commissura posterior:** unterhalb des Recessus pinealis; sie verbindet Bereiche des Mittelhirns miteinander.
- **Commissura habenularum:** oberhalb des Recessus pinealis; sie verbindet die beiden Habenulae miteinander.

Im oberen Teil des III. Ventrikels findet sich die Tela choroidea, die den liquorbildenden **Plexus choroideus** trägt. Sie ist oben an einer von vorn nach hinten führenden bogenförmigen Faserstruktur befestigt, dem sog. **Fornix**. Der Fornix entspringt im Hippocampus des Temporallappens und endet im Corpus mamillare. In seinem Verlauf gibt er Kollateralen zu den Kernen in den vorderen Abschnitten des Hypothalamus ab.

Der Hypothalamus läuft nach unten (ventral) in den **Hypophysenstiel** aus, der auch als **Infundibulum** bezeichnet wird. Diesem schließt sich der **Hypophysenhinterlappen** an. Der Hinterlappen gehört entwicklungsgeschichtlich zum Zwischenhirn, daher wird er auch als **Neurohypophyse** bezeichnet. Dem Hypophysenhinterlappen legt sich von vorn der **Hypophysenvorderlappen** an, der als Adenohypophyse bezeichnet wird. Die **Adenohypophyse** geht entwicklungsgeschichtlich aus der sog. Rathke-Tasche hervor. Hierbei handelt es sich um eine Ausstülpung des Rachendachs; sie entsteht somit nicht aus hirneigenem Gewebe, ist aber wie das ZNS ektodermalen Ursprungs.

Kaudal der Hypophyse findet man die paarigen Corpora mamillaria. Wo der Hypophysenstiel vom Thalamus abgeht, bildet der Thalamus eine Vorwölbung, die man in die **Eminentia mediana** und in das **Tuber cinereum** unterteilt. ◀

Subthalamus

▶ Der Subthalamus besteht aus vielen kleineren Kerngebieten wie dem Ncl. subthalamicus und dem Globus pallidus, die an der extrapyramidalen Motorik beteiligt sind. Sie liegen ventral und teilweise lateral vom Thalamus. ◀

9.6.3 Innere Gliederung

Thalamus

▶ Der Thalamus ist das Ziel nahezu aller sensiblen und sensorischen Bahnen. Eine Ausnahme bildet die olfaktorische Bahn, die nicht über den Thalamus verläuft.

Es bestehen Regelkreise zwischen kortikalen und subkortikalen Strukturen, in die der Thalamus eingreifen kann. Dabei sind die einzelnen Kerne des Thalamus durch zahlreiche Assoziationsfasern eng miteinander verbunden.

Auffallend an den Thalamuskernen sind die wechselseitigen Faserbeziehungen zum gesamten Großhirnkortex. Diese Faserverbindungen laufen in erster Linie über die Capsula interna zum Kortex. Die Faserverbindungen zum Großhirn werden als Radiationes thalamicae, Thalamusstrahlungen, bezeichnet. Sie verlaufen durch die Capsula interna (☞ Kap. 9.7.3).

Es gibt verschiedene Arten von Thalamuskernen:
- **spezifische Thalamuskerne:** bilden den sog. **Palliothalamus.** Jeder dieser Kerne beeinflusst einen für ihn spezifischen Teil der Großhirnrinde. Ihre Impulse werden schon im Thalamus verarbeitet und modifiziert und erst danach an den Kortex weitergeleitet.
- **unspezifische Thalamuskerne:** bilden den sog. **Truncothalamus.** Sie haben diffuse Verbindungen zum gesamten Kortex, bilden aber auch zahlreiche Faserverbindungen in den Hirnstamm, genauer gesagt zur Formatio reticularis.
- **Assoziationskerne:** lassen sich weder den spezifischen noch den unspezifischen Kernen zuordnen. ◀

Spezifische Thalamuskerne

▶ Die spezifischen Kerne des Thalamus sind wahrscheinlich in der Lage, die eintreffenden Erregungen vor der Weiterleitung in den Kortex zu selektieren.

- **Ncl. ventralis anterior (VA) und Ncl. ventralis lateralis (VL):** Sie richten ihre Efferenzen in den prämotorischen und in den motorischen Kortex. Ihre Afferenzen erhalten sie von den Basalganglien und vom Kleinhirn. Sie verknüpfen die basalganglionären und zerebellären Informationen, was für die Willkürmotorik wichtig ist. Es erfolgt also eine Art Selektion und Abstimmung der Impulse aus beiden Gebieten.
- **Ncl. ventralis posterior (VP):** Hier enden die gekreuzten Fasern für die epikritische und protopathische Sensibilität, die im Lemniscus medialis durch den Hirnstamm zum Thalamus gezogen sind. Dieser Kern kann in zwei Abschnitte eingeteilt werden: ◀
  - **Ncl. ventralis posterolateralis (VPL):** Hier enden die afferenten Fasern für die epikritische und protopathische Sensibilität aus dem kontralateralen Trigeminus. Nach integrativer Verarbeitung und Auslese werden sie von hier zum sensiblen Kortex des Großhirns geleitet.
  - **Ncl. ventralis posteromedialis (VPM):** Hier enden die entsprechenden afferenten Fasern aus dem Rückenmark.
- ▶ **Corpus geniculatum laterale (CGL):** erhält Afferenzen aus der Retina über den Tractus opticus. Die Informationen werden hier verschaltet und über die **Sehstrahlung (Radiatio optica),** die in der Seitenwand des Ventrikels verläuft, der okzipitalen Sehrinde zugeleitet.
- **Corpus geniculatum mediale (CGM):** erhält als Teil der **Hörbahn** seine Afferenzen über den Brachium colliculi inferioris des jeweils gleichseitigen unteren Hügels. Dieser Colliculus inferior stellt eine Zwischenstation der Hörbahn dar. Die Colliculi inferiores haben Efferenzen zu den Hirnnerven II, IV, VI und VII. So ist es beispielsweise möglich, mit Augenbewegungen auf akustische Reize zu reagieren. Die akustische Information wird im CGM auf das letzte Neuron der Hörbahn umgeschaltet und der Hörrinde im Temporallappen zugeleitet. CGL und CGM bilden zusammen den sog. **Metathalamus.**
- **Ncll. anteriores:** Dieser Kernkomplex steht afferent und efferent mit dem limbischen System, v. a. mit dem Gyrus cinguli, in Verbindung. Weitere Afferenzen erhält er über den Tractus mamillothalamicus aus dem Corpus mamillare des Hypothalamus. In seinem Zusammenspiel mit dem limbischen System ist er mitverantwortlich für das Überführen von Informationen aus dem Kurz- in das Langzeitgedächtnis.

- **dorsale Kerngruppe:** besteht aus dem **Ncl. lateralis posterior** und dem **Pulvinar.** Efferenzen werden von hier zu den visuellen Rindenarealen des Parietal- und Temporallappens geleitet. ◄

Unspezifische Thalamuskerne

▶ Diese Thalamusanteile sind afferent mit den Kernen der Basalganglien, dem Cerebellum und vor allem mit der Formatio reticularis verbunden. Efferenzen bestehen zur Großhirnrinde und zu vielen anderen Thalamuskernen.

Durch die Verbindung mit dem spezifischen Thalamus projiziert der unspezifische Thalamus indirekt in alle Regionen des Kortex. Beeinflusst wird der unspezifische Thalamus vor allem von der Formatio reticularis. Der unspezifische Thalamus ist die Endstation des aufsteigenden Aktivierungssystems (ARAS) und gehört zum Weck- und Wachsystem. Er aktiviert alle spezifischen Thalamuskerne und führt dadurch zur Aktivierung des gesamten Kortex.

Der wichtigste unspezifische Kern ist der **Ncl. centromedianus,** der zu den sog. intralaminaren Kernen gehört. Er erhält Afferenzen in erster Linie vom ARAS und ist efferent mit den anderen Thalamuskernen verbunden. ◄

> **Klinik!**
>
> Wird der Thalamus durch Blutungen, Ischämien, Hirntumoren oder Ähnliches geschädigt, resultiert eine ganze Reihe von Funktionsausfällen, das sog. **Thalamussyndrom:**
> - Hemiparese (herdgegenseitig)
> - Ataxie
> - Bewegungsunruhe
> - Sensibilitätsausfall (herdgegenseitig)
> - Halbseitenblindheit (homonyme Hemianopsie)
> - dauerhafte Schmerzen.

Hypothalamus

▶ Der Hypothalamus ist das oberste Integrationsorgan vegetativer Funktionen wie Atmung, Kreislauf, Stoffaufnahme, Körpertemperatur, Reproduktionsverhalten etc. Daher sind die meisten seiner Kerne mit vegetativen Zentren in Hirnstamm, Rückenmark und der Eminentia mediana verbunden.

Die Kerne des Hypothalamus bilden untereinander multiple Schaltkreise aus. Sie erhalten Afferenzen aus dem gesamten ZNS, unter anderem auch aus dem limbischen System. Daher können psychische Vorgänge vegetative Parameter modifizieren.

Die Hypothalamuskerne werden in eine vordere, eine mittlere und eine hintere Kerngruppe eingeteilt. ◄

Vordere Kerngruppe

- ▶ **Ncl. supraopticus:** im Hypophysenhinterlappen lokalisiert; hier findet die Produktion des antidiuretischen Hormons (ADH, Syn.: Vasopressin) statt. In geringen Mengen wird auch das Wehenhormon Oxytocin produziert. Über den Hypophysenstiel gelangen die beiden Hormone in die Neurohypophyse und werden von dort in das Blut abgegeben.
- **Ncl. paraventricularis:** ebenfalls im Hypophysenhinterlappen lokalisiert; hier erfolgt die Produktion von Oxytocin. Über Projektionen in die Eminentia mediana moduliert dieser Kern auch die Funktion der Adenohypophyse und ist darüber hinaus an der Regulation und Steuerung von Kreislauf, Körpertemperatur und Nahrungsaufnahme beteiligt.
- **Ncl. suprachiasmaticus:** Regulation des zirkadianen Rhythmus (Schlaf-Wach-Rhythmus, Körpertemperatur, Blutdruck sowie rhythmisch fluktuierende Hormonproduktion und Hormonausschüttung).
- **Ncll. preoptici:** Steuerung von Körpertemperatur, Sexualverhalten sowie Produktion und Ausschüttung gonadotroper Hormone der Hypophyse. ◄

Mittlere Kerngruppe

- ▶ **Ncl. arcuatus:** Dieser Kern ist an der Regulation der Nahrungsaufnahme und der Produktion von Releasing-Hormonen für die Adenohypophyse beteiligt. Die Hormone erreichen die Adenohypophyse über den sog. hypophysären Pfortaderkreislauf (s. u.).
- **Ncll. tuberales:** Diese Kerngruppe befindet sich im Tuber cinereum und dient vor allem der Produktion von Releasing-Hormonen. ◄

Hintere Kerngruppe

- ▶ **Ncll. corpororum mamillarium:** lokalisiert in den Corpora mamillaria. Sie senden viszerale Efferenzen über den Hirnstamm und das Rückenmark sowie über zahlreiche weitere Faserverbindungen zum limbischen System. Seine Afferenzen erhält dieses Kerngebiet über den Fornix. Dabei handelt es sich sowohl um vegetative Informationen als auch um verhaltensbiologische Informationen. Die hintere Kerngruppe ist an Lernvorgängen beteiligt. ◀

🕮 Klinik!

Diabetes insipidus
Wird der Ncl. supraopticus geschädigt, kommt es zum Verlust von ADH. Dadurch verliert die Niere ihre Fähigkeit zur Wasserrückresorption; eine Wasserausscheidung von bis zu 20 l pro Tag ist die Folge. Man bezeichnet diese Erkrankung als Diabetes insipidus.

Hypothalamus-Hypophysen-System

Die Hypophyse liegt unter dem Hypothalamus in der Sella turcica des Keilbeins. Sie ist von einer Bindegewebskapsel umgeben, die mit dem Periost des Keilbeins durch lockeres Bindegewebe verbunden ist. Die Sella turcica wird von einem horizontal gestellten Diaphragma sellae bedeckt, durch das der Hypophysenstiel hindurchtritt.

▶ Die Hypophyse stellt das hormonelle Ausführungsorgan des Hypothalamus dar. Sie besteht aus zwei Teilen, die entwicklungsgeschichtlich unterschiedlich entstanden sind:

- **Neurohypophyse (Hypophysenhinterlappen, HHL):** entwickelt sich aus dem Zwischenhirn.
- **Adenohypophyse (Hypophysenvorderlappen, HVL):** stammt aus dem Epithel der Mundbucht und des Rachendachs. ◀

Neurohypophyse

▶ Die Neurohypophyse steht mit dem Hypothalamus durch Axone des **Ncl. supraopticus** und des **Ncl. paraventricularis** in Verbindung. In den Zellkörpern dieser Kerne werden Hormone gebildet, die jeweils aus einem Trägerprotein und einem Peptidhormon zusammengesetzt sind. Bei den Hormonen handelt es sich um ADH und Oxytocin. Beide werden in Vesikel verpackt, in den Axonen zur Neurohypophyse transportiert und von dort aus in das Blut sezerniert. ◀

Adenohypophyse

▶ Der Hypothalamus steuert die Hormonproduktion in der Adenohypophyse über sog. **Releasing-Hormone** (Syn.: **Liberine**). Die Adenohypophyse besitzt keine eigene arterielle Versorgung, sondern wird vom Infundibulum des Hypothalamus aus über Portalgefäße ernährt. Im Hypophysenstiel befindet sich ein primäres Kapillargebiet, aus dem im Rahmen des **Pfortaderkreislaufs** über mehrere Hypophysenpfortadern (Venae portales hypophysiales) ein sekundäres Kapillargebiet in der Adenohypophyse gespeist wird.

Die Perikaryen der Neurone, die die Liberine produzieren, sind in Kernen des Hypothalamus lokalisiert. Ihre Axone transportieren die Liberine und enden im primären Kapillargebiet im Infundibulum. Von dort gelangen die Liberine mit dem Blut über die portalen Gefäße zum Sekundärplexus, wo sie direkt an den hormonproduzierenden Zellen des Vorderlappens wirksam werden. Auf diese Weise erreichen die Liberine direkt und in hoher Konzentration ihre Zielzellen im Vorderlappen, ohne erst den Körperkreislauf durchlaufen zu müssen. ◀

🕮 Klinik!

Gutartige Tumoren im HVL führen bei Kindern zum Riesenwuchs bzw. bei Erwachsenen zur Akromegalie. Dies beruht auf einer vermehrten Produktion und Ausschüttung von Wachstumshormon. Außerdem können die Tumoren durch ihre Raumforderung Druck auf das Chiasma opticum ausüben. Die Folge ist dann ein Ausfall meist beider temporalen Gesichtshälften.
Läsionen im Bereich des HHL führen vor allem zum Diabetes insipidus.

Tabelle 9.1 zeigt die Hormone der Adenohypophyse, ihre Releasing- und Releasing-Inhibiting-Hormone und ihre Funktion.

9.6 Diencephalon

Tab. 9.1: Hormone der Adenohypophyse.			
Hormon	**Funktion**	**Releasing-Hormon**	**Releasing-Inhibiting Hormon**
Wachstumshormon (STH)	Körperwachstum	Somatotropin-Releasing-Hormon (SRH)	Somatotropin-Inhibiting-Hormon (SIH)
Prolaktin (PRL)	Milchbildung und -abgabe aus der weiblichen Brust-drüse	Prolaktin-Releasing-Hormon	Prolaktin-Inhibiting-Hormon
adrenokortikotropes Hormon (ACTH)	Sekretion der Nebennieren-rinde	Kortikotropin-Releasing-Hormon (CRH)	–
Melanotropin (MSH)	Pigmentierung	Melanotropin-Releasing-Hormon (MRH)	Melanotropin-Inhibiting-Hormon (MIH)
follikelsimulierendes Hormon (FSH)	Stimulation des Eisprungs und der Spermienreifung	Gonadotropin-Releasing-Hormon (Gn-RH)	Dopamin
luteotropes Hormon (LH)	Stimulation der Gelbkörper-bildung und der Testosteron-bildung	Gonadotropin-Releasing-Hormon (GnRH)	Dopamin
Thyreotropin (TSH)	Stimulation der Schilddrü-senhormonfreisetzung und -bildung	Thyreotropin-Releasing-Hormon (TRH)	Somatotropin-Inhibiting-Hormon

Epithalamus

▶ Der Epithalamus besteht aus der Epiphyse, den Habenulae und der Area pretectalis. ◀

Die Epiphyse **(Corpus pineale)** besteht aus Neuronen mit endokriner Funktion, den sog. **Pinealozyten.** Sie produzieren das für den zirkadianen Rhythmus verantwortliche Melatonin sowie Vasotocin. Entwicklungsgeschichtlich handelt es sich um ein modifiziertes Fotorezeptor-Organ.

Informationen erhält die Epiphyse vom Ncl. suprachiasmaticus. Dieses Kerngebiet stellt die Steuerzentrale des zirkadianen Rhythmus im Hypothalamus dar.

Über die Habenulae mit ihren Ncll. habenulae (Zügelkerne) steht die Epiphyse mit dem Thalamus in Verbindung. Die Ncll. habenulae erhalten Afferenzen über die Stria medullaris. Die Stria medullaris läuft entlang dem Thalamus zum Epithalamus. Über die Commissura habenularum sind die Ncll. habenulae beider Seiten miteinander verbunden.

Die Funktion der Zügelkerne ist nicht abschließend geklärt. In den Ncll. habenulae liegt vermutlich eine Umschaltstation für olfaktorische Bahnen zwischen der Riechrinde des Großhirns und den autonomen Zentren im Hirnstamm. Von hier werden sie zu vegetativen Kernen im Hirnstamm weitergeleitet.

Auch eine Verbindung der Epiphyse mit Strukturen der Sehbahn erscheint wahrscheinlich. Sie würde den Einfluss von Tageslicht auf den Wachheitsgrad erklären.

In der Area pretectalis wird der **Pupillenreflex** (reflektorische Pupillenverengung bei Lichteinfall) verschaltet. Afferenzen ziehen dazu von der Retina über Fasern des N. bzw. Tractus opticus. Die Efferenzen verlaufen zum Ncl. accessorius n. oculomotorii **(Edinger-Westphal-Kern).** Über die Commissura posterior sind die beiden Edinger-Westphal-Kerne miteinander verschaltet. Auf dieser Verschaltung beruht die sog. **konsensuelle Lichtreaktion:** Fällt Licht in die eine Pupille, verengt sich auch die andere, selbst wenn sie nicht belichtet wurde (☞ Kap. 9.8.2).

Subthalamus

▶ Der Subthalamus besteht vor allem aus dem Ncl. subthalamicus und dem Globus pallidus.

Globus pallidus

▶ Im Globus pallidus werden motorische Impulse verstärkt. Damit ist er ein funktioneller Antagonist des Corpus striatum, das generell hemmend auf die Motorik wirkt. ◄ Der Globus pallidus erhält seine **Afferenzen** vom Striatum, vom Ncl. subthalamicus und von den unspezifischen Thalamuskernen. Die **Efferenzen** des Globus pallidus laufen vor allem in den Thalamus, genauer in den Ncl. ventralis anterolateralis. Dieser projiziert erregend in die prämotorische und motorische Großhirnrinde. Hemmende Efferenzen schickt der Globus pallidus zum Ncl. subthalamicus, mit dem er also reziprok verbunden ist.

Nucleus subthalamicus

Der Ncl. subthalamicus liegt ventromedial des Globus pallidus im Diencephalon. Er ist afferent und efferent mit dem Globus pallidus verbunden. Der Ncl. subthalamicus erhält hemmende Impulse aus den motorikfördernden Pallidumanteilen und sendet erregende Impulse zu den motorikhemmenden. Damit wirkt er insgesamt bewegungshemmend.

9.7 Telencephalon

Das Telencephalon ist das Großhirn. Es besteht innen aus weißer Substanz, der sich außen die Rinde aus grauer Substanz auflagert. Auch in der weißen Substanz gibt es einige Inseln grauer Substanz; dabei handelt es sich um die Kerngebiete des Großhirns, die sog. **Basalganglien**.

9.7.1 Großhirnhemisphären

Makroskopie

▶ Das Großhirn besteht aus **zwei Hemisphären**, die durch eine Längsfurche, die sog. **Fissura longitudinalis**, getrennt sind. Die Medialflächen der Hemisphären stehen eng beieinander und verlaufen senkrecht. Den Übergang von der lateralen Außenfläche der Hemisphären auf die Medialflächen bezeichnet man als **Mantelkante**. Die beiden Hemisphären stehen über die **Kommissuren** miteinander in Kontakt. Bei diesen Kommissuren handelt es sich um Nervenfaserbündel:
- Corpus callosum
- Commissura anterior

Das Großhirn überragt und überdeckt das Zwischenhirn und Anteile des Hirnstamms. Auf der Basalseite befinden sich vorn am Großhirn der **Bulbus olfactorius** und der **Tractus olfactorius**, in denen die Fasern des N. olfactorius (I. Hirnnerv) ziehen (☞ Abb. 9.14).

Die Oberfläche des Großhirns besteht aus charakteristischen Windungen und Furchen, die als **Gyri cerebri** bzw. **Sulci cerebri** bezeichnet werden (☞ Abb. 9.14 und 9.15). Die verschiedenen Windungen sind individuell unterschiedlich ausgeprägt. Die wichtigsten Sulci sind:
- Sulcus centralis
- Sulcus lateralis
- Sulcus parietooccipitalis
- Sulcus cinguli
- Sulcus collateralis
- Sulcus calcarinus.

Es gibt noch weitere Sulci mit eigenen Bezeichnungen, auf die hier nicht näher eingegangen werden soll.

Das Großhirn besitzt sechs unterschiedliche Lappen (☞ Abb. 9.15):
- Lobus frontalis (Stirnlappen)
- Lobus parietalis (Scheitellappen)
- Lobus occipitalis (Hinterhauptslappen)
- Lobus temporalis (Schläfenlappen)
- Lobus insularis (Insellappen)
- Lobus limbicus (limbischer Lappen).

Teilweise werden diese Lobi durch Sulci voneinander getrennt:
- Der **Sulcus centralis** befindet sich zwischen Lobus frontalis und Lobus parietalis.
- Der **Sulcus lateralis** verläuft von vorn unten nach schräg oben und trennt den Lobus frontalis und den Lobus parietalis vom Lobus temporalis.
- Der **Sulcus parietooccipitalis** ist auf der medialen Fläche der Hemisphären wesentlich stärker ausgeprägt als auf der lateralen Fläche. Er trennt den Lobus parietalis vom Lobus occipitalis.
- Der Lobus insularis befindet sich in der Tiefe des Sulcus lateralis.

Zwischen dem Lobus parietalis und dem Lobus temporalis bzw. dem Lobus temporalis und dem Lobus occipitalis bestehen keine klaren Grenzen durch Furchen. Den Lobus limbicus findet man medial, er liegt dem Corpus callosum wie ein Ring an.

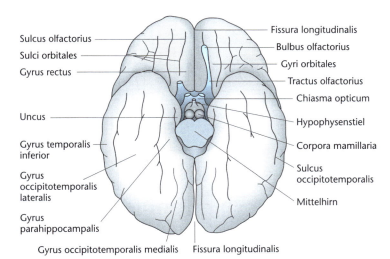

Abb. 9.14: Großhirn von basal.

Betrachtet man die beiden Hirnhälften von medial aus, sieht man in den **III. Ventrikel**. Außerdem erkennt man das Corpus callosum, das vom **Gyrus cinguli** umgeben wird. Die Commissura anterior und der **Fornix** verbinden die beiden Gehirnhälften. Zwischen Fornix und Corpus callosum sieht man das **Septum pellucidum**. Am Dach des III. Ventrikels befindet sich die **Tela choroidea**, an welcher der **Plexus choroideus** befestigt ist und Liquor produziert. Unterhalb des III. Ventrikels befinden sich der sog. **Uncus**, das hakenförmige vordere Ende des ebenfalls hier zu findenden **Gyrus parahippocampalis** (☞ Abb. 9.16).

Der obere Bereich des III. Ventrikels setzt sich nach rechts und links in die beiden Seitenventrikel fort. Nach kaudal geht er in den IV. Ventrikel über. ◂

Funktionelle Gliederung

▶ Die Rinde des Großhirns wird in der Einteilung nach Brodmann in sog. **Rindenfelder** gegliedert. Ursprünglich handelte es sich bei dieser Gliederung um eine zytologische Einteilung, bei der Korbinian Brodmann, ein Neuroanatom und Psychiater, die Rinde nach ihrem histologischen Feinbau beurteilte. In den meisten Fällen deckt sie sich mit der funktionellen Einteilung sowie mit der anatomischen Gliederung der Großhirnrinde.

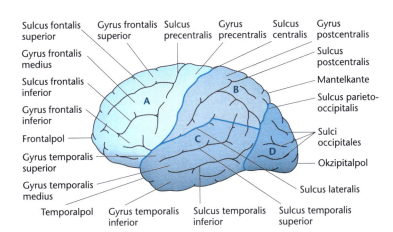

Abb. 9.15: Gyri und Sulci der Großhirnoberfläche von lateral; blau Lappengrenzen. A: Frontallappen; B: Scheitellappen; C: Schläfenlappen; D: Hinterhauptslappen.

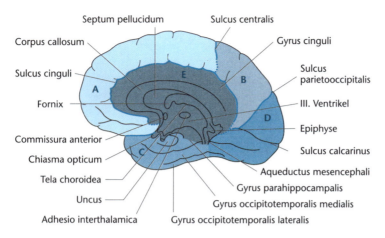

Abb. 9.16: Ansicht des Großhirns von medial; blau: Lappengrenzen. A: Frontallappen; B: Scheitellappen; C: Schläfenlappen; D: Hinterhauptslappen; E: limbischer Lappen.

Es lassen sich primäre und sekundäre Rindenfelder unterscheiden (☞ Tab. 9.2):
- Die **primären Rindenfelder** erhalten Impulse von verschiedenen sensorischen Rezeptoren (z. B. Ohr, Auge, Geschmacksrezeptoren), deren Bahnen vorher im Thalamus und Metathalamus (= Corpus geniculatum laterale + Corpus geniculatum mediale) umgeschaltet wurden. Sie sind topisch gegliedert.
- Die **sekundären Rindenfelder** dienen vor allem der Interpretation und der Integration von Informationen aus anderen Kortexarealen. Die Informationen wurden hierfür schon durch die primären Rindenfelder bearbeitet. ◄

▶ **Tab. 9.2:** Funktionelle Anteile des Großhirns. ◄

Lobus	Gyrus bzw. Rindenareal	Beschreibung, Funktion	Afferenzen und Efferenzen
Frontallappen	Gyrus precentralis (Area 4 nach Brodmann) vor dem Sulcus centralis	**primär somatomotorische Rinde (Motocortex):** • Ursprungsort der Willkürbewegungen; Weiterleitung der Impulse zu den motorischen Ausführungsorganen der Hirnnervenkerne sowie der Motoneurone der Vorderhörner des Rückenmarks • somatotop gegliedert: besonders große Teile des Motocortex vertreten Gesicht, Zunge und Hände	**Afferenzen:** • subkortikal aus den ventralen Kerngruppen des Thalamus, der seine Impulse aus den Basalganglien und dem Cerebellum erhält • kortikal aus der somatosensiblen Rinde des Gyrus postcentralis, aus der supplementärmotorischen und der prämotorischen Rinde **Efferenzen:** • Pyramidenbahnen
	Areae 6 und 8 nach Brodmann, lateral vom Motocortex	**prämotorischer Kortex:** • Versorgung der extrapyramidalen Zentren • Projektionen zum Motocortex • direkte Faserverbindungen zur Pyramidenbahn für Massenbewegungen	**Afferenzen:** • wie Gyrus precentralis **Efferenzen:** • Tractus frontopontinus • Teil eines Regelkreises zwischen prämotorischer Rinde, Pons, Kleinhirnrinde, Kleinhirnkernen, Thalamus und motorischer Rinde

9.7 Telencephalon

▶ Tab. 9.2: Forsetzung. ◀

Lobus	Gyrus bzw. Rindenareal	Beschreibung, Funktion	Afferenzen und Efferenzen
	medial vom Motocortex	**supplementärmotorischer Kortex:** • Vorbereitung der Motorik über Speicherung von Bewegungsabläufen	verbunden mit dem Motocortex
	ein Teil der prämotorischen Rinde	**frontales Augenfeld (frontales Blickzentrum):** • Initiation willkürlicher Augeneinstellbewegungen (Sakkaden) auf ein gewähltes Blickziel	**Afferenzen:** • primäre Sehrinde • sekundäre Sehrinde **Efferenzen:** • über den Tractus corticonuclearis kontralateral zum Kern des VI. Hirnnerv und bilateral zum III. Hirnnervenkern • in paramediane pontine Formatio reticularis (konkrete Blickbewegungen)
	Gyrus frontalis inferior (Pars triangularis und Pars opercularis)	**motorisches Sprachzentrum (Broca-Sprachzentrum):** • Formung von Sprache in Satz und Wortlaut • nur einseitig in der jeweils dominanten Hemisphäre der Großhirns, daher können Ausfälle nicht von der Gegenseite kompensiert werden • liegt bei Rechtshändern links, bei Linkshändern rechts oder links	**Afferenzen:** • primäre und sekundäre Hörrinde • Gyrus angularis **Efferenzen:** • direkt oder indirekt (über Thalamus, Basalganglien, Kleinhirn) zum Motocortex; von dort über die kortikonukleären Bahnen in die Hirnnervenkerne zur Versorgung der Rachen-, Kehlkopf- und mimischen Muskulatur
	vorderer Gyrus cinguli, Gyrus frontalis medialis	**frontales Blasenzentrum:** • Hemmung der Harnblasen- und Enddarmentleerung	Afferenzen und Efferenzen aus zahlreichen untergeordneten Strukturen; beeinflusst das vegetative Nervensystem
	rostral vom prämotorischen Kortex bis zum Frontalpol der Großhirns	**präfrontaler Kortex:** • Kurzzeitgedächtnis und höhere psychische und geistige Leistungen	**Afferenzen:** • limbische Großhirnrindenareale • mediale Kerngruppe des Thalamus • Hirnstammzentren der Formatio reticularis **Efferenzen:** • wie Afferenzen
Parietallappen	Gyrus postcentralis (Areae 1, 2 und 3 nach Brodmann)	**primär somatosensible Rinde:** • Endung der protopathischen Bahnen (Schmerz, Temperatur, Tast- und Druckempfindungen) aus den Sinnesorganen der Haut • Endung der epikritischen Bahnen (feine Tastempfindungen und Wahrnehmungen aus den Bewegungsorganen)	**Afferenzen:** • subkortikal über Ncl. ventralis posterior thalami (epikritische und protopathische Sensibilität) • Vestibulariskerngruppe • kortikal von der somatomotorischen Rinde und zahlreichen anderen Großhirnarealen

9 Zentrales Nervensystem

▶ Tab. 9.2: Forsetzung. ◀

Lobus	Gyrus bzw. Rindenareal	Beschreibung, Funktion	Afferenzen und Efferenzen
		• Impulse stammen aus der kontralateralen Körperhälfte (gekreuzte Bahnen) • örtliche Zuordnung der Reize und Einordnung nach Art und Stärke • somatotopische Gliederung	**Efferenzen:** • Bestandteile der Pyramidenbahnen; ziehen in den Thalamus, die sensiblen Trigeminuskerne, in die Hinterstrangkerne und die Hinterhörner des Rückenmarks • Kontrolle über den sensorische und sensiblen Input dieser Kerne
	Areae 5 und 7 nach Brodmann; dorsal des Gyrus postcentralis	**sekundär somatosensible Rinde:** • interpretative Zuordnung der Reize aus der primär somatosensiblen Rinde • somatotopische Gliederung	**Afferenzen:** • Teile der primär somatosensiblen Rinde • Gebiete des Thalamus • visueller Kortex • Hörrinde **Efferenzen:** • zahlreiche Bereiche des ZNS
	Gyrus angularis (Area 39 nach Brodmann); um das Ende des Sulcus temporalis superior herum	• Schaltstelle zwischen primärer und sekundärer Hörrinde • Verknüpfung visueller Impulse und deren Zuordnung zu sprachlichen Begriffen (Schreiben)	verschaltet die primäre und sekundäre Hörrinde
	hinterer Parietallappen	• Orientierung im dreidimensionalen Raum • Vorbereitung der Bewegungen und der Augenbewegung	**Afferenzen:** • zahlreiche Kortexareale • visuelle, propriozeptive, vestibuläre, auditive Impulse
Okzipitallappen	Area striata (Area 17 nach Brodmann); in der Rinde des Sulcus calcarinus, des medialen Okzipitallappens und des Okzipitalpols	**primäre Sehrinde:** • Ende der Sehbahn • Bewusstwerden der visuellen Impulse aus der Retina • retinotopische Gliederung	**Afferenzen:** • Fasern aus dem Corpus geniculatum laterale des kontralateralen Gesichtsfelds **Efferenzen:** • sekundäre Sehrinde
	Areae 18 und 19 nach Brodmann; umranden die primäre Sehrinde	**sekundäre Sehrinde:** • sekundäres Blickzentrum • integrative Verarbeitung des visuell Wahrgenommenen • Blickfolgebewegungen	**Afferenzen:** • primäre Sehrinde **Efferenzen:** • frontales Augenfeld des Frontallappens • Gyrus angularis • Colliculi superiores • Area pretectalis • Hirnstammtegmentum
Temporallappen	Gyri temporales transversi (Heschl-Querwindungen, Area 41 nach Brodmann)	**primäre Hörrinde (auditorischer Kortex):** • interpretationsfreie Bewusstwerdung der auditiven Impulse aus dem Innenohr • tonotopische Gliederung	**Afferenzen:** • Hörbahn **Efferenzen:** • sekundäre Hörrinde

Tab. 9.2: Forsetzung.

Lobus	Gyrus bzw. Rindenareal	Beschreibung, Funktion	Afferenzen und Efferenzen
	Areae 42 und 22 nach Brodmann; lateral der primären Hörrinde	**sekundäre Hörrinde (sensorisches Sprachzentrum, Wernicke-Zentrum):** • Interpretation von Gehörtem • Sprachverständnis • sinnvolle Verknüpfung von Lauten zu Wörtern und Sätzen • Lernen durch Bildung von Schaltkreisen auf anatomischer Ebene • Integration rationaler Impulse in der dominanten Hemisphäre und musischer Impulse in der nicht-dominanten Hemisphäre	**Afferenzen:** • primäre Hörrinde • Gyrus angularis **Efferenzen:** • kortikale Assoziationsfelder • über die Fibrae arcuatae cerebri zum Broca-Sprachzentrum (motorisches Sprachzentrum)
Lobus insularis	Inselrinde	• wichtigster Teil der viszerosensiblen Rinde • bewusste Empfindung von Übelkeit und Hunger • primäre Verarbeitung der kortikalen Geschmackswahrnehmung • viszeromotorische Impulse	zahlreiche Afferenzen und Efferenzen zu anderen ZNS-Strukturen

▶ Hinter den in Tabelle 9.2 auftretenden Begriffen somatotopisch, tonotopisch und retinotopisch verbirgt sich die spezielle Gliederung des betroffenen Hirnareals. Sie entspricht der relativen Lage der abgebildeten Körperteile zueinander.

Funktionell lässt sich das **limbische System** von den in Tabelle 9.2 aufgeführten Strukturen abgrenzen. Es hat die übergeordnete Kontrolle über den Thalamus und beeinflusst Stimmung, Triebe und Affekte bzw. Antrieb sowie emotionale Vorgänge.

Das limbische System besteht aus folgenden Anteilen, die an unterschiedlichen Aufgaben beteiligt sind:
- **Hippocampus:** Gedächtnis, Verhalten und Orientierung, Bewusstsein und Motivation
- **Gyrus cinguli** (Zentrum des limbischen Systems): vegetative Modulationen sowie psycho- und lokomotorischer Antrieb
- **Gyrus parahippocampalis:** Gedächtnis, Zuleitung von Sinnesinformationen zu anderen Teilen des limbischen Systems
- **Corpus amygdaloideum:** Affektverhalten und Affektmotorik, Beeinflussung von vegetativen und sexuellen Funktionen
- **Corpus mamillare:** Gedächtnis, Affektverhalten und Sexualfunktionen.

Histologisch zählen die Anteile des limbischen Systems zum Allocortex (s. u.). ◀

Histologie

Der Kortex lässt sich nach evolutionären Gesichtspunkten unterteilen in:
- ▶ Archeocortex
- Paleocortex
- Neocortex. ◀

Archeo- und Paleocortex werden zusammen auch als **Allocortex** bezeichnet, der **Neocortex** auch als Isocortex. Während der Allocortex lediglich drei Schichten besitzt, ist der Neocortex aus sechs Zellschichten aufgebaut.

Neocortex

▶ Der Neocortex bildet den größten Teil des Kortex und besteht von außen nach innen aus folgenden Schichten:

I. **Lamina molecularis:** besteht hauptsächlich aus Gliazellen, außerdem gibt es hier kleine spindelförmige Nervenzellen, die sog. **Cajal-Zellen.** Ihre Fortsätze verlaufen tangential zur Kortexoberfläche.

II. **Lamina granularis externa:** besteht aus kleinen, runden und dicht gepackten Zellen, den sog.

Körnerzellen. Sie bilden Synapsen mit den Pyramidenzellen der V. Schicht.

III. **Lamina pyramidalis externa:** enthält kleine bis mittelgroße pyramidenförmige Nervenzellen, die sog. **Pyramidenzellen.** Ihre Fortsätze ziehen in andere kortikale Schichten.

IV. **Lamina granularis interna:** besteht aus **Körnerzellen;** hier enden vor allem die kortikalen Afferenzen aus den zahlreichen spezifischen Thalamuskernen. Diese Schicht ist besonders stark in den **sensorischen Kortexarealen** wie dem somatosensorischen Kortex, der Hörrinde und der Sehrinde ausgeprägt. Im Bereich des Okzipitallappens bilden ihre Fasern die **Area striata.**

V. **Lamina pyramidalis interna:** enthält mittel- bis sehr große pyramidenförmige Nervenzellen. Bei den größten Pyramidenzellen handelt es sich um die sog. **Betz-Riesenzellen.** Im Gyrus precentralis existieren besonders große Betz-Riesenzellen, die einen wesentlichen Anteil der Pyramidenbahn bilden.

VI. **Lamina multiformis:** besteht aus unterschiedlichen Zelltypen, deren Axone mit unterschiedlichen Rindenarealen und Teilen des Großhirnmarkes verbunden sind.

Vereinfachend kann man zur Verschaltung des Neocortex sagen, dass die Körnerzellen das afferente System und die Pyramidenzellen das efferente System bilden. In der somatosensiblen Rinde (Sehrinde etc.) spricht man daher auch vom **granulären Kortex (Körnerzellen).** Die motorischen Kortexareale bestehen hingegen aus einem **agranulären Kortex (Pyramidenzellen).** So fehlt in der Area 4, dem Motocortex, die Lamina VI. Umgekehrt besitzt die Area 3 als Teil der somatosensiblen Rinde keine Lamina III. ◀

Allocortex

▶ Der Allocortex (= Archeocortex + Paleocortex) besitzt nur drei Schichten; von außen nach innen sind dies:

- **Lamina molecularis:** enthält nur wenige Nervenzellen, sondern v. a. die Dendriten der Pyramidenzellen
- **Lamina pyramidalis:** Pyramidenzellschicht; hier befinden sich die Neurone der Pyramidenzellen, deren Dendriten in die Lamina molecularis ziehen, während ihre Axone durch die La-

mina multiformis in das Großhirnmark gelangen.

- **Lamina multiformis:** Hier gibt es keine einheitliche Nervenzellpopulation, sondern viele verschiedene Zelltypen sowie die Axone der Pyramidenzellen.

Die Insel **(Insula)** stellt den Übergang vom sechsschichtigen zum dreischichtigen Aufbau dar. In ihrem oberen Anteil besitzt sie noch die sechs Schichten des Isocortex, während sie in ihrem unteren Anteil nur noch fünfschichtig ist. Diesen Bereich bezeichnet man auch als **Mesocortex.** Schließlich geht sie in den Aufbau des Paleocortex über, welcher dann nur noch drei Schichten aufweist.

Zum **Paleocortex** gehören folgende Teile des Gehirns:

- Bulbus olfactorius
- Tractus olfactorius
- Tuberculum olfactorium
- Septum mit Stria diagonalis (Broca)
- Corpus amygdaloideum
- Ncl. basalis (Meynert).

Die **Septumregion** mit der Stria diagonalis, einem großen Kerngebiet, besteht aus kortikalen und subkortikalen Anteilen. Diese Region findet sich auf der medialen Hemisphärenwand unterhalb der Commissura anterior. Sie ist efferent und afferent mit dem limbischen System verbunden und an emotionalen und vegetativen Funktionen beteiligt.

Das **Corpus amygdaloideum** ist ein Komplex aus grauer Substanz im vorderen Drittel des Temporallappens. Es hat zahlreiche Faserbeziehungen zu Zentren des limbischen Systems und übernimmt die emotionale Modulation vegetativer Parameter des Hypothalamus. Hier werden auch das Angst- und Wutverhalten gesteuert.

Der **Ncl. basalis** ist eine basale Vorderhirnstruktur aus **cholinergen Zellen** mit Afferenzen zum limbisches System und Efferenzen zum Neocortex. Auf diese Weise stellt er ein Bindeglied zwischen limbischem System und Neocortex dar. Er beeinflusst komplexe Verhaltensweisen und ist wichtig für Lernfunktionen. ◀

9.7.2 Basalganglien

Makroskopie und funktionelle Gliederung

Basalganglien sind Komplexe aus grauer Substanz, die sich außerhalb des Kortex im Marklager des Telencephalons befinden. Sie dienen der Regulation der Motorik.

▶ Zu den Basalganglien gehören folgende Strukturen (☞ Abb. 9.17 und 9.18):
- Striatum (Corpus striatum) mit Putamen und Ncl. caudatus
- Globus pallidus (Pallidum)
- Ncl. subthalamicus
- Claustrum. ◀

Striatum

▶ Das Striatum besteht aus dem **Putamen** und dem **Ncl. caudatus,** der sich hufeisenförmig um das Putamen herumlegt. Seine Form entsteht im Verlauf der Hemisphärenrotation während der Entwicklung des Gehirns. Putamen und Ncl. caudatus werden sekundär durch die während der Entwicklung einwachsende Capsula interna größtenteils voneinander getrennt.

Der Ncl. caudatus lässt sich in drei Abschnitte gliedern:
- Caput nuclei caudati
- Corpus nuclei caudati
- Cauda nuclei caudati.

In seinen Verlauf zieht der Ncl. caudatus durch den Frontallappen, dann durch den Parietallappen und endet schließlich im Temporallappen. Am Ende der

🕮 Klinik!

Morbus Alzheimer
Bei der Alzheimer-Erkrankung degenerieren Neuronen im Nucleus basalis. In der Folge entwickeln die Patienten Störungen der Sprache, des Denkvermögens und des Gedächtnisses. Die Hirnmasse nimmt im Verlauf der Krankheit ab (Hirnatrophie). Der Ursprung der Erkrankung ist noch weitgehend ungeklärt.

▶ Zum **Archeocortex** gehören folgende Anteile:
- Hippocampus
- Gyrus parahippocampalis
- Anteile des Gyrus cinguli.

Der **Hippocampus** wird auch als **Ammonshorn** bezeichnet. Diesen Namen verdankt er seinem Aufbau: Er ähnelt nämlich mit seiner eingerollten Struktur einem Füllhorn. **Afferenzen** erhält er aus dem Riechhirn, dem Corpus amygdaloideum und dem Neocortex sowie aus dem Thalamus, dem Gyrus cinguli und aus der Septumregion. Er ist funktionell an Lernvorgängen bzw. der Gedächtnisbildung, dem Aggressions- und Motivationsverhalten und dem Bewusstsein beteiligt. Seine **Efferenzen** verlaufen durch den Fornix zu den Corpora mamillaria, der Septumregion, dem Corpus amygdaloideum und zum Hypothalamus. ◀

🕮 Klinik!

Wird der Hippocampus zerstört, können neue Dinge nicht behalten werden, da sie nicht vom Kurzzeit- in das Langzeitgedächtnis überführt werden können.

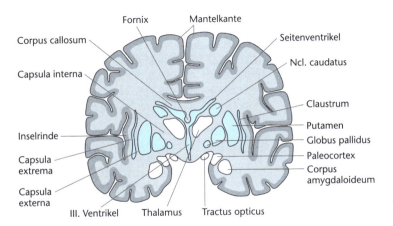

Abb. 9.17: Frontalschnitt durch das Großhirn.

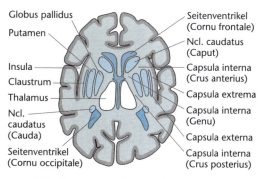

Abb. 9.18: Horizontalschnitt durch das Großhirn.

Cauda nuclei caudati befindet sich das Corpus amygdaloideum, das zum limbischen System gehört.

Das Striatum kann als eine zentrale Schaltstelle für motorische Impulse betrachtet werden: Es wirkt hemmend auf die pyramidale wie die extrapyramidale Motorik.

Erregende (glutamaterge) Fasern erhält das Striatum vor allem vom Kortex, inhibitorische (dopaminerge) Fasern stammen von der Substantia nigra. Mit seinen efferenten Fasern inhibiert das Striatum über den Neurotransmitter GABA den Globus pallidus und über eine negative Rückkopplung auch die Substantia nigra. ◀

Pallidum
▶ Das Pallidum liegt medial vom Putamen. Beide zusammen werden auch als **Ncl. lentiformis** zusammengefasst und liegen lateral vom Thalamus.

Entwicklungsgeschichtlich geht das Pallidum aus dem Diencephalon hervor und wird daher nur unter funktionellen Gesichtspunkten den Basalganglien des Großhirns zugeordnet.

Es kann in einen bewegungsfördernden und einen bewegungshemmenden Bereich aufgeteilt werden, wobei die Bewegungsförderung überwiegt. Er fungiert als bahnendes Zentrum im extrapyramidalmotorischen System und ist damit ein funktioneller Antagonist des Striatums.

Afferenzen erhält das Pallidum überwiegend vom Striatum, Ncl. subthalamicus und Thalamus. Bei den Efferenzen handelt es sich zum größten Teil um hemmende Impulse an den Ncl. subthalamicus und den Thalamus. ◀

Nucleus subthalamicus
▶ Der Ncl. subthalamicus ist ein weiteres subkortikales Kerngebiet, das entwicklungsgeschichtlich zum Diencephalon gehört. Da er jedoch eine wichtige Rolle bei der Extrapyramidalmotorik spielt, zählt man auch ihn funktionell zu den Basalganglien.

Der Ncl. subthalamicus steht afferent und efferent vor allem mit dem Pallidum in Verbindung. Er wird von dem motorikfördernden Teil des Pallidums gehemmt und wirkt auf den motorikhemmenden Teil des Pallidums erregend. Damit trägt er zur Hemmung von Bewegungsimpulsen bei. ◀

> **Klinik!**
>
> **Ballismus**
> Als Ballismus bezeichnet man Hyperkinesien, die durch unwillkürliche und plötzliche, schleudernde Bewegungen gekennzeichnet sind. Sie treten infolge von Schädigungen des Nucleus subthalamicus oder dessen Verbindungen zum Pallidum auf.

Claustrum
▶ Das Claustrum liegt als dünne Schicht grauer Substanz zwischen der Capsula externa und Capsula extrema im Telencephalon. Es wird zu den Basalganglien gezählt, obwohl man seine Funktion noch nicht kennt. ◀

Substantia nigra
▶ Funktionell kann man auch die Substantia nigra zu den Basalganglien zählen, da sie in diverse Schaltkreise des extrapyramidalmotorischen Systems eingebunden ist. Sie steht mit Kortex, Striatum, Ncl. subthalamicus, Thalamus und anderen Hirnstrukturen in Verbindung. Über ihre dopaminergen Neurone vermittelt sie Signale, die besonders der Bewegungsinitiation und Planung dienen (☞ Kap. 9.4.3). ◀

 Es ist zu empfehlen, sich das Gehirn in unterschiedlichen Schichten geschnitten in einem Anatomieatlas oder in anatomischen Präparaten genauer zu betrachten und einzuprägen. Hierbei sollte besonders auf die Lage der Basalganglien und der Ventrikel geachtet werden. Dies ist ein häufiges Prüfungsthema, auch in mündlichen Prüfungen.

9.7.3 Bahnsysteme des Großhirns

Bei den Bahnsystemen handelt es sich um Verbindungen zwischen einzelnen Abschnitten des ZNS, die aus Nervenfaserbündeln bestehen. Man unterscheidet:
- ▶ **Kommissurenfasern:** Sie verbinden Areale beider Hemisphären miteinander. Kommissurenfasern verlaufen vor allem im Corpus callosum und zu geringem Teil in der Commissura anterior. Es gibt weitere Kommissuren, welche andere Teile des Gehirns miteinander verbinden (s. u.)
- **Projektionsfasern:** Sie verbinden den Kortex mit subkortikalen Gehirnteilen. Projektionsfasern laufen größtenteils in der Capsula interna.
- **Assoziationsfasern:** Sie verknüpfen die einzelnen Areale einer Hemisphäre miteinander. ◀

Capsula interna
Die Capsula interna führt nahezu alle afferenten und efferenten Bahnen vom und zum Kortex. Sie wird von ventral und medial durch den Ncl. caudatus, nach lateral durch Putamen und Globus pallidus und nach hinten durch den Thalamus begrenzt. Man unterscheidet ein **Crus anterius** und ein **Crus posterius,** die durch das **Genu capsulae internae** verbunden sind (☞ Abb. 9.17 und 9.18).

Die Capsula interna ist größtenteils somatotopisch gegliedert. Obwohl sie überwiegend aus Nervenfasern, also weißer Substanz, besteht, finden sich auch kleine Ansammlungen von grauer Substanz. Sie stellen sich im Schnitt als Streifenmuster dar.

Tabelle 9.3 zeigt, in welchen Abschnitten welche Bahnen verlaufen.

Corpus callosum
▶ Das Corpus callosum besteht aus:
- **Genu corporis callosi** (vorderes Balkenknie)
- **Truncus corporis callosi** (mittlerer Balkenstamm)
- **Splenium corporis callosi** (hinterer Balkenwulst). ◀

Der Balken führt den größten Teil der Kommissurenfasern. Fasern, die die beiden Frontallappen miteinander verbinden, werden als **Forceps minor** bezeichnet, während der **Forceps major** die beiden Okzipitallappen verbindet.

Eine wichtige Aufgabe der Kommissurenfasern ist die Verarbeitung von Umweltreizen; so entsteht beispielsweise erst durch die Kombination der Sinneseindrücke beider Gehirnhälften ein vollständiges Gesichtsfeld. Allerdings stehen immer nur sekundäre oder assoziative Rindenfelder miteinander in Verbindung. Die Hemisphären erhalten also nur die bereits selektierten und modifizierten Informationen der Gegenseite.

 Die Lage des Corpus callosum sollten Sie sich unbedingt anhand eines Anatomieatlas klarmachen.

Kommissuren
Zu den Kommissuren zählen folgende Faserverbindungen:
- ▶ **Commissura fornicis:** liegt zwischen den beiden Fornixschenkeln und verknüpft Teile des Hippocampus
- **Commissura anterior:** verbindet hauptsächlich vordere und mittlere Teile der gegenüberliegenden Temporallappen sowie kleinere Felder der Stirnlappen

▶ **Tab. 9.3:** Bahnen innerhalb der Capsula interna. ◀

	aufsteigend	absteigend
Crus anterius	vordere Thalamusstrahlung	Tractus frontopontinus
Genu		Fibrae corticonucleares
Crus posterius	zentrale Thalamusstrahlung hintere Thalamusstrahlung Radiatio optica Radiatio acustica	Fibrae corticospinales Fibrae corticothalamicae Fibrae corticorubrales Fibrae corticoreticulares Fibrae corticopontinae Fibrae occipitopontinae

- **Commissura posterior:** gehört nicht zu den Kommissurensystemen des Thalamus, sondern verbindet Kerngebiete des Mittelhirns und des Epithalamus miteinander
- **Commissura habenularum:** gehört zum Epithalamus und verbindet das rechte mit dem linken Trigonum habenulare. ◄

> **Klinik!**
>
> Die Linie zwischen Commissura anterior und Commissura posterior, die sog. **CA/CP-Linie,** dient in der Neurochirurgie als Referenzpunkt für operative Eingriffe.

9.8 Systeme

Besprochen werden in diesem Kapitel folgende System:
- ▶ Hörbahn
- Sehbahn
- Riechbahn
- Geschmacksbahn. ◄

9.8.1 Hörbahn

▶ Der Schall wird durch die Haarzellen in den **Corti-Organen** des Innenohrs wahrgenommen. Diese **Haarzellen** befinden sich im Ductus cochlearis, der der Paries tymparticus aufsitzt (☞ Kap. 11.2.3). Sie tragen an ihrem apikalen Ende lange Sinneshärchen, die sog. **Stereozilien.** Der Schall, der durch die Scala vestibuli geleitet wird, versetzt die Membrana tectoria in Schwingung und führt so zu einer Verformung der Stereozilien. Dadurch kommt es zur mechanischen Öffnung von Ionenkanälen in den Haarzellen und zu ihrer Erregung. Am Eingang der Schnecke werden hohe Frequenzen wahrgenommen, tiefe dagegen in der Spitze der Schnecke, dem sog. Helicotrema.

Da die Haarzellen nicht selbst Aktionspoteziale ausbilden und auch kein eigenes Axon zur Weiterleitung der Erregung besitzen, handelt es sich um **sekundäre Sinneszellen.** Sie geben ihre Erregung an ein afferentes Axon weiter, das zum **ersten Neuron** der Hörbahn gehört. Die ersten Neurone der Hörbahn sind bipolare Zellen, deren Perikaryen im **Ganglion spirale cochleae** liegen. Das Ganglion spirale cochleae erstreckt sich im gesamten Schneckengang.

Die efferenten Axone der ersten Neurone sammeln sich zur **Pars cochlearis n. vestibulocochlearis (VIII. Hirnnerv)** und ziehen gemeinsam durch den Meatus acusticus internus. Von hier verlaufen sie zu den **Ncll. cochleares ventralis et dorsalis** im Pons. Hier werden sie auf das **zweite Neuron** der Hörbahn umgeschaltet.

Die Fasern des Ncl. cochlearis dorsalis kreuzen als **Striae acusticae dorsales** auf die Gegenseite und verlaufen dabei dicht unter dem Boden der Rautengrube. Die Fasern des Ncl. cochlearis ventralis kreuzen als **Corpus trapezoideum** ebenfalls größtenteils auf die Gegenseite, einige Fasern bleiben allerdings ungekreuzt. Auf beiden Seiten steigen die Fasern im **Lemniscus lateralis** auf; dieser enthält also Informationen von beiden Seiten. Die Fasern der zweiten Neurone werden teils im **Ncl. olivaris superior,** im **Ncl. corporis trapezoidei** oder im **Ncl. lemnisci lateralis** auf die **dritten Neurone** umgeschaltet. Die Umschaltung der restlichen Fasern erfolgt im **Colliculus inferior,** wo der Lemniscus lateralis endet. Von hier verlaufen die Fasern als **Brachium colliculi inferioris** zum **Corpus geniculatum mediale.** Ein Teil der Fasern kreuzt hier erneut, außerdem erfolgt die Umschaltung auf das **vierte Neuron** der Hörbahn. Dessen Fasern ziehen als Hörstrahlung **(Radiatio acustica)** zur sog. **Heschl-Querwindung** im Temporallappen des Großhirns. Sie ist **tonotopisch** gegliedert: Die hohen Frequenzen sind auf den medialen und die tiefen Frequenzen auf den lateralen Kortexanteilen repräsentiert.

Neben der bewussten Wahrnehmung von Geräuschen sind die Hörbahnen auch am reflektorischen Hin- und Herbewegen des Kopfs und der Augen bei akustischen Reizen beteiligt. Diese Funktion wird über Fasern vermittelt, die vom **Colliculus inferior** im **Fasciculus longitudinalis medialis** zu den motorischen Hirnnervenkernen absteigen. ◄

> **Klinik!**
>
> Da die reflektorische Verschaltung der Hörbahn noch vor dem Kortex erfolgt, sind bei einer Schädigung der Hörrinde (Rindentaubheit) die akustischen Reflexe noch auslösbar.

Der N. vestibulochochlearis führt auch **efferente Fasern** zur Innervation der Sinneszellen des Corti-Organs. Dies dient der Filterung einzelner Geräu-

9.8.2 Sehbahn

▶ Die Fotorezeptorzellen liegen in der **Retina**. Man unterscheidet Zapfen und Stäbchen:
- Die **Stäbchen** dienen dem Dämmerungssehen und ermöglichen nur Hell- und Dunkelunterscheidungen.
- Die **Zapfen** ermöglichen das Farbsehen.

Bei beiden Rezeptortypen handelt es sich um **primäre Sinneszellen;** sie bilden das **erste Neuron** der Sehbahn. Das **zweite und dritte Neuron** befinden sich ebenfalls noch in der Retina: die **Horizontalzellen** und die **Ganglienzellen.** Die Fasern der Ganglienzellen (drittes Neuron) vereinigen sich zum **N. opticus** (II. Hirnnerv), der die Augenhöhle verlässt.

Die beiden Sehnerven konvergieren rostral der Hypophyse im **Chiasma opticum.** Hier kreuzen alle Fasern der beiden nasalen Retinahälften mit den Informationen des temporalen Gesichtsfelds auf die Gegenseite, während die Fasern der temporalen Retinahälften mit den optischen Eindrücken des nasalen Gesichtsfelds ungekreuzt ipsilateral verlaufen. Die Fasern setzen sich im Tractus opticus fort. Der rechte Tractus opticus führt daher nur Fasern aus den beiden rechten Retinahälften (linkes Gesichtsfeld), der linke Tractus opticus führt nur Fasern aus den linken Retinahälften (rechtes Gesichtsfeld).

Der Großteil des Tractus opticus verläuft als **Radix lateralis** zum **Corpus geniculatum laterale,** wo die Umschaltung auf das **vierte Neuron** erfolgt. Anschließend ziehen die Fasern als Sehstrahlung **(Radiatio optica)** in die **Area striata** im Polbereich des Okzipitallappens. Hier befindet sich die primäre Sehrinde, die **retinotopisch** gegliedert ist: Die linke Hemisphäre erhält Informationen aus der rechten Gesichtsfeldhälfte und umgekehrt. Die obere Gesichtshälfte projiziert auf den Bereich der Area striata ventral der Sulcus calcarinus die untere Gesichtshälfte nach dorsal der Sulcus calcarinus.

Neben der Radix lateralis gibt es auch noch die kleinere **Radix medialis,** welche zu Reflexzentren im **Colliculus superior** und in der **Area pretectalis** im Mesencephalon zieht. Sie ist für folgende Reflexe (mit)verantwortlich:

- **Pupillenreflex:** Der efferente Schenkel dieses Reflexes verläuft vom **Edinger-Westphal-Kern** (Ncl. accessorius n. oculomotorii) über den N. oculomotorius (III. Hirnnerv) und das Ganglion ciliare zum M. sphincter pupillae und bewirkt hier bei Lichteinfall eine Verkleinerung der Pupille. Der Pupillenreflex ist in der **Area pretectalis** über die Commissura posterior bilateral verschaltet, daher reagieren immer beide Pupillen, auch bei einseitigem Lichteinfall. Dies bezeichnet man als **konsensuelle Lichtreaktion.** ◀

> **Klinik!**
> Die Verschaltung des Pupillenreflexes erfolgt noch vor dem Kortex, daher ist er auch bei Rindenblindheit auslösbar.

- ▶ **Akkommodationsreflex:** Die Verschaltung erfolgt im Kortex, da erst in der Area striata die möglicherweise unscharfen Abbildungen von der Retina erkannt werden. Von hier zieht ein efferenter Schenkel über die Area pretectalis und anschließend über den Ncl. accessorius n. oculomotorii. Von dort wird die Kontraktion des M. ciliaris vermittelt, wodurch das Auge die Unschärfe korrigieren kann.
- **Ausgleich von Kopfbewegungen:** Fasern aus dem Colliculus superior projizieren auf das **Pulvinar thalami,** das mit der sekundären Sehrinde in Kontakt steht. Diese Verschaltung dient der Stabilisierung der Abbildung: Die Bewegungen des Kopfes werden von den Bildinformationen abgezogen; so entsteht ein ruckelfreies Bild.

Bei der Unterbrechung der Sehbahn kommt es je nach Lage zu unterschiedlichen Ausfällen des Gesichtsfeldes (☞ Abb. 9.19). ◀

 Sie sollten aus dem Muster des Gesichtsfeldausfalles mögliche Schädigungsorte der Sehbahn sicher lokalisieren können.

▶ Die Informationen aus der primären Sehrinde werden zur **sekundären Sehrinde** weitergeleitet. Hier wird der neue den bereits gespeicherten Eindrücken zugeordnet, was das Erkennen des Gesehenen ermöglicht. ◀

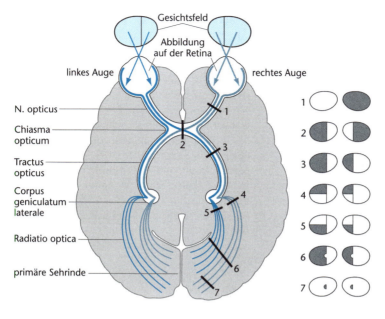

Abb. 9.19: Sehbahn und Ausfallssymptome in Abhängigkeit von der Lokalisation der Schädigung (schwarz).

> **Klinik!**
>
> Ein Defekt der **primären Sehrinde** führt zu Gesichtsfeldausfällen.
> Bei Schädigung der **sekundären Sehrinde** ist die Zuordnung des Gesehenen nicht mehr möglich **(Agnosie)**. So können z. B. keine Gesichter, Farben, Formen oder Gegenstände mehr erkannt werden.

9.8.3 Riechbahn

▶ Die Sinneszellen des Riechsinns liegen im Epithel der Regio olfactoria am Nasenhöhlendach. An ihrer apikalen Oberfläche tragen sie Sinneshärchen. Diese Sinneshärchen besitzen Rezeptoren für Geruchsstoffe und ragen in die Schleimschicht hinein, die das Epithel bedeckt. Sie nehmen im Schleim gelöste Geruchsstoffe wahr.

Bei den Riechzellen handelt es sich um **primäre Sinneszellen.** Im Gegensatz zu anderen Neuronen haben sie keine unbegrenzte Lebensdauer, sondern erneuern sich ständig. Die Axone dieser primären Riechzellen ziehen als **Fila olfactoria** durch die Lamina cribrosa des Siebbeins und enden im **Bulbus olfactorius.** Dort werden sie auf das zweite Neuron der Riechbahn, die sog. **Mitralzellen,** umgeschaltet. Im Bulbus olfactorius gibt es noch weitere Zellen, die in erster Linie die Mitralzellen hemmen. Dies führ zur allmählichen Adaption: Nach einer Weile nimmt man allzu starke oder unangenehme Gerüche nicht mehr wahr.

Die Axone der Mitralzellen ziehen im **Tractus olfactorius,** wo sie teilweise umgeschaltet werden, weiter zur **Riechrinde.** Von diesem olfaktorischen Kortex werden die Informationen an verschiedene vegetative Zentren und über den Thalamus an Areale des Neocortex weitergegeben, wo die Interpretation und Verarbeitung der Geruchsinformationen erfolgen.

Zwischen dem Riechhirn und dem limbischen System existieren starke Verbindungen; daher können Gerüche die Stimmung deutlich beeinflussen. Verbindungen zur Formatio reticularis bewirken etwa eine Weckreaktion bei starken Gerüchen, lösen Brechreiz bei unangenehmen Gerüchen aus und sorgen bei angenehmen Gerüchen für Speichelbildung. ◀

9.8.4 Geschmacksbahn

Die Sinneszellen für den Geschmack liegen vor allem in den Geschmacksknospen der Zunge, aber auch im übrigen Mund- und Rachenraum. Sie erlauben die Erkennung folgender Geschmacksqualitäten:
- ▶ süß
- sauer
- salzig
- bitter. ◀

> **Merke!**
>
> ▶ Die „Geschmacksqualität" scharf wird nicht über die Geschmacksknospen aufgenommen, sondern über Schmerzrezeptoren der Zunge. ◀

▶ Wie die Riechzellen haben auch die Geschmackssinneszellen nur eine begrenzte Lebensdauer. Sie regenerieren sich alle 10 Tage. Als **sekundäre Sinneszellen** bilden sie Synapsen mit Axonen in den Geschmacksknospen.

Informationen aus den vorderen zwei Dritteln der Zunge werden von der **Chorda tympani des N. intermedius** (Anteil des N. facialis, VII. Hirnnerv) weitergeleitet. Die Zellleiber dieses Nervs liegen im **Ganglion geniculi.** Das hintere Drittel der Zunge wird über den **N. glossopharyngeus** (IX. Hirnnerv) innerviert. Dessen Zellleiber befinden sich im **Ganglion inferius n. glossopharyngei.** Die Innervation der Geschmacksknospen auf der Epiglottis erfolgt durch den **N. vagus** (X. Hirnnerv), dessen Zellleiber sich im **Ganglion inferius n. vagi** befinden.

Sämtlich afferenten Fasern werden gemeinsam in der Medulla oblongata und dem Pons zum **Tractus solitarius** gebündelt und im **Ncl. tractus solitarii** umgeschaltet. Die Fasern des **zweiten Neurons** der Geschmacksbahn schließen sich dem **Lemniscus medialis** an und ziehen mit diesem zum **Ncl. ventralis posteromedialis** des Thalamus. Von hier projizieren die Fasern schließlich auf den **Gyrus postcentralis,** auf das **Operculum frontoparietale** und auf die **Insula,** wo die weitere Verarbeitung und Integration der Informationen aus den Geschmacksknospen erfolgen. ◀

9.9 Hirnhäute und Liquorsystem

9.9.1 Hirnhäute

Die Häute, die das Gehirn umgeben, werden als Meningen bezeichnet und ähneln den Häuten, die das Rückenmark umhüllen. Auch am Gehirn unterscheidet man drei verschiedene Häute:
- ▶ Dura mater cranialis (harte Hirnhaut)
- Arachnoidea mater cranialis (Spinngewebshaut)
- Pia mater cranialis (weiche Hirnhaut). ◀

Dura mater cranialis
▶ Die Dura mater cranialis ist als äußerste Hirnhaut besonders derb und sehr reißfest. Sie besteht aus einem periostalen Blatt, das dem Schädelknochen fest anliegt, und einem inneren meningealen Blatt. Beide Blätter sind fest miteinander verwachsen; sie bilden keinen Spaltraum zwischen sich. ◀

> **Klinik!**
>
> **Epiduralblutung**
> Zwischen den beiden Blättern der Dura mater verlaufen Arterien. Werden sie verletzt, kommt es zur Einblutung. Dabei bildet sich ein Spaltraum zwischen den beiden Blättern, der sog. Epiduralraum. Bei einer solchen Epiduralblutung erhöht sich der Hirndruck durch das Auseinanderweichen der beiden Blätter – es entsteht rasch eine lebensgefährliche Situation.

Die Dura mater bildet mehrere Septen aus, die den Schädel unvollständig unterteilen. Sie bildet folgende Strukturen:
- ▶ **Falx cerebri** (Großhirnsichel): verläuft zwischen den beiden Hemisphären des Großhirns. Rostral ist sie an der Crista galli befestigt, zieht an der Crista frontalis entlang und läuft schließlich an der Protuberantia occipitalis interna nach beiden Seiten in das Tentorium cerebelli aus.
- **Tentorium cerebelli** (Kleinhirnzelt): ist zeltförmig zwischen Großhirn und Kleinhirn ausgespannt
- **Falx cerebelli** (Kleinhirnsichel): liegt zwischen den Hemisphären des Kleinhirns, ist aber nur schwach und unvollständig ausgebildet. ◀

An der Schädelbasis bildet die Dura mater zwei Blätter aus, die das Ganglion trigeminale und die

Hypophyse in Form des **Diaphragma sellae** taschenartig umgeben.

▶ Zwischen der Dura mater und der Arachnoidea mater befindet sich ein kapillärer Spaltraum, das **Spatium subdurale.** ◀

Arachnoidea mater cranialis
▶ Unter der Dura mater befindet sich die Spinngewebshaut, die Arachnoidea mater cranialis. Dabei handelt es sich um ein dünnes, bindegewebiges Häutchen, das der Dura mater von innen anliegt. Zwischen Arachnoidea und Pia mater befindet sich ein Trabekelwerk. ◀

Pia mater cranialis
▶ Die Pia mater cranialis ist ebenfalls eine dünne Bindegewebsschicht, die die Oberfläche des Gehirns vollständig bedeckt und dabei auch dem Verlauf der Gyri und Sulci in die Tiefe folgt. Pia mater und Arachnoidea mater sind miteinander verbunden; sie werden daher gelegentlich auch als Einheit betrachtet.

In den Spaltraum zwischen Arachnoidea mater und Pia mater ragt das Trabekelwerk der Arachnoidea hinein. Daher bezeichnet man ihn als **Spatium subarachnoideum.** Er ist mit Liquor gefüllt. ◀

9.9.2 Liquorsystem

Makroskopie
Im Inneren des Gehirns befindet sich ein Hohlraumsystem, das sog. innere Liquorsystem. Die einzelnen Abschnitte dieses Systems bezeichnet man als **Ventrikel;** sie stehen miteinander in Verbindung. Man unterscheidet:
- ▶ **I. und II. Ventrikel (= Seitenventrikel,** paarig angelegt): liegen im Telencephalon; ihre komplexe Form entsteht während der Gehirnentwicklung durch die Hemisphärenrotation. Sie bestehen aus folgenden Abschnitten:
  – Pars centralis (oberhalb des Zwischenhirns)
  – Cornu anterius (Vorderhorn)
  – Cornu inferius (Unterhorn)
  – Cornu posterius (Hinterhorn), ☞ Abb. 9.20).
- **III. Ventrikel:** schmaler, längsovaler Spaltraum zwischen den beiden medialen Seiten des Diencephalons. Durch ihn hindurch verläuft die **Adhesio interthalamica,** über die der rechte und der linke Thalamus miteinander verbunden sind.
- **IV. Ventrikel:** befindet sich im Rhombencephalon und ist von dorsal betrachtet rautenförmig. Ventral hat der IV. Ventrikel einen flachen Boden, während sein Dach dorsal zeltartig ausgezogen ist. Nach lateral besitzt er zwei Ausstülpungen, die Recessus laterales.

Die Seitenventrikel stehen über die Foramina interventricularia mit dem III. Ventrikel in Verbindung. Vom III. Ventrikel führt der Aqueductus cerebri als enger Kanal durch das Mesencephalon und mündet in den IV. Ventrikel.

Die Ventrikel sind gefüllt mit Liquor cerebrospinalis, einem zellfreien, proteinarmen Ultrafiltrat des Blutplasmas. Der Liquor wird vom Plexus chorioideus gebildet, der sich in der Pars centralis und im Cornu inferius der Seitenventrikel, im Dach des III. Ventrikels und an der Verbindung zwischen der Apertura lateralis und der Apertura mediana im IV. Ventrikel befindet.

Neben dem inneren Liquorsystem gibt es ein **äußeres Liquorsystem.** Die beiden Systeme stehen im Bereich des IV. Ventrikel über die paarigen **Aperturae laterales** und die unpaare **Apertura mediana** in Verbindung. Durch diese Verbindungen fließt der Liquor aus dem inneren in das äußere Liquorsystem ab. ◀

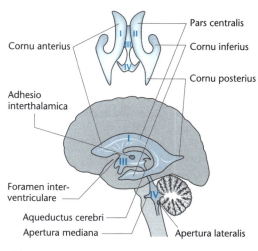

Abb. 9.20: Inneres Liquorsystem und Seitenventrikel.

> **Klinik!**
>
> Sind die Verbindungen zwischen innerem und äußerem Liquorsystem versperrt, kann kein Liquor mehr abfließen. Da stetig neuer Liquor produziert wird, steigt der Hirndruck entsprechend an. Dieses Krankheitsbild bezeichnet man als **Hydrocephalus.**

 Bitte verdeutlichen Sie sich die Ausdehnungen und Nachbarstrukturen des Ventrikelsystems in einem Anatomieatlas.

▶ Das äußere Liquorsystem befindet sich zwischen dem Trabekelwerk der Arachnoidea mater cranialis, also zwischen der Arachnoidea und der Pia mater cranialis im Subarachnoidalraum. Der Liquor legt sich wie ein Polster zwischen den Schädel und das Gehirn und schützt das Gehirn so gegenüber Druck und Stößen.

An einigen Stellen ist der Subarachnoidalraum zu sog. **Zisternen** erweitert (☞ Abb. 9.21):
- Cisterna interpeduncularis
- Cisterna chiasmatica
- Cisterna ambiens
- Cisterna cerebellomedullaris. ◀

> **Klinik!**
>
> **Liquorpunktion**
> Aus der Cisterna cerebellomedullaris kann Liquor abpunktiert werden. Diese Form der Punktion bezeichnet man als Subokzipitalpunktion. Dazu geht man bei stark nach vorn gebeugtem Kopf mit einer Nadel zwischen der Protuberantia occipitalis externa und dem Processus spinosus axis ein. Da es dabei jedoch zu beträchtlichen Komplikationen kommen kann, bevorzugt man heute die Spinalpunktion. Sie wird in erster Linie zu diagnostischen Zwecken eingesetzt.

Histologie

▶ Der Liquor wird vom Plexus choroideus gebildet. Der Plexus besteht aus stark verzweigten bindegewebigen Zotten, in denen sich Gefäßknäuel befinden. In den distalen Zottenspitzen ist das Endothel der Gefäße fenestriert. Die Zotten selbst sind von einschichtigem, kubischem Epithel überzogen, dessen Zellen durch sehr dichte Tight junctions miteinander verbunden sind. Sie bilden die sog. **Blut-Liquor-Schranke.**

Die Liquorproduktion erfolgt einerseits durch aktiven Transport durch das Plexusepithel hindurch sowie andererseits durch passiven Wasserausstrom aus den Gefäßen.

Die Wände der Ventrikel sind mit einschichtigem Epithel ausgekleidet, dem sog. **Ependym.** Da die Ependymzellen nicht durch Tight junctions miteinander verbunden sind, kann der Liquor in das Parenchym des Gehirns eindringen und transportiert so Nährstoffe zu den Neuronen.

Der Abfluss des Liquors erfolgt zum Teil in das Gehirnparenchym und zum Teil über das Blut. Über die Arachnoidalzotten, die sich mit ihren Ausstülpungen in den Sinus sagittalis superior vorwölben, wird der Liquor aus dem äußeren Liquorsystem in das venöse Blut des Sinus filtriert. ◀

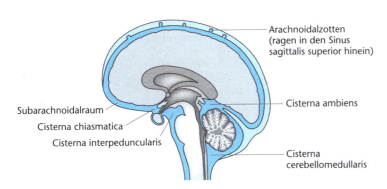

Abb. 9.21: Äußerer Liquorraum mit den Zisternen.

9.10 Gefäße

9.10.1 Arterien

▶ Die arterielle Versorgung des Großhirns erfolgt durch zwei großen Arterien:
- A. carotis interna
- A. vertebralis.

Beide Arterien stehen miteinander über den **Circulosus arteriosus cerebri (Willisii)** in Verbindung (☞ Abb. 9.22). ◀

> **Klinik!**
>
> Eine einseitige Stenose (Lumenverengung) der A. carotis interna kann, wenn sie sich langsam entwickelt, völlig symptomlos bleiben, weil die kontralaterale A. carotis interna über den Circulus arteriosus cerebri die Blutversorgung übernimmt. Eine solche Kompensation ist nicht möglich, wenn die Stenose plötzlich auftritt.

Arteria carotis interna

▶ Die A. carotis interna entspringt aus der A. carotis communis. Sie gibt folgende Äste ab:
- **A. ophthalmica:** zieht durch den Canalis opticus in die Orbita und versorgt das gesamte Auge einschließlich der Retina
- **Aa. hypophysiales inferior et superior:** versorgen die Hypophyse
- **A. choroidea:** tritt in den Seitenventrikel ein und versorgt den Plexus choroideus.

Die A. carotis interna teilt sich schließlich in ihre beiden funktionellen Endäste:
- **A. cerebri anterior:** verläuft auf dem Corpus callosum an der medialen Hemisphäre im Interhemisphärenspalt nach hinten. Sie versorgt die Medialseite sowie den oberen lateralen Teil des Frontal- und Parietallappens. Zu ihren Versorgungsgebieten gehören daher der präfrontale Kortex, der prämotorische Kortex sowie die Bein- und Fußregion des motorischen und sensiblen Kortex.
- **A. cerebri media:** setzt den Verlauf der A. carotis interna fort und verläuft durch den Sulcus lateralis zur lateralen Hemisphärenseite. Sie versorgt die Basalganglien, den angrenzenden Thalamus, die Capsula interna mit absteigenden kortikonukleären und kortikospinalen Bahnen sowie laterale Bereiche des Temporal-, Frontal- und Parietallappens. ◀

Arteria vertebralis

▶ Die A. vertebralis entspringt aus der A. subclavia und tritt über das Foramen magnum in den Schädel ein. Sie gibt folgende Äste ab:
- **A. spinalis posterior:** zur Dorsalfläche des Rückenmarks
- **A. spinalis anterior:** zur Ventralfläche des Rückenmarks
- **A. inferior posterior cerebelli:** zur Unterseite des Kleinhirns.

In ihrem Verlauf vereinigt sie sich mit der A. vertebralis der Gegenseite zur **A. basilaris.** Diese liegt ventral vom Hirnstamm und zieht nach rostral. Von der A. basilaris gehen folgende Äste ab:
- **A. inferior anterior cerebelli:** zur Kleinhirnunterfläche
- **A. superior cerebelli:** zur Oberseite des Kleinhirns
- **A. labyrinthi:** verläuft durch den Meatus acusticus internus zum Innenohr.

Die A. basilaris teilt sich dann in ihre Endäste, die beiden **Aa. cerebri posteriores,** auf. Sie verlaufen ventrokaudal um das Mittelhirn zur medialen Hemisphärenseite, also zum hinteren Bereich des Groß- und Zwischenhirns. Über die A. communicans posterior stehen sie mit der A. carotis interna in Verbindung.

Die A. cerebri posterior versorgt den primären und sekundären visuellen Kortex, einen Großteil der Sehbahn sowie den basalen Temporallappen und Teile des Zwischen- und Mittelhirns. ◀

> **Klinik!**
>
> **Zerebrale Durchblutungsstörungen**
> Bei Durchblutungsstörungen oder einem kompletten Gefäßverschluss lässt sich anhand der klinischen Symptomatik auf das betroffene Gefäß schließen:
> - A. cerebri anterior: Lähmungen und Empfindungsstörungen im Bein- und Fußbereich
> - A. cerebri media: halbseitige kontralaterale Lähmung, Sensibilitätsstörungen und evtl. Sprachstörungen
> - A. cerebri posterior: Gesichtsfeldausfälle und Funktionsstörungen des Thalamus.

Circulus arteriosus cerebri

▶ Der Circulus arteriosus cerebri (Willisii) verbindet die beiden Aa. carotides internae mit der A. basilaris. Dabei stehen die Aa. carotides internae durch die **A. communicans anterior** miteinander und durch die **Aa. communicantes posteriores** mit der A. basilaris in Verbindung. Auf diese Weise stehen die Aa. cerebri anteriores, mediales und posteriores alle untereinander in Kontakt.

Sämtliche großen Arterien einschließlich Circulus arteriosus cerebri verlaufen im Subarachnoidalraum und geben hier auch ihre Endäste ab. ◄

Klinik!

Subarachnoidalblutung
Ein Riss in einer der größeren Hirnarterien führt zu einer Blutung in den Subarachnoidalraum, man spricht von einer Subarachnoidalblutung. Fast immer ist ein Aneurysma, also eine Aussackung einer Arterie, die Ursache. Die meisten Aneurysmen befinden sich im Circulus arteriosus cerebri. Die Ruptur erfolgt in der Regel spontan, ohne direkte Gewalteinwirkung.

9.10.2 Venen

▶ Man unterscheidet im Gehirn oberflächliche von tiefen Venen. Sie drainieren alle in die **intraduralen Sinus** zwischen den beiden Blättern der Dura mater cranialis. Von dort gelangt das Blut über die V. jugularis zum rechten Herzen. Die intraduralen Sinus sind schlauchförmig und von Endothel ausgekleidet. ◄

Oberflächliche Venen
▶ Die oberflächlichen Venen befinden sich im Subarachnoidalraum und werden auch als **Brückenvenen** bezeichnet. Sie führen Blut durch einen Spalt zwischen der Dura und der Arachnoidea und münden in die intraduralen Sinus. In den oberflächlichen Venen sammelt sich das Blut aus dem Großhirnkortex und dem darunterliegenden Marklager. Zu den oberflächlichen Venen gehören:
- Vv. superiores cerebri
- V. media superficialis cerebri
- Vv. inferiores cerebri. ◄

Diese großen Venen sind in der Regel durch Anastomosen miteinander verbunden:
- V. anastomotica superior (Trolard-Vene)
- V. anastomotica inferior (Labbé-Vene).

Klinik!

Bei einem Schädel-Hirn-Trauma können die oberflächlichen Venen an ihrem Übergang in die intraduralen Sinus abreißen. Die Folge ist eine **subdurale Blutung** mit Ausbildung eines subduralen Hämatoms. Hierbei treten Kopfschmerzen, Druckgefühl, Desorientierung und Bewusstseinsstörung auf. Diese Symptome können direkt nach dem Trauma auftreten, es können aber auch Wochen nach dem Trauma vergehen, ehe sich klinische Zeichen bemerkbar machen.

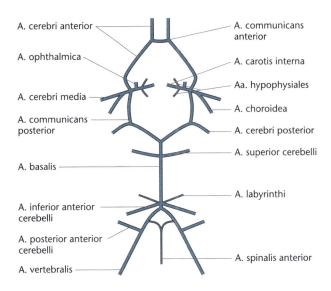

Abb. 9.22: Circulus arteriosus cerebri und Arterien des Gehirns.

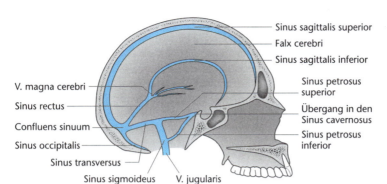

Abb. 9.23: Verlauf der intraduralen Sinus.

Die sog. **Vv. diploicae** verlaufen als dünnwandige Venen in der Spongiosa der Schädelknochen. Sie sind über Vv. emissariae mit intrakraniellen Sinus und Venen der Schädelaußenseite verbunden.

Tiefe Venen
▶ Die tiefen Venen des Großhirns führen Blut aus den subkortikal gelegenen Gehirnanteilen. Sie verlaufen hauptsächlich im Bereich des Zwischenhirns. Ihr Blut wird über die paarige **V. interna cerebri** und die **V. basilaris** gesammelt und über die **V. magna cerebri** in den Sinus rectus geleitet. ◀

Sinus
▶ Der **Sinus sagittalis superior** befindet sich am Ansatz der Falx cerebri am Schädeldach. Am unteren freien Rand der Falx liegt der **Sinus sagittalis inferior.** Dieser setzt sich in den **Sinus rectus** fort, der sich mit dem Sinus sagittalis superior am Hinterhaupt im **Confluens sinuum** trifft. Hier mündet auch der kleinere **Sinus occipitalis.** Aus dem Confluens sinuum fließt das Blut in die paarigen **Sinus transversi,** die am seitlichen Tentoriumrand verlaufen und in die **Sinus sigmoidei** übergehen. Sie setzen sich an den Foramina jugularia in die **Vv. jugulares** fort (☞ Abb. 9.23).

Beiderseits des Türkensattels findet sich der **Sinus cavernosus,** der über die V. ophthalmica auch Zuflüsse aus dem Gesicht erhält. Sein Blut fließt über den **Sinus petrosus superior** und den **Sinus petrosus inferior** in den **Sinus sigmoideus.** Durch den Sinus cavernosus verläuft die A. carotis interna; sie ist hier S-förmig gekrümmt und wird daher als **Karotissiphon** bezeichnet. ◀

> **Klinik!**
>
> Da der Sinus cavernosus mit der V. ophthalmica in Verbindung steht, können Entzündungen im Nasen-Augen-Winkel oder eitrige Nasennebenhöhlenentzündungen in den Sinus cavernosus verschleppt werden. Eine gefürchtete Komplikation ist die septische Sinus-cavernosus-Thrombose. Es kommt dabei zur Verstopfung des Sinus mit Erhöhung des Hirndrucks. Als Komplikation kann sich eine eitrige Meningitis (Hirnhautentzündung) entwickeln. Häufig ist das erste Symptom einer solchen Thrombose Einwärtschielen, da der im Sinus cavernosus verlaufende N. abducens geschädigt wird.

10 Sehorgan

10.1 Embryologie

Die Anlagen für die Augen sind schon früh in der Entwicklung zu erkennen. Sie bilden sich bereits im 1. Embryonalmonat als Ausstülpungen, die sog. **Augenbläschen**, am Vorderhirn. Sie werden ungefähr am 22. Tag der Entwicklung sichtbar und stehen mit dem Vorderhirn, dem späteren Diencephalon, in Verbindung. Das Augenbläschen stülpt sich nun zu dem doppelwandigen **Augenbecher** ein. Zwischen den beiden Wänden des Augenbechers befindet sich der sog. **Sehventrikel,** der mit dem Lumen des Zwischenhirns kommuniziert. Der Augenbecher selbst ist dabei von undifferenziertem Mesoderm umgeben. Im weiteren Verlauf bewegen sich die Wände des Augenbechers aufeinander zu und verengen dadurch den Sehventrikel.

Die Wand des Augenbechers induziert die Bildung der Linse aus dem angrenzenden Oberflächenektoderm. Zwischen dem Augenbecher und dem Zwischenhirn befindet sich der sog. **Augenbecherstiel**.

Der Augenbecher wölbt sich zur sog. **Augenbecherspalte** ein, die die A. hyaloidea aufnimmt. Diese Arterie dient zunächst der Ernährung des Glaskörpers, versorgt ab dem 3. Embryonalmonat die Linse und bildet sich nach dem 7. Embryonalmonat zurück. Ihre Reste bleiben im N. opticus und in der Retina als A. centralis retinae erhalten.

Parallel zur Augenbecherdifferenzierung entwickelt sich die Linse aus dem angrenzenden Ektoderm. Dabei stülpt sich die **Linsenplakode** zum **Linsengrübchen** ein und wird schließlich zum **Linsenbläschen**. Das Linsenbläschen schnürt sich vom Ektoderm ab und wird vom Augenbecher quasi umrahmt. Die Zellen der Hinterwand des Linsenbläschens wandeln sich in Linsenfasern um. Die während der weiteren Entwicklung auftretenden Linsenfasern stammen von Zellen der Äquatorialzone ab.

Das **Pigmentepithel** der Retina entwickelt sich aus der äußeren Wand des Augenbechers.

Neuroepithelzellen bilden aus den hinteren vier Fünfteln der inneren Wand des Augenbechers die **Retina**. Die Axone dieser Neuroepithelzellen ziehen von hier zum Gehirn. Ihre Axone verlaufen dabei über den Augenbecherstiel, aus dem sich der **N. opticus** entwickelt. Aus dem vorderen Fünftel der inneren Wand des Augenbechers entsteht die innere Schicht der **Iris**. Die äußere Schicht der Iris entstammt aus der äußeren Wand des Augenbechers. Die Iris entsteht also an der Umschlagsstelle der inneren und der äußeren Wand des Augenbechers.

Die **inneren Augenmuskeln** sind ektodermaler Herkunft: Die ektodermalen Epithelzellen des Augenbechers liefern das Material für die inneren Augenmuskeln: M. sphincter pupillae, M. dilatator pupillae und M. ciliaris.

Das Auge wird von Mesenchym umgeben, welches sich in eine innere und eine äußere Schicht gliedert. Aus der inneren Schicht geht die **Choroidea** hervor. Die äußere Schicht liefert das Material für die **Sclera**. Die Choroidea entspricht dabei der Pia mater cranialis, die Sclera stellt die Entsprechung zur

Dura mater cranialis dar, welche auch den N. opticus umgibt.

Die **Cornea** besteht aus drei Schichten unterschiedlicher Herkunft:
- Außen befindet sich eine **epitheliale Schicht** aus dem Oberflächenektoderm.
- Nach innen schließt sich das **Stroma** der Cornea an. Es geht in die Sclera über und ist mesenchymaler Herkunft.
- Die **innere Hornhautendothelschicht** grenzt an die äußere Augenkammer und stammt ebenfalls vom Mesoderm ab.

Zusammenfassend kann man sagen, dass die verschiedenen Strukturen des Auges aus folgenden Ursprungsgeweben entstehen:
- **Neuroektoderm:** Tunica interna bulbi (Retina), Irismuskulatur
- **Ektoderm:** Hornhautepithel, Linse
- **Mesoderm:** Glaskörper, Uvea, Sclera, Hornhautendothel und äußere Augenmuskeln.

10.2 Makroskopie

▶ Der Augapfel **(Bulbus oculi)** hat annähernd die Form eine Kugel und etwa einen Radius von 11–12 mm. Die anatomische Augenachse **(Axis bulbi)** verbindet als gedachte Linie den vorderen mit dem hinteren Pol des Augapfels. Am vorderen Pol befindet sich die lichtdurchlässige Hornhaut **(Cornea)**. Sie ist stärker gekrümmt als der restliche Augapfel. Am hinteren Pol tritt der Sehnerv **(N. opticus,** II. Hirnnerv) aus dem Auge aus. Seinen Austrittspunkt bezeichnet man auch als **Papilla n. optici**. Lateral des N. opticus befindet sich auf der Retina die **Fovea centralis**. Sie stellt den Ort des schärfsten Sehens dar. Durch diese Grube läuft die sog. Sehachse **(Axis opticus)**.

Der Bulbus oculi besitzt drei Innenräume (☞ Abb. 10.1):
- Camera anterior bulbi (vordere Augenkammer) vor der Iris
- Camera posterior bulbi (hintere Augenkammer) hinter der Iris
- Camera postrema bulbi, in dem sich der Glaskörper befindet.

Die Augenkammern sind mit Kammerwasser gefüllt.

Die **Iris** (Regenbogenhaut) befindet sich zwischen der vorderen und der hinteren Linsenkammer. Man kann sie sich vorstellen wie eine Scheibe, die in der Mitte eine Öffnung hat. Diese Öffnung ist die **Pupille**. Sie reguliert – ähnlich wie die Blende bei einem Fotoapparat – den Lichteinfall in das Auge, indem sie sich enger oder weiter stellt.

Der **Glaskörper** liegt im gleichnamigen Raum und besteht zu 98 % aus Wasser. In ihm sind Fibrillen, Hyaluronsäuren und Mukopolysaccharide eingelagert, die ihm eine gallertartige Konsistenz verleihen.

Die **Linse** befindet sich hinter der Iris in der hinteren Augenkammer. Sie ist über sog. **Zonulafasern (Fibrae zonulares)** am **Ziliarkörper** befestigt. Diese Fasern können die Dicke der Linse und damit ihre Brechkraft verändern. Im entspannten Zustand hat die Linse beim Erwachsenen im Mittel einen Durchmesser von ca. 10 mm und ist in der Mitte etwa 4 mm dick. Die Linse ist bikonvex gebogen, wobei die hintere Krümmung stärker ist als die vordere. Die Brechkraft der Linse beläuft sich auf etwa 18 Dioptrien, nimmt aber im Alter ab.

Sechs Augenmuskeln sorgen für die Beweglichkeit des Augapfels. Dabei handelt es sich um vier gerade und zwei schräge Augenmuskeln (☞ Tab. 10.1 und Abb. 10.2).

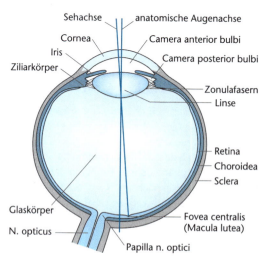

▶ **Abb. 10.1:** Aufbau des Augapfels. ◀

▶ Tab. 10.1: Muskeln des Auges. ◀

Muskel	Ursprung	Ansatz	Funktion	Innervation
M. rectus superior	Anulus tendineus communis	vor dem Aequator; (größter Augapfeldurchmesser); verläuft oberhalb des Bulbus oculi	hebt den Blick nach medial	N. oculomotorius
M. rectus inferior	Anulus tendineus communis	vor dem Aequator; verläuft unterhalb des Bulbus oculi	senkt den Blick nach medial	N. oculomotorius
M. rectus medialis	Anulus tendineus communis	vor dem Aequator; verläuft seitlich des Bulbus oculi (zur Nase hin)	wendet den Blick zur Mitte (Adduktion)	N. oculomotorius
M. rectus lateralis	Anulus tendineus communis und Ala minor ossis sphenoidalis	vor dem Aequator; verläuft seitlich des Bulbus oculi (zur Schläfe hin)	wendet den Blick zur Seite (Abduktion)	N. abducens
M. obliquus inferior	mediale Orbitawand im Bereich zum Eingang in den Canalis nasolacrimalis	dorsal und lateral der Ab- und Adduktionsachse	wendet den Blick zur Seite (Abduktion), hebt den Blick, rollt ihn auswärts	N. oculomotorius
M. obliquus superior	Anulus tendineus communis	dorsal und lateral der Ab- und Adduktionsachse; die Sehne wird durch die Trochlea umgelenkt	wendet den Blick zur Seite (Abduktion), senkt den Blick und rollt ihn einwärts	N. trochlearis

Fast alle Augenmuskeln entspringen vom **Anulus tendineus communis,** einem bindegewebigen Ring, der sich über der Öffnung des Canalis opticus und der Fissura orbitalis superior aufspannt. Gemeinsam mit den Augenmuskeln erscheint er wie eine Pyramide, deren Spitze er darstellt. ◀

Der Augapfel ist von einer derben Bindegewebshülle, der **Vagina bulbi,** umgeben. Zwischen ihr und der Sclera besteht ein Spaltraum, der als **Spatium intervaginale subarachnoidale** (auch Spatium episclerale) bezeichnet wird. Er ist mit Bindegewebe gefüllt und ermöglicht ein besseres Gleiten des Bulbus in der Vagina bulbi. Die Vagina bulbi trennt den Augapfel vom retrobulären Fettkörper **(Corpus adiposum orbitae).** Die Augenmuskeln müssen durch Schlitze durch die Vagina bulbi ziehen, bevor sie am Bulbus ansetzen können.

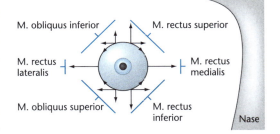

Abb. 10.2: Richtungen, in die die Muskeln das Auge bewegen. Die Länge der Pfeile zeigt die Kraft an, die die Muskeln in ihre Wirkungsrichtungen ausüben können. Bei den Pfeilen ist zu beachten, dass ein isolierter Muskel den Augapfel in verschiedene Richtungen bewegen kann, als Beispiel hebt der M. obliquus inferior das Auge, er abduziert es und lässt es nach außen rollen. Unter physiologischen Bedingungen wirken die Augenmuskeln jedoch nie isoliert. Bei der Bewegung des Augapfels handelt es sich immer um ein Zusammenspiel verschiedener Augenmuskeln.

10.3 Histologie

▶ Die **Linse (Lens)** ist von der sog. **Linsenkapsel** umgeben. Unter der Kapsel ist die Linse auf ihrer Vorderseite von isoprismatischem **Linsenepithel** überzogen. Diesem Epithel schließen sich die **Linsenfasern** an, die während des ganzen Lebens gebildet werden. Die älteren Linsenfasern liegen zentral, die jüngeren näher an der Oberfläche. Auf diese Weise bilden die alten Linsenfasern im Zentrum der Linse den sog. **Linsenkern,** der sich im Laufe des Lebens verhärtet. Um diesen Kern herum werden durch das stetige Wachstum neuer Fasern sog. **Linsenschalen** gebildet.

Die Linse ist völlig frei von Gefäßen und Nerven, sie wird per Diffusion durch das Kammerwasser ernährt. Sie ist durch zwei wichtige Eigenschaften charakterisiert:
- komplette Durchsichtigkeit
- Elastizität.

Die Elastizität ist entscheidend für die **Akkommodationsfähigkeit** des Auges. Akkommodation bezeichnet die Fähigkeit der Augen, sich auf nahe Objekte einzustellen. Durch Anspannung der Zonulafasern wird die Linse abgeflacht, wodurch sich ihre Brechkraft verringert. Im entspannten Zustand neigt sie zu einer kugeligeren Form mit erhöhter Brechkraft. Ein weiterer wesentlicher Faktor für die Akkommodation ist die Engstellung der Pupille. ◀

> **Klinik!**
>
> Im Alter nimmt die Akkommodationsfähigkeit der Linse ab, weil ihr Wassergehalt sinkt und der Linsenkern sich verfestigt. Dies führt zur sog. **Alterssichtigkeit (Presbyopie).**

▶ Die Wand des Bulbus oculi besteht von außen nach innen aus folgenden Schichten:
- Tunica fibrosa (äußere Augenhaut)
- Tunica vasculosa (mittlere Augenhaut, Uvea)
- Tunica interna (innere Augenhaut, Retina, Netzhaut). ◀

10.3.1 Tunica fibrosa

▶ Die Tunica fibrosa besteht aus der **Cornea** und der **Sclera**. ◀

Cornea

▶ Die Cornea hat eine derbe Konsistenz und wird daher auch als Hornhaut bezeichnet. Sie ist komplett lichtdurchlässig und liegt an der vorderen Öffnung des Bulbus. Sie ist stark gekrümmt und hat eine Brechkraft von ca. 40 Dioptrien. Alle ihre Anteile haben die gleichen Brechungsindizes (Näheres zu Brechkraft und Brechungsindex entnehmen Sie bitte entsprechenden Lehrbüchern der Physik und der Physiologie).

Die Cornea besitzt keine Gefäße, wird aber sensibel aus den Nn. ciliares longi versorgt.

Von außen nach innen besteht die Cornea aus folgenden Schichten:
- mehrschichtiges unverhorntes Hornhautepithel: geht in die Tunica conjunctiva bulbi über
- Basalmembran
- Lamina limitans anterior (Bowman-Membran): besteht aus Tropokollagenfilamenten und ist ca. 10–20 µm dick
- Substantia propria: aufgebaut aus Lamellen aus Kollagenfibrillen
- Lamina limitans posterior (Descemet-Membran): ca. 5–10 µm dick
- einschichtiges Hornhautendothel. ◀

 Beachten Sie, dass die Cornea eine höhere Brechkraft besitzt als die Linse!

Sclera

Die Lederhaut (Sclera) umschließt das Auge komplett bis auf den vorderen Bereich, in dem die Cornea liegt. Dort zieht sie über den oberen und unteren Rand der Cornea hinweg, wodurch der Bereich der Cornea, der nicht von der Sclera überdeckt wird, die Form eines quer gestellten Ovals erhält. Vorn ist die Sclera von Bindehaut überzogen. Dort, wo der Sehnerv aus dem Augapfel austritt, ist die Sclera am dicksten. Sie besteht aus Kollagenfaserlamellen und wird von Blutgefäßen durchzogen. In der innersten Schicht der Sclera finden sich Melanozyten.

10.3.2 Tunica vasculosa

▶ Die Tunica vasculosa (Syn.: Uvea) besteht aus:
- Iris (Regenbogenhaut)
- Corpus ciliare (Ziliarkörper)
- Choroidea (Aderhaut). ◀

Iris

▶ Die Regenbogenhaut (Iris) ist auf ihrer ventralen Seite nicht von Epithel, sondern von stark verzweigten Mesothelzellen überzogen. Unter ihnen liegt das Irisstroma.

Damit die Iris ihre Funktion als Blende ausüben kann, besitzt sie zwei Muskeln, die den Öffnungsgrad der Pupille einstellen:
- Der **M. sphincter pupillae** liegt kreisförmig um den Pupillenrand; er besteht aus glatten Muskelzellen. Wenn er kontrahiert, wird die Pupille verengt (Miosis). Er wird vor allem durch den Parasympathikus innerviert, der ihn über den N. oculomotorius erreicht.
- Der **M. dilatator pupille** stellt die Pupille weit (Mydriasis). Er erreicht die Pupille in Form von radiären Fasern, die im Irisstroma verlaufen. Er wird vor allem durch den Sympathikus innerviert.

Im Winkel zwischen Iris und Cornea wird das Kammerwasser resorbiert. Es gelangt von hier in den Sinus venosus sclerae, der auch als **Schlemm-Kanal** bezeichnet wird. ◀

Die **Augenfarbe** wird durch Pigmente im Irisstroma bestimmt. Die eigentliche Grundfarbe des Auges ist blau, hierbei gibt es im Irisstroma so gut wie keine Pigmente. Die blaue Farbe des Auges resultiert aus einer dünnen Pigmentschicht auf der Hinterseite der Iris. Da sich die eigentliche Augenfarbe erst nach dem ersten Lebensjahr entwickelt, haben die meisten Babys zunächst blaue Augen. Auch während der Pubertät kann sich die Augenfarbe noch verändern. Verantwortlich für die Farbänderung sind Einlagerungen von Melanin in das Irisstroma. Je nach Menge des eingelagerten Melanins kann die Augenfarbe von Gelb, Grün, Braun bis hin zu Schwarz variieren.

> **Klinik!**
>
> Fehlt das Pigment in der Iris und der dünnen Pigmentschicht hinter der Iris vollständig, erscheinen die Augen rot, weil die Blutgefäße des Augenhintergrunds hindurchschimmern. Dies ist beim Albinismus der Fall und gehört dort zu den charakteristischen phänotypischen Merkmalen.

Corpus ciliare

▶ Das Corpus ciliare bildet mit seiner **Corona ciliaris** einen inneren Ring und mit seinem **Orbiculus ciliaris** einen äußeren Ring um die Iris. Das Corpus ciliare wird von Epithel, der sog. **Pars ciliaris retinae,** bedeckt. In dieser Schicht wird das Kammerwasser produziert. Das Epithel weist zwei Zellschichten auf, von denen die äußere pigmentiert ist und die innere nicht. Von der Basalmembran dieses Epithels entspringen die Zonulafasern im Bereich der **Processus ciliares.** Bei den Processus ciliares handelt es sich um ca. 80 Falten des inneren Rings (Corona ciliaris) des Corpus ciliare. Dabei ziehen Fasern, die vorn von den Processus abgehen, zur hinteren Kante der Linse, während die Fasern, die hinten an den Processus entspringen, zur vorderen Kante der Linse verlaufen (☞ Abb. 10.3).

Im Corpus ciliare befindet sich der **M. ciliaris,** der aus glatten Muskelzellen besteht und sympathisch und parasympathisch innerviert wird. Er ist so angeordnet, dass sich die Zonulafasern entspannen, wenn er kontrahiert. Seine Kontraktion führt also zur Abkugelung der Linse und damit zur Steigerung der Brechkraft. Das Auge ist dann auf das Nahsehen eingestellt. ◀

> **Merke!**
>
> Kontrahiert der M. ciliaris, erschlaffen die Zonulafasern, und die Linse nimmt eine eher kugelige Form an, in der sie eine höhere Brechkraft besitzt. Diesen Vorgang bezeichnet man als **Akkommodation.**

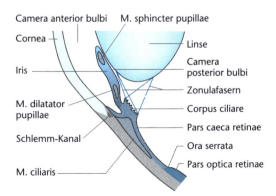

Abb. 10.3: Corpus ciliare mit seinen benachbarten Strukturen. Die gekreuzten blauen Linien entsprechen dem tatsächlichen Verlauf der Zonulafasern, die beiden parallelen blauen Linien stellen die Ausdehnung der Zonulafasern dar.

Die Akkommodationsvorgänge müssen Sie sicher beherrschen – auch wenn es zunächst paradox klingt, dass der entspannte Zustand von Zonulafasern und Linse nur bei Kontraktion des M. ciliaris möglich ist.

Choroidea

▶ Aufgrund ihres Gefäß- und Nervenreichtums wird die Choroidea auch als **Aderhaut** bezeichnet. ◀ Sie ist mit der Sclera über die **Lamina suprachoroidea** verbunden, in der folgende Gefäße verlaufen:

- 15–20 Nn. ciliares
- 2 Aa. ciliares posteriores longae
- ca. 20 Aa. ciliares posteriores breves
- 4 Vv. vorticosae.

Die Choroidea besteht von außen nach innen aus folgenden vier Schichten:

- **Lamina suprachoroidea:** lockere Verschiebeschicht zur Sclera
- **Lamina vasculosa:** führt Geflechte aus Venen und Arterien
- **Lamina choroidocapillaris:** enthält ein Kapillarnetz aus, das die gefäßlose Sinneszellschicht der Retina ernährt
- **Lamina basilaris (Bruch-Membran):** bildet die Grenze zur Retina.

10.3.3 Tunica interna   !!!!

▶ Die Tunica interna des Auges ist die Netzhaut **(Retina).** Sie besteht aus der mit Sinnes- und Nervenzellen bestückten **Pars optica retinae** und der **Pars caeca retinae,** in der sich keine Sinnes- und Nervenzellen befinden. Beide werden durch die **Ora serrata** voneinander getrennt (☞ Abb. 10.3).

Die Pars optica retinae hat einen komplexen Schichtenaufbau. Sie besteht aus einem äußeren **Stratum pigmentosum** und einem inneren **Stratum nervosum.** Im inneren Bereich des Stratum nervosum kann noch ein **Stratum neuroepitheliale** differenziert werden, das seinerseits aus drei Schichten besteht (☞ Tab. 10.2):

- Schicht mit Stäbchen und Zapfen
- Stratum limitans externum
- Stratum nucleare externum. ◀

Beim **Stratum pigmentosum** handelt es sich um die äußerste Schicht der Retina. Es besteht aus einem einschichtigen, isoprismatischen Epithel, in dessen Zellen sich reichlich Melaningranula befindet. Die Zellen reichen mit ihren Ausläufern bis zwischen die Zapfen und Stäbchen des Stratum neuroepitheliale. Ihre Hauptaufgaben bestehen in der Ernährung der Sinneszellen der Retina, im Auffangen von Streulicht und in der Verhinderung von Lichtreflexen. Dadurch werden die Bildauflösung und die Bildschärfe verbessert.

▶ **Tab. 10.2: Schichten des Stratum nervosum von innen nach außen.** ◀

Schicht	Aufbau	Funktion	Besonderheiten
Stäbchen und Zapfen	ca. 120 Millionen Stäbchen für Schärfe und Schwarz-Weiß-Sehen ca. 6–7 Millionen Zapfen für das Farbsehen Gliederung der Zapfen und Stäbchen in Innen- und Außenglieder: • Außenglieder bestehen aus lichtempfindlichen Stapeln von Membranscheibchen • Innenglieder beinhalten die Zellorganellen	Umwandlung von Lichtreizen in Nervenimpulse	nur Zapfen in der Fovea centralis Zellleiber der Zapfen und Stäbchen liegen in der äußeren Körnerschicht
Stratum limitans externum (äußere Grenzschicht)	Verdichtungszone durch Zellverbindungen zwischen den Müller-Zellen und den Zapfen und Stäbchen		
Stratum nucleare externum (äußere Körnerschicht)	Zellleiber der Stäbchen und Zapfen	1. Neuron der Sehbahn	

▶ **Tab. 10.2: Fortsetzung** ◀

Schicht	Aufbau	Funktion	Besonderheiten
Stratum plexiforme externum (äußere plexiforme Schicht)	Axone und Endkolben der Sinnesepithelzellen Synapsen der Fotorezeptoren	Umschaltung auf das 2. Neuron	
Stratum nucleare internum (innere Körnerschicht)	Zellleiber und Zellkerne der Bipolarzellen (stellen die Perikaryen der 2. Neurone dar) Müller-Zellen (Neurogliazellen, die Stütz- und Stoffwechselfunktionen erfüllen), Horizontalzellen (stellen seitliche Verschaltungen zwischen Fotorezeptoren bzw. bipolaren Zellen her und tragen so zur Lichtadaptation bei) amakrine Zellen (modulieren den Signalfluss von den Fotorezeptoren über die Bipolarzellen zu den Ganglienzellen) ca. 8–9 Zellreihen übereinander		
Stratum plexiforme internum (innere plexiforme Schicht)	Synapsen zwischen den Zellen des 2. und 3. Neurons	Umschaltung auf das 3. Neuron	
Stratum ganglionare (Ganglienzellschicht)	multipolare Ganglienzellen Zellleiber und Zellkerne des 3. Neurons		
Stratum neurofibrarum (Nervenfaserschicht)	marklose Nervenfasern Astrozyten	Nervenfasern verlassen als N. opticus den Bulbus	Austrittsstelle des N. opticus Eintrittsstelle der Gefäße bildet den blinden Fleck (Discus n. optici), an dem die Rezeptorzellen der Netzhaut fehlen
Stratum limitans internum (innere Grenzschicht)	Basalmembran	trennt die Retina vom Glaskörper	

 Der Schichtaufbau der Retina ist unbedingt prüfungsrelevant – nicht nur für die Anatomie, sondern auch in der Physiologie. Daher sollten Sie ihn auf jeden Fall gut verstanden haben. Ein Blick in ein entsprechendes Histologiebuch samt Atlas sowie in ein Physiologiebuch ist daher dringend geraten.

▶ Der **gelbe Fleck (Macula lutea)** entspricht der **Fovea centralis,** dem Ort des schärfsten Sehens. Die Macula lutea hat ihren Namen, weil sie deutlich stärker pigmentiert ist als die übrige Retina. Sie befindet sich temporal des blinden Flecks (☞ Abb. 10.1). ◀

10.4 Gefäße und Nerven

Arterien
▶ Die A. ophthalmica versorgt das Auge. Sie entspringt aus der A. carotis interna und stellt deren ersten Ast nach dem Eintritt in die Schädelhöhle dar. Sie verläuft durch den Canalis opticus und zieht dann weiter durch den Anulus tendineus communis.

In der Orbita gibt die A. ophthalmica zahlreiche Äste ab:
- A. centralis retinae: versorgt die Retina
- Aa. ciliares posteriores breves: ziehen zur Choroidea

- Aa. ciliares posteriores longae: erreichen das Corpus ciliare
- A. lacrimalis: versorgt die Gl. lacrimalis und den lateralen Augenwinkel
- A. supraorbitalis: versorgt die Stirn
- A. ethmoidalis posterior: zieht zur Schleimhaut der Siebbeinzellen
- R. meningeus anterior der A. ethmoidalis anterior: versorgt Teile der Nasenhöhle
- Rr. musculares der A. ethmoidalis anterior: versorgen die Augenmuskeln. ◄

Venen
▶ Das venöse Blut verlässt die Orbita über die **V. ophthalmica superior,** in der sich das Blut aus der oberen Orbita und dem Bulbus sammelt, und über die **V. ophthalmica inferior,** die Blut aus dem Orbitaboden und der Nasenhöhle führt. Die V. ophthalmica superior mündet in die V. ophthalmica inferior oder in den Plexus pterygoideus. Zwischen ihr und der V. facialis bestehen Anastomosen. Die V. ophthalmica superior mündet nach dem Verlassen der Orbita in den Sinus cavernosus. ◄

Nerven
Die Nerven der Orbita und ihre Verläufe sowie der N. opticus werden bei den Hirnnerven in Kapitel 5.3.2 besprochen.

10.5 Zusätzliche Einrichtungen des Auges

10.5.1 Augenlid

Allgemeines
Die Augenlider schützen die Augen vor Verletzungen und vor Austrocknung, indem sie die Tränenflüssigkeit auf dem Auge verteilen.

Makroskopie
▶ Jedes Auge besitzt ein Unterlid **(Palpebra inferior)** und ein Oberlid **(Palpebra superior).** Den Hauptbestandteil der Lider bildet der **Tarsus superior** bzw. der **Tarsus inferior.** Dabei handelt es sich um derbe Bindegewebsplatten in den Augenlidern, die über das sog. **Septum orbitale** mit dem Periost der Orbita verbunden sind. Außerdem sind sie durch die **Ligg. palpebralia** am lateralen und am medialen Augenwinkel befestigt.

Der Lidschluss wird durch den **M. orbicularis oculi** bewirkt. Er zählt zur mimischen Gesichtsmuskulatur, die in Kapitel 5.1.11 besprochen wird. Für die Lidöffnung ist der **M. levator palpebrae superioris** verantwortlich. Er entspringt am Anulus tendineus communis, zieht durch die obere Orbita und setzt dann im Oberlid vor dem Tarsus an. Er wird vom N. oculomotorius innerviert. ◄

Histologie
Von außen sind die Augenlider wie die übrige Haut des Körpers von mehrschichtigem verhorntem Epithel bedeckt. An der Lidspalte geht dieses Epithel nach innen in die **Tunica conjunctiva,** die Bindehaut, über. Dabei handelt es sich um durchsichtiges, mehrschichtiges unverhorntes Schleimhautepithel. Es überzieht die Innenseite der Lider und geht auf das Auge über, das es bis auf den Bereich über der Cornea bedeckt.

Die Bindehaut wird über die **Nn. ciliares longi** sensibel innerviert. Berührt man die Bindehaut, schließen sich die Augenlider reflektorisch – ein klassischer Schutzreflex. Die Nn. ciliares longi versorgen auch die Cornea und vermitteln hier ebenfalls den reflektorischen Augenschluss bei Berührung der Cornea. Daher wird dieser Reflex auch als **Kornealreflex** bezeichnet.

▶ In der Nähe der Wimpern gibt es zwei Arten von Drüsen, die beide in die Haarbälge münden:
- holokrine Gll. sebaceae **(Zeis-Drüsen)**
- apokrine Gll. ciliares **(Moll-Drüsen,** können auch frei auf die Hautoberfläche münden).

Weitere Drüsen am Auge sind die holokrinen **Meibom-Drüsen** (Gll. tarsales). Sie sind die größten Drüsen im Augenlid und münden mit ihren Ausführungsgängen in der Nähe der hinteren Lidkante. Sie sollen verhindern, dass Tränenflüssigkeit über die Lidkante tritt. ◄

10.5.2 Tränenapparat

Allgemeines
Der Tränenapparat verhindert das Austrocknen des Auges und dient damit dessen Schutz. Außerdem

kann die Tränenflüssigkeit Fremdkörper wegspülen, die sich auf dem Auge befinden.

Makroskopie
▶ Der Tränenapparat besteht aus der Tränendrüse und den tränenableitenden Organen.

Die Tränendrüse **(Gl. lacrimalis)** liegt im lateralen Augenwinkel in der **Fossa glandulae lacrimalis** des Os frontale (☞ Abb. 10.4). Dabei wird sie durch den Verlauf des M. levator palpebrae superioris in eine kleinere **Pars palpebralis** und eine größere **Pars orbitalis** unterteilt. Diese beiden Drüsenanteile stehen miteinander in Verbindung.

Die Tränenflüssigkeit gelangt nur über das Auge und den Bindehautsack zur medialen Lidkante. Dieser Fluss wird durch den Lidschlag gefördert. In der medialen Lidkante befindet sich der Tränensee **(Lacus lacrimalis)**. In diesen tauchen beim Lidschlag die sog. Tränenpunkte **(Puncta lacrimalia)** ein, die sich auf der **Papilla lacrimalis** des Ober- und Unterlids befinden. Die Tränenpunkte setzen sich in die Tränenkanälchen **(Canaliculi lacrimales)** fort, die dann in den **Saccus lacrimalis** in der **Fossa sacci lacrimalis** münden. Von hier gelangt die Tränenflüssigkeit durch den **Ductus nasolacrimalis** in den unteren Nasengang, der durch eine Schleimhautduplikatur, die sog. **Hasner-Falte,** unvollständig verschlossen wird (☞ Abb. 10.4). ◀

Histologie
Die **Tränendrüse** ist eine tubuloalveoläre Drüse, die ein dünnflüssiges und eiweißarmes Sekret produziert. Ihre Endstücke bestehen aus serösen, hochprismatischen Zellen, in denen die Zellkerne basal und die Sekretgranula apikal liegen. Schalt- und Sekretrohre besitzt diese Drüse nicht; die End-

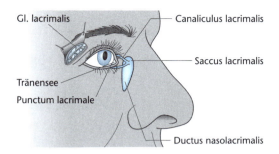

Abb. 10.4: Tränendrüse und abführende Tränengänge.

stücke münden direkt in die Ausführungsgänge, von denen es etwa 20 gibt. Diese wiederum münden im lateralen Augenwinkel.

Die Wand des **Saccus lacrimalis** ist mit dem Periost des ihn umgebenden Knochens verwachsen. Dadurch bleibt sein Lumen stets geöffnet.

Gefäße und Nerven
▶ Die Tränendrüse wird mit sauerstoffreichem Blut aus der **A. lacrimalis** versorgt.

Unter Einfluss des **Parasympathikus** steigt die Sekretion der Tränendrüse. Parasympathische Fasern stammen aus dem N. facialis, genauer gesagt aus dem **N. intermedius.** Im **N. petrosus major** ziehen sie zum Ganglion pterygopalatinum und von dort mit dem **N. zygomaticus,** aus dem schließlich der **N. lacrimalis** entspringt, der die Tränendrüse innerviert.

Sympathisch wird die Drüse über Fasern aus dem Halssympathikus innerviert. Diese Fasern begleiten die A. lacrimalis.

Der Ductus nasolacrimalis wird vom **N. infratrochlearis** innerviert. ◀

11 Hör- und Gleichgewichtsorgan

11.1 Allgemeines

Das gemeinhin als Ohr bezeichnete Organ vereint eigentlich zwei verschiedene Sinnesorgane: das **Hörorgan,** mit dem Geräusche wahrgenommen werden, und das **statische Organ** zur Kontrolle des Gleichgewichts. Aus diesem Grund wird es auch als **statoakustisches Organ** bezeichnet.

Das **Hörorgan** ist das größere der beiden Organe. Die Ohrmuscheln fangen die Schallwellen wie ein Trichter auf. Durch den äußeren Gehörgang werden sie zum Trommelfell geleitet. Dadurch gerät es in Schwingungen, die über die im Mittelohr gelegenen Gehörknöchelchen in das Innenohr übertragen werden, wo sie die in der Schnecke gelegenen Sinneszellen reizen.

Im Gegensatz dazu besteht das **statische Organ** aus drei ringförmigen Schläuchen, die Bewegungen des Kopfs wahrnehmen. Außerdem besitzt das statische Organ zwei kleine Aussackungen, den Sacculus und den Utriculus. Diese beiden können die auf den Kopf wirkende Schwerkraft wahrnehmen.

▶ Das statoakustische Organ besteht in seiner Gesamtheit aus folgenden Strukturen:
- **Außenohr:**
  - Ohrmuschel
  - äußerer Gehörgang
  - Trommelfell
- **Mittelohr:**
  - Paukenhöhle
  - Gehörknöchelchen
  - Ohrtrompete
  - Nebenhöhlen

- **Innenohr:**
  - knöchern: innerer Gehörgang, Vorhof, knöcherne Schnecke, knöcherne Bogengänge
  - häutig: Sacculus, Utriculus, häutige Bogengänge, Ductus cochlearis. ◀

11.2 Hörorgan

Die einzelnen Abschnitte des Hörorgans werden in der Reihenfolge der Schallleitung besprochen.

11.2.1 Außenohr

Ohrmuschel
Die Ohrmuschel **(Auricula)** ist eine für das Hören wichtige, aber nicht notwendige Struktur. Sie befindet sich seitlich am Kopf und ist ähnlich wie ein Trichter geformt. Ihre Aufgabe ist es, Töne und Geräusche dem eigentlichen Hörorgan zuzuleiten. ▶ Form und Anordnung der Ohrmuscheln sind dabei vor allem für das **Richtungshören** wichtig, weniger zur Verstärkung des Gehörten. ◀ Die Ohrmuschel besteht aus Haut, Knorpel, Bändern und einigen rudimentär ausgebildeten Muskeln. Die wichtigste Struktur ist der **Ohrknorpel,** der aus zwei Anteilen besteht:
- Muschelknorpel **(Cartilago auriculae):** verantwortlich für die Trichterform
- Gehörgangsknorpel **(Cartilago meatus acustici):** bildet den Boden und die vordere Wand des äußeren Gehörgangs.

Äußerer Gehörgang
Makroskopie
▶ Der äußere Gehörgang **(Meatus acusticus externus)** ist beim Erwachsenen ca. 3,5 cm lang. Sein Boden sowie die unteren Seitenwände im lateralen Drittel werden von der rinnenförmigen Cartilago meatus acustici geformt. Sein Dach und die oberen Abschnitte der Wände in seinem lateralen Drittel werden vom Os temporale gebildet. Die medialen zwei Drittel des äußeren Gehörgangs liegen vollständig im Os temporale. ◀

> **⚕ Klinik!**
>
> Der knorpelige Anteil des äußeren Gehörgangs liegt in direkter Nachbarschaft zum Kiefergelenk. Beim Kieferschluss wird der Gehörgang etwas komprimiert, beim Öffnen des Mundes etwas erweitert. Aufgrund der engen Nachbarschaft zum Kieferknochen hört man Kaugeräusche, aber auch die Bohrgeräusche des Zahnarztbohrers besonders deutlich. Verantwortlich dafür ist die knöcherne Schallleitung, die auch als osseotympanale Schallleitung bezeichnet wird.

Der äußere Gehörgang verläuft nicht gerade, sondern biegt zum Trommelfell hin etwas nach vorn-oben ab.

> **⚕ Klinik!**
>
> Einen freien Blick auf das Trommelfell hat man erst, wenn man die Ohrmuschel etwas nach hinten und oben zieht. Dadurch wird der gekrümmte Verlauf des äußeren Gehörgangs ausgeglichen.

Histologie
Der äußere Gehörgang ist komplett mit Haut ausgekleidet; hier gibt es auch Haare und Talgdrüsen. Zusätzlich besitzt die Haut hier noch eine besondere Drüsenart, die **Gll. ceruminosae.** Diese tubulösen Knäueldrüsen bilden das Ohrenschmalz **(Cerumen).**

> **⚕ Klinik!**
>
> Das Cerumen hüllt abgeschilferte Epithelien, Haare und Schmutzpartikel ein und transportiert sie nach außen. Außerdem erzeugt es ein antibakterielles Klima, das Infektionen des Gehörgangs vorbeugt.

Gefäße und Nerven
Der äußere Gehörgang wird durch ein Geflecht von Gefäßen versorgt, die aus der A. auricularis posterior, der A. auricularis profunda und der A. temporalis superficialis gespeist werden.

Die Innervation erfolgt über den N. auriculotemporalis sowie den R. auricularis des N. vagus.

Trommelfell
Makroskopie
▶ Das Trommelfell **(Membrana tympanica)** ist eine etwa 0,1 mm dicke Membran, die das Außenohr vom Mittelohr trennt. Sie hat einen Durchmesser von ca. 1 cm und ist in einem Knorpelring, dem **Anulus fibrocartilagineus,** aufgespannt. ◀ Dieser Knorpelring ist in die Pars tympanica des Os temporale eingelassen.

▶ Man unterscheidet beim Trommelfell eine straff gespannte Fläche, die **Pars tensa,** die den größten Teil des Trommelfells ausmacht, von der spannungslosen, schlaffen **Pars flaccida.** ◀

Die Pars tensa ist durch zwei Schleimhautfalten von der Pars flaccida getrennt: die **Plicae malleares anterior et posterior.** Diese Schleimhautfalten werden durch den Hammer **(Malleus)** hervorgerufen, ein Gehörknöchelchen, das sich von medial an das Trommelfell anlagert. Die Spitze vom Handgriff des Malleus zieht das Trommelfell leicht nach hinten. Dadurch bekommt es die Form eines ganz flachen Trichters, dessen Spitze als Trommelfellnabel **(Umbo membranae tympanicae)** bezeichnet wird.

> **⚕ Klinik!**
>
> Um Befunde am Trommelfell besser beschreiben zu können, teilt man es in Quadranten ein. Dazu denkt man sich eine Linie durch den Griff des Malleus und eine weitere Linie, die senkrecht zur ersten durch den Trommelfellnabel verläuft. Um dieses gedachte Kreuz liegen die vier Quadranten.

▶ Das Trommelfell ist schräg im äußeren Gehörgang aufgespannt. Der Gehörgang ist daher hinten-oben ca. 6 mm kürzer als vorn-unten. ◀

Histologie

Das Trommelfell besteht aus drei Schichten:

- **Stratum cutaneum** (Hautschicht): Hier setzt sich die Haut des äußeren Gehörgangs fort, ist jedoch nicht ganz so dick.
- **Lamina propria** (Bindegewebsschicht): besteht aus zwei Schichten von straffem Bindegewebe. Die Fasern der äußeren Schicht verlaufen radiär, die der inneren Schicht zirkulär. In der Pars flaccida fehlt die Lamina propria.
- **Stratum mucosum** (Schleimhautschicht): überzieht die mediale Seite des Trommelfells und bildet so eine Fortsetzung der Schleimhaut, die das Mittelohr auskleidet.

Gefäße und Nerven

Arteriell wird das Trommelfell von Ästen der **Aa. auriculares posteriores** und **profunda** versorgt.

Die Innervation erfolgt auf der Außenseite über den **N. auriculotemporalis** und den **N. vagus,** auf der Innenseite durch den **Plexus tympanicus.**

Die **Chorda tympani** gehört zum nichtmotorischen Teil des N. facialis. Sie führt parasympathische Geschmacksfasern, deren Nervenzellkörper im Ganglion geniculi liegen, und somatoafferente Fasern zum Ganglion submandibulare. Die Chorda tympani verlässt kurz vor dem Foramen stylomastoideum den N. facialis, verläuft direkt unter der Schleimhaut der Paukenhöhle und liegt hier dem Trommelfell zwischen Pars flaccida und Pars tensa an. Schließlich verlässt sie das Mittelohr durch die Fissura petrotympanica und schließt sich im weiteren Verlauf dem N. lingualis an.

11.2.2 Mittelohr

Das Mittelohr **(Auris media)** befindet sich in einem Hohlraum im Os temporale, der Paukenhöhle. In ihm befindet sich die Gehörknöchelchenkette, die das Trommelfell mit dem Innenohr verbindet. Außerdem ist das Mittelohr über die **Tuba auditiva** oder **Tuba Eustachii** mit dem Schlund verbunden. Diese Tube dient hauptsächlich dem Druckausgleich. Darüber hinaus steht das Mittelohr mit einigen Nebenhöhlen der Schädelknochen in Kontakt.

Paukenhöhle

▶ Die Paukenhöhle **(Cavitas tympani)** ist ein mit Luft gefüllter, spaltförmiger Hohlraum, dessen Wände mit Schleimhaut ausgekleidet sind. Insgesamt wird die Paukenhöhle von sechs Wänden begrenzt:

- Dach
- Hinterwand
- Boden
- Vorderwand
- laterale Wand
- mediale Wand.

Das **Dach** der Paukenhöhle **(Paries tegmentalis)** besteht aus einer dünnen Knochenlamelle, dem **Tegmen tympani.** Sie wird von der Pars petrosa des Os temporale gebildet.

Die **Hinterwand (Paries mastoideus)** ist Teil des Os temporale und trennt die Paukenhöhle von den **Cellulae mastoideae.** In der Hinterwand befindet sich eine kleine Öffnung, das **Antrum mastoideum,** durch welches die Cavitas tympani mit den Nebenhöhlen im Processus mastoideus verbunden ist. Außerdem findet man an der Hinterwand einen kleinen Knochenvorsprung, die **Eminentia pyramidalis,** aus dessen Spitze die Sehne des **M. stapedius** entspringt.

Der **Boden (Paries jugularis)** ist grubenförmig gebogen und entspricht der Fossa jugularis an der Außenseite der Schädelbasis.

Der Canalis caroticus bildet die **Vorderwand** der Cavitas tympani und wird daher **Paries caroticus** genannt.

Nach **lateral** wird die Cavitas tympani durch das **Trommelfell** begrenzt.

Der größte Teil der **medialen Wand (Paries labyrinthicus)** der Paukenhöhle ist durch eine Vorwölbung, das sog. **Promontorium,** geprägt. Oberhalb dieser Vorwölbung befindet sich eine kleine Öffnung, die **Fenestra vestibuli (ovales Fenster).** Der **Steigbügel (Stapes)** füllt das ovale Fenster aus. Oberhalb davon ist ein kleiner Knochenvorsprung zu erkennen, der als **Prominentia canalis facialis** bezeichnet wird. In diesem Vorsprung verläuft der N. facialis. Auch unterhalb des Promontoriums befindet sich eine Öffnung: das Schneckenfenster **(Fenestra cochleae, rundes Fenster).** Diese Öffnung führt zur **Scala tympani** der Schnecke und ist durch die **Membrana tympanica secundaria** verschlossen. ◄

Gehörknöchelchen

▶ Der Schwingungen des Trommelfells werden über das Mittelohr auf das Innenohr übertragen. Dies geschieht über drei kleine Gehörknöchelchen **(Ossicula auditus),** die wie eine Kette miteinander verbunden sind. Bei den drei Knöchelchen handelt es sich um:
- **Malleus** (Hammer)
- **Incus** (Amboss)
- **Stapes** (Steigbügel).

Den äußersten Teil der Kette bildet der Hammer, der zum Teil fest mit dem Trommelfell verwachsen ist. Ihm schließt sich der Amboss an, der wiederum mit dem Steigbügel verbunden ist. Der Steigbügel füllt mit einem Fortsatz das ovale Fenster (Fenestra vestibuli) am Eingang zum Innenohr aus und überträgt so die Schwingungen auf die Schnecke. ◄

Malleus

▶ Der Malleus ist weniger wie ein Hammer, sondern eher wie eine Keule geformt. Sein dünner Handgriff, das **Manubrium mallei,** ist mit der medialen Seite des Trommelfells verwachsen. Der Handgriff geht in die „Schlagseite" der Keule über. Dabei handelt es sich um eine kugelförmige Auftreibung, die als **Caput mallei** bezeichnet wird und eine Gelenkfläche trägt, die den Malleus mit dem Incus verbindet. ◄ Am Übergang vom Manubrium zum Caput mallei befinden sich zwei dünne Fortsätze, der **Processus anterior** und der **Processus lateralis.**

Incus

Beim Incus ist die Ähnlichkeit zu seinem Namensgeber, dem Amboss, größer. Er hat einen kräftigen Körper, von dem zwei Fortsätze ausgehen, die weit voneinander abgespreizt sind, aber dennoch als Füße eines Amboss betrachtet werden können. ▶ Die Oberfläche des Körpers, **Corpus incudis,** hat auf seiner Oberseite eine Gelenkfläche, die mit dem Hammer korrespondiert. Der größere der beiden Fortsätze, das **Crus longum,** verläuft ungefähr in dieselbe Richtung wie das Manubrium mallei und ist an seinem Ende über ein kleines Köpfchen, den **Processus lenticularis,** mit dem Steigbügel verbunden. Der zweite Fortsatz, das **Crus breve,** zeigt fast horizontal nach hinten und ist über das **Lig. incudis posterius** mit der Paukenhöhle verbunden. ◄

Stapes

▶ Der Stapes trägt seinen Namen zu Recht: Er sieht tatsächlich aus wie ein Steigbügel. Er besteht aus einem Köpfchen **(Caput stapedis),** zwei Schenkeln **(Crus anterius** und **Crus posterius)** und einer Fußplatte **(Basis stapedis).** Das Köpfchen ist über eine Gelenkfläche mit dem Processus lenticularis des Incus und über die beiden Schenkel mit der Fußplatte verbunden. Die Fußplatte ist über das **Lig. anulare stapediale** in der Fenestra vestibuli fixiert. ◄

Bänder und Muskeln

Zwei Muskeln und mehrere Bänder halten die Gehörknöchelchen in ihrer Position (☞ Abb. 11.1 und Tab. 11.1). Die beiden Muskeln ermöglichen die Anpassung der Schallübertragung an die Lautstärke.

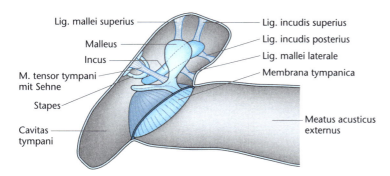

Abb. 11.1: Bänder der Paukenhöhle.

Tab. 11.1: Muskeln des Mittelohrs.

Muskel	Ursprung	Ansatz	Innervation	Funktion
M. tensor tympani	ventral der Fenestra vestibuli	Manubrium mallei	N. pterygoideus medialis	zieht das Manubrium mallei nach innen, wodurch der Stapes mehr in die Fenestra vestibuli gedrückt wird, was die Schallleitung verstärkt
M. stapedius	Eminentia pyramidalis	Caput stapedis	N. facialis	hebt den Stapes etwas aus der Fenestra vestibuli, wodurch die Schallleitung vermindert wird → Dämpfung extrem lauter Geräusche

---

💡 Merke!

Der **M. stapedius** ist der kleinste Muskel im menschlichen Körper.

Ohrtrompete

▶ Die Ohrtrompete **(Tuba auditiva, Eustachi-Röhre)** ist eine ca. 3,5 cm lange Röhre, welche die Paukenhöhle mit dem Pharynx verbindet. Sie beginnt an der Vorderwand der Paukenhöhle mit dem **Ostium tympanicum tubae auditivae,** verläuft etwas nach medial und nach vorn und mündet mit dem **Ostium pharyngeum tubae auditivae** in der Pars nasalis des Pharynx. Die Tuba auditiva wird durch einen rinnenförmigen Knorpel gebildet, dessen offene, nach unten gerichtete Seite durch die **Lamina membranacea** verschlossen wird. Bei jedem Schluckakt wird diese Röhre durch die Mm. tensor et levator veli palatini geöffnet, so dass ein Druckausgleich zwischen Pharynx und Cavitas tympani stattfindet. ◀

Nebenhöhlen

Wie bei der Nase finden sich auch in der Umgebung der Paukenhöhle kleine Nebenhöhlen. Diese sind ebenfalls mit Schleimhaut ausgekleidet und mit Luft gefüllt. Die wichtigsten Nebenhöhlen der Cavitas tympani sind die **Cellulae mastoideae** im Processus mastoideus. Über das **Antrum mastoideum** sind sie mit der Paukenhöhle verbunden.

11.2.3 Innenohr

Während die Strukturen des Außen- und des Innenohrs lediglich der Schallleitung dienen, beinhaltet das Innenohr **(Auris interna)** neben den Sinnes-epithelien des Hörorgans auch das Gleichgewichtsorgan. Das Innenohr liegt vollständig in der Pars petrosa des Os temporale. Man kann ein knöchernes Innenohr von häutigen Strukturen unterscheiden (☞ Abb. 11.2).

Knöcherne Strukturen des Hörorgans
Innerer Gehörgang

▶ Der Name ist irreführend. Der **Meatus acusticus internus** dient nicht wie der äußere Gehörgang der Schallleitung, sondern führt den N. vestibulocochlearis und den N. facialis sowie die Aa. labyrinthi von der Schädelinnenseite zum Innenohr. Der innere Gehörgang beginnt mit einer Öffnung, dem **Porus acusticus internus,** auf der hinteren Fläche der Pars petrosa des Os temporale in der hinteren Schädelgrube. Er endet blind als **Fundus meatus acustici interni.** Von hier ziehen zahlreiche kleinste Kanäle zu den Sinnesepithelien des statoakustischen Organs. ◀

Vorhof

Der Vorhof **(Vestibulum)** ist eine kleine Höhle, deren laterale Wand der medialen Wand der Paukenhöhle entspricht. In ihr befinden sich die Fenestra vestibuli und die Fenestra cochleae. Grundsätzlich kann man sich das Vestibulum als Flur vorstellen, von dem man in alle Räume des statoakustischen Organs gelangt. Nach ventral schließt sich dem Vorhof die Schnecke **(Cochlea)** an, der zentrale Bestandteil des Hörorgans.

Knöcherne Schnecke

▶ Die Schnecke **(Cochlea)** ist der Teil des Hörorgans, mit dem die unterschiedlichen Schalldrücke

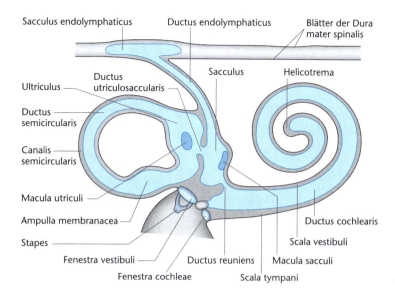

Abb. 11.2: Innenohr. Blau: häutiges Innenohr, Endolymphraum.

wahrgenommen werden – mit der Schnecke „hören" wir also. Ihren Namen verdankt sie ihrer Form. Man kann sie sich vorstellen wie einen Gartenschlauch, der spiralig übereinandergelegt ist. Mit jeder Spiralwindung nach oben verkleinert sich der Radius, so dass die Schnecke von der Seite betrachtet pyramidenförmig ist. Insgesamt besteht die Schnecke aus zweieinhalb Windungen, die um spongiöse Knochensubstanz gewickelt sind. Diese Knochensubstanz, der sog. **Modiolus,** bildet die Längsachse der Schnecke.

Vom Modiolus aus ragt eine dünne Knochenlamelle in den „Gartenschlauch" der Schnecke, die als **Lamina spiralis ossea** bezeichnet wird. Diese Lamelle verläuft durch den gesamten Schneckenkanal (☞ Abb. 11.3). Am freien Ende dieser Lamelle setzt eine dünne Membran an, die **Paries tympanicus,** die bis zur anderen Seite des „Gartenschlauchs" reicht. Auf diese Weise wird der Gartenschlauch der Länge nach in zwei Gänge aufgeteilt. Der eine Gang beginnt an der Fenestra cochleae und wird daher als **Scala tympani** bezeichnet, wäh-

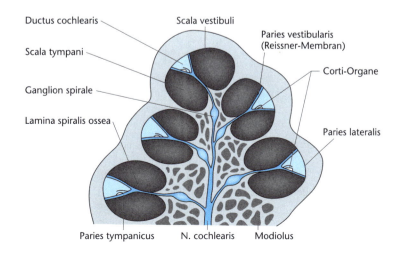

Abb. 11.3: Schnecke des Innenohrs.

rend der andere Gang aus dem Vorhof entspringt und deshalb **Scala vestibuli** genannt wird. In der Spitze der Cochlea, die als **Helicotrema** bezeichnet wird, hat die Lamina spiralis ossea ein Loch. Hier kommunizieren die beiden Skalen miteinander. ◄

Häutige Strukturen des Hörorgans

▶ Die knöchernen Hohlräume sind mit einer Flüssigkeit gefüllt, der sog. **Perilymphe.** Man vermutet, dass diese Flüssigkeit zum Teil aus dem Liquor cerebrospinalis stammt und zum Teil aus dem Blut abgefiltert wird. In der Perilymphe befindet sich ein häutiges Hohlraumsystem, das **häutige Innenohr.** Es erstreckt sich in alle Hohlräume des knöchernen Innenohrs und ist mit der sog. **Endolymphe** gefüllt. Das häutige Innenohr besteht wie das knöcherne Innenohr aus verschiedenen Abschnitten, die im Folgenden besprochen werden. ◄

Vorhof

▶ Im knöchernen Vorhof befinden sich zwei häutige Säckchen, der **Sacculus** und der **Utriculus.** Beide tragen Sinnesepithelien des statischen Organs. Vom Sacculus aus entspringt der **Ductus cochlearis** (☞ Abb. 11.2). ◄

Ductus cochlearis

▶ Der Ductus cochlearis ist mit dem Sacculus über den **Ductus reuniens** verbunden. Er verläuft durch den „Gartenschlauch" der Schnecke bis zum Helicotrema. Im Querschnitt ist er nicht rundlich, sondern eher dreieckig. Seine Wände bezeichnet man als **Paries tympanicus, Paries vestibularis** und **Paries lateralis.** In ihm befindet sich das eigentliche Hörorgan, das **Corti-Organ.** ◄

Paries tympanicus

▶ Diese Membran entspringt an der Lamina spiralis ossea an der knöchernen Schnecke und ist an der gegenüberliegenden Schneckenwand befestigt. Sie trennt die Scala tympani von der Scala vestibuli. Außerdem trägt sie das **Corti-Organ,** in dem sich die Sinneszellen des Hörorgans befinden. ◄

Paries vestibularis

Der Paries vestibularis entspringt ebenfalls an der Lamina spiralis ossea, inseriert jedoch etwas weiter kranial an der gegenüberliegenden Schneckenwand und grenzt so den Ductus cochlearis von der Scala

vestibuli ab. Zusammen mit dem Paries tympanicus bildet er den Ductus cochlearis.

> **⁙ Merke!**
>
> ▶ Der Paries vestibularis wird auch als Reissner-Membran bezeichnet. ◄

Paries lateralis

Beim Paries lateralis handelt es sich um Bindegewebe, das auf der lateralen Wand der knöchernen Schnecke zwischen den Befestigungslinien des Paries tympanicus und des Paries vestibularis liegt. Zu ihm gehören das sog. **Lig. spirale,** welches den Paries tympanicus an der knöchernen Schneckenwand befestigt, und die **Stria vascularis,** ein Gefäßstreifen, der zur Bildung der Endolymphe beiträgt.

Corti-Organ

▶ Das Corti-Organ **(Organum spirale)** ist das eigentliche Hörorgan. Hier liegen die Zellen, die die Schalldrücke in elektrische Nervenimpulse umwandeln.

Beim Corti-Organ handelt es sich um einen Wall von hochprismatischen Zellen, die auf dem Paries tympanicus liegen und von einem gallertartigen Dach, der **Membrana tectoria,** überdacht werden. Man unterscheidet bei den Zellen des Corti-Organs Stütz- und Sinneszellen. Zu den Stützzellen zählen die Pfeiler- und Phalangenzellen, welche die Basis des Walls bilden. Auf diesen Stützzellen befinden sich die Sinneszellen, die aufgrund ihrer apikalen Zytoplasmaausstülpungen als **Haarzellen** bezeichnet werden.

Abhängig von ihrer Lage im Wall unterscheidet man äußere von inneren Haarzellen. Die Zytoplasmaausstülpungen der äußeren Haarzellen sind mit der Membrana tectoria verbunden (☞ Abb. 11.4). ◄

Der Zellwall des Corti-Organs beinhaltet noch folgende Strukturen:
- innerer Tunnel: zwischen den inneren und äußeren Pfeilerzellen
- Nuël-Raum: Tunnel zwischen den äußeren Pfeilerzellen und der inneren Reihe der äußeren Phalangenzellen

- äußerer Tunnel: begrenzt die Haarzellen nach lateral
- Hensen-Zellen: nicht von Haarzellen unterbrochene Stützzellen des Corti-Organs
- Claudius-Zellen: liegen dem Paries tympanicus direkt auf.

Hörvorgang
▶ Die Schwingungen des Trommelfells werden über die Gehörknöchelchen auf die Fenestra vestibuli übertragen. Hierdurch gerät die Perilymphe in Schwingung. Diese Schwingung breitet sich entlang der Scala vestibuli aus.

Abhängig von ihrer Frequenz erreicht die Schwingung an einer bestimmten Stelle der Scala vestibuli eine Maximalauslenkung der Perilymphe. Bei hohen Tönen befindet sich diese Stelle relativ nah an der Basis, während die Schwingungen tiefer Töne die größte Auslenkung in der Nähe des Helicotremas verursachen. Am Ort des Amplitudenmaximums wird auch der Ductus cochlearis und mit ihm die Membrana tectoria in Schwingung versetzt. Diese Bewegung zerrt an den Zytoplasmaausstülpungen der äußeren Haarzellen, die an der Membrana tectoria befestigt sind. Dieses „Kratzen" an der Membrana tectoria erzeugt eine ohreigene Schwingung, die von den inneren Haarzellen aufgenommen wird. Die **inneren Haarzellen** sind mit Fasern der **Pars cochlearis des N. vestibulocochlearis** verbunden. Ihre Nervenimpulse werden zum **Ganglion spirale** und von dort zum ZNS geleitet.

Die Schwingungen des Ductus cochlearis übertragen sich auch auf die Scala tympani, von wo sie in Richtung Schneckenbasis fortgeleitet werden. Dort bringen sie die Membrana tympanica secundaria in der Fenestra cochleae zum Schwingen. Diese Bewegung löscht dann die Schwingungen der Perilymphe aus. ◀

 Beachten Sie: Die eigentlichen Sinneszellen sind die **inneren** Haarzellen!

11.3 Statisches Organ

Im Gegensatz zum Hörorgan liegen die Strukturen des statischen Organs vollständig im Innenohr, also in der Pars petrosa des Os temporale. Auch bei dem statischen Organ kann man einen knöchernen von einem häutigen Anteil unterscheiden.

11.3.1 Knöcherne Strukturen des statischen Organs

Zu den knöchernen Strukturen des statischen Organs zählen der **Vorhof** und die sog. **Bogengänge**. Der Vorhof wurde bereits in Kapitel 11.2.3 beschrieben.

Bogengänge
▶ Das Innenohr verfügt über drei sog. Bogengänge, **Canales semicirculares,** die jeder in einer anderen Ebene liegen. Wo sie zusammentreffen, bilden sie ein Ecke – ähnlich wie die Ecken eines Raumes durch zwei Wände und den Boden gebildet werden. Es gibt einen vorderen, einen hinteren und einen lateralen Bogengang. Entsprechend sollte man sechs Ein- bzw. Ausgänge vom Vorhof in die Bögen erwarten. Tatsächlich gibt es jedoch nur fünf, da der hintere und der vordere Bogen eine gemeinsame Mündung haben.

Die beiden Hälften der Bögen werden als Schenkel bezeichnet. In jedem Bogen besitzt ein Schenkel eine Auftreibung, die sog. **Ampulla ossea.** Diesen Schenkel bezeichnet man als **Crus ampullare,** den anderen als **Crus osseum simplex.** Den gemeinsamen Schenkel vom vorderen und hinteren Bogengang nennt man **Crus osseum commune.**

Der vordere Bogengang steht senkrecht und der hintere Bogengang parallel zur Längsachse des Felsenbeins. Der seitliche Bogengang liegt horizontal. ◀

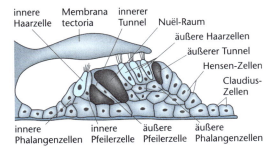

Abb. 11.4: Übersicht über das Corti-Organ.

11.3.2 Häutige Strukturen des statischen Organs

Zu den häutigen Strukturen des statischen Organs gehören die drei häutigen Bogengänge (Ductus semicirculares), der Utriculus und der Sacculus.

Ductus semicirculares

▶ Vom häutigen Vorhof gehen die drei häutigen Bogengänge aus und kehren wieder zu ihm zurück. Sie sind deutlich dünner als die knöchernen Bogengänge, entsprechen diesen aber in Verlauf und Lage. Jeder Bogengang besitzt in einem Schenkel als häutiges Äquivalent die **Ampulla membranacea.** In diesen Ampullen befindet sich ein Sinnesepithel: die **Crista ampullaris,** eine quer zur Längsachse des Bogengangs liegende Zellleiste.

Die Crista ampullaris wird maßgeblich von Stützzellen gebildet, die im oberen Abschnitt Sinneszellen mit langen Sinneshaaren zwischen sich tragen. Die Sinneshaare ragen in eine gallertartige Masse hinein, die das gleiche spezifische Gewicht hat wie die Endolymphflüssigkeit. Wird der Kopf bewegt, dauert es aufgrund der Massenträgheit einen Moment, ehe die Endolymphe in den Bogengängen dieser Bewegung folgt. Der Kopf dreht sich also „um die Endolymphe". Davon wird die Gallertmasse der Crista ampullaris ausgelenkt, was von den Sinneshaaren dort erfasst wird. Die Bogengänge registrieren auf diese Weise Drehbeschleunigungen des Kopfs. ◀

> **⁹Ⓘ⁹ Merke!**
>
> Die Strukturen des Innenohrs bezeichnet man als Labyrinth. Man unterscheidet dabei zwischen knöchernem und häutigem Labyrinth.

Utriculus und Sacculus

- ▶ Der Utriculus liegt im Vorhof gegenüber der Fenestra vestibuli und ist mit dem Sacculus über den Ductus utriculosaccularis verbunden.
- Der Sacculus befindet sich vor der Fenestra cochleae.

Die beiden häutigen Strukturen sind mit Endolymphe gefüllt und von Perilymphe umgeben. Vom Ductus utriculosaccularis geht der **Ductus endolymphaticus** aus. Dabei handelt es sich um einen langen Gang, der mit einer sackförmigen Auftreibung, dem **Sacculus endolymphaticus,** zwischen den beiden Durablättern an der hinteren Fläche der Pars petrosa des Os temporale liegt (☞ Abb. 11.2).

Im Utriculus und im Sacculus befinden sich Sinnesepithelzellen auf einem Fleck von jeweils ca. 2–3 mm². Dabei handelt es sich um die **Macula sacculi,** die senkrecht zur Körperachse steht, und die **Macula utriculi,** die horizontal zur Körperachse ausgerichtet ist. Die Maculae sind ähnlich aufgebaut wie die Sinnesepithelien der Bogengänge. In die Gallertmasse sind jedoch aus Kalk bestehende, sechsseitige Prismen, die sog. **Otolithen,** eingelagert. Aus diesem Grund ist die Gallertmasse bedeutend schwerer als die umgebende Endolymphe und reagiert auf die Schwerkraft. Sie registriert so die Lage des Kopfs im Raum. ◀

> **⁹Ⓘ⁹ Merke!**
>
> - ▶ Das Sinnesepithel der **Cristae ampullares** reagiert auf **Drehbeschleunigungen** des Kopfs. Die Schwerkraft hat auf dieses Sinnesepithel jedoch keinen Einfluss.
> - Die Sinnesepithelien von **Sacculus** und **Utriculus** reagieren auf die **Schwerkraft** und ermöglichen dadurch die Lagebestimmung des Kopfs im Raum. Auf Drehbeschleunigungen des Kopfs reagieren sie nur unwesentlich. ◀

12 Haut und Hautanhangsgebilde

12.1 Allgemeines

Die gesamte äußere Körperoberfläche des Menschen wird von Haut **(Cutis)** bedeckt. Diese Haut hat insgesamt eine Oberfläche von 1,5–1,8 m^2 und wiegt ca. 3 kg. Wenn man das Unterhautfettgewebe mit berechnet, hat sie sogar ein Gewicht von 11–15 kg. Somit ist sie das größte Organ des menschlichen Körpers.

▶ Die Haut ist ein sehr wichtiges Organ und erfüllt eine Vielzahl von Funktionen:
- Sie schützt den Körper vor chemischen, mechanischen und thermischen Schäden sowie vor Krankheitserregern und manchen Strahlungsarten.
- Sie ist essenziell für die periphere Regulation von Temperatur- und Wasserhaushalt.
- Sie ist das wichtigste Immunorgan.
- Sie stellt über verschiedene Rezeptoren eine unerlässliche Verbindung zur Außenwelt her. Nur durch die Haut können wir z. B. Druck und Temperatur erfühlen. ◀

> **⚲ Merke!**
>
> Man sagt nicht ohne Grund, dass man Dinge „begreifen" muss; denn der physische Kontakt zu Gegenständen ist für den Menschen unverzichtbar. Man stelle sich einmal vor, die eigene Haut würde nichts mehr tasten oder spüren können ...

Um ihre zahlreichen Funktionen erfüllen zu können, besitzt die Haut spezialisierte Strukturen, die sog. **Hautanhangsgebilde.** Dazu zählen neben den Drüsen auch die Haare sowie die Nägel an den Zehen und Fingern.

12.2 Histologie

▶ Die Haut besteht aus drei Schichten:
- **Epidermis** (Oberhaut)
- **Dermis** (Corium, Lederhaut)
- **Subcutis** (Tela subcutanea, Unterhaut). ◀

Die Epidermis ist mit der Dermis fest verzahnt (☞ Abb. 12.1).
Während die Epidermis ein Derivat des Ektoderms darstellt, entstammen Dermis und Subcutis dem Mesoderm.

Die Oberflächenstruktur der Haut tritt in zwei verschiedenen Formen auf:
- **Felderhaut:** stellt den überwiegenden Teil der Haut dar. Die Epidermis bildet hier regelrechte Felder, die nur durch kleine Furchen voneinander zu unterscheiden sind. Schweiß- und Duftdrüsen münden auf den Feldern, während Talgdrüsen und Haare in den Furchen zu finden sind.
- **Leistenhaut:** findet sich nur an Hand- und Fußflächen. Auf jeder zweiten Leiste münden Ausführungsgänge der Schweißdrüsen; sie besitzt weder Haare noch Talg- oder Duftdrüsen.

> **⚲ Merke!**
>
> Die Leistenhaut ist verantwortlich für den individuell unterschiedlichen Fingerabdruck.

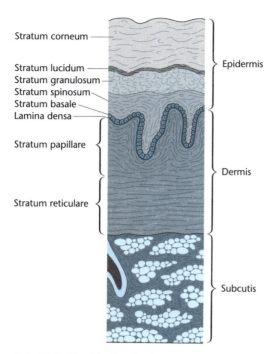

Abb. 12.1: Übersicht über die drei Hautschichten.

12.2.1 Epidermis

▶ Die Epidermis besteht aus mehrschichtigem verhorntem Plattenepithel und ist durch ein großes Regenerationsvermögen gekennzeichnet. Ständig werden neue Zellen im Stratum basale der Epidermis gebildet, die sukzessive durch die verschiedenen Schichten zur Oberfläche wandern. Diese Wanderung dauert ca. 30 Tage. Währenddessen verändert sich die Morphologie dieser Zellen.

Von innen nach außen besteht die Epidermis aus folgenden sechs Schichten:
- Lamina densa (Basalmembran)
- Stratum basale
- Stratum spinosum
- Stratum granulosum
- Stratum lucidum (nur in der Epidermis von Hand- und Fußinnenflächen vorhanden)
- Stratum corneum. ◀

 Den Schichtenaufbau der Haut sollten Sie gut beherrschen.

Keratinozyten sind die häufigsten Zellen in der Epidermis. Sie stellen über 85 % der epidermalen Zellen.

Stratum basale und Stratum spinosum werden auch als **Stratum germinativum** zusammengefasst. Im Stratum germinativum finden sich die restlichen 15 % der Zellen. Hierbei handelt es sich um spezialisierte Zellen:
- **Melanozyten:** Sie liegen hauptsächlich im Stratum basale und produzieren Melanin, das von den Keratinozyten einer Endozytose unterzogen wird und so die Hautfarbe verursacht.
- **Langerhans-Zellen:** verzweigte Immunzellen, die suprabasal liegen
- **Merkel-Zellen:** Druckrezeptorzellen im Stratum basale; sie sind vor allem in den Hand- und Fußinnenflächen lokalisiert.

12.2.2 Dermis

▶ Die Dermis besteht aus zwei Schichten: dem oberen **Stratum papillare** und dem unteren **Stratum reticulare.** Diese Schichtung ergibt sich aufgrund der Verzahnung mit der Epidermis (☞ Abb. 12.1).

Die Verzahnung von **Stratum papillare** und Epidermis dient vor allem trophischen Zwecken, da die Epidermis über den Papillarkörper der Dermis ernährt wird. Die Verzahnung vergrößert die Oberfläche; dies erleichtert die Ernährung. ◀

Das **Stratum reticulare** ist für die Reißfestigkeit der Haut verantwortlich. Deshalb finden sich hier zahlreiche Kollagenfaserbündel.

> **Merke!**
> Leder ist gegerbte Dermis verschiedener Zuchttiere. Es ist so strapazierfähig, weil in der Dermis die kräftigen Kollagenfaserbündel zu finden sind.

12.2.3 Subcutis

▶ Die Subcutis ist eine Schicht aus lockerem Bindegewebe. Ihre Aufgabe ist vor allem die Speicherung von Fett. ◀ Dabei werden unterschieden:
- **Depotfett:** überwiegender Teil, wird an den meisten Körperstellen gespeichert und dient als Energiereserve sowie zur Wärmeisolation

- **Baufett:** z.B. das Fett in den Fußsohlen; es hat die Aufgabe, die Stöße beim Laufen abzufedern. Auch in der Orbita findet sich Baufett zur Polsterung der dort befindlichen Strukturen.

In der Subcutis liegen verschiedene Drüsenkörper, die Haarwurzeln und in manchen Körperregionen auch glatte Muskelzellen, z.B. in der Subcutis von Scrotum und Mamille.

▶ Über bindegewebige Faserzüge, sog. **Retinacula**, verbindet die Subcutis die Haut mit den darunterliegenden Strukturen. ◀

12.3 Gefäße und Nerven

Arterien
▶ Zwei Gefäßnetze stellen die arterielle Versorgung der Haut sicher. Sie befinden sich in unterschiedlichen Hautschichten:

Das kräftigere, untere Netz befindet sich an der Grenze zwischen Subcutis und Dermis und wird als **Rete arteriosum dermidis** bezeichnet. Dieses weitmaschige Gefäßnetz versorgt vor allem die Hautanhangsorgane.

Aus diesem unteren Netz steigen kleinere Arterien auf, die das zweite Gefäßnetz bilden. Es liegt zwischen Stratum reticulare und Stratum papillare der Dermis und wird als **Rete arteriosum subpapillare** bezeichnet (☞ Abb. 12.2). ◀

Venen
Wie die Arterien bilden auch die Venen Gefäßnetze. Diese Netze befinden sich auf dem gleichen Niveau wie die arteriellen Gefäßnetze. Das obere venöse Gefäßnetz wird als **Plexus venosus subpapillaris** bezeichnet, das tiefer liegende als **Plexus venosus dermidis profundus**.

Lymphgefäße
Auch die Lymphgefäße sind netzförmig angelegt. Sie befinden sich in der Dermis und der Subcutis. Die Lymphflüssigkeit fließt über subkutane Lymphbahnen ab.

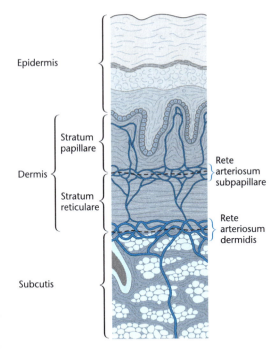

Abb. 12.2: Gefäßnetze der Haut.

> **Klinik!**
> Bei Abscherbewegungen der Haut, z.B. beim Laufen mit schlecht sitzendem Schuhwerk, werden die Lymphgefäßnetze in der Dermis verletzt. Die austretende Lymphflüssigkeit hebt die Epidermis von der Dermis ab: Es entsteht eine Blase.

Nerven und Rezeptoren
▶ Um ihren zahlreichen Aufgaben gerecht werden zu können, besitzt die Haut eine Vielzahl von Rezeptororganen. Die wichtigsten sind:
- freie Nervenendigungen
- Merkel-Zellen
- Meissner-Körperchen
- Vater-Pacini-Lamellenkörperchen
- Ruffini-Körperchen. ◀

Freie Nervenendigungen finden sich vor allem im Stratum papillare. Es handelt sich bei ihnen um blind endende Axone, die vermutlich mechanische und thermische Reize sowie Schmerzen weiterleiten.

Die **Merkel-Zellen** liegen im Stratum germinativum und registrieren Druck.

Die **Meissner-Körperchen** dienen der Wahrnehmung von Berührungen. Daher sind sie in den Finger- und Zehenspitzen besonders zahlreich. Die Körperchen sind von einer bindegewebigen Hülle umgeben. Innerhalb dieser Hülle sind die Rezeptorzellen aufeinander gestapelt; zwischen ihnen verlaufen die Nervenfasern.

Vibrationen werden durch die **Vater-Pacini-Lamellenkörperchen** registriert. Bei diesen Rezeptoren handelt es sich um recht harte, bis zu 4 mm lange Gebilde, die vor allem in der Subcutis von Hand- und Fußinnenfläche zu finden sind.

Die Aufgabe der **Ruffini-Körperchen** ist die Detektion von Hautdehnungen. Zu diesem Zweck haben sie eine recht dünne, aber lange neurale Kapsel, die einem Rohr ähnelt. Durch dieses Rohr ziehen Bündel von dermalen Kollagenfasern, zwischen denen Nervenenden liegen und die Dehnungen der Kollagenfasern registrieren. Diese Rezeptoren sind adaptierend, d. h., sie registrieren nur Änderungen der Hautdehnung.

12.4 Hautanhangsgebilde

12.4.1 Drüsen

Zwei Arten von Drüsen geben ihr Sekret auf die Hautoberfläche ab (☞ Tab. 12.1):
- Schweißdrüsen **(Gll. sudoriferae):** sondern ein wässriges Sekret ab, den Schweiß **(Sudor).** Dies dient überwiegend der Wärmeregulation. Eine Untergruppe dieser Drüsen sind die Duftdrüsen, die Pheromone absondern.
- Talgdrüsen **(Gll. sebaceae):** produzieren den Talg, der die Haut fettet und geschmeidig hält.

Eine Sonderform sind die Brustdrüsen **(Glandulae mammariae),** in denen die Milch zur Ernährung des Nachwuchses produziert wird. Sie gehören zu den sekundären Geschlechtsmerkmalen der Frau.

Glandulae sudoriferae eccrinae

▶ Die Gll. sudoriferae eccrinae sind **Schweißdrüsen.** Insgesamt verfügt der menschliche Körper über ca. 2 Millionen Schweißdrüsen. Sie sind ungleichmäßig am Körper verteilt. So fehlen sie z. B. im Lippenrot und im inneren Blatt des Preputium penis. ◀ Bei den **Gll. sudoriferae eccrinae** handelt es sich um tubulöse, unverzweigte Drüsen. Ihr Anfang ist zu einem ca. 0,4 mm großen Knäuel zusammengewickelt und liegt in der Subcutis. Daher bezeichnet man sie auch als Knäueldrüsen. Das Epithel in den Knäueln ist einschichtig isoprismatisch. Der Ausführungsgang ist eng und nimmt meist einen korkenzieherartig gewundenen Verlauf, bevor er in der Schweißpore, dem sog. Porus sudoriferus, auf der Hautoberfläche mündet. Um die Drüsenzellen herum findet man Myoepithelzellen. In den Drüsenknäueln kann man helle von dunklen Zellen unterscheiden:
- **dunkle Zellen:** muköse, pyramidenförmige Zellen, die ekkrin zahlreiche Glykoproteine sezernieren
- **helle Zellen:** besitzen stark gefaltetes Plasmalemm und sezernieren überwiegend Ionen und Wasser. Auch sie sezernieren ihre Substanzen ekkrin.

> **:ᦰ: Merke!**
>
> **Ekkrine Sekretion** (= merokrine Sekretion): Die Sekretion erfolgt durch Exozytose; dabei bleibt die Drüsenzelle vollständig erhalten.

Die Gll. sudoriferae eccrinae werden sympathisch innerviert; der Transmitter ist Acetycholin.

> **:ᦰ: Merke!**
>
> Schweiß ist ein Ultrafiltrat des Blutes. Daher sind seine Hauptbestandteile Wasser, NaCl, Harnstoff, Ammoniak und Harnsäure.

Tab. 12.1: Exokrine Drüsen.

Drüse	Drüsenaufbau	Sezernierungsart
Glandulae sudoriferae eccrinae	tubulös	ekkrin
Glandulae sudoriferae apocrinae	tubuloalveolär	apokrin
Glandulae sebaceae	tubuloalveolär	holokrin
Glandulae mammariae	tubuloalveolär	apokrin

Glandulae sudoriferae apocrinae

▶ Die Gll. sudoriferae apocrinae sind eine Untergruppe der Schweißdrüsen, die sog. **Duftdrüsen.** Sie sind wesentlich seltener als Schweißdrüsen und nur in bestimmten Körperregionen (Achseln, Perimamillar- und Anogenitalregion) zu finden. ◀

Ihre Anfangsknäuel sind mit ca. 3–5 mm deutlich größer als die der Schweißdrüsen. Sie liegen im Grenzgebiet zwischen Dermis und Subcutis; ihre Ausführungsgänge münden in die Haarfollikel.

Duftdrüsen sind tubuloalveolär, d. h., ihre Drüsenzellen sind beerenförmig angelegt und münden in einen gemeinsamen Ausführungsgang. Die Sekretabgabe erfolgt apokrin.

> ### 💡 Merke!
> **Apokrine Sekretion:** Ein apikaler Plasmaabschnitt wird abgeschnürt und in das Drüsenlumen abgegeben.

Diese Drüsen werden zentralnervös inerviert, die Transmitter sind adrenerge Botenstoffe.

Glandulae sebaceae

▶ Die Gll. sebaceae sind die **Talgdrüsen.** Sie sind meist in der Nähe von Haarwurzeln zu finden, also fast überall am menschlichen Körper. Ausnahmen bilden das Lippenrot, die Augenlider, die Mamillen sowie die Labia minora und der Anus. ◀ Auch bei den Talgdrüsen handelt es sich um tubuloalveoläre Drüsen, die etwa 1 mm groß sind. Ihre Sekretabgabe erfolgt holokrin.

> ### 💡 Merke!
> **Holokrine Sekretion:** Die gesamte Drüsenzelle füllt sich vollständig mit Sekret und löst dann ihre eigene Zellmembran auf und setzt so das Sekret frei.

▶ Das Sekret der Talgdrüsen ist das **Sebum** (Talg). Es dient der Einfettung von Haut und Haaren. Der Talg wird von Bakterien auf der Haut verdaut. Dadurch entwickelt sich auf der Haut ein saures Milieu, das die Ansiedelung von pathogenen Keimen verhindert.

Wärme erhöht die Talgproduktion. ◀

> ### 🩺 Klinik!
> **Akne**
>
> Akne ist eine entzündliche Erkrankung der Talgdrüsen und Haarfollikel. Sie wird durch erhöhte Sekretion der Talgdrüsen und Hyperkeratose der Haarfollikel gefördert. Bei erhöhter Talgproduktion können die Ausführungsgänge verstopfen, man spricht von der Acne comedonica. Entzündet sich ein solcher verstopfter Ausführungsgang, resultiert ein typischer Akne-Pickel, der Patient leidet dann unter Acne pustulosa. Physiologisch steigt die Talgproduktion in der Pubertät an. Daher ist die Akne in diesem Alter so häufig.

Glandulae mammariae

▶ Die Brustdrüse besteht aus 15–20 tubuloalveolären Einzeldrüsen, die getrennt auf der Mamille münden. Jede dieser Einzeldrüsen ist von einem Bindegewebsmantel umhüllt und von den benachbarten Drüsen durch Septen **(Retinacula)** getrennt. Diese Retinacula sind mit der Fascia pectoralis verbunden.

Jede einzelne Drüse besitzt einen 2–4 cm langen Ausführungsgang, den **Ductus lactifer.** Dieser erweitert sich zum **Sinus lactifer,** bevor er auf der Mamille mündet. Sekretionsreiz für die Gll. mammariae ist das kräftige Saugen an der Mamille. ◀

12.4.2 Haare

▶ Haare sind keratinisierte Strukturen, die aus Einstülpungen der Epidermis, den Haarfollikeln, herauswachsen. Sie dienen als Schutz und Schmuck, vergrößern die Verdunstungsoberfläche für den Schweiß und wirken als Tasthebel. ◀

Der Teil des Haars, der unter der Oberfläche der Haut liegt, wird als Haarwurzel **(Radix pili)** bezeichnet. Über die Epidermis hinaus ragt der Haarschaft **(Scapus pili).**

▶ Am unteren Ende besitzt der Haarfollikel **(Folliculus pili)** eine Erweiterung, den Haarbulbus **(Bulbus pili),** an dem sich die Haarpapille **(Papilla pili)** in den Follikel einstülpt (☞ Abb. 12.3). Diese Papille enthält viele Kapillaren. ◀

Die Epidermiszellen, die die Haarpapille bedecken, produzieren das Keratin für die Haarwurzel. Die Epidermiszellen, die die Wände des Haarbulbus auskleiden, bezeichnet man als **äußere Wurzel-**

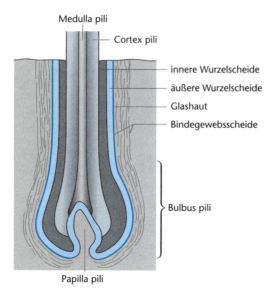

Abb. 12.3: Querschnitt durch eine Haarwurzel; dunkelblau: Glashaut.

scheide. Die sog. **Glashaut** trennt diese Zellen vom umliegenden Gewebe (☞ Abb. 12.3). Die Glashaut ist von einer **Bindegewebsscheide** aus verdichtetem Bindegewebe umgeben.

Innerhalb der äußeren Wurzelscheide befinden sich weitere Zellen, die die **innere Wurzelscheide** bilden. Sie umgibt den Anfangsteil des **Haarschafts**. Die Zellen auf der Spitze der Haarpapille proliferieren und bilden dabei große, vakuolisierte Zellen. Diese bilden das Mark das Haars **(Medulla pili)**. Von den weiter außen auf der Haarpapille liegenden Zellen stammen stattdessen stark verhornte, dicht liegende, spindelförmige Zellen, die die Rinde des Haars **(Cortex pili)** bilden.

Jedes Haar verfügt über einen **M. arrector pili,** der vom Stratum papillare der Dermis zur Bindegewebsscheide zieht. Diese Mm. arrectores pilorum können die Haare aufrichten.

> **Klinik!**
>
> Wenn der Körper auskühlt, richten die Mm. arrectores pilorum die Haare auf und bilden so ein Luftpolster zwischen den Haaren, das als Isolierschicht fungiert. Der Körper kann so den Wärmeverlust über die Haut minimieren. Dieser Mechanismus spielt beim Menschen aufgrund seiner geringen Körperbehaarung kaum noch eine Rolle.

12.4.3 Nägel

▶ Bei den Nägeln handelt es sich um Hornplatten, die die Rückseiten der distalen Finger und Zehen bedecken. Sie schützen die Finger und sind auch beim Greifen behilflich. ◀

> **Merke!**
>
> Menschen, die ihre Fingernägel z. B. durch einen Unfall verloren haben, sind praktisch nicht in der Lage, eine Münze von einer glatten Oberfläche aufzunehmen. Die Bedeutung der Fingernägel ist also recht groß.

Jeder Nagel besteht aus dem eigentlichen Nagelkörper **(Corpus unguis)** und dem darunterliegenden Nagelbett **(Hyponychium).**

Der Nagelkörper besteht aus dem freien Vorderrand **(Margo liber)** und den in Hauttaschen eingeschobenen Seitenrändern **(Margo medialis** und **Margo lateralis).** Der proximale Rand ist unter der Haut versteckt: **Margo occultus.** Er bildet die Nagelwurzel **(Radix unguis),** von der aus das Wachstum des Nagels erfolgt. In diesem Bereich ist der Nagel besonders dünn und fast ganz von Haut bedeckt. Nur ein kleines, halbmondförmiges, fast weißes Stückchen davon ist sichtbar, die sog. **Lunula.**

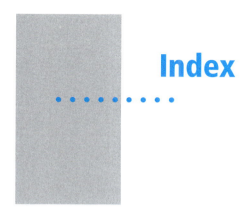

Index

A

A-Bande, Muskulatur, quergestreifte 35
Abduktion 12
– Hüftgelenk 97
– Schultergelenk 72
Abduzensparese 158
ABP (Androgen-bindendes Protein) 273
absteigendes retikuläres System 302
Abwehr
– humorale/zelluläre 56
– spezifische (erworbene) 56, 57
– unspezifische (angeborene) 56
Acetabulum 90, 189
Acetylcholin (ACh) 44, 356
– motorische Endplatten 34
– Sympathikus/Parasympathikus 47
– ACh-Rezeptor-Antikörper, Myasthenia gravis 34
Achsellücke, laterale/mediale 70
Achsenorgan 7
Acini (Pulmo) 200
Acinuszellen, Pankreas 249
Acne comedonica/pustulosa 357
ACTH (adrenokortikotropes Hormon) 252, 315
ACTH-Mangel 252
Actinfilamente, Muskulatur, quergestreifte 34
Adamsapfel 145
Adduktion 12
– Schultergelenk 72
Adduktorenschlitz 98
Adenohypophyse 311, **314**
– Hormone 315
Aderhaut **340**
ADH (antidiuretisches Hormon, Vasopressin) 313
Adhäsionsmoleküle, neuronale 16
Adhäsionsproteine 26
Adhesio interthalamica 310, 330
Adipositas 29
Adipozyten 28

Aditus laryngis 140
adluminales Kompartiment, Sertoli-Zellen 273
Adrenalin **252**
– Lipogenese/Lipolyse 29
adrenokortikotropes Hormon s. ACTH
Adrenozeptoren, Sympathikus 47
äußere Generallamellen 33
Afferenzen 48
After 238
Agenesie 13
Agnosie 328
Agonisten, Muskeln 41
agranulärer Kortex 322
Akkommodation(sfähigkeit), Auge 338, 339
Akkommodationsreflex 327
Akne 357
Akromegalie 314
Akrosom, Spermium 273
Akrosomenreaktion 1
Ala(-ae)
– major/minor (Os sphenoidale) 116, **117**
– ossis ilium 189
Alarmfunktion 302
Aldosteron 252
Allantois 185
Allantoisdivertikel 8
Allergien 59
allgemeine viszeromotorische Efferenzen 48
allgemeine viszerosensible Afferenzen 48
Allocortex 321, **322**
Alterssichtigkeit 338
Alveolarepithel(zellen) 199, 205
Alveolarmakrophagen 57
Alveolen 199
– Histologie 204
Alveoli dentales 113
Alzheimer-Demenz 323
Amboss **347**
amine precursor uptake and decarboxylation s. APUD-System 231

γ-Aminobuttersäure (GABA) 44
Aminosäuren, Neurotransmitter 44
Ammonshorn 323
Amnionepithel 6
Amnionhöhle 6
Amphiarthrose(n)
– Art. sacroiliaca 190
– Handwurzel-Mittelhandgelenk 68
Ampulla
– ductus deferentis 276
– hepatopancreatica 248
– membranacea 352
– ossea (Canales semicirculares ossei) 351
– recti 238
– – Peritoneallage 240
– tubae uterinae 1, 264
Anämie 54
Analblutungen, portale Hypertension 246
Anastomosen
– arteriovenöse 52
– portokavale 246
Anatomie, makroskopische 11
androgenbindendes Protein (ABP) 273
Androgene 252
– Osteoklastenfunktion 31
Angulus(-i)
– costae 173
– inferior, lateralis bzw. superior (Scapula) 176
– sterni 174
– venosus sinister 284
Anheftungsplaques, Muskulatur, glatte 37
ANP (atriales natriuretisches Peptid) 215
Ansa cervicalis 180
Antagonisten, Muskeln 41
Antebrachium 60
– Arterien 79
Anteflexio uteri 265
Antetorsionswinkel, Femur 87
Anteversio uteri 265

Anteversion
– Hüftgelenk 97
– Schultergelenk 72
Anti-D-Immunglobulin
– Morbus haemolyticus neonatorum 5
Anti-Müller-Hormon 273
antidiuretisches Hormon (ADH, Vaso-
pressin) 313
Antigen-Antikörper-Komplexe, Aller-
gien 59
Antigenpräsentation 57
Antikörper (monoklonale) 58
Antrum 228
– folliculi 262
– mastoideum 119, 346, 348
Anulus(-i)
– fibrocartilagineus 345
– fibrosus dexter/sinister 165, 212
– inguinalis profundus **186**
– inguinalis superficialis 185, **186**
– tendineus communis 337
– umbilicalis 185
Anus 238
Aorta 51, 217
– Kreislaufregulation/ Windkesselfunktion 217
Aortenbogen 217
Aortenenge, Ösophagus 208
Aortenklappe, Projektions- und Auskultationsstelle 215
Apertura(-ae)
– pelvis superior 192
– piriformis 110, 127
– lateralis (Ventriculus quartus) 292,
330
– mediana ((Ventriculus quartus) 292,
330
Apex
– (Cartilago arytenoidea) 146
– cordis 210
– dentis 136, 163
– linguae 135
– partis petrosae 118
– patellae 87
– pulmonis 200, 204
– vesicae 258
Aplasie 13
apokrine Sekretion 23, 357
Aponeurosen 27
– Bauchmuskulatur 183
– Skelettmuskulatur 40
Aponeurosis
– linguae 133
– palatina 132
– plantaris 95
Apophyse, Knochen 37, 38
Apoptose 13
Apoptosekörper 13
Appendix(-ces)
– epiploicae 236
– fibrosa hepatis 242
Appendizitis 236
appositionelles Knochenwachstum 32
APUD-System 24, 231
Aqueductus mesencephali 297, 310

Arachnoidea mater
– cranialis 329, **330**
– spinalis 179
ARAS (aufsteigendes retikuläres aktivierendes System) 301, 313
Arbor vitae 306
Archeocortex 323
Arcus
– alveolaris (Maxilla) 113
– anterior atlantis 163
– aortae 217
– cartilaginis cricoideae 146
– iliopectineus 185
– mandibulae 113
– palatoglossus 135
– palatopharyngeus 135
– plantaris 104
– posterior atlantis 163
– superciliaris 116
– vertebrae 162
Area(-ae)
– gastricae 231
– intercondylaris anterior/posterior 88
– nuda 241, 242
– postrema 301
– pretectalis 310, 327
– striata 322, 327
Arteria(-ae)
– appendicularis 237
– arcuata 104
– arcuatae (Ren) 257
– auricularis posterior 152, 345, 346
– auricularis profunda 345, 346
– axillaris 78, **219**
– basilaris 152, 332
– brachialis 78
– bulbi penis 279
– carotis communis **152**, 218
– carotis externa **152**, 218
– carotis interna 125, **152**, 218, 332
– caudae pancreatis 249
– centralis retinae 341
– cerebri anterior 152, 332
– cerebri media 332
– cerebri posteriores 332
– choroidea 152, 332
– ciliares posteriores breves/longae
340, 341
– circumflexa humeri anterior/
posterior 79, 219
– circumflexa femoris lateralis 103
– circumflexa ilium profunda 187, 282
– circumflexa ilium superficialis 103,
187
– circumflexa scapulae 219
– colica dextra 235, 237
– colica media 237
– colica sinistra 235, 237
– collateralis media 79
– collateralis radialis 79
– collateralis ulnaris inferior/superior
79
– communicans anterior 333
– communicans posterior 152, 333
– coronaria dextra/sinistra 215

– cystica 247
– descendens genus 103
– digitales (Manus) 79
– digitales plantares communes 104
– digitales plantares propriae 104
– dorsalis pedis 104
– dorsalis penis 279
– ductus deferentis 275, 276
– epigastrica inferior 187
– epigastrica superficialis 103, 187
– epigastrica superior 187, **219**
– ethmoidalis anterior 125
– ethmoidalis posterior 125, 342
– facialis 152
– femoralis 103, 185, 282
– fibularis (A. peronea) 104
– gastrica dextra 232, 240
– gastrica sinistra 208, 232, 240, 281
– gastroduodenalis 235, 240
– – Äste 249
– gastroomentalis dextra/sinistra 232,
240
– hepatica communis 281
– hepatica propria 233, **246**
– hyaloidea 335
– hypophysialis inferior/superior 332
– ileales 235, 237
– ileocolica (anterior/posterior) 237
– iliaca communis 280, 282
– iliaca externa **282**
– iliaca interna 240, **282**
– inferior anterior cerebelli 332
– inferior lateralis genus 103
– inferior medialis genus 103
– inferior posterior cerebelli 332
– intercostales posteriores 187, 220
– interlobares (Ren) 257
– interlobulares (Hepar) 244
– interossea anterior 79
– interossea communis 79
– interossea posterior 79
– interossea recurrens 79
– jejunales 235
– labyrinthi 125, 332
– lacrimalis 342, 343
– lig. teretis uteri 186
– lingualis 152
– lumbales 187, 280
– malleolares anteriores lateralis et medialis 104
– maxillaris 152
– media genus 104
– meningea accessoria 125
– meningea media 125
– meningea posterior 125
– mesenterica inferior 237, 240, **282**
– – Äste 237
– mesenterica superior 235, **237**, 240,
281
– – Äste 237
– metatarsales dorsales/plantares 104
– musculophrenica 219
– occipitalis 152
– ophthalmica 125, **152**, 332, **341**
– – Äste 341

– ovarica 258, **264**, 280
– pancreatica dorsalis 249
– pancreatica inferior 249
– pancreatica magna 249
– pancreaticoduodenalis 240, 249
– pancreaticoduodenalis inferior 235
– pancreaticoduodenalis superior anterior/posterior 235, 249
– pericardiacophrenica 216, 218
– pharyngea ascendens 152
– phrenica inferior 178, 208, 280
– phrenica superior 178, 220
– poplitea 103
– princeps pollicis 80
– profunda brachii 79
– profunda femoris 103
– profunda penis 279
– pudendae externae 103
– pulmonalis 200, 202, 205, 206
– radialis 79
– rectalis inferior 239
– rectalis media 239, 278
– rectalis superior 237, 239
– recurrens radialis 79
– recurrens ulnaris 79
– recurrentes tibiales anterior et posterior 104
– renalis 257, 280
– retroduodenales 235, 249
– sigmoidea 237
– spinales anteriores et posteriores 291, 332
– splenica **251**, 252, 281
– – Äste 249
– subclavia 218
– subcostalis 187
– subscapularis 219
– superior cerebelli 332
– superior lateralis genus 103
– superior medialis genus 103
– supraorbitalis 342
– suprarenalis inferior **253**, 280
– suprarenalis media **253**, 280
– suprarenalis superior **253**, 280
– suprascapularis 219
– surales 104
– tarsales lateralis/mediales 104
– temporalis superficialis 152, 345
– testicularis 258, 274, 275, 280
– thoracica interna 178, 216, **218**
– thoracica lateralis 219
– thoracica superior 219
– thoracoacromialis 219
– thoracodorsalis 219
– thyroidea ima 144
– thyroidea inferior 144, 198, 208
– thyroidea superior 144, 152
– tibialis anterior/posterior 104
– tympanica superior 125
– ulnaris 79
– umbilicales 10
– urethralis 279
– uterina 268

– vertebrales 125, 152, 218, **332**
– vesicalis inferior 259, 276, 278
– vesicalis superior 259
arterieller Schenkel
– Kapillaren 52
Arterien 51
– Auge 341
– Bauchraum 280
– elastischer Typ 51
– Extremität
– – untere 103
– Großhirn 332
– Hals 151
– Haut 355
– Herz 215
– Intestinum tenue 235
– Kolon 237
– Kopf 151
– Magen 232
– muskulärer Typ 51
– Niere 257
– Pankreas 249
– Rektum 239
– Thorax 217
arterio-venöse Anastomosen 52
Arteriolen 51
Arthrose 30
Articulatio(-nes)
– acromioclavicularis 177
– atlantoaxialis dextra 163, 164
– atlantoaxialis lateralis 163
– atlantoaxialis mediana 163
– atlantoaxialis sinistra 163, 164
– atlantodentalis anterior 163, 164
– atlantodentalis posterior 163, 164
– atlantooccipitalis 163
– atlantooccipitalis dextra 164
– atlantooccipitalis sinistra 164
– capitis costae 172, 174
– carpometacarpalis 68
– carpometacarpalis pollicis 69
– cartilagineae 39
– condylaris 39
– costotransversaria 164, 173, 174
– coxae 90
– cricoarytenoidea 146, 147
– cricothyroidea 146, 147
– cylindrica 39
– discomandibularis 125
– discotemporalis 125
– ellipsoidea 39
– fibrosae 39
– genus 92
– humeroradialis 66
– humeroscapularis 176
– humeroulnaris 62, 66
– interphalangeae 68
– manus 67
– mediocarpalis 67, 68
– metacarpophalangeae 68
– plana 39
– radiocarpalis **67**
– radioulnaris distalis 62, 63, **67**

– radioulnaris proximalis 62, **67**
– sacroiliaca 190
– sellaris 39
– sphaeroidea 39, 66
– sternoclavicularis 177
– subtalaris 94
– talocalcaneonavicularis 94
– talocruralis 93
– trochoidea 39, 67
Aspartat 44
Assoziationsfasern
– Großhirn 325
– Rückenmark 287
Assoziationskerne, Thalamus 312
Assoziationskortex 306
Asthma bronchiale 37
– Sympathikomimetika 206
Astrozyten 45
Ataxie
– Thalamussyndrom 313
– zerebelläre 306
Atemmechanik 206
Atemmuskeln
– autochthone 174
– primäre 174
– sekundäre 174, **175**
– Zwerchfell 177
Atemzentrum, Formatio reticularis 301
Atherosklerose 51
Atlas **163**
Atmungsorgane 197
atriales natriuretisches Peptid (ANP) 215
Atrioventrikularklappen 213
Atrioventrikularknoten 216
Atrium 210, 212
– dextrum 211, **213**
– sinistrum 211, **214**
Atrophie 13
auditorischer Kortex 320
Auerbach-Plexus 209, **233**, 235
aufsteigendes retikuläres aktivierendes System (ARAS) 301, 313
Augapfel 336
Auge
– Akkommodation(sfähigkeit) 338, 339
– Arterien 341
– Embryologie 335
– Histologie 338
– Makroskopie 336
– Nerven 342
– Venen 342
Augenbecher 335
Augenbecherspalte 335
Augenbecherstiel 335
Augenbewegungszentren 299
Augenbläschen 335
Augeneinstellbewegungen, schnelle 298
Augenfarbe 339
Augenfeld, frontales 319

Augenhaut, äußere, innere bzw.
  mittlere 338
Augenkammer, hintere/vordere 336
Augenlider 342
Augenmuskelkerne 299
Augenmuskeln 336
– innere, Entwicklung 335
Auricula 344
– dextra/sinistra 211
Auris
– interna 118, 348
– media 346
Ausführungsgang, Drüsen, exoepitheliale 22
Außenfibrillen, Spermium 274
Außenmuskeln, Kehlkopf 149, 150
Außenohr 344
Außenrotation
– Hüftgelenk 97
– Kniegelenk 99
– Schultergelenk 72
Außenstreifen, Nierenmark 256
Außenzone, Nierenmark 256
autochthone Atemmuskeln 174
autochthone Rückenmuskulatur **167**
– Bindegewebsloge 170
– interspinales und spinales System
  168
– intertransversales System 169
– lateraler/medialer Trakt 167
– sakrospinales System 170
– sekundäre 171
– spinokostale 171
– spinotransversales System 169
– transversospinales System 168
autokrine Sekretion 24
autonomes Nervensystem 46
auxotonische Kontraktion 41
AV-Knoten **216**
Axillarlinie 12
– mittlere, Lungen- und
  Pleuragrenzen 224
Axis **163**
– bulbi 336
– opticus 336
axoaxonische/axodendritische
  Synapsen 43
Axon 43
Axonema 274
Axonhügel 43
axosomatische Synapsen 43
Azan-Färbung 15
A-Zellen
– Nebennierenmark 252
– Pankreas 248
azidophile Strukturen, Histologie
  15

B

Bänder 27
– Extremität
– – obere 64
– – untere 90

– Hüftgelenk 91
– Kopfgelenk 165
– Wirbelsäule 166
Bänderschraube, Hüftgelenk 91
Bahnen, Großhirn 325
Balkenarterien, Milz 251
Balkenknie, vorderes 325
Balkenstamm, mittlerer 325
Balkenwulst, hinterer 325
Ballismus 324
Bandscheiben(vorfall) 165
Bartholin-Drüsen 269
basale Streifung
– Drüsen, exoepitheliale 22
basales Kompartiment, Sertoli-Zellen
  273
Basalganglien 306, 316, **323**
Basalkörperchen **265**
Basallamina 17
Basalmembran 17
– Cornea 338
– Nierenkörperchen 255
Basalplatte, Plazenta 4
Basis
– cranii 119
– cranii interna 122
– mandibulae 113
– ossis metacarpi 63
– patellae 87
– phalangis (Manus) 64
– stapedis 347
basische Farbstoffe 15
basophile Granulozyten 54
basophile Strukturen, Histologie 15
Bauchatmung 206, **207**
Baucheingeweide 225
Bauchfaszie, oberflächliche 182
Bauchhöhle **225**
– Lymphknoten 284
Bauchmuskulatur 183
– hintere 183
– seitliche/vordere 182
Bauchorgane, Entwicklung 228
Bauchpresse 207
Bauchraum, Arterien 280
Bauchspeicheldrüse 240, **247**
Bauchwand **181**
– Arterien 187
– Gefäße 187
– Innenrelief 185
– Makroskopie 181
– Nerven 187, **188**
– Venen 188
Baufett 28, 355
Becherzellen 21
– Dünndarm 234
Becken 188
– Bandapparat 190
– Bindegewebsräume 195
– Faszien 195
– Form 191
– Gefäß-Nerven-Straße
– – ventrale 195
– – dorsale 196
– Geschlechtsmerkmale 191

– großes 192
– kleines 192
– Knochen 188
– Knochenpunkte, tastbare 190
– Maße 191
Beckenausgang, Durchmesser 191
Beckenboden(muskulatur) 192
– Schließ- und Schwellkörpermuskeln
  194
Beckeneingang, Durchmesser 191
Beckeneingangsebene 192
Beckenkanal 192
Beckenmuskulatur
– innere 192
Beckenneigungswinkel 192
Beckenvenen 283
Beckenwand 188
Befruchtung 1
B-Gedächtniszellen 58
Beinvenen, oberflächliche/tiefe 104,
  105
Belegzellen, Magen 231
Bergmann-Stützzellen 45
Berührungsempfinden 288
Betz-Riesenzellen 44, 322
Bewegungsapparat, Anatomie 37
Bewegungsbezeichnungen,
  anatomische 11
Bewegungsmuskeln 41
Bewegungsplanung 303
– Kleinhirn 306
Bewegungsprogramm, Thalamus 306
Bifurcatio tracheae 197
bilaterale Symmetrie 12
Binde- und Stützgewebe 15, 24
– elastisches 26, 27
– embryonales 26
– gallertiges 26
– geflechtartiges 27
– Interzellularsubstanz 24
– lockeres 26
– Mesenchym 26
– Mesoderm 24
– parallelfaseriges 27
– retikuläres 26
– Zellen (freie) 24
Bindegewebsgelenke 39
Bindegewebsscheide, Haare 358
Bindehaut 342
Binnengelenke, Hand 68
Binnengelenke, Rückenmark 286
bipolare Nervenzellen 44
Bläschendrüsen **270**, 276
Blase s. Harnblase
Blasenknorpel 32
Blasenzentrum, frontales 319
Blastem, nephrogenes 254
Blastomeren 2
Blastozyste 2, 6, 7
– Furchung 2
– Implantation 3
– Transport in den Uterus 3
Blastozystenhöhle 2
Blickzentrum, frontales 319
Blinddarm 236

blinder Fleck   341
Blut   53
Blutbildung   55
Blutentnahme, V. mediana cubiti
   80
Blutgefäße   50
– elastischer Typ   50
Blutgruppeninkompatibilität, Schwan-
   gerschaft   5
Blut-Hirn-Schranke   44
Blut-Hoden-Schranke   272
Blutkörperchen
– rote s. Erythrozyten   53
– weiße s. Leukozyten bzw. Granulozy-
   ten   54
Blutkreislauf, großer/kleiner   49
Blut-Liquor-Schranke   331
Blut-Luft-Schranke   205
Blutplättchen s. Thrombozyten
Blutplättchen-Wachstumsfaktor
   (PDGF)   55
Blutplasma   53
Blutungen, subdurale   333
Blutzellen   53
B-Lymphozyten/-Zellen   57
– Peyer-Plaques   235
Bochdalek-Dreieck (Trigonum lumbo-
   costale)   178
Bogengänge   351
Boosterung, Impfungen   59
Bowman-Kapsel   255
Bowman-Membran
– Cornea   338
Brachium   **60**
– Arterien   78
– colliculi inferioris   297, **298**, 326
– colliculi superioris   297
braunes Fettgewebe   29
Brechzentrum   301
Broca-Sprachzentrum   319
Brodmann-Gliederung, Großhirnrinde
   317
Bronchialbaum   202
– Gliederung   203
– Histologie   204
– Merkmale   203
Bronchialepithel   199
Bronchien, Parasympathikus/Sympathi-
   kus   206
Bronchioli respiratorii/terminales   203
Bronchoskopie   197
Bronchus(-i)
– lobares   203
– principalis dexter/sinister   197, 203
– segmentales   203
– terminales   200
Brown-Séquard-Syndrom   290
Bruch-Membran   340
Brüche s. Hernien   186
Brücke   292
Brückenfuß   293
Brückenvenen, Großhirn   333
Brunner-Drüsen   233, **234**
Brustatmung   206
Brustbein   173

Brustdrüsen   356, **357**
Brusteingeweide   197
Brustwand   172
– Muskeln   174
– Skelettelemente   172
– Verbindungen   174
Brustwirbel   161, **164**
Bürstensaum   18
Bulbus(-i)
– oculi   336, 338
– olfactorius   155, 316, 322, 328
– penis   279
– pili   357
– venae jugularis superior   118, 153
Bulla ethmoidalis   121
Bursa(-ae)
– omentalis   227, **243**
– subacromialis   66
– subcutanea acromialis   66
– subdeltoidea   66
– subtendinea m. infraspinati   66
– subtendinea m. latissimi dorsi   66
– subtendinea m. subscapularis   66
– subtendinea m. teretris majoris   66
– synovialis   42
Bursa-Äquivalent   57
B-Zellen, Pankreas   248

C

Cadherine   16
Caecum   236
– Peritonealage   240
Cajal-Zellen   321
Calcaneus   **89**
Calcitonin, Osteoklastenfunktion   31
Calix renalis   256
Camera anterior/posterior bulbi   336
Canaliculus(-i)
– biliferi   245, 246
– Knochen   31
– lacrimales   343
Canalis(-es)
– adductorius   103
– alveolares (Maxilla)   112
– analis   238
– – Peritonealage   240
– caroticus   118, 125
– carpi   63
– centralis   286
– cervicis uteri   266
– condylaris   120, 125
– facialis   118
– femoralis   185
– infraorbitalis   112
– inguinalis   **186**
– isthmi (Muttermund, innerer)   266
– mandibulae   113
– nasolacrimalis   111
– nervi hypoglossi   113, 125
– neurentericus   7
– obturatorius   189, 195
– opticus   117, 125, 156
– pelvis   192

– plantae   95
– pterygoideus (Canalis Vidii).   117
– pudendalis   107
– radicis dentis   136
– semicirculares   351
– spinalis   162, 179
– uteri (Muttermund, äußerer)   266
– vertebralis   162
– – Begrenzung   167
Cannon-Böhm-Punkt   237, 281, 285
Capitulum humeri   61, 66
Capsula
– adiposa (Ren)   254
– articularis cricothyroidea   147
– fibrosa
– – (Glandula thyroidea)   144
– – (Ren)   254
– interna   **325**
– subfibrosa (Ren)   254
Caput   11
– breve
– – (M. biceps brachii)   71
– – (M. biceps femoris)   97
– costae   172
– epididymidis   275
– femoris   86
– fibulae   88
– humerale
– – (M. extensor carpi ulnaris)   75
– – (M. pronator teres)   73, 75
– humeri   60, 64
– humeroulnare (M. flexor digitorum
   superficialis)   75
– laterale
– – (M. triceps brachii)   72
– – (M. flexor hallucis brevis)   102
– – (M. gastrocnemius)   99
– longum
– – (M. triceps brachii)   71, 72
– – (M. biceps femoris)   97
– mallei   347
– mandibulae   114
– mediale
– – (M. triceps brachii)   72
– – (M. flexor hallucis brevis)   102
– – (M. gastrocnemius)   99
– medusae   185, 246
– nuclei caudati   323
– obliquum
– – (M. adductor hallucis)   102
– – (M. adductor pollicis)   78
– ossis metacarpi   63
– pancreatis   247
– phalangis (Manus)   64
– profundum
– – (M. adductor pollicis)   78
– – (M. flexor pollicis brevis)   78
– radiale (M. flexor digitorum superficialis)   75
– radii   62
– superficiale (M. flexor pollicis
   brevis)   78
– tali   89
– transversum (M. adductor hallucis)
   102

– ulnae 62
– ulnare
– – (M. extensor carpi ulnaris) 75
– – (M. pronator teres) 73, 75
Carboanhydrase 231
Carina
– tracheae 197
– urethralis vaginae 269
Carotissiphon 334
Carpus **63**
Cartilago(-ines)
– arytenoidea 146, 147
– auriculae 344
– corniculata 147, 148
– costalis 172
– cricoidea 146, 197
– epiglottica 145
– meatus acustici 344
– thyroidea 145
– tracheales 198
Caruncula sublingualis 137
Cauda
– epididymidis 275
– equina 179
– nuclei caudati 323
– pancreatis 247
Caveolae, Muskulatur, glatte 36
Cavitas
– glenoidalis 64, 176
– infraglottica 148
– oris propria 131
– peritonealis 225
– pleuralis 202
– tympanica 118, 346
– uteri 266
Cavum
– dentis 136
– tympani 118, 346
CCD (Centrum-Collum-Diaphysenwinkel) 86
CD4-Lymphozyten 58
CD8-Lymphozyten 58
Cellulae
– ethmoidales 121, 128
– mastoideae 119, 346, 348
Cementum 135
Centrum-Collum-Diaphysenwinkel
(CCD) 86
Centrum tendineum 178
Cerebellum 291, 292, **305**
Cerumen 345
Cervix
– uteri 265
– vesicae 259
CFTR-Mangel, Mukoviszidose 20
chemische Synapsen 43
Chemotaxis, Granulozyten,
neutrophile 54
Chiasma
– opticum 156, 310, **327**
– plantare 100
Chlorid-Ionen, Magen 231
Choanae 115, **127**
Cholestase 247
chondrale Ossifikation 31

Chondroblasten 29
Chondroid 29
Chondrome 29
Chondrozyten 24, 29
Chopart-Gelenklinie 95
Chorda
– dorsalis 7
– obliqua 67
– tendineae 213, 214
– tympani 119, 158, 329, **346**
Chordafortsatz 7
Chordaplatte 7
choreatisch-athetotische Bewegungen
300
Chorion 4
– laeve 4
– villosum (frondosum) 4
Choriongonadotropin, humanes
(HCG)
Chorionplatte 4
Choroidea **340**
– Entwicklung 335
Chromosomensatz, haploider 1
Chylus 284
Circulus arteriosus cerebri (Willisii)
152, 332
Circumferentia articularis
– (Radius) 62
– (Ulna) 62, 67
Cisterna
– ambiens 331
– cerebellomedullaris 331
– chiasmatica 331
– chyli **284**
– interpeduncularis 331
Clara-Zellen 21, 205
Claudius-Zellen, Corti-Organ
351
Claustrum **324**
Clavicula 175
Clitoris **269**
Clivus 120
Cochlea **348**
Cocktailpartyphänomen 327
Colliculus(-i)
– inferiores 297, **298,** 326
– seminalis 260, 277
– superiores 297, **298,** 327
Collum 11, **141**
– anatomicum 60
– chirurgicum 60
– costae 172
– dentis 135
– femoris 86
– mandibulae 114
– radii 63
– scapulae 176
– tali 89
Colon
– ascendens 236, 240
– descendens 236, 240
– sigmoideum 236, 240
– transversum 236, 240
Columna(-ae)
– anales (Morgagni) 238

– renalis 255
– rugarum anterior/posterior
269
– vertebralis 161
Commissura
– alba 181
– anterior 311, 316, 325
– fornicis 325
– grisea 181
– habenularum 311, 326
– posterior 311, 326
Concha nasalis 127
– inferior 110, **115**
– media 120
– superior 120
Condylus
– humeri **61**
– lateralis
– – (Femur) 86
– – (Tibia) 88
– medialis
– – (Femur) 86
– – (Tibia) 88
Confluens sinuum 334
Conjugata vera 191
Conus
– arteriosus 214
– medullaris 179
Cor **210**
– bovinum 210
Corium 353
Cornea 336, **338**
– Entwicklung 336
Cornu
– anterius
– – (Medulla spinalis) 181
– – (Ventriculus lateralis) 330
– inferius
– – (Cartilago thyroidea) 145
– – (Ventriculus lateralis) 330
– laterale (Medulla spinalis) 181
– majus 115
– minus 115
– posterius
– – (Medulla spinalis) 181
– – (Ventriculus lateralis) 330
– sacralia 165
– superius (Cartilago thyroidea)
145
Corona
– ciliaris (Corpus ciliare) 339
– dentis 135
– glandis 278
– mortis 188
– radiata 262
Corpus(-ora) 11
– adiposum orbitae 337
– albicans 264
– amygdaloideum 321, **322**
– callosum 316, 325
– cavernosum penis 278, 279
– ciliare **339**
– costae 173
– epididymidis 275
– gastricum 228

Index

– geniculatum laterale (CGL) 156, 312, 327
– geniculatum mediale (CGM) 298, 312, 326
– humeri 60
– incudis 347
– linguae 134
– luteum 264
– luteum graviditatis 5, 264, 268
– mamillare 321
– mandibulae **113**
– maxillae 112
– nuclei caudati 323
– ossis hyoidei 115
– ossis metacarpi 63
– ossis sphenoidalis 116
– pancreatis 247
– penis 278
– pineale 24, 315
– rubrum (haemorrhagicum) 263
– spongiosum penis 279
– sterni 173, 174
– striatum **323**
– tali 89
– trapezoideum 326
– unguis 358
– uteri 265
– vertebrae 162
– vesicae 259
Corpus-luteum-Zellen 24
Corpusculum renale **255**
Cortex
– cerebri 181
– glandulae suprarenalis 252
– ovarii 261
– pili 358
– renalis 255
Corti-Organ 326, **350**
– Haarzellen 350, 351
Costae fluctuantes, spuriae bzw. verae 172
Cowper-Drüsen 277
Cranium 110
Crista(-ae)
– ampullaris 352
– capitis costae 172
– colli costae 173
– conchalis 112, 115
– galli 120
– iliaca 189, 190
– infratemporalis ossis sphenoidalis 117
– intertrochanterica (Femur) 86
– lacrimalis anterior 113
– lacrimalis posterior 111
– nasalis 113, 115
– obturatoria 189
– occipitalis externa 120
– orbitalis ossis sphenoidalis 117
– palatina 115
– pubica 189
– sacralis lateralis, medialis bzw. mediana 165
– tuberculi majoris/minoris 60
Crossing over (Meiose) 2

Crus(-ra)
– ossea ampullaria (Canales semicirculares) 351
– anterius
– – (Capsula interna) 325
– – (Stapes) 347
– breve (Incus) 347
– cerebri 297
– dextrum
– – (Fasciculus atrioventricularis) 217
– – (Pars lumbalis diaphragmatis) 178
– laterale/mediale (Lig. inguinale) 185
– longum (Incus) 347
– osseum commune (Canales semicirculares) 351
– osseum simplex (Canales semicirculares) 351
– penis 278
– posterius
– – (Capsula interna) 325
– – (Stapes) 347
– sinistrum
– – (Fasciculus atrioventricularis) 217
– – (Pars lumbalis diaphragmatis) 178
Crusta 18, 257
Culmen 305
Cumulus oophorus 262
Curvatura
– infrapubica 260
– major 228, **229**
– minor **229**
– prepubica 260
Cuspis
– anterior, posterior bzw. septalis (Valva atrioventricularis dextra) 213
Cutis 353

D

Darm-assoziiertes lymphatisches System (DALT) 234
Darmbeinschaufeln, Geschlechtsunterschiede 192
Darmflora 225
Darmschlingen, eingeklemmte, Hernien 187
Daumengelenke 69
Daumenmuskeln
– Funktionen 78
– kurze 78
– lange 77
Decidua basalis, capsularis bzw. parietalis 4
Deckepithel 17
Deckplatte, Wirbelkörper 162
Deckzellen
– Pneumozyten Typ 1 205
– Übergangsepithel 19
Decussatio lemnisci 304
Degeneration 13
Dehnungsreflex, Muskelspindeln 35
Dendriten 43
Dens(-tes)
– axis 163

– caninus 112, 136
– incisivi, molares bzw. premolares 136
Dentinum 135
Depotfett 28
– Subcutis 354
Depressorzentrum 302
Dermatomyotome 9
Dermis 353, **354**
Descemet-Membran 338
Descensus testis 271
desmale Ossifikation 31
Desmin 35
Desmosomen 16
Desquamationsphase, Menstruationszyklus 267
Dezidua 4
Diabetes insipidus 314
Diabetes mellitus 249
Diameter obliqua/transversa 191
Diaphragma 177
– arterielle Versorgung 178
– Durchtrittsstellen 178
– oris 132
– pelvis 193
– sellae 330
– urogenitale 193, 194
Diaphyse, Knochen 37
Diarthrosen 38
Diastole 210
dichotome Teilung, Lungenknospen 199
dichtes Bindegewebe 27
Dickdarm **236**
Dickenwachstum
– Knochen 32
– Ossifikation, chondrale 32
Diencephalon 291, **310**
– innere Gliederung 312
– Makroskopie 310
Differenzialblutbild, Linksverschiebung 54
Differenzierung
– Ektoderm 8, 9
– Entoderm 9
– Mesoderm 9
– Neuralleiste 8
Diffusion, erleichterte, Plazenta 5
digitale Untersuchung, rektale 277
Digitus(-i)
– manus 64
– pedis 90
Diktyotän 261
diphyodontes Gebiss 137
Discus(-i)
– articularis
– – (Art. acromioclavicularis) 177
– – (Art. sternoclavicularis) 177
– – (Art. temporomandibularis) 125
– intercalares (Glanzstreifen) 37, 215
– interpubicus 189
– intervertebrales 161, 165
Diskusprolaps 165
Dissé-Raum 245
Döderlein-Bakterien, Vagina 269

Dopamin 44
Dopamin-Antagonisten, Parkinson-Syndrom 302
dopaminerge Zellgruppen, Formatio reticularis 302
Dorsalextension, Sprunggelenke 101
Dorsalflexion, Handgelenk 76
Dorsum
– linguae 134, 135
– sellae 117
Dottergang 9
Dottersack 6
Dottersackkreislauf 8
Douglas-Punktion, transvaginale 270
Douglas-Raum (Excavatio rectouterina) 226
Drehbeschleunigungen, Kopf 352
Drehgleiten, Kiefergelenk 126
Dreiecksbein 63
Drosselvenen 52, 153
– Nebenniere 253
Druckempfinden/-empfindung 288, 289
Drüsen
– Anatomie 20
– Aufbau 23
– einfach tubulös 23
– einfach verzweigt azinöse/tubulöse 23
– endoepitheliale 21
– endokrine 21, 23
– exoepitheliale 22
– exokrine 20, 21
– gemischte 22
– gewunden tubulöse 23
– Haut 356
– muköse 22, 137
– seröse 22, 137
– seromuköse 23
– vielfach verzweigt azinöse, gemischt tubuloazinöse bzw. tubulöse 23
Drüsenendstücke 22
Drüsenepithel 17, 20
Drüsenkörper 22
Drüsenzellen, endoepitheliale, mehrzellige 22
Drumstick, Granulozyten 54
Ductuli efferentes 272, 275
Ductus(-us)
– arteriosus 49
– choledochus 233, 246, 247
– – Entwicklung 241
– cochlearis 350
– cysticus 246, 247
– deferens 270, 275
– – Makroskopie 275
– – Stereozilien 276
– ejaculatorius 276, 277
– endolymphaticus 352
– epididymidis 270, 275
– excretorii
– – Drüsen, exoepitheliale 22
– – Vesicula seminalis 276
– hepaticus 246

– hepaticus communis 246, 247
– interlobulares biliferi 245, 246
– lactiferi 357
– lymphaticus dexter 221
– nasolacrimalis 111, 343
– omphaloentericus (vitellinus) 9, 227, 233
– pancreaticus accessorius 233, 248
– pancreaticus major 248
– papillares (Ren) 256
– reuniens 350
– semicirculares 352
– sublinguales minores 137
– sublingualis major 137
– submandibularis 138
– thoracicus 221, 284
– utriculosaccularis 352
– venosus (Arantii) 49, 242
– vitellinus (omphaloentericus) 9, 227, 233
Dünndarm 232
Duftdrüsen 357
Duodenum 232
– Entwicklung 227
– Gliederung 233
– Histologie 234
– Peritoneallage 240
Dura mater
– cranialis 329
– spinalis 179
Durchblutungsstörungen 332
Durchdringungszone, Plazenta 4
D-Zellen
– Dünndarm 234
– Magen 231
– Pankreas 248

E

Ebenen, Körper 12
von-Ebner-Halbmonde, Drüsen, exoepitheliale 23
Eckzähne 136
Edinger-Westphal-Kern (Ncl. accessorius n. oculomotorii) 299, 315, 327
Efferenzen, somatomotorische bzw. viszeromotorische 48
Ehlers-Danlos-Syndrom 27
Eierstock 260
Eigelenk 39
Eigenreflexe 290
Eileiter 260, 264
Einbettung, Histologie 14
einschichtiges Epithel 18, 19
Ejakulation 280
ekkrine Sekretion 23, 356
Ektoderm 6
– Augenentwicklung 336
– Dermis 353
– Differenzierung 8, 9
– Plakoden 9
Elastika-Färbung 15
elastische Fasern 26
elastischer Knorpel 30

elastischer Typ, Arterien 51
elastisches Bindegewebe 27
elektrische Synapsen 43
Ellbogengelenk 66
– Extension 74
– Flexion 74
– Muskeln 73, 74
Elle 62
Ellipsoidgelenk 39
Embryoblast 2
embryonales Bindegewebe 26
Embryonalperiode 8
Eminentia
– arcuata 119
– carpi radialis/ulnaris 63
– iliopubica 189
– intercondylaris 88
– medialis 292
– mediana 311
– pyramidalis 346
Enamelum 135
enchondrale Ossifikation 32
endoepitheliale Drüsen 21
Endokard 215
Endokarditis 214
endokrine Drüsen 21, 23
endokrine Funktion, Plazenta 5
endokrine Zellgruppen 24
Endolymphe 350, 352
Endometrium 267
Endomysium 40
Endoneurium 46
endoplasmatisches Retikulum, raues (rER) 24
Endorphine 44
Endost 33
Endothel 17
– Nierenkörperchen 255
Engstellen
– Harnröhre 260
– Ureter 258
Enkephaline 44
enteroendokrine Zellen, Magen 231
enterohepatischer Kreislauf 241
Enterozyten, Dünndarm 234
Entgiftung, Leber 240
Entoderm 6
– Differenzierung 9
Enzymhistochemie 15
eosinophile Granulozyten 54
Ependym 331
Ependymzellen 45
Epiblast 6
Epicondylus lateralis/medialis
– (Femur) 86
– (Humerus) 61
Epidermis 17, 353, 354
Epididymis 270, 275
Epiduralblutung 329
Epiduralraum (Spatium epidurale) 179
Epiglottis 140
Epikard 211
epikritische Sensibilität 48, 294
Epimer, Myotome 9

Epimysium 40
Epineurium 46
Epipharyngealplakoden 9
Epipharynx 138
Epiphyse 310, 315
– Knochen 37, 38
Epiphysis anularis 162
Epithalamus **310**, 315
Epithel(gewebe) 15, 17
– einschichtiges 18, 19
– hochprismatisches 19
– isoprismatisches (kubisches) 19
– mehrreihiges/mehrschichtiges 18, 19
– plattes 19
– unverhorntes 20
– verhorntes 19
EPSP (exzitatorisches postsynaptisches Potenzial) 43
Erbrechen, zentrales 301
Erbsenbein 63
Erektion, Penis 280
ergotrope Wirkung, Sympathikus 47
Eröffnungszone, Ossifikation, enchondrale 32
Erregungsleitungssystem, Herz 216
Erythroblast
– basophiler 56
– polychromatischer 56
Erythropoese 56
Erythropoetin 253
Erythrozyten 53
– Abbau, Milz 249
– Lebensdauer 53
Eustachi-Röhre 348
Excavatio
– rectouterina (Douglas-Raum) 226
– rectovesicalis 225
– vesicouterina 226
exoepitheliale Drüsen 22
exokrine Drüsen 20, 21
Exozytose 23
Exspiration
– Atemmuskeln 175
– Bauch-/Brustatmung 207
Exspirationszentrum 301
Extension 12
– Ellbogengelenk 74
– Hüftgelenk 97
– Kniegelenk 99
Extensorenloge, Oberarm 73
exterozeptive Sensibilität 48
extraembryonales Mesenchym 6
extraembryonales Mesoderm 4
extraembryonales Zölom 6
extraperitoneale Organe 226
extrapyramidale Bahnen **289**, **290**
Extrauteringravidität 3
extrazelluläre Matrix 24
– ungeformte 26
Extremität(en) 11
– obere 60
– – Arterien 78
– – Bänder 64
– – Gefäße 78

– – Gelenke 64
– – Hautinnervation 83
– – Knochen 60
– – Lymphgefäße 80
– – Lymphknoten 80
– – Muskeln 70
– – Nerven 78, 80
– – Venen 80
– untere 85
– – Arterien 103
– – Bänder 90
– – Gefäße 103
– – Gelenke 90
– – Knochen 85
– – Lymphgefäße 105
– – Muskeln 95
– – Nerven 103, 105
– – Venen 104
Extremitas
– acromialis (Clavicula) 176
– anterior (Splen) 250
– posterior (Splen) 250
– sternalis (Clavicula) 175
– tubaria (Ovarium) 261
– uterina (Ovarium) 261
exzitatorisches postsynaptisches Potenzial (EPSP) 43

F

Facies
– anterior
– – (Maxilla) 112
– – (Pars petrosa ossis temporalis) 118, 119
– – (Radius) 63
– – (Ulna) 62
– articulares calcanea anterior, media und posterior (Talus) 89, 94
– articulares talares anterior, media und posterior (Calcaneus) 89
– articularis acromialis 177
– articularis arytenoidea 146
– articularis carpalis 62, 63
– articularis clavicularis 177
– articularis cricoidea 145
– articularis fibularis tibiae 88
– articularis inferior
– – (Atlas) 163
– – (Tibia) 88
– articularis malleoli 89
– articularis patellae 87
– articularis navicularis 94
– articularis sternalis 177
– articularis superior
– – (Atlas) 163
– – (Axis) 163
– – (Talus) 89
– – (Tibia) 88
– articularis thyroidea 146
– articularis tuberculi costae 173
– auricularis
– – (Os ilium) 189
– – (Os sacrum) 165

– cerebralis (Ala major ossis sphenoidalis) 117
– colica (Splen) 250
– costalis
– – (Pulmo) 199
– – (Scapula) 176
– diaphragmatica
– – (Cor) 211
– – (Hepar) 242
– – (Pulmo) 199
– – (Splen) 250
– dorsalis
– – (Scapula) 176
– – (Tibia) 88
– externa (Os parietale) 121
– gastrica
– – (Splen) 250
– glutea 189
– inferior (Pars petrosa ossis temporalis) **118**
– infratemporalis (Maxilla) 112
– interna (Os parietale) 121
– lateralis
– – (Os zygomaticum) 111
– – (Radius) 63
– – (Tibia) 88
– lunata 90, 189
– malleolaris medialis /lateralis 89
– maxillaris
– – (Ala major ossis sphenoidalis) 117
– – (Os palatinum) 115
– medialis (Tibia) 88
– mediastinalis (Pulmo) 199
– nasalis
– – (Maxilla) 112
– – (Os palatinum) 115
– orbitalis
– – (Ala major ossis sphenoidalis) 117
– – (Maxilla) 111, 112
– – (Os zygomaticum) 111
– poplitea 86
– posterior
– – (Pars petrosa ossis temporalis) 118, 119
– – (Radius) 63
– – (Ulna) 62
– pulmonalis (Cor) 211
– renalis (Splen) 250
– sternocostalis (Cor) 211
– symphysialis 189
– temporalis
– – (Ala major ossis sphenoidalis) 117
– – (Os zygomaticum) 111
– visceralis
– – (Hepar) 242
– – (Splen) 250
Färbemethoden 14, 15
Fallhand, Radialislähmung 81, 83
Falx
– cerebelli 329
– cerebri 329
Farbsehen 340

Farbstoffe, basische/saure 15
Fascia
– abdominalis superficialis 182, 271
– axillaris 175
– cervicalis. 151
– clavipectoralis 175
– clitoridis 269
– cremasterica 271
– endothoracica 204
– iliopsoas 183, 254
– parotidea 138
– pectoralis 175, 182
– pelvis (parietalis/visceralis) 195
– phrenicopleuralis 204
– prerenalis 254
– retrorenalis 254
– spermatica externa/interna 271
– thoracolumbalis 170
– thyroidea 144
– transversalis 183, 271
Fasciculus(-i)
– atrioventricularis (His-Bündel) 216
– cuneatus 288
– gracilis 288
– lateralis (Plexus brachialis) 81
– longitudinales (Lig. cruciforme atlantis) 166
– longitudinalis medialis **304**, 326
– longitudinalis posterior/dorsalis (Schütz) **304**
– medialis (Plexus brachialis) 81
– (Medulla spinalis) 287
– posterior (Plexus brachialis) 81
– ZNS 181
Faserknorpel 30
Faszien
– Becken 195
– Hals 151
– Kopf 151
– Muskeln 42
Faszikel, Nervenfasern 46
Fauces 135
Fazialisknie, äußeres 158
Fazialislähmung, periphere/zentrale 303
Felderhaut 353
Femur 85
– Antetorsionswinkel 87
– Muskellogen 95
Fenestra
– cochleae 346, 348
– vestibuli 346, 348
Ferse 89
Fertilität des Mannes 280
Fettgewebe 28
– braunes 29
– Wasserspeicherung 28
– weißes 28
Fettleber, Leberzirrhose 245
Fettzellen
– plurivakuoläre 29
– univakuoläre 28
Fibra(-ae)
– cerebellorubrales 300
– corticonucleares 325

– corticopontinae 325
– corticoreticulares 325
– corticorubrales 300, 325
– corticospinales 325
– corticothalamicae 325
– intercrurales (Lig. inguinale) 185
– nigrostriatales 300
– occipitopontinae 325
– zonulares 336
fibrilläre Astrozyten 45
Fibroblasten 24
Fibronektin 55
Fibrozyten 24
Fibula **88**
Fibulaköpfchen, Frakturen 109
Filament-Gleit-Konzept, Muskulatur, quergestreifte 35
Filum(-a)
– olfactoria 155, 328
– terminale 179
Fimbriae tubae uterinae 264
Finger, Muskeln 76
Fingerabdruck, Leistenhaut 353
Finger(grund)gelenke 68
Fingermuskeln
– Funktionen 77
– kurze 76
– lange 76
Fissura
– horizontalis (Pulmo dexter) 200
– ligamenti teretis 242
– mediana anterior 179
– obliqua
– – (Pulmo dexter) 200
– – (Pulmo sinister) 201
– orbitalis inferior 112, 117
– orbitalis superior 125
– petrosquamosa 118
– petrotympanica (Glaser-Spalte) 119
– pterygomaxillaris (Maxilla) 112
Fixierung, Histologie 14
Flächenkrümmung, Rippen 172
Fleckdesmosomen 16
Flexion 11
– Ellbogengelenk 74
– Kniegelenk 99
Flexorenloge, Oberarm 73
Flexura
– anorectalis 238
– coli dextra/sinistra 236
– duodeni inferior 233
– duodeni superior 232
– duodenojejunalis 233
– sacralis 238
Flocculus 305
Flügelgaumengrube 117, 123
Folium cerebelli 305
Folliculus(-i)
– lymphoidei solitarii 237
– pili 357
Follikel, Schilddrüse 144
Follikelatresie 262
Follikelepithelzellen 24

Follikelstimulierendes Hormon (FSH) 315
– Menstruationszyklus 267
Follikelzellen 144
Fonticulus anterior/posterior 122
Foramen(-ina)
– alveolaria 112
– apicis dentis 136
– caecum 125
– epiploicum 244
– ethmoidale anterius/posterius 116, 125
– frontale 116
– incisivum 113, 132
– infraorbitale 112
– infrapiriforme 196
– interventricularia 310, 330
– intervertebrale 162
– ischiadicum majus 191, 196
– ischiadicum minus 191
– jugulare 118, 125
– lacerum 121, 125
– magnum 125, **152**
– mandibulae 114
– mastoideum 119, 125
– mentale 113
– obturatum 189, 192
– omentale 244
– ovale 49, 125
– palatina minora 132
– palatinum majus 115, 132
– rotundum 125, 157
– sacralia anteriora/posteriora 165
– Schädelbasis 125
– spinosum 125
– stylomastoideum 118
– supraorbitale 116
– suprapiriforme 196
– transversarium(-a)
– – (Atlas) 163
– – (Vertebrae cervicales) 152, 164
– venae cavae 178
– venosum 125
– vertebrale 162
– zygomaticofaciale 111
– zygomaticoorbitale 111
– zygomaticotemporale 111
Forceps major/minor 325
Formatio reticularis 289, 298, **300**
– Atemzentrum 301
– Brechzentrum 301
– dopaminerge Zellgruppen 302
– mesencephale. rostrale 299
– Miktionszentrum, pontines 302
– monoaminerges System 302
– motorisches Zentrum 302
– noradrenerge Zellgruppen 302
– paramediane pontine 299
– periaquäduktales Grau 302
– serotoninerge Zellgruppen 303
– Weckzentrum 301
Fornix 311, 317
– pharyngis 138
– vaginae 269
– vestibuli 132

Fossa
- acetabuli 189
- canina 112
- coronoidea 61
- cranii anterior 123
- cranii media 123
- cranii posterior 123
- digastrica (Mandibula) 114
- glandulae lacrimalis 343
- hypophysialis 116
- iliaca 189
- infraspinata 176
- infratemporalis 123, 124
- inguinalis lateralis/medialis 186
- intercondylaris (Femur) 86
- interpeduncularis 156
- ischioanalis 195
- jugularis 118
- mandibularis 118
- olecrani 61
- pterygopalatina 117, 123, 124
- radialis 61
- retromandibularis 123, 124
- sacci lacrimalis 111, 343
- scaphoidea 117
- subarcuata 119
- supraspinata 176
- supravesicalis 186
- temporalis 123, 124
- trochanterica 86
Fossula petrosa 118
Fovea(-ae)
- articularis capitis radii 62, 66
- capitis femoris 86
- centralis 336, 341
- costales superiores et inferiores 164
- costalis processus transversi 164
- oblonga 146
- pterygoidea 114
- sublingualis 114
- submandibularis 114
- triangularis 146
Foveola(-ae)
- gastricae 231
- granulares 121
Frakturen 33
- Fibulaköpfchen 109
- Schenkelhals 91
Frakturhämatom 33
Freiheitsgrade, Gelenke 39
Fremdreflexe 290
Frenulum
- clitoridis 270
- linguae 134, 135
- preputii 278
Fresszellen 56
Frontalebene 12
frontales Augenfeld 319
frontales Blasenzentrum 319
frontales Blickzentrum 319
Frontallappen **318**
Fruchtbarkeit s. Fertilität 280
FSH (Follikelstimulierendes Hormon)
315
- Menstruationszyklus 267

Fundus
- Magen 232
- meatus acustici interni 348
- uteri 266
- vesicae 259
Funiculus
- posterior 288
- spermaticus 186, 271, 276
Furchung 2
Fuß 89
- Binnengelenke und -bänder 95
- Knochen 89
- Muskeln 102
- Pronation 94
- Quergewölbe 95
- Supination 94
Fußwurzel 89

G

GABA (γ-Aminobuttersäure) 44
Gänsefuß 98
Galea aponeurotica 130
Gallenblase 240, **247**
- Entwicklung 241
Gallengänge/-wege 246
- intrahepatische 245
- Gallenkolik 247
gallertartiges Bindegewebe 26
Gallertkern, Bandscheibe 165
GALT (gut-associated lymphatic
tissue) 235
Gameten 1
Ganglien
- Kopf 159
- prävertebrale 285
- Sympathikus 47
Ganglienzellen/-zellschicht, Retina
327, 341
Ganglion(-ia)
- aorticorenalia 285
- cervicothoracicum (stellatum) 209
- ciliare 159, 160
- coeliacum dextrum et sinistrum 285
- geniculi 158
- impar 47
- inferius
- - (N. glossopharyngeus) 158, 329
- - (N. vagus) 329
- mesentericum inferius/superius
285
- oticum 159, 160
- pelvicum 285
- pterygopalatinum 159, 160, 343
- spirale 294, 326, 351
- stellatum 47, 209
- submandibulare 159, 160
- superius (N. glossopharyngeus) 158
- trigeminale (Ganglion Gasseri). 156
gap junction 16
Gase, lösliche, Neurotransmitter 44
Gaster **228**
Gastrulation 7
Gaumen, knöcherner/weicher 132

Gaumenbein 114
Gaumenbögen 135
Gaumenmandeln 135
Gaumensegel 132
- Muskeln 133
Gebärmutter 261, **265**
Gebiss 136
- bleibendes, Durchbruchzeiten 137
- diphyodontes 137
Gefäßarkaden
- Kolon 237
- Mesenterium 235, 281
Gefäße
- Bauchwand 187
- Becken 195
- Extremität
- - obere 78
- - untere 103
Gefäßpol, Nephron 255
geflechtartiges Bindegewebe 27
Geflechtknochen 32
Gehirn, Gliederung 291
Gehörgang
- äußerer 345
- innerer 348
Gehörknöchelchen 347
Geißelbildung, Spermium 274
gelber Fleck 341
Gelenke
- dreiachsige 39
- ebene 39
- einachsige 39
- Extremität
- - obere 64
- - untere 90
- Formen 39
- Freiheitsgrade 39
- Neutral-Null-Methode 39
- zweiachsige 39
Gelenkhöhle 38
Gelenkkapsel 38
Gelenkknorpel 38
Gelenkrezeptoren 288
Gelenkspalt 38
Generallamellen, äußere/innere 33
Genu
- capsulae internae 325
- corporis callosi 325
- gastrici 229
- valgum 93
- varum 93
Geschlechtsdimorphismus 14
Geschlechtsorgane
- männliche 270
- - äußere 278
- weibliche 260
- - äußere 269
Geschmacksbahn(e 305, **329**
Geschmacksknospen 134, 329
Geschmacksqualität 329
Gesichtsfeldausfall 327
Gestalt 11
Gewebe 11, 15
Gewebshormone 23
Giftung, Leber 240

Gingiva 132
Ginglymus 39
Glabella 116
Glandula(-ae)
– ceruminosae 345
– cervicales 267
– ciliares 342
– duodenales 233, **234**
– gastricae 232
– lacrimalis 116, 343
– lingualis anterior 135
– mammariae 356, 357
– oesophageae 208
– parathyroideae 144
– parotidea 138
– sebaceae 342, 356, **357**
– sublingualis 137
– submandibularis 138
– sudoriferae apocrinae 356, **357**
– sudoriferae eccrinae 356
– suprarenales 252
– tarsales 342
– thyroidea 144
– tracheales 198
– uterinae 267
– vesiculosa 270
– vestibulares majores/minores 269
Glans
– clitoridis 269
– penis 278
Glanzstreifen, Herzmuskulatur 37, 215
Glasersche Spalte (Fissura petrotympanica) 119
Glashaut, Haar 358
Glaskörper 336
Glaskörperraum 336
glatte Muskulatur 35
Gliazellen 44, 45
Gliedmaßen 11
Glisson-Kapsel 242
Glisson-Trias 244
Globus pallidus **315**
Glomerulus 255
Glottis 148
Glukagon 241, 248
Glukokortikoide 252
Glutamat 44
Glycin 44
– Kollagenfibrillen 25
Glykoproteine, Chondroid 30
Glykosaminoglykane, Osteoid 30
GnRH (Gonadotropin-Releasing-Hormon, Gonadoliberin) 267
Golgi-Färbung 15
Gomphosen 40
Gonadoliberin s. GnRH
Gonadotropine/gonadotrope Hormone 267
– Menstruationszyklus 267
Goormaghtigh-Zellen 257
Graaf-Follikel 262, **263**
granulärer Kortex 322
Granulomer, Thrombozyten 55
Granulopoese 56

Granulosa(lutein)zellen 264
– Progesteron 262
Granulozyten 54
– basophile, eosinophile bzw. neutrophile 54
– Drumstick 54
graue Substanz, Rückenmark 181, 286
Grenzschicht
– äußere, Retina 340
– innere, Retina 341
Grenzstrang (Sympathikus) 47, 285
Grenzstrangganglien 285
Großhirn(hemisphären) 291, 316
– Arterien 332
– Assoziationsfasern 325
– Bahnen 325
– funktionelle Gliederung 317
– Kommissuren 316
– Kommissurenfasern 325
– Makroskopie 316
– Mantelkante 316
– Projektionsfasern 325
– Sinus 334
– Venen 333
– Zisternen 331
Großhirnrinde
– Brodmann-Gliederung 317
– Histologie 321
– primär somatomotorische 318
– primär somatosensible 319
– sekundär somatosensible 320
– sensorische 289
Großhirnsichel 329
Grundplatte, Wirbelkörper 162
Grundsubstanz
– Knochen 30
– Knorpel 29
Gubernaculum testis 271
Gürteldesmosomen 16
gut-associated lymphatic tissue (GALT) 235
Gyrus(-i)
– angularis 320
– cerebri 316
– cinguli 317, 319, 321, 323
– frontalis inferior 319
– frontalis medialis 319
– parahippocampalis 317, 321, 323
– postcentralis 319, 320, 329
– precentralis 318
– temporales transversi (Heschl-Querwindungen) 320
G-Zellen, Magen 231

H

Haare **357**
Haarbulbus, -follikel bzw. -papille 357
Haarschaft 357, **358**
Haarwurzel 357
Haarzellen
– Corti-Organ 326, 350, 351
– innere 351
Habenula 310

Hackenfuß 108
Hämatopoese 55
Hämatoxylin-Eosin-Färbung 15
Hämoglobin 53
hämotrophe Phase 4
Haftkomplexe 17
Haftplatten 16
Haftproteine 16
Haftstiel, Plazenta 6
Hakenbein 63
Halbseitenläsion 290
Hallux 90
Hals 11, 141
– Arterien 151
– endokrine Drüsen 144
– Faszien 151
– Lymphgefäße 154
– Muskeln 142
– Nerven 154
– Oberflächeneinteilung 142
– Spermium 274
– Venen 153
Halsregionen 142
Halswirbel 161, **164**
Haltemuskeln 41
Hammer 345, **347**
Hamulus pterygoideus 117
Hand 60, **63**
– Binnengelenke 68
Handgelenk 67
– distales 67, 68
– Dorsalflexion 76
– Muskeln 75, 76
– Palmarflexion 76
– proximales 67
– Radialabduktion 76
– Ulnarabduktion 76
Handwurzel **63**
Handwurzelknochen 63
Handwurzel-Mittelhandgelenk 68
Harnblase 253, **258**
– Fassungsvermögen 259
– Parasympathikus/Sympathikus 259
– Plexus, intrinsischer/extrinsischer 259
Harnleiter 253, **257**
– Histologie 258
Harnorgane 253
Harnpol, Nierenkörperchen 255
Harnröhre 253, 259, **260**
Hasner-Falte 343
Hassall-Körperchen 209
H-Streifen, Muskulatur, quergestreifte 35
Haube 292
Haubenbahn, zentrale 305
Hauptzellen, Magen 231
Haustren, Kolon 236
Haut 17, 353
– Arterien 355
– Drüsen 356
– Histologie 353
– Lymphgefäße 355
– Nerven 355

– Rezeptoren 355
– Venen 355
Hautanhangsgebilde 353, **356**
Hautinnervation, Extremität, obere
  83
Havers-Kanal, Lamellenknochen 32
HCG (humanes
  Choriongonadotropin) 268
– Plazenta 5
– Schwangerschaftstest 6
Helicotrema 350
Hemianopsie, homonyme, Thalamus-
  syndrom 313
Hemidesmosomen 16
Hemiparese, Thalamussyndrom 313
Henle-Schleife 256
Hensen-Zellen, Corti-Organ 351
Hepar 240
hepatoliale Phase, Blutbildung 55
Hepatozyten 244, 245
Hering-Kanälchen 245
Hernien, direkte/indirekte (mediale/la-
  terale) 186
– Darmschlingen, eingeklemmte
  187
Herz **210,** 212
– a.p.-Röntgenaufnahme 212
– Arterien 215
– benachbarte Strukturen 211
– Erregungsleitungssystem 216
– Histologie 215
– Lymphgefäße 216
– Makroskopie 210
– Nerven 216
– Parasympathikus/Sympathikus
  216
– Venen 216
Herzbasis 210
Herzbeutel 212
Herzgewicht 210
Herzgrenzen, physiologische 211
Herzklappen, Projektions- und Auskul-
  tationsstellen 214
Herzmuskulatur 37
– Glanzstreifen 215
Herzohr 211
Herzskelett 212
Herzspitze 211
Heschl-Querwindungen (Gyri tempora-
  les transversi) 320, 326
Hiatus
– aorticus 178, 217, 280, 284
– canalis n. petrosi majoris/minoris
  119, 125
– maxillaris 112
– oesophageus 207, 208
– sacralis 165
– semilunaris 120, 128
– tendineus 98
Hilum
– pulmonis 200
– splenicum 250
Hinterdarm 9
Hinterhauptsbein 119
Hinterhauptslappen 316

Hinterhorn 289
– Kerngebiete 287
– Neurone 287
– Rückenmark 181, 287
– Seitenventrikel 330
Hinterstrangbahnen
– Rückenmark 288
– somatotopische Gliederung 288
Hippocampus 321, **323**
Hippocampusläsion,
  Langzeitgedächtnis 323
Hirnhaut/-häute, harte/weiche 329
Hirnnervenkerne 292, **293**
– Lage 296
Hirnstamm 289, 291, 293, 297
– Bahnen 303
His-Bündel (Fasciculus atrioventricula-
  ris) 216
Histochemie 15
Histologie 11, 14
– azidophile/basophile Strukturen 15
– Einbettung, Färbung, Fixierung 14
– Schneiden 14
histologische Methoden 14
hochprismatisches Epithel 19
Hoden 270
– Embryologie 271
– Histologie 272
– Makroskopie 271
Hörbahn 298, 305, 312, **326**
Hörorgan 344
– häutige Strukturen 350
– knöcherne Strukturen 348
– Vorhof 350
Hörrinde, primäre 298, 320
Hörvorgang 351
holokrine Sekretion 23, 357
Horizontalzellen, Retina 327
Hormone
– Adenohypophyse 315
– gonadotrope 267
Hornhautendothelschicht, innere 336
Hornhautepithel, Cornea 338
Howship-Lakunen 31
Hüftbein 189
Hüftgelenk **90**
– Abduktion 97
– Anteversion 97
– Außenrotation 97
– Bänder 91
– Extension 97
– Innenrotation 97
– Luxation 91, 95
– Muskeln 95
– Retroversion 97
Hülsenkapillaren, Milz 251
humanes Choriongonadotropin s.HCG
Humeroradialgelenk 67
Humerus 60
hyaliner Knorpel 30
Hyalomer, Thrombozyten 55
Hydrocephalus 331
Hydroxylapatit-Kristalle, Osteoid 30
Hydroxylysin 25
Hydroxyprolin 25

Hymen 269
Hymenalatresie 269
Hyperkeratose, Akne 357
Hyperkinesien, Ballismus 324
Hyperplasie 13
Hypertrophie 13
Hypoblast 6
Hypomer, Myotome 9
Hypomochlion 42
Hyponychium 358
Hypopharynx 140
Hypophyse 24, 116
Hypophysenhinterlappen (HHL) 311,
  314
Hypophysenstiel 311
Hypophysenvorderlappen (HVL) 311,
  314
Hypothalamus **310, 313**
Hypothalamus-Hypophysen-System
  314
Hypothalamuskerne 313
– hintere 314
– mittlere 313
– vordere 313

I

I-Bande, Muskulatur, quergestreifte
  35
IgA, IgD, IgE, IgM 58
IgG 58
– Plazentaschranke 5
Ileum **233**
– Histologie 234
– Peritoneallage 240
Immersionsfixierung 14
Immunglobuline (Ig) 58
Immunisierung, aktive/passive 59
Immunkomplextyp, Allergien 59
Immunsystem 56
Impfungen 59
Implantation 1, 2, 3
– Blastozyste 3
– extrauterine 3
– tubare 3
Impressio(-nes)
– cardiaca (Pulmo sinister) 202
– colica (Hepar) 243
– duodenalis (Hepar) 243
– gastrica (Hepar) 243
– oesophagea (Hepar) 243
– renalis (Hepar) 243
– suprarenalis (Hepar) 243
– trigeminalis 119
In-situ-Hybridisierung 15
Incisura(-ae)
– acetabuli 90, 189
– angularis (Gaster) 229
– apicis cordis 211
– cardiaca (Pulmo sinister) 202
– clavicularis 173, 177
– costalis prima/secunda 174
– ethmoidalis 116
– fibularis 88

- interarytenoidea 140
- ischiadica major/minor 189
- jugularis 174
- mastoidea 119
- nasalis (Maxilla) 112
- pancreatis 247
- radialis 62
- scapulae 176
- sphenopalatina 115
- thyroidea superior 145
- trochlearis 66
- ulnaris 63, 67
- vertebralis inferior/superior 162
Incus 110, **347**
infrahyale Muskulatur 115, 142, **143**
Infundibulum 311
- ethmoidale 120
inhibitorisches postsynaptisches Potenzial (IPSP) 43
Inkrete 21
Innenmuskeln, Kehlkopf 149, 150
Innenohr 118, **348**
- häutiges 350
Innenrotation
- Hüftgelenk 97
- Kniegelenk 99
- Schultergelenk 72
Innenstreifen, Nierenmark 256
Innenzone, Nierenmark 256
Insel 322
Insellappen 316
Inselorgan, Pankreas 240, 248
Inselrinde 321
Insemination 1
Inspiration
- Atemmuskeln 175
- Bauchatmung 207
- Brustatmung 206
Inspirationszentrum 301
Insula 322, 329
Insulin 241, 248
- Lipogenese/Lipolyse 29
Insulinmangel, Diabetes Typ 1 249
Insulinresistenz, Diabetes Typ 2 249
Integrine 16
Intentionstremor 300
Interferone (IFN) 57
Interkostalmuskulatur 172
Interleukine (IL) 57
intermediäres Mesoderm 9
Intermediärsinus, Lymphknoten 53
Interneurone 286
internukleäre Verbindungen, Augenmuskelkerne 299
Intersectiones tendineae 183
intervillöser Raum 4
interzelluläre Verbindungen 16
Interzellularsubstanz 24
- Binde- und Stützgewebe 24
- ungeformte 26
Intestinum
- crassum 236
- tenue **232**
- - Arterien 235
- - Histologie 233

- - Makroskopie 232
- - Venen 235
intraembryonales Zölom 9
intramurales Nervensystem 48
Intrinsic Factor, Magen 231
Intumescentia cervicalis/lumbosacralis 179
Involution 13
IPSP (inhibitorisches postsynaptisches Potenzial) 43
Iris **336**, 339
- Entwicklung 335
- Pigment 339
Ischämiephase, Menstruationszyklus 268
Isolierfett 28
isometrische Kontraktion 41
isoprismatisches (kubisches) Epithel 19
isotonische Kontraktion 41
Isthmus
- faucium 131, 135
- tubae uterinae 264
- uteri 266
Ito-Zellen 245

J

Jejunum **233**, 234
- Peritoneallage 240
Jochbein 111
Juga alveolaria (Maxilla) 113
Jungfernhäutchen 269
juxtaglomerulärer Apparat 257

K

Kältefixierung 14
Kahnbein 63, 89
Kallus 33
Kammern, Herz 210
Kammerwasser 336
Kantenkrümmung, Rippen 172
Kapillaren 51
- arterieller Schenkel 52
- diskontinuierliche, fenestrierte 51
- kontinuierliche, fenestrierte/nichtfenestrierte 51
- venöser Schenkel 52
Kardia 231
Kaumuskeln 127
Kehldeckel 145
Kehlkopf 145
- Außenmuskeln 149, 150
- Binnenräume 148
- Innenmuskeln 149, 150
Kehlkopfmuskeln/-muskulatur 145, 149, 150, 151
Kehlkopfskelett 145
Keilbein (Os sphenoidale) 116
Keilbeine (Fuß) 89, **90**
Keilbeinhöhle 128
Keim, Entwicklung 6

Keimblatt, erstes/zweites 6
Keimscheibe
- dreiblättrige 7
- dritte 7
- kraniokaudale Krümmung 9
- laterale Abfaltung 9
- zweiblättrige 6
Keimschild 7
Keimzellen, weibliche, Entwicklung 261
Keimzentrum, Lymphfollikel, Milz 251
Keratinozyten 354
Kerckring-Falten 237
Kernkondensation, Spermium 274
Kiefergelenk **125**
Kieferhöhle 128
Killerzellen, natürliche 57
Kinetosomen **265**
Kinozilien 18
Kitzler 269
Kleinhirn 291, 292, **305**
- Afferenzen 308
- Bewegungsplan 306
- Efferenzen 309
- Histologie 306
- Kerne 307
- Makroskopie 305
- propriozeptive Informationen 288
Kleinhirnbrückenwinkel 294
Kleinhirnrinde, Aufbau 307
Kleinhirnsegel 305
Kleinhirnseitenstrangbahnen 288
Kleinhirnsichel 329
Kleinhirnstiele 292, 305
Kleinhirntonsillen 305
Kleinhirnwurm 305
Kleinhirnzelt 329
Kletterfasern 296
- Kleinhirnrinde 307
Kloakenmembran 9
Kniegelenk **92**
- Außenbänder 92
- Außenrotation 99
- Extension 99
- Flexion 99
- Innenbänder 92
- Innenrotation 99
- Muskeln 98, 99
- Roll-Gleit-Bewegung 93
- Traglinie 93
Knochen 37
- appositionelles Wachstum 32
- Dickenwachstum 32
- Extremität
- - obere 60
- - untere 85
- Fuß 89
- kurze 37
- Längenwachstum 32
- lange 37
- luftgefüllte 37
- Mittelfuß 90
- Neurocranium 115
- platte 37

– Schädel 110
– Strukturen 38
– unregelmäßige 37
– Verbindungen 38
– Viscerocranium 110
Knochenanbauzone, Ossifikation, enchondrale 32
Knochenbildung 31
Knochenfraktur 33
Knochengewebe 30
Knochengrundsubstanz 30
Knochenmanschette, Ossifikation, chondrale 32
Knochenmark, rotes, Blutbildung 55
Knochennähte 39
Knorpel, elastischer, faseriger bzw. hyaliner 30
Knorpelgelenke 39
Knorpelgewebe 29, 30
Knorpelgrundsubstanz 29
Knorpelhöhlen 30
Körnerschicht
– äußere, Retina 340
– innere, Retina 341
Körnerzellen
– Kleinhirnrinde 307
– Neocortex 322
Körperachsen 12
Körperebenen 12
Körperhälfte, sensibel-sensorische Impulse 304
Körperkreislauf 49
Körperproportionen 14
Kohlrausch-Falte 238
Kollagenfaserbündel 25
Kollagenfasern/-fibrillen 25
– Chondroid 30
– Osteoid 30
Kollagensynthese, Muskulatur, glatte 37
Kollateralband, fibulares 94
Kollodiaphysenwinkel 86
Kolloid, Schilddrüse 144
Kolon 236
– Arterien 237
– Gefäßarkaden 237
– Haustren **236**
– Histologie 237
– Krypten 237
– Lymphgefäße 238
– Makroskopie 237
– Nerven 238
– Taenien 236
– Venen 238
Kommissuren, Großhirnhemisphären 316
Kommissurenfasern
– Großhirn **325**
– Rückenmark 287
Kompartmentsyndrom 42
Komplementfaktoren/-system 57
Kondylengelenk 39
konsensuelle Lichtreaktion 327
Kontraktion
– auxotonische 41
– isometrische 41
– isotonische 41

Konvergenzreaktion 299
Konzeptionsoptimum 1, 268
Kopf 11
– Arterien 151
– Drehbeschleunigungen 352
– Faszien 151
– Ganglien 159
– Lymphgefäße 154
– Nerven 154
– Oberflächeneinteilung 142
– Spermium 274
– Venen 153
Kopfbein 63
Kopfbewegungen, Ausgleich 327
Kopfgelenk, Bänder 165
Korbzellen
– Drüsen 22
– Kleinhirn 308
Korpus, Magen 232
Kortex
– agranulärer 322
– auditorischer 320
– granulärer 322
– Histologie 321
– präfrontaler 319
– prämotorischer 318
– sensorischer 322
– supplementär-motorischer 319
Kortisol 252
Kortison 252
– Osteoklastenfunktion 31
Krallenhand, Ulnarislähmung 83
kraniokaudale Krümmung, Keimscheibe 9
Kreislauf 49
– Dottersack 8
– enterohepatischer 241
– fetaler 50
– Plazenta 8
– postnatale Umstellung 49
– pränataler 49
– uteroplazentarer 4
Kreislaufregulation, Aorta 217
Kreuzbeinkyphose 165
Kreuzbeinwirbel 161, **164**
Kreuz-Darmbeingelenk 190
Krone, Zahn 135
Krypten, Kolon 237
Kugelgelenk 39
– Hüftgelenk 90
Kupffer-(Stern-)Zellen 57, **245**
Kyphose 161
– Kreuzbein 165

L

Labbé-Vene (V. anastomotica inferior) 333
Labium(-ia)
– anterius/posterius (Ostium uteri) 266

– laterale/mediale (Femur) 86
– majora/minora pudendi 269
Labrum
– acetabuli 90
– glenoidale 65
Labyrinthus ethmoidalis 120
Lacuna musculorum/vasorum 185
Lacus lacrimalis 343
Lähmung
– periphere/zentrale 46
– spastische 46
Längenwachstum, Knochen 32
Längsgewölbe, Fuß 95
Lageempfinden 288
Lakunen
– Knochen 31
– Plazenta 3
Lamellenknochen 32
– Frakturheilung 33
Lamina(-ae)
– anterior (Rektusscheide) 183
– arcus vertebrae 162
– basilaris 340
– cartilaginis cricoideae 146
– choroidocapillaris 340
– cribrosa (Os ethmoidale) 120, 125
– densa 17
– – (Epidermis) 354
– epithelialis
– – (Gaster) 230
– – (Trachea) 198
– fibrarum elasticarum (Trachea) 198
– fibroreticularis 17
– fibrosa pericardii 211
– granularis externa 321
– granularis interna 322
– horizontalis (Os palatinum) **114**
– lateralis (Processus pterygoideus ossis sphenoidalis) 116, 117
– limitans anterior/posterior 338
– medialis (Processus pterygoideus ossis sphenoidalis) 116, 117
– membranacea 348
– molecularis
– – (Allocortex) 322
– – (Neocortex) 321
– multiformis 322
– muscularis mucosae
– – (Gaster) 230
– – (Oesophagus) 208
– orbitalis (Os ethmoidale) 111, 120
– perpendicularis
– – (Os ethmoidale) 120
– – (Os palatinum) 114, **115**
– posterior (Rektusscheide) 183
– pretrachealis 151
– prevertebralis 151
– propria
– – (Gaster) 230
– – (Membrana tympanica) 346
– – (Oesophagus) 208
– – (Trachea) 198
– pyramidalis externa/interna 322
– rara 17
– serosa pericardii 211

- spiralis ossea 349, 350
- superficialis (Fascia cervicalis) 151, 175
- suprachoroidea 340
- tecti 156
- terminalis 310
- thyroideae 145
- vasculosa 340
Laminin, Muskulatur, glatte 37
Langerhans-Inseln 24, 248
Langerhans-Zellen, Epidermis 354
Langzeitgedächtnis, Hippocampusläsion 323
Larrey-Spalte (Trigonum sternocostale) 178
Larynx 145
- Bandapparat 147
laterale Abfaltung, Keimscheibe 9
Leber **240**
- Embryologie 241
- Entgiftung 240
- Giftung 240
- Histologie 244
- Makroskopie 242
Leberazinus 244
Leberläppchen, portale 244
Leberpforte 242
Leberschädigung, Umgehungskreislauf 239
Lebersinusoide 245
- Entwicklung 241
Leberzirrhose 245
Lederhaut 353
- Auge 338
Leibeswände 161
Leistenband 185
Leistenhaut 353
Leistenhernien 187
Leistenkanal **186**
Leistungsbereitschaft, Sympathikus 46
Lemniscus
- lateralis 294, **298**, **305**, 326
- medialis 295, **297**, **304**, 329
- trigeminalis 304
Lendenwirbel 161, **164**
Lens, Histologie 338
Leukämie 56
Leukozyten 24, 54
Levatorspalt (Syn. Levatortor) 193
Levatorwulst 139
Leydig-Zellen 24, 272, **273**
LH (luteinisierendes Hormon, luteotropes Hormon) 315
- Granulosaluteinzellen 264
- Menstruationszyklus 267
Liberine 314
Lichtreaktion, konsensuelle 315, 327
Lidschlussreflex 298
Ligamentum(-a)
- acromioclaviculare 177
- alaria 166
- anulare radii 66
- anulare stapediale 347
- anularia 198
- apicis dentis 166

- calcaneofibulare 94
- calcaneonaviculare 94
- capitis costae intraarticulare 174
- capitis costae radiatum 174
- capitis femoris 91
- cardinale 266, 268
- carpometacarpalia dorsalia/palmaria 68
- collaterale fibulare 92
- collaterale radiale **67**, 68
- collaterale tibiale 92
- collaterale ulnare 68
- collateralia
- - (Art. radioulnaris distalis) 67
- - (Art. talocruralis) 93
- Columna vertebralis 161
- conoideum 176, 177
- coracoclaviculare 176
- coracohumerale 65
- coronarium hepatis 241, 242
- costoclaviculare 176, 177
- costotransversarium laterale 174
- costotransversarium mediale 174
- costotransversarium superius 174
- cricoarytenoideum posterius 147
- cricopharyngeum 148
- cricothyroideum medianum 147
- cruciata anterius und posterius 92
- cruciforme atlantis 166
- denticulata 180
- falciforme hepatis 227, 241, 242
- flava 166, 167
- fundiforme penis 182, 278
- gastrocolicum 228, 230
- gastrophrenicum 230
- gastrorenale (Mesogastrium dorsale) 227
- gastrosplenicum 228, 230, 250
- hepatoduodenale 227, 233, **243**
- hepatogastricum 227, 230, 233, **243**
- iliofemorale 91
- iliolumbalia 191
- incudis posterius 347
- inguinale 185
- intercarpalia interossea 68
- interfoveolare 186
- interspinalia 166
- intertransversaria 166
- ischiofemorale 91
- lacunare 185
- laterale 126
- latum uteri 261, 264
- longitudinale anterius/posterius 166, 167
- meniscofemorale anterius 93
- meniscofemorale posterius 92
- metacarpalia dorsalia 68
- metacarpalia interossea 68
- metacarpalia palmaria 68
- metacarpalia transversa profunda 68
- nuchae 120, 166
- ovarii proprium 261
- palpebralia 342

- pancreaticosplenicum 250
- patellae 92
- pectineum 185
- phrenicocolicum 250
- phrenicosplenicum 250
- plantare longum 95
- popliteum arcuatum 92
- popliteum obliquum 92
- pubofemorale 91
- puboprostaticum 277
- pulmonale 202
- radiocarpale dorsale 68
- radiocarpale palmare 68
- reflexum 185
- sacrococcygea lateralia 167
- sacrococcygeum anterius 166, 167
- sacrococcygeum posterius profundum 167
- sacrococcygeum posterius superficiale 166
- sacroiliaca anteriora 191
- sacroiliaca interossea 191
- sacroiliaca posteriora 191
- sacrospinale 191
- sacrotuberale 191
- sphenomandibulare 114, 126
- spirale 350
- splenorenale 250
- sternoclavicularia 177
- sternocostalia intraarticularia 174
- sternocostalia radiata 174
- stylohyoideum 118
- stylomandibulare 126
- supraspinale 166
- suspensorium clitoridis 182, 269
- suspensorium ovarii 261
- suspensorium penis 278
- talofibulare anterius/posterius 94
- teres hepatis 227, 241, **242**
- teres uteri 186, **266**
- thyroepiglotticum 146, 147
- thyrohyoideum laterale/medianum 147
- tibiofibularia anterius und posterius 93
- transversum acetabuli 90
- transversum atlantis 163, 166
- transversum genus 92, 93
- transversum scapulae 176
- trapezoideum 176, 177
- triangulare dextrum 242
- triangulare sinistrum 242
- ulnocarpale palmare 68
- umbilicale mediale 185
- umbilicale medianum 185
- vestibulare 147, 148
- vocale 146, 147
limbischer Lappen 316
limbisches System 306, **321**
Limbus acetabuli 189
Limen nasi 127
Linea
- alba 183
- arcuata 184, 189
- aspera (Femur) 86

- glutea anterior, inferior bzw. posteri-
  or 189
- intercondylaris 86
- intertrochanterica (Femur) 86
- m. solei 88
- mylohyoidea 114
- nuchalis 120
- nuchalis superior 120
- nuchalis suprema 120
- obliqua (Mandibula) 114
- pectinea 86
- semilunaris 183
- temporalis inferior 121
- temporalis superior 121
- transversae 165
Lingua 132
Lingula
- mandibulae 114
- pulmonis 202
Linksverschiebung,
  Differenzialblutbild 54
Linse **336**
- Histologie 338
Linsenbläschen 335
Linsenepithel 338
Linsenfasern 338
Linsengrübchen 335
Linsenkapsel 338
Linsenkern 338
Linsenplakoden 9, 335
Linsenschalen 338
Lipogenese 28
Lipolyse 28
Liquor
- cerebrospinalis 180
- folliculi 262
Liquorpunktion 331
Liquorsystem 330
Lisfranc-Gelenklinie 95
Lobulus
- biventer 305
- centralis (Cerebellum) 305
- hepatis (hepaticus) 244
- pulmonis 200
- quadrangularis 305
- semilunaris inferior/superior 305
- testis 272
Lobus(-i)
- caudatus 242
- dexter
- – (Glandula thyroidea) 144
- – (Hepar) 242
- flocculonodularis 305
- frontalis 316
- inferior
- – (Pulmo dexter) 200
- – (Pulmo sinister) 201
- insularis 316, 321
- limbicus 316
- medius (Pulmo dexter) 200
- occipitalis 316
- parietalis 316
- pyramidalis 144
- pulmonis 200
- quadratus 242

- sinister
- – (Glandula thyroidea) 144
- – (Hepar) 242
- superior
- – (Pulmo dexter) 200
- – (Pulmo sinister) 201
- temporalis 316
lockeres Bindegewebe 26
Locus
- caeruleus 302
- minoris resistentiae (Hernien) 186
Lordose 161
L-Tubuli (Longitudinal-Tubuli), Musku-
  latur, quergestreifte 34
Luftröhre 197
Lunge 197, **198**
- Blutgefäße 205
- Embryologie 198
- Entwicklung 199
- Histologie 204
- linke 201
- Lymphgefäße 206
- Makroskopie 199
- Nerven 206
- rechte 200
Lungendivertikel 199
Lungenfell 202
Lungenflügel, rechter/linker 199
Lungengrenzen 223
Lungenhilum 202
Lungenknospen 199
Lungenkreislauf 49, 206
- Niederdrucksystem 206
Lungenläppchen/-lappen 200
Lungensegmente 200
Lungenspitze 204
Lunula(-ae) 358
- valvularum semilunarium 214
luteinisierendes bzw. luteotropes Hor-
  mon s. LH
Luxation
- Hüftgelenk 91
- Schultergelenk 66
Lymphe 52
Lymphgefäße 52
- Extremität
- – obere 80
- – untere 105
- Hals 154
- Haut 355
- Kopf 154
- Lunge 206
Lymphkapillaren 53
Lymphknoten 53
- Extremität, obere 80
Lymphoblast 56
Lymphödem 53
Lymphopoese 56
Lymphozyten 54, 55
Lymphozytenbildung/-reifung, Milz
  249
Lymphozytenstammzellen 56
Lymphstämme 53
Lysozym, Dünndarm 234

M

Macula(-ae)
- adhaerentes 16
- densa 257
- lutea 341
- sacculi 352
- utriculi 352
Magen **228**
- Arterien 232
- Gliederung 230
- Histologie 230
- Lymphgefäße 232
- Makroskopie 228
- Nerven 232
- Oberflächenstruktur 231
- Parasympathikus 232
- Peritonealage 240
- Sympathikus 232
- Venen 232
- Zellen (enteroendokrine)
  231
Magen-Darm-Kanal
- Embryologie 226
- Gefäßversorgung 240
- Organe 225
- Peritonealage 240
Magendrehung 227
Magenknie 229
Magenpassagezeit 231
Magenstraße 231
Makroglia 45
Makrophagen 24
- Abwehr, spezifische 56
makroskopische Anatomie 11
Makrozyten 53
Malleolengabel 89
Malleolus lateralis/medialis 88
Malleus 110, 345, **347**
Malpighi-Körperchen
- Milz 251
- Niere 255
Mandibula 113
Mantelkante, Großhirn 316
Mantelzone
- Keimzentrum, Lymphfollikel 251
- Milz 251
Manubrium
- mallei 347
- sterni 173
Manus 60, **63**
- Arterien 79
Marginalzone, Milz 251
Margo
- anterior
- – (Fibula) 88
- – (Pulmo) 199
- – (Tibia) 88
- dexter (Cor) 211
- inferior
- – (Pulmo) 200
- – (Splen) 250
- infraorbitalis (Maxilla) 112
- interosseus
- – (Fibula) 88

– – (Radius) 63
– – (Ulna) 62
– lateralis
– – (Humerus) 61
– – (Scapula) 176
– – (Tibia) 88
– liber (Corpus unguis) 358
– medialis
– – (Corpus unguis) 358
– – (Humerus) 61
– – (Scapula) 176
– – (Tibia) 88
– occultus (Corpus unguis) 358
– posterior (Fibula) 88
– superior
– – partis petrosae 119
– – (Scapula) 176
– – (Splen) 250
– supraorbitalis (Os frontale)
  116
Mark, Thymus 209
markhaltige/marklose Nervenfasern
  45
Marksinus, Lymphknoten 53
Massa lateralis atlantis 163
Mastdarm **238**
Mastzellen 24
Maulbeere s. Morula 2
Maxilla 112
Meatus
– acusticus externus 345
– acusticus internus 119, 125, 348
– nasi inferior, medius bzw. superior
  111, 128
– nasopharyngeus 127, 128
Mechanorezeptoren 20
Meckel-Divertikel 233
Medianusgabel 82
Medianuslähmung, Schwurhand 82
Mediastinum **223**
– testis 271
Medioklavikularlinie 12
– Lungen- und Pleuragrenzen 224
Medulla
– glandulae suprarenalis 252
– oblongata 125, 179, 288, 289, 291,
  292, 296
– ovarii 261
– pili 358
– renalis 255
– spinalis 179
medulläre Phase, Blutbildung 55
Megakaryoblast 56
Megakaryozyt 56
megaloblastische Phase, Blutbildung
  55
mehrreihiges/mehrschichtiges Epithel
  18, 19
Meibom-Drüsen 342
Meiose, Crossing over 2
Meissner-Körperchen 356
– Clitoris 270
Meissner-Plexus 209, **233**, 235
Melanotropin (MSH) 315
Melanozyten, Epidermis 354

Membrana
– atlantooccipitalis anterior 165, 166,
  167
– atlantooccipitalis posterior 166,
  167
– bronchopericardiaca 197
– elastica interna 51
– fibrosa 38
– interossea cruris 88, 93
– obturatoria 189
– perinei 194
– suprapleuralis 204
– synovialis 38
– tectoria 166, 167, **350**
– thyrohyoidea 147
– tympanica 345
– tympanica secundaria 347
– vestibularis **350**
Meningen, Rückenmark 179
Menisken bzw. Meniscus lateralis/medi-
  alis 92
Menschen, Gestalt 11
Menstruationszyklus 267
– Desquamationsphase 267
– FSH 267
– gonadotrope Hormone 267
– Ischämiephase 268
– LH 267
– Menstruationsphase 267
– Östrogene 267
– Proliferationsphase 267
– Sekretionsphase 268
Merkel-Zellen
– Epidermis 354, **355**
merokrine Sekretion 23, 356
Mesencephalon 291, **297**
Mesenchym 26
– Binde- und Stützgewebe 26
– extraembryonales 6
– parietales/viszerales 6
Mesenchymzellen 24
– Zytotrophoblast 4
Mesenterium 227
– dorsale commune 227
– Gefäßarkaden 235, 281
– ventrale 227
Mesocolon 227
Mesocortex 322
Mesoderm
– Augenentwicklung 336
– Binde- und Stützgewebe 24
– Bindegewebe, embryonales 26
– Differenzierung 9
– extraembryonales 4
– intermediäres 9
– paraaxiales 9
– parietale 9
– primitives 7
– Subcutis 353
– viszerales 9
Mesoduodenum 227
Mesogastrium 227
– dorsale (Syn. Lig. gastrorenale) 227,
  228
– ventrale 227

Mesohepaticum dorsale/ventrale
  227
Mesometrium 266
Mesonephros 253
Mesooesophageum 227
Mesopharynx 139
Mesosalpinx 264
Mesothel 17
Mesovarium 261
Metacarpus **63**
Metamerie 12
Metamyelozyt 56
Metanephros 253
Metaphyse, Knochen 38
Metaplasie 13
Metathalamus 312
Metencephalon 291
MHC (major histocompatibility com-
  plex) 57
MHC-Klasse-I/II-Moleküle 59
Michaelis-Raute 191
Mikrofibrillen 25
Mikrophagen 57
Mikrovilli 18
Mikrozyten 53
Miktionszentrum, pontines 302
Milchbrustgang 284
Milchgebiss/Milchmolaren 137
Milz **249**
– Blutgefäße 251
– Erythrozytenabbau 53, 249
– Histologie 250
– Lymphfollikel, Keimzentrum 251
– Lymphozytenbildung und -reifung
  249
– Makroskopie 250
– Mantelzone 251
– Marginalzone 251
– rote Pulpa 250
– weiße Pulpa 251
Milzfollikel 251
Milzhilum 250
Milzkreislauf
Milzsinus 251
Milztrabekel 250
Milzvergrößerung 250
mimische Muskulatur 130
Mineralokortikoide 252
Miosis 339
Mitralklappe 214
– Projektions- und
  Auskultationsstelle 215
Mitralzellen, Riechbahn 328
Mitteldarm 9
Mittelfuß, Knochen 90
Mittelhandbänder 68
Mittelhandknochen 63
Mittelhirn 291, **297**
Mittelohr **346**
Modiolus 349
Moll-Drüsen 342
Mondbein 63
Monoamine, Neurotransmitter 44
monoaminerges System, Formatio reti-
  cularis 302

monoklonale Antikörper 58
mononukleäres Phagozytosesystem
  (MPS) 55, 245
Monopoese 56
Monozyten 54, 55
Moosfasern, Kleinhirnrinde 307
Morbus
– Alzheimer 323
– haemolyticus neonatorum 5
– Parkinson 300
Morgagni-Falten (Columnae anales)
  238
Morula 2
Motocortex 306, 318
Motoneurone, Bewegungsplan 306
α-Motoneurone
– Innervation, Pyramidenbahn 289
– Rückenmark 286
γ-Motoneurone 286
motorische Bahnen, Rückenmark
  289
motorische Einheit 286
motorische Endplatten 34
motorische Informationen 305
motorisches Sprachzentrum 319
motorisches Zentrum, Formatio reticularis 302
MPS (mononukleäres Phagozytosesystem) 55, 245
M-Streifen, Muskulatur,
  quergestreifte 35
Müller-Stützzellen 45
muköse Drüsen 22, 137
Mukoviszidose 20
multipolare Nervenzellen 44
Mundboden 132
– Muskeln 133
Mundhöhle 130
Musculus(-i)
– abductor digiti minimi
– – (Manus) 77
– – (Pes) 102
– abductor hallucis 102
– abductor pollicis brevis 78
– abductor pollicis longus 77
– adductor brevis 96
– adductor hallucis 102
– adductor longus 96
– adductor magnus 96
– adductor pollicis 78
– anconeus 73
– arrector pili 358
– arytenoideus obliquus 150
– arytenoideus transversus 150
– auricularis anterior 130
– auricularis posterior 130
– auricularis superior 130
– biceps brachii 71, 73, 74
– biceps femoris 97, 98
– brachialis 73
– brachioradialis 73, 74
– buccinator 130, **131**
– bulbospongiosus 194
– ciliaris 339
– coccygeus 193

– constrictor pharyngis inferior, medius
  und superior 140
– coracobrachialis 71
– corrugator supercilii 130
– cremaster 182, 186, 271
– cricoarytenoideus lateralis 150
– cricoarytenoideus posterior
  (Posticus) 150, 151
– cricothyroideus 150, 151
– deltoideus 71, 172
– depressor anguli oris 130
– depressor labii inferioris 130
– depressor supercilii 130
– detrusor vesicae 259
– digastricus 133
– dilatator pupillae 339
– epicranius 130
– erector spinae 167
– extensor carpi radialis brevis/longus
  73, 75
– extensor carpi ulnaris 75
– extensor digiti minimi (Manus) 75,
  76
– extensor digitorum brevis (Pes) 102
– extensor digitorum communis 75
– extensor digitorum longus 100
– extensor hallucis brevis 102
– extensor hallucis longus 100
– extensor indicis 76
– extensor pollicis brevis/longus 77
– fibularis longus, brevis bzw. tertius 101
– flexor carpi radialis 73, 75
– flexor digiti minimi
– – (Manus) 77
– – (Pes) 102
– flexor digitorum 100
– flexor digitorum brevis 102
– flexor digitorum longus 100
– flexor digitorum profundus 75, 76
– flexor digitorum superficialis 73, 75,
  76
– flexor hallucis brevis 102
– flexor hallucis longus 100
– flexor pollicis brevis 78
– flexor pollicis longus 75, 77
– gastrocnemius 99, 100
– gemellus inferior/superior 96
– genioglossus 134
– geniohyoideus 133, 134
– gluteus maximus, medius und minimus 95
– gracilis 96, 99
– hyoglossus 134
– iliacus 95, 193
– iliococcygeus 193
– iliocostalis cervicis, lumborum und
  thoracis 170
– iliopsoas 95, 185, 192
– infraspinatus 71, 171
– intercostales externi 174
– intercostales interni 175
– intercostales intimi 175
– interossei dorsales
– – (Manus) 76
– – (Pes) 102

– interossei plantares 102
– interspinales cervicis 169
– interspinales lumborum 168
– interspinales thoracis 169
– intertransversarii anteriores cervicis
  172
– intertransversarii laterales
  lumborum 172
– intertransversarii mediales
  lumborum 169
– intertransversarii posteriores mediales cervicis 169
– intertransversarii thoracis 169
– ischiocavernosus 194
– latissimus dorsi 71, 170, 171, 177
– levator anguli oris 130
– levator ani 193, 195, 239
– levator labii superioris 130
– levator labii superioris alaeque nasi
  130
– levator palpebrae superioris 342
– levator scapulae 171, 177
– levator veli palatini 133
– levatores costarum 170
– longissimus capitis 119, 170
– longissimus cervicis 170
– longissimus thoracis 170
– longitudinalis linguae 133
– longus capitis 143
– longus colli 143
– lumbricales
– – (Manus) 76
– – (Pes) 102
– masseter 127
– mentalis 130
– multifidi 168
– mylohyoideus 133
– nasalis 130
– obliquus capitis inferior 169
– obliquus capitis superior 169
– obliquus externus abdominis 183
– obliquus inferior 337
– obliquus internus abdominis 170,
  182, 183
– obliquus superior 337
– obturatorius externus 96
– obturatorius internus 96, 193
– omohyoideus 143
– opponens digiti minimi 77, 102
– opponens pollicis 78
– orbicularis oculi 130, 342
– orbicularis oris 130, **131**
– palatoglossus 133, **135**
– palatopharyngeus 133, **135**, 140, 141
– palmaris longus 73, 75
– papillares 213
– papillaris anterior, posterior und septalis 214
– pectineus 96
– pectoralis major 175
– pectoralis minor 175, 177
– peroneus brevis, longus und tertius
  100
– piriformis 96, 193
– plantaris 99, 100

– popliteus 98
– procerus 130
– pronator quadratus 74
– pronator teres 73, 74
– psoas major 95, 183, 193
– psoas minor 193
– pterygoideus lateralis/medialis 127
– pubococcygeus 193
– puborectalis 193
– pyramidalis 182
– quadratus femoris 96
– quadratus lumborum 183
– quadratus plantae 102
– quadriceps femoris 99
– rectus abdominis 182
– rectus capitis anterior 143
– rectus capitis lateralis 172
– rectus capitis posterior major/minor 169
– rectus femoris 96, 98
– rectus inferior 337
– rectus lateralis 337
– rectus medialis 337
– rectus superior 337
– rhomboideus major/minor 171, 177
– risorius 130
– rotatores cervicis, lumborum und thoracis 168
– salpingopharyngeus 140, 141
– sartorius 96, 98
– scalenus anterior, medius und posterior 143
– semimembranosus 97, 98
– semispinalis capitis, cervicis und thoracis 168
– semitendinosus 97, 98
– serratus anterior 171, 175, 177
– serratus posterior inferior 170, 171
– serratus posterior superior 171
– soleus 100
– sphincter ani externus 194, **239**
– sphincter ani internus 239
– sphincter pupillae 339
– sphincter pyloricus 231
– sphincter urethrae 259
– sphincter urethrae externus 194
– sphincter vesicae 259
– spinalis capitis 168
– spinalis cervicis 168
– spinalis thoracis 168
– splenius capitis 119, 169
– splenius cervicis 169
– stapedius 346, 348
– sternocleidomastoideus 119, 143
– sternohyoideus 143
– sternothyroideus 143
– styloglossus 134
– stylohyoideus 141
– stylopharyngeus 140, 141
– subclavius 175
– subscapularis 71, 171
– supinator 74
– supraspinatus 71, 171
– temporalis 127
– tensor fasciae latae 96, 98

– tensor tympani 348
– tensor veli palatini 133
– teres major/minor 71, 171
– thyroarytenoideus 150
– thyrohyoideus 143
– tibialis anterior/posterior 100
– trachealis 198
– transversus abdominis 170, 182, 183
– transversus linguae 133
– transversus perinei profundus 193, 194, 195
– transversus perinei superficialis 193, 194
– transversus thoracis 175
– trapezius 171, 177
– triceps brachii 73
– triceps surae 99
– uvulae 133
– vastus intermedius 98
– vastus lateralis 98
– vastus medialis 98
– verticalis linguae 133
– vocalis 150
– zygomaticus major/mimor 130
muskarinerge Rezeptoren 47
Muskelfaszien 42
Muskelgewebe 15, 33
Muskelkater 42
Muskellehre, allgemeine 41
Muskellogen 42
– Oberarm 73
– Oberschenkel 95
– Unterschenkel 101
Muskeln 40
– Agonisten 41
– Antagonisten 41
– Bauchwand 182
– ein-/mehrgelenkige 40
– Brustwand 174
– Ellbogengelenk 73
– Extremität
– – obere 70
– – untere 95
– Finger 76
– Formen 40
– Fuß 102
– Hals 142
– Handgelenk 75
– Hüftgelenk 95
– Insuffizienz
– – aktive 41
– – passive 42
– Kniegelenk 98
– Radioulnargelenke 74
– Ruhetonus 41
– Schultergelenk 70
– Schultergürtel 177
– Sprunggelenke 99
– Synergisten 41
– Unterarm 73
– Wirbelsäule 167
Muskelpumpe 53
Muskelquerschnitt 41
Muskelrezeptoren 288
Muskel-Sehnen-Übergang 35

Muskelspindeln 35
muskulärer Typ, Arterien 51
Muskulatur
– glatte 35
– infrahyale 115, 142, **143**
– mimische 130
– prävertebrale 142, **143**
– quergestreifte 34
– – Regeneration 35
– suprahyale 115
Muttermund, äußerer/innerer 266
Myasthenia gravis 34
Mydriasis 339
Myelencephalon 291
Myelinscheiden, Schwann-Zellen 45
Myeloblast 56
Myelozyt 56
Myoepithelzellen 22
Myofibrillen 33
– Muskulatur
– – glatte 37
– – quergestreifte 34
Myokard 215
Myometrium 267
Myosinfilamente, Muskulatur, quergestreifte 34
Myotome 9
M-Zellen, Ileum 23

N

Nabelarterien 49, 185
Nabelhernie 185
Nabelring 185
Nabelschleife 227
Nabelschnur
– Bindegewebe, gallertiges 26
– Entwicklung 10
Nabelvene 49, 241
Nachgeburt 6
Nachniere 253
Nägel **358**
Nagelbett, -körper bzw. -wurzel 358
Nasenbein 110
Nasenhöhle 126
– Boden 127
– Dach 127
– häutiger Bereich 127
– respiratorischer Bereich 127
– Riechbereich 128
– Seitenwand 127
Nasenmuscheln 128
– untere 128
Nasennebenhöhlen **128**
– arterielle Versorgung 129
– Ausdehnung 129
– Ausführungsgänge, Mündungen 128
– Entzündung 130
– Innervation 129
Nasenrachengang 127
Nebenhoden 270, **275**
Nebenhodengang 270
Nebenhöhlen, Paukenhöhle 348

Nebennieren 24, **252**
– Arterien 253
Nebennierenmark (NNM) 252
Nebennierenrinde (NNR) 252
Nebenschilddrüsen 24, 144
Nebenzellen, Magen 231
Nekrobiose 13
Nekrose 13
Neocortex **321**
nephrogener Strang 9
nephrogenes Blastem 254
Nephron 255
Nephrotome 9
Nerven
– Bauchwand 187
– Extremität
– – obere 78, 80
– – untere 103, 105
Nervenendigungen, freie, Haut 355
Nervenfasern 45
– Aufbau 45
– Informationsqualitäten 48
– markhaltige/marklose 45
Nervenfaserschicht, Retina 341
Nervengewebe 15, 43
Nervensystem
– Anatomie, allgemeine 46
– intramurales 48
– parasympathisches/sympathisches 285
– peripheres 46
– somatisches 46
– vegetatives (autonomes) 46, 285
– zentrales 46
Nervenzellen 43
– bipolare 44
– Formen 44
– Morphologie 43
– multipolare 44
– pseudounipolare 44
Nervus(-i)
– abducens (VI) 125, **158**
– – Kerne 294
– accessorius (XI) 125, **159**
– – Kerne 295
– alveolares superiores 157
– alveolaris inferior 157
– anales 107
– auricularis magnus 180
– auriculotemporalis 157, 346
– axillaris **81**
– buccalis 158
– ciliares 340
– ciliares longi 342
– clunium inferiores 107
– cochlearis 158
– communicantes grisei 285
– cutaneus antebrachii medialis 81
– cutaneus antebrachii posterior **81**
– cutaneus brachii medialis 81
– cutaneus brachii posterior **81**
– cutaneus dorsalis intermedius **109**
– cutaneus dorsalis medialis **109**
– cutaneus femoris lateralis 105, **106**, 185

– cutaneus femoris posterior 105, **107**
– cutaneus surae lateralis 108
– digitales dorsales (Manus) 82
– digitales palmares communes 82
– digitales palmares proprii 82, 83
– digitales plantares communes 108
– dorsalis clitoridis 107, 270
– dorsalis penis 107, 279
– dorsalis scapulae 84
– erigentes 279
– ethmoidalis anterior 125
– ethmoidalis posterior 125
– facialis (VII) 118, 125, 130, **158**
– – Kerne 294
– femoralis 105, **107**, 185
– fibularis (Syn. peroneus) communis 105, 108
– fibularis (Syn. peroneus) profundus 109
– fibularis (Syn. peroneus) superficialis 108
– frontalis 157
– genitofemoralis 105, 106
– glossopharyngeus (IX) 125, **158**, 329
– – Kerne 295
– gluteus inferior 105, **107**
– gluteus superior 105, **107**
– hypoglossus (XII) 125, 134, **159**
– – Kerne 296
– iliohypogastricus 105, **106**, 188
– ilioinguinalis 105, **106**, 186, 188
– infraorbitalis 157
– infratrochlearis 343
– intercostales 188
– intermedius 294, 329, 343
– interosseus antebrachii anterior **82**
– interosseus antebrachii posterior **81**
– ischiadicus 105, **108**
– labiales 106
– labiales anteriores 270
– lacrimalis 156
– laryngeus recurrens 159, 197, 222
– lingualis 158, 346
– mandibularis (V/3) 125, 156, **157**
– massetericus 127, 157
– maxillaris (V/2) 125, 127, 156, **157**
– medianus 81, **82**
– mentalis 157
– musculocutaneus **81**
– mylohyoideus 157
– nasales 157
– nasociliaris 157
– obturatorius 105, **107**
– occipitalis major 181
– occipitalis minor 180
– occipitalis tertius 181
– oculomotorius (III) 125, **156**
– – Kerne 298
– olfactorii (I) 125, **155**, 328
– ophthalmicus (V/1) 125, 127, **156**
– opticus (II) 125, **156**, 310, **327**, 336, 342
– – Entwicklung 335
– palatini anterior, medius und posterior 157

– pectoralis lateralis/medialis 84
– perineales 107, 270
– petrosus major 125, 158, 343
– petrosus minor 125, 159
– phrenicus 180, **202**, **222**, 246, 247, 253
– plantaris lateralis/medialis 108
– pterygoideus lateralis/medialis 127, 157
– pudendus 105, **107**
– radialis 61, **81**
– recurrens 198
– saphenus **107**
– scrotales 106
– splanchnici **222**, 239, 285
– splanchnici pelvici 285
– splanchnicus imus 47
– splanchnicus major **222**, 253, 285
– splanchnicus minor **223**, 285
– subclavius 84
– subcostalis 188
– suboccipitalis 181
– subscapularis 84
– supraclavicularis 180
– supraorbitalis 157
– suprascapularis 84
– supratrochlearis 157
– suralis 108
– temporales profundi 157
– thoracicus longus 84
– thoracodorsalis 84
– tibialis 105, **108**
– transversus colli 180
– trigeminus (V) **156**, 293
– trochlearis (IV) 125, **156**
– – Kerne 299
– tympanicus 159
– ulnaris 81, **82**
– vagus (X) 125, **159**, 232, 253, 285, 346
– – Äste im Thoraxbereich 221, 222
– – Kerne 295
– vestibularis 158
– vestibulocochlearis (VIII) 125, 158, 294, 326, 348
– zygomaticus 157, 343
Nestschutz 5
Netz, großes/kleines 230
Netzbeutel 243
Netzhaut 338, **340**
Neuralfalten 8
Neuralleiste
– Derivate 8, 9
– Nervensystem, peripheres, Entwicklung 8
Neuralplatte 8
Neuralrinne 8
Neuralrohr 8
– ZNS-Entwicklung 8
Neurocranium 110
– Knochen 115
Neuroektoderm, Augenentwicklung 336
Neurofibrillen 43
Neurohypophyse 311, **314**

neuronale Adhäsionsmoleküle 16
Neurone 43
– Hinterhorn 287
– parasympathische 286
– postganglionäre 47
– präganglionäre 47
– Seitenhorn 287
– sympathische 286
– Vorderhorn 287
Neuronenschleife 300
Neuropeptide, Neurotransmitter 44
Neuroporus caudalis/rostralis 8
Neurotransmitter 44
Neurulation 8
Neutral-Null-Methode 39
neutrophile Granulozyten 54
Nexus 16
– Muskulatur, glatte 37
Niederdrucksystem, Lungenkreislauf 206
Niere 253, **254**
– Arterien 257
– Nerven 257
– Venen 257
Nierenbecken **256**
Nierenkanälchen 255, 256
Nierenkelch 256
Nierenkörperchen 255
Nierenmark 255, 256
Nierenparenchym, Histologie 255
Nierenrinde 255
Nissl-Substanz 43
NK-Zellen 57
NO 44
Noduli valvularum semilunarium 214
Nodus(-i) lymphoideus(-i)
– anorectales 284
– aortici laterales 249
– brachiales 80
– buccinatorii 154
– cervicales superficiales/profundi 154
– coeliaci 252
– colici 284
– gastrici 232, 284
– hepatici 246, 249, 284
– iliaci externi 284
– iliaci interni 275, 284
– intercostales 221
– lumbales 258, 275, 284
– mastoidei 154
– mediastinales anteriores/posteriores 221
– mesenterici 284
– mesenterici colici dextri 235
– mesenterici ileocolici 235
– mesenterici medii 235
– mesenterici superiores 235, 249
– occipitales 154
– pancreaticoduodenales 249
– pancreaticolienales 284
– parotidei 154
– pectorales 80
– phrenici 221
– preaortici 249
– prelaryngici 154

– pylorici gastroomentales 232
– retroauriculares 154
– retropharyngeales 154
– sacrales 284
– splenici 232
– sternales 221
– subinguinales 105
– submandibulares 154
– submentales 154
– subpectorales 80
– subscapulares 80
– thoracoepigastrici 80
– tracheobronchiales 221
Noradrenalin 44, **252**
– Sympathikus 47
noradrenerge Zellgruppen, Formatio reticularis 302
Norm 12
Normoblast 56
Nucleus(-i)
– accessorius n. oculomotorii (Edinger-Westphal-Kern) 299, 315, 327
– ambiguus 295
– – Atemzentrum 302
– anteriores (Thalamus) 312
– arcuatus 313
– basalis (Meynert) 322
– caudatus **323**
– centromedianus 313
– cochleares 294, 305, 326
– cochleares ventralis et dorsalis 326
– corporis trapezoidei 326
– corporum mamillarium 314
– cuneatus 288, 292, **297**
– dentatus 307
– dorsalis n. vagi 295
– emboliformis 307
– fastigii 307
– globosi 307
– gracilis 288, 292, **297**
– intermediolateralis 287
– lateralis posterior 313
– lemnisci lateralis 326
– lentiformis **324**
– mesencephalicus n. trigemini 294
– motorius n. trigemini 293
– n. accessorii 295
– n. facialis 294, 303
– n. hypoglossi 296
– n. oculomotorii 298
– n. trochlearis 299
– olivaris inferior 289, 296
– olivaris superior 326
– paraventricularis 313, 314
– pontis 297
– preoptici 313
– prepositus perihypoglossi 299
– principalis 294
– proprius 287, 288
– pulposus 165
– ruber 296, 297, 300
– salivatorius inferior 295
– salivatorius superior 138, 294

– solitarius 304
– spinalis 294
– spinalis n. trigemini 295
– subthalamicus 316, **324**
– suprachiasmaticus 313, 315
– supraopticus 313, 314
– thoracius posterior (Stilling-Clarke-Säule) 287, 289
– tractus solitarii 294, **295**, **329**
– – Atemzentrum 302
– tuberales 313
– ventralis anterior (VA) 312
– ventralis lateralis (VL) 312
– ventralis posterior (VP) 312
– ventralis posterolateralis (VPL) 312
– ventralis posteromedialis (VPM) 312, 329
– vestibulares 289, 294, 299, 304
Nuël-Raum 350
N-Zellen, Nebennierenmark 252

O

O-Bein 93
Oberarm **60**
– Extensorenloge 73
– Flexorenloge 73
– Logenanordnung 74
– Muskellogen 73
Oberflächenepithel 17, 18
– apikale Strukturen 18
– Vorkommen/Funktion 19
Oberhaut 353
Oberkiefer 112
Oberschenkelschaft 86
Octopamin 44
Ösophagotrachealrinne 199
Ösophagus **207**
– Embryologie 207
– Engstellen 208
– Gefäße 208
– Histologie 208
– Nerven 208
– Parasympathikus 209
– Symphatikus 209
Ösophagusmund 207, 208
Ösophagusvarizen(blutung) 246
– portale Hypertension 208, 246
Östrogene 252
– Menstruationszyklus 267
– Osteoklastenfunktion 31
Ohr, äußeres 344
Ohrenschmalz 345
Ohrknorpel 344
Ohrmuschel 344
Ohrplakoden 9
Ohrspeicheldrüse 138
Ohrtrompete 348
Okzipitallappen **320**
Olecranon 61, **62**
Oligodendrozyten 45
Olive(n) 292, 305
Olivenkernkomplex 296

Omentum
- majus   228, **230**
- - Entwicklung   229
- minus   227, **230**
- - Entwicklung   241
omnipotente Zellen   2
Oogenese   261, 262
Oogonien   261
Oozyten
- primäre   261
- Reifeteilung, erste   261
- sekundäre   263
Operculum frontoparietale   329
optisches Reflexzentrum   298, 299
optokinetischer Reflex   **300**
Ora serrata   340
Orbita   **122**
Organum
- gustus   133
- olfactorium   128
- spirale   350
Orientierungsbewegungen   298
Os(-sa)
- brevia   37
- capitatum   63
- coccygis   165
- costale   172
- coxae   189
- cuboideum   89, 90
- cuneiforme intermedium, laterale und
  mediale   89, 90
- ethmoidale   110, **120**
- femoris   85
- frontale   110, **116**
- hamatum   63
- hyoideum   110, **115**
- ilium   189
- incisivum   113
- intermaxillare   113
- irregularia   37
- ischii   189
- lacrimale   **110**
- longa   37
- lunatum   63
- Mandibula   110, **113**
- Maxilla   110, **112**
- metacarpi   63
- metatarsi   90
- nasale   **110**
- naviculare   89
- occipitale   110, **119**
- palatinum   110, **114**
- parietale   110, **121**
- pisiforme   63
- plana   37
- pneumatica   37
- pubis   189
- sacrum   164
- scaphoideum   63
- sesamoidea   37
- - (Hallux)   90
- - (Manus)   64
- sphenoidale   110, **116**
- temporale   110, **117**
- trapezium   63

- trapezoideum   63
- triquetrum   63
- zygomaticum   110, **111**
ossärer Kallus   33
Ossicula auditus   347
Ossifikation   31, 32
- chondrale   31
- desmale   31
- enchondrale   32
- perichondrale   32
Ossifikationszentren, primäre   32
Osteoblasten   30, 31
Osteoid   30
Osteoklasten   31
- Makrophagen   57
- Ossifikation, desmale   31
Osteon   32
Osteozyten   24, 31
Ostium
- ileale   236
- pharyngeum tubae auditivae   139,
  348
- tympanicum   348
- urethrae externum   260, 269
- urethrae internum   259, 260
- uteri   266
- vaginae   269
Otolithen   352
ovales Fenster   346
Ovar   260, **261**
- Gefäße   264
- Histologie   261
- Nerven   264
Ovarialzyklus   267
Ovulation   **263, 268**
oxyphile Zellen, Nebenschilddrüse   145

P

Palatum
- durum   113, 132
- molle   132, 135
Paleocortex   **322**
Pallidum   **324**
Palliothalamus   312
Palmarflexion, Handgelenk   76
Palpebra inferior/superior   342
PALS (periarterielle Lymphozyten-
  scheide)   251
Paneth-Körnerzellen, Dünndarm
  234
Pankreas   240, **247**
- Arterien   249
- exokrines   249
- Histologie   248
- Innervation   249
- Inselorgan   240, 248
- Lymphgefäße   249
- Makroskopie   247
Pankreaskörper, -kopf bzw. -schwanz
  247
pankreatisches Polypeptid   248
Papilla(-ae)
- conicae   134

- duodeni major (Papilla Vateri).   233,
  246 **248**
- duodeni minor   233, **248**
- filiformes   134
- foliatae   134
- fungiformes   134
- lacrimalis   343
- linguales   134
- n. optici   336
- parotidea   138
- pili   357
- renales   255
- umbilicalis   185
- vallatae   134
Papillarmuskeln   213
paraaxiales Mesoderm   9
parakrine Sekretion   24
parallelfaseriges Bindegewebe   27
Parallelfasern, Kleinhirnrinde   307
Parametrium   266
Paraproctium   239
Parasternallinie   12
- Lungen- und Pleuragrenzen   224
Parasympathikus   47, 285
- Bronchien   206
- Harnblase   259
- Herz   216
- Magen   232
- Ösophagus   209
- Tränendrüse   343
- trophotrope Wirkung   47
- Wirkungen   48
parasympathische Neurone   286
Parathormon   144
- Osteoklastenfunktion   31
Parathyrin   144
Paravertebrallinie   12
- Lungen- und Pleuragrenzen   224
Parenchym   13
Paries
- anterior (Gaster)   229
- caroticus (Cavitas tympanica)   346
- jugularis (Cavitas tympanica)   346
- labyrinthicus   346
- mastoideus (Cavitas tympanica)   346
- membranaceus (Trachea)   198
- posterior (Gaster)   229
- tegmentalis (Cavitas tympanica)
  346
- tympanicus   349. **350**
- vestibularis   350
parietales Mesenchym   6
parietales Mesoderm   9
Parietallappen   319
Parkinson-Syndrom   300
- Dopamin-Antagonisten   302
- medikamentös induziertes   302
Pars
- abdominalis
- - aortae   217, 280
- - - (M. pectoralis major)   175
- - - (Ösophagus)   207
- - - (Ureter)   257
- acromialis (M. deltoideus)   71
- alveolaris   113

- ascendens
- - (Duodenum) 232, **233**
- - (M. trapezius) 171
- basilaris
- - (Os occipitale) 120
- - pontis 293
- caeca retinae 340
- cardiaca 228
- cavernosa (A. carotis interna) 152
- cerebralis (A. carotis interna) 152
- cervicalis
- - (A. carotis interna) 152
- - (Ösophagus) 207
- - tracheae 197
- ciliaris retinae 339
- clavicularis
- - (M. deltoideus) 71
- - (M. pectoralis major) 71, 175
- cochlearis (N. vestibulocochlearis) 326, 351
- convoluta distalis/proximalis 256
- costalis
- - (Diaphragma) 178
- - (Pleura parietalis) 202
- cystica 241
- descendens
- - (Duodenum) 232
- - (M. trapezius) 171
- diaphragmatica (Pleura parietalis) 202
- flaccida 345
- hepatis 241
- horizontalis (Duodenum) 232, **233**
- inferior (Orbita) 122
- intercartilaginea 148
- intermembranacea 148
- laryngea pharyngis 140
- lateralis
- - (M. thyroarytenoideus) 150
- - (Os occipitale) 120
- - (Orbita) 122
- - (Pars lumbalis diaphragmatis) 178
- libera 242
- lumbalis (Diaphragma) 178
- magnocellularis 300
- medialis
- - (Orbita) 122
- - (Pars lumbalis diaphragmatis) 178
- mediastinalis (Pleura parietalis) 202
- membranacea (Urethra masculina) 260
- nasalis ossis frontalis 116
- nasalis pharyngis 138
- obliqua (M. cricothyroideus) 150
- opercularis (Gyrus frontalis inferior) 319
- optica retinae 340
- oralis pharyngis 139
- orbitalis
- - (Gl. lacrimalis) 343
- - (Os frontale) 111, 116
- palpebralis (Gl. lacrimalis) 343
- parvocellularis 300
- pelvica (Ureter) 257

- petrosa
- - (A. carotis interna) 152
- - (Os temporale) 118
- prostatica (Urethra masculina) 260, 277
- pylorica (Gaster) 228
- radialis (M. flexor digitorum profundus) 75
- recta
- - (M. cricothyroideus) 150
- - proximalis 256
- spinalis (M. deltoideus) 71
- spongiosa (Urethra masculina) 260
- squamosa (Os temporale) 118
- sternalis (Diaphragma) 178
- sternocostalis (M. pectoralis major) 71, 175
- superior
- - (Duodenum) 232
- - (Orbita) 122
- tensa 345
- thoracica
- - aortae 217, 219
- - (Ösophagus) 207
- - tracheae 197
- tibiocalcanea 94
- tibionavicularis 94
- tibiotalaris 94
- transversa (M. trapezius) 171
- triangularis (Gyrus frontalis inferior) 319
- tympanica (Pars petrosa ossis temporalis) 119
- ulnaris (M. flexor digitorum profundus) 75
- vocalis (M. thyroarytenoideus) 150
PAS-Reaktion 15
Passavant-Wulst 141
Patella 87
Paukenhöhle 346
- Nebenhöhlen 348
- Vestibulum 348
Pecten
- analis 239
- ossis pubis 189
Pediculus arcus vertebrae 162
Pedunculus
- cerebellaris inferior **289**, 292, 305, **308**, 309
- cerebellaris medius 292, 305, **309**
- cerebellaris superior **289**, 292, 305, **309**
Pelvis renalis 256
Penis 271, 278
- Erektion 280
Peniswurzel 278
Pepsin 231
Pepsinogen 231
Perfusionsfixierung 14
periaquäduktales Grau, Formatio reticularis 302
periarterielle Lymphozytenscheide (PALS) 251
perichondrale Ossifikation 32
Perichondrium 30

Perikard 211, 216
- Umschlagfalten 212
Perikarderguss 212
Perikardtamponade 212
Perilymphe 350
Perimysium externum/internum 40
Perineurium 46
Periost 33
periphere Lähmung 46
periportale Felder 244
Peritendineum externum/internum 27
Peritoneallagen 226
Peritoneum
- parietale 225
- urogenitale 195
- viscerale 226
- - (Gaster) 230
peritubuläre Zellen 272
periurethrale Zone, Prostata 277
Peroneus-Muskeln 101
Pes 89
- anserinus 98
Petiolus epiglottidis 146
Peyer-Plaques 234
- B-Lymphozyten 235
Pfannenband, Sprunggelenk, unteres 94
Pfeilerzellen, innere/äußere, Corti-Organ 350
Pflugscharbein 115
Pfortader **235**, 246, 283
Pfortaderkreislauf, Adenohypophyse 314
Phagozytose 57
Phagozytosesystem, mononukleäres (MPS) 55, 245
Phalangen (Manus) 64
Phalangenzellen, äußere, Corti-Organ 350
Pharynx 138
Phospholipide, Surfactant 205
Pia mater
- cranialis 329, **330**
- spinalis 179
Pigment, Iris 339
Pigmentepithel, Retina 335
Pinealozyten 315
Pinselarteriolen, Milz 251
Pituizyten 45
Placenta praevia 3
Plakoden, Ektoderm 9
Plantarflexion, Sprunggelenke 101
Plasma s. Blutplasma 53
Plasmazellen 24, 58
plattes Epithel 19
Platysma 142, 143
Plazenta
- Ablösung 6
- Basalplatte 4
- Chorionplatte 4
- Dezidua 4
- Diffusion 5
- Durchdringungszone 4
- endokrine Funktion 5
- fetale Anteile 3

- Haftstiel 6
- intervillöser Raum 4
- Lakunen 3
- maternaler Anteil 4
- reife 5
- Transport 5
- Zotten 4
Plazentakreislauf 8
Plazentaschranke 5
Plazentation 3
Pleura **202**
Pleuraerguss 204
Pleuragrenzen 202, 223, 224
Pleurahöhle 199, **202**
Pleurakuppel 204
plexiforme Schicht, äußere/innere, Retina 341
Plexus
- aorticus abdominalis 285
- aorticus thoracicus 209
- brachialis 80, 180
- – Äste für den Schultergürtel 83
- – Atemmuskeln, Innervation 175
- cardiacus 217
- cavernosus concharum 128
- cervicalis 180
- – Innervationsgebiete 181
- choroideus 311, 317, 331
- coeliacus 47, **232**, 246, 247, 249, 275, 285
- hypogastricus 239
- hypogastricus inferior 259, 265, 285
- hypogastricus superior 285
- intraparotideus 138
- intrinsischer/extrinsischer, Harnblase 259
- lumbalis **105**
- lumbosacralis 105, 180
- – Innervationsgebiete 106
- mesentericus inferior 47
- mesentericus superior 47, 238
- myentericus (Auerbach-Plexus) 208, 209, **233**, 235
- oesophageus 221, 222
- ovaricus 265
- pampiniformis 275, 283
- pancreaticus 249
- pharyngeus 158, 159
- prostaticus 278
- Rückenmarksnerven 180
- sacralis 105, **107**
- splenicus 252
- submucosus (Meissner-Plexus) 208, 209, **233**, **235**
- thyroideus impar 198
- tympanicus 159, 346
- uterovaginalis 268, 283
- venosus cervicalis uteri 268
- venosus dermidis profundus 355
- venosus prostaticus 283
- venosus pudendalis 283
- venosus rectalis 239, 283
- venosus subpapillaris 355
- venosus uterinus 268
- venosus vaginalis 268

- venosus vertebralis 125
- venosus vesicalis 283
- vesicalis 259
Plica(-ae)
- aryepiglottica 140
- circulares (Duodenum) 233
- gastricae 231
- glossoepiglottica mediana 139
- glossoepiglotticae laterales 140
- malleares anterior et posterior 345
- nervi laryngei superioris 140
- salpingopharyngea 139
- semilunares coli 236
- sublingualis 137
- synoviales 38
- umbilicalis lateralis 186
- umbilicalis medialis 185
- umbilicalis mediana 185
- ventriculares 148
- villosae 231
- vocales 147
pluripotente Zellen 2
plurivakuoläre Fettzellen 29
Pneumothorax 202
Pneumozyten
Podozyten 255
Polkissen 257
Polkörperchen 263
Pollux 64
Polypeptid-α-Ketten, Kollagenfibrillen 25
Polyspermieblock 1
polysynaptischer Reflex 290
Pons 291, 292
- Kerne 296
Pontocerebellum 306
Porta hepatis **242,** 246
portale Hypertension 246
- Caput medusae 185
- Ösophagusvarizenblutung 208
portale Läppchen 244
Portio
- supravaginalis 266
- vaginalis 266
portokavale Anastomosen 246
Porus
- acusticus internus 348
- sudoriferus 356
postganglionäres Neuron 47
Posticus (M. cricoarytenoideus posterior) 150, 151
Postsynapse 43
postsynaptisches Potenzial
- exzitatorisches (EPSP) 43
- inhibitorisches (IPSP) 43
PP-Zellen, Pankreas 248
Prä-Bötzinger-Komplex 301
Prächordalplatte 6
präfrontaler Kortex 319
präganglionäres Neuron 47
prämotorischer Kortex 318
präokulomotorische Zentren 299
Präsynapse 43
prävertebrale Ganglien 285
prävertebrale Muskulatur 142, **143**

Preputium
- clitoridis 269
- penis 278
Presbyopie 338
Pressorzentrum 302
primär retroperitoneal 226
primär somatomotorische Rinde 318
primär somatosensible Rinde 319
Primärbündel
- Sehnen 27
- Skelettmuskulatur 40
primäre Hörrinde 320
Primärfollikel 262
- Milz 251
Primärharn 255
Primärzotten, Plazenta 4
primitives Mesoderm 7
Primitivgrube 7
Primitivknoten 7
Primitivrinne 7
Primitivstreifen 7
Primordialfollikel 261
Processus
- accessorii (Vertebrae lumbales) 164
- alveolaris (Maxilla) 113
- anterior (Malleus) 347
- articulares superiores und inferiores 163
- articularis superior (Vertebrae lumbales) 164
- ciliares 339
- clinoideus anterior/posterior 117
- condylaris (Mandibula) 114
- coracoideus 176
- coronoideus
- – (Mandibula) 114
- – (Ulna) 62
- costales (Vertebrae lumbales) 164
- frontalis
- – (Maxilla) 111, 112
- – (Os zygomaticum) 111
- intrajugularis 118
- lateralis
- – (Malleus) 347
- – tali 89
- – tuberis calcanei 89
- lenticularis 347
- mamillares (Vertebrae lumbales) 164
- mastoideus (Os temporale) 118, 119
- medialis tuberis calcanei 89
- muscularis (Cartilago arytenoidea) 146
- orbitalis (Os palatinum) 115
- palatini (Maxilla) 113
- posterior tali 89
- pterygoideus (Os sphenoidale) 116, 117
- pyramidalis (Os palatinum) 115
- sphenoidalis (Os palatinum) 115
- spinosus 161, 162
- – (Vertebrae lumbales) 164
- styloideus
- – (Os temporale) 118
- – radii 63
- – ulnae 62

– temporalis (Os zygomaticum) 111
– transversus
– – (Atlas) 163
– – (Vertebrae) 162
– uncinatus 247
– vaginalis peritonei 271
– vocalis 146
– xiphoideus 173, 174
– zygomaticus
– – (Os frontale) 116
– – (Maxilla) 113
– – (Os temporale) 118
Proerythroblast 56
Progesteron
– Corpus luteum graviditatis 5
– Granulosazellen 262
– Menstruationszyklus 268
Projektionsfasern, Großhirn 325
Prokollagenmoleküle 25
Prolaktin (PRL) 315
Proliferationsphase, Menstruationszyk-
lus 267
Prolin, Kollagenfibrillen 25
Prolymphozyt 56
Prominentia canalis facialis 346
Promonozyt 56
Promontorium 165
– Paukenhöhle 346
Promyelozyt 56
Pronation 12
– Fuß 94
– Sprunggelenke 101
– Unterarm 75
Pronephros 253
propriozeptive Informationen, Klein-
hirn 288
propriozeptive Sensibilität 48
Propriozeptoren, Muskelspindeln 35
Prostata 271, **277**
– Außenzone 278
– Innenzone 278
– periurethrale Zone 277
Proteoglykane
– Chondroid 30
– Muskulatur, glatte 37
– Osteoid 30
Protofibrillen 25
protopathische Sensibilität 294
protoplasmatische Astrozyten 45
Protuberantia
– mentalis 113
– occipitalis externa/interna 120
pseudounipolare Nervenzellen 44
Pulmo 197, **198**
Pulmonalarterien 205
Pulmonalklappe 214
– Projektions- und
Auskultationsstelle 215
Pulpa 135
Pulpaarterien/-venen, Milz 251
Pulstastung
– A. dorsalis pedis 104
– Unterarm 79
Pulvinar thalami 313, 327
Puncta lacrimalia 343

Punktion, V. subclavia 204
Pupille **336**
Pupillenreflex 315, 327
Purkinje-Fasern 217
Purkinje-Zellen 307
Putamen **323**
Pylorus 228
Pyramiden 289, **292**
Pyramidenbahn 289
Pyramidenbahnkreuzung 292
Pyramidenimpulse, Bewegungsplan
306
Pyramidenzellen 322
Pyramides renales 255

Q

Quadrizepsgruppe 99
quergestreifte Muskulatur 34
Quergewölbe, Fuß 95
Querschnittslähmung 290

R

Rachenmandel 135
Rachenmembran 9
Radgelenk 39, 67
Radialabduktion, Handgelenk 76
Radialislähmung, Fallhand 81, 83
Radiatio
– acustica 325, 326
– optica 312, 325, 327
Radioulnargelenk
– distales/proximales 63, **67**
– Muskeln 74
Radius **62**
Radix(-ces)
– dentis 135
– lateralis
– – (N. medianus) 82
– – (Tractus opticus) 327
– linguae 134
– medialis
– – (N. medianus) 82
– – (Tractus opticus) 327
– mesenterii 233, 234
– motoria (N. trigeminus) 294
– penis 278
– pili 357
– pulmonis 200
– sensoria (N. trigeminus) 294
– spinalis (N. accessorius) 125
– unguis 358
Ramus(-i)
– acromialis (A. thoracoacromialis) 219
– anterior
– – (N. obturatorius) 107
– – (N. spinalis) 180
– ascendens (A. circumflexa femoris lateralis) 103
– bronchiales
– – (A. thoracica interna) 218
– – (Aorta thoracica) 220

– – (N. vagus) 222
– calcanei 104
– cardiaci
– – cervicales superiores et inferiores
(N. vagus) 222
– – thoracici (N. vagus) 222
– carpalis dorsalis
– – (A. ulnaris) 80
– – (A. radialis) 80
– carpalis palmaris (A. radialis) 79
– circumflexus (A. coronaria sinistra)
215
– clavicularis (A. thoracoacromialis)
219
– collateralis (A. intercostalis) 220
– communicans albus 180
– communicans cum nervo ulnari
(N. medianus) 82
– communicans fibularis (N. cutaneus
surae lateralis) 108
– communicans griseus 180
– communicantes (Nn. spinales) 180
– cutanei (N. infraorbitalis) 157
– cutanei anteriores (N. femoralis)
107
– cutanei mediales (N. saphenus) 107
– cutaneus (N. obturatorius) 107
– cutaneus anterior (N. iliohypogastricus) 106
– cutaneus lateralis (N. iliohypogastricus) 106
– cutaneus palmaris (N. ulnaris) 82
– deltoideus (A. thoracoacromialis)
219
– descendens (A. circumflexa femoris
lateralis) 103
– dorsalis
– – (A. intercostalis) 220
– – (N. ulnaris) 82
– femoralis (N. genitofemoralis) 106,
185
– ganglionares (N. maxillaris) 157
– genitalis (N. genitofemoralis) 106,
186, 270
– inferior (N. oculomotorius) 156
– inferior ossis pubis 189
– – Geschlechtsunterschiede 192
– infrapatellaris (N. saphenus) 107
– intercostales anteriores (A. thoracica
interna) 218
– interventriculares septales (A. coronaria sinistra) 215
– interventricularis anterior (A. coronaria sinistra) 215
– interventricularis posterior (A. coronaria dextra) 215
– lateralis (A. coronaria sinistra) 215
– malleolaris lateralis (A. fibularis)
104
– mammarii mediales (A. thoracica interna) 218
– mandibulae 113, 114
– marginalis
– – (A. coronaria dextra) 216
– – (A. coronaria sinistra) 215

– mediastinales
– – (A. thoracica interna) 218
– – (Aorta thoracica) 220
– meningeus
– – (N. mandibularis) 125, 157
– – (N. spinalis) 180
– – (N. vagus) 159
– meningeus anterior
– – (A. ethmoidalis anterior) 342
– musculares
– – (A. ethmoidalis anterior) 342
– – (N. femoralis) 107
– – (N. fibularis communis) 108
– – (N. iliohypogastricus) 106
– – (N. medianus) 82
– – (N. plantaris medialis) 108
– – (N. radialis) 81
– – (N. tibialis) 108
– – (N. ulnaris) 82
– oesophageales
– – (Aorta thoracica) 220
– – (N. vagus) 222
– ossis ischii 189
– ovaricus (A. uterina) 264, 268
– palmaris (N. medianus) 82
– palmaris profundus (A. ulnaris) 80
– palmaris superficialis (A. radialis) 79
– pancreatici (A. splenica) 249
– pectorales (A. thoracoacromialis) 219
– perforantes
– – (A. thoracica interna) 218
– – (Aa. metatarsales dorsales) 104
– perineales (N. cutaneus femoris posterior) 107
– pharyngeus (N. vagus) 159
– posterior
– – (N. obturatorius) 107
– – (N. spinalis) 180
– profundus
– – (M. adductor hallucis) 103
– – (N. plantaris lateralis) 108
– – (N. radialis) 81
– – (N. ulnaris) 83
– spinalis (A. intercostalis) 220
– sternales (A. thoracica interna) 218
– sternocleidomastoideus (Ansa cervicalis) 180
– superficialis
– – (M. adductor hallucis) 103
– – (N. plantaris lateralis) 108
– – (N. radialis) 81
– – (N. ulnaris) 83
– superior (N. oculomotorius) 156
– tentorius (N. ophthalmicus) 156
– thymici
– – (A. pericardiacophrenica) 209
– – (A. thoracica interna) 209, 218
– tracheales
– – (A. thyroidea inferior) 198
– – (N. laryngeus recurrens) 198
– – (N. vagus) 222
– trapezius (Ansa cervicalis) 180

– tubarius (A. uterina) 265, 268
– vaginales (A. uterina) 268, 269
– viscerales (Aorta thoracica) 220
– zygomaticofacialis 157
– zygomaticotemporalis 157
Randsinus, Lymphknoten 53
Ranvier-Schnürringe 45
Raphe
– musculi 40
– pharyngis 120, 138
– pterygomandibularis 126
Raphekerne 303
raues endoplasmatisches Retikulum (rER) 24
Rautengrube 292
Recessus
– (Art. genus) 92
– axillaris 65
– costodiaphragmaticus 204
– costomediastinalis 204
– inferior (Bursa omentalis) 244
– infundibuli 310
– laterales 292
– opticus 310
– phrenicomediastinalis 204
– pinealis 311
– piriformes 140
– pleurales 202, 203
– sacciformis distalis 67
– sacciformis proximalis 67
– sphenoethmoidalis 116
– splenicus 244
– superior (Bursa omentalis) 244
Reflex(e) 290
– optokinetischer 300
– spinale 179
– Überprüfung 290
– vestibulookulärer 299
Reflexbogen 290
Reflexzentrum, optisches 298, 299
Regenbogenhaut 336, 338, **339**
Regeneration
– Muskulatur, quergestreifte 35
– Parasympathikus 47
Regio
– cervicalis anterior 142
– cervicalis lateralis 142
– cervicalis posterior 142
– olfactoria 128
– respiratoria 127
– sternocleidomastoidea 142
Reifeteilung, erste, Oozyten 261
Reifungsperiode, Spermatogenese 273
Reinke-Kristalle 273
Reissner-Membran **350**
Reizleitung, saltatorische 45
Rektum **238**
– Arterien 239
– Histologie 238
– Makroskopie 238
– Peritonealage 240
– Venen 239
Rektusdiastase 183
Rektushernie 183
Rektusscheide **183**

Releasing-Hormone
– Adenohypophyse 314
Renin 253
Reparation 13
Resorption
– Epithelgewebe 17
– Mikrovilli 18
Restitutio ad integrum 13
Rete
– arteriosum dermidis 355
– arteriosum subpapillare 355
– articulare cubiti 79
– articulare genus 103
– calcaneum 104
– malleolare laterale/mediale 104
– testis 272
– venosum dorsale manus 80
– venosum dorsale pedis 104
retikuläre Fasern 26
retikuläres aktivierendes System, aufsteigendes (ARAS) 301
retikuläres Bindegewebe 27
retikuläres System, absteigendes 302
Retikulozyten 53, 56
Retina 327, 338, **340**
– Entwicklung 335
– Pigmentepithel 335
– Stäbchen 340
– Zapfen 340
Retinaculum(-a) 42
– Brustdrüse 357
– musculorum extensorum (Manus) 69
– Subcutis 355
retinotopische Gliederung, Sehrinde, primäre 327
retroperitoneale Organe 226
Retroperitonealraum 226
Retroversion
– Hüftgelenk 97
– Schultergelenk 72
reversibel 13
Rezeptoren
– Haut 355
– muskarinerge 47
Rhombencephalon 291, **292**
– Makroskopie 292
Richtungsdefinition, anatomische 11
Richtungshören 344
Riechbahn **328**
Riechepithel 20
Riechplakoden 9
Riechrinde
– primäre 156
Riesenwuchs 314
Rima
– oris 131
– pudendi 269
Rinde
– Nebenniere 252
– Thymus 209
Rindenfelder 317
– primäre/sekundäre 318
Ringfalten
– Duodenum 233
– Jejunum 233, 234

Ringknorpel   146, 197
Rippen   **172**
Röhrenknochen   37
Röntgenaufnahme, a.p. (anterior-posterior)
– Herz/Thorax   212
Rotation   12
Rotatorenmanschette   73
rote Pulpa, Milz   250
Rücken   161
Rückenmark   179, **286**
– Assoziationsfasern   287
– Eigenapparat   290
– funktionelle Gliederung   287
– Gefäße   291
– graue Substanz   286, 287
– Hinterhorn   287
– Hinterstrangbahnen   288
– Histologie   181
– Kommissurenfasern   287
– Makroskopie   179
– motorische Bahnen   289
– Spinalnerven   180
– verlängertes s. Medulla oblongata   292
– Vorderstrang, kontralateraler   289
– Vorderstrangbahnen   289
– weiße Substanz   286, 287
– Zellen   286
Rückenmarkshäute   179
Rückenmarksnerven   180
Rückenmuskulatur
– autochthone s. autochthone Rückenmuskulatur   167
– primäre/sekundäre   167
– spinohumerale Muskelgruppe   171
Ruffini-Körperchen   356
Rugae vaginales   269
Ruhetonus, Muskeln   41
Rumpf   11
rundes Fenster   346

S

Sacculus   350, **352**
Saccus
– endolymphaticus   352
– lacrimalis   343
Säulenknorpel   32
Sagittalebene   12
Sakkaden   298
Saliva   137
Salpinx   260, **264**
saltatorischer Reizleitung   45
Salzsäure, Magen   231
Samen   270
Samenbläschen   **276**
Samenblase   270
Samenerguss   280
Samenflüssigkeit   280
Samenleiter   275
Samenstrang   **276**
Sammelrohr   256

Sarkolemm   34
Sarkomer
– Muskulatur, quergestreifte   35
– Skelettmuskulatur   40
Sarkoplasma   34
sarkoplasmatisches Retikulum   34
Sarkosomen   34
Satellitenzellen
– Muskulatur, quergestreifte   35
– Oligodendrozyten   45
Sattelgelenk   39
– Daumen-Mittelhandgelenk   69
saure Farbstoffe   15
Scala
– tympani   347, 349
– vestibuli   350
Scapula   176
Scapus pili   357
Schädel   110
– Knochen(verbindungen)   121
Schädelbasis, Foramina   33, 125
Schädelgrube(n)
– äußere   123
– – Ausdehnung/Inhalt   124
– hintere   119, **123**
– innere   122
– mittlere   123
– vordere   116, **123**
Schaltlamellen   33
Schaltstücke, Drüsen, exoepitheliale   22
Schamlippen   269
Scharniergelenke   39
– Fingergelenke   69
– Sprunggelenk, oberes   89
Scheide   261, **269**
Scheidengewölbe   269
Scheitelbein   121
Scheitellappen   316
Schenkelhalsfrakturen   91
Schenkelhernien   187
Schenkelkanal   185
Schenkelpforte   195
Schienbein   **87**
Schiffbein   63
Schilddrüse   24, 144
Schildknorpel   145
Schläfenbein   117
Schläfengrube   123
Schläfenlappen   316
Schleimbeutel   42
Schlemm-Kanal   339
Schließ- und Schwellkörpermuskeln, Beckenboden   194
Schlitzporenmembran, Nierenkörperchen   255
Schluckakt   141
Schluckauf   222
Schlüsselbein   175
Schlund   135
Schlundbogen, hinterer/vorderer   135
Schlundheber   140, 141
Schlundschnürer   140
Schlussleisten   17

Schmelz   135
Schmerzempfindungen/-wahrnehmung   289
Schmidt-Lantermann-Einkerbungen   45
Schnecke, knöcherne   348
Schneiden, Histologie   14
Schneidezähne   136
Schulteranastomose   219
Schulterblatt   176
Schulterblattanastomose   219
Schulterblattgräte   176
Schultergelenk   64
– Abduktion   72
– Adduktion   72
– Anteversion   72
– Aufbau   65
– Außenrotation   72
– Bewegungsumfang   65
– Innenrotation   72
– Luxation   66
– Muskeln   70
– – Funktionen   72
– Retroversion   72
Schultergürtel   175
– Muskeln   177
– Verbindungen   177
Schwangerschaft, blutgruppeninkompatible   5
Schwangerschaftstest, HCG   6
Schwann-Zellen   45
Schweiß   356
Schweißdrüsen   **356**
Schwellkörpermuskeln, Beckenboden   194
Schwerkraft   352
Schwurhand, Medianuslähmung   82
Sclera   **338**
– Entwicklung   335
Scrotum   271
Sebum   357
Segmenta bronchopulmonalia   200
Sehbahn   **327**
Sehnenscheiden, palmare   70
Sehnen   27
– Skelettmuskeln   40
Sehnenorgane   27
Sehnenrezeptoren   288
Sehnenscheiden   42, 69
– palmare   70
Sehorgan   335
– Embryologie   335
Sehrinde
– primäre   156
– – Ausfall   328
– – retiotopische Gliederung   327
– sekundäre   320, 327
– – Ausfall   328
Sehstrahlung   312
Sehventrikel   335
Seitenhorn
– Kerngebiete   287
– Neurone   287
Seitenplattenmesoderm   9
Seitenventrikel   330

Sekrete 20
- Drüsen, exoepitheliale 22
Sekretion
- apokrine 23, 357
- autokrine 24
- Drüsenepithel 20
- ekkrine 23, 356
- Epithelgewebe 17
- holokrine 23, 357
- merokrine 23, 356
- parakrine 24
Sekretionsphase, Menstruationszyklus 268
sekundär retroperitoneal 226
sekundär somatosensible Rinde 320
Sekundärbündel, Sehnen 27
sekundäre Hörrinde 321
sekundäre Sehrinde 320
Sekundärfollikel 262
- Milz 251
Sekundärzotten, Plazenta 4
Selektine 16
Sella turcica 117
Semilunarklappe 214
sensibel-sensorische Impulse, Körperhälfte 304
Sensibilität
- epikritische 48, 294
- exterozeptive 48
- propriozeptive 48
- protopathische 294
Sensibilitätsausfall, Thalamussyndrom 313
sensorische Afferenzen 48
sensorische Großhirnrinde 289
sensorische Kortexareale 322
Septula testis 272
Septum(-a)
- cordis 212
- corporum cavernosorum 269
- interalveolaria 113, 205
- interatriale 212
- interventriculare 212
- linguae 134
- nasi 126, 127
- nasi osseum 115
- oesophagotracheale 199, 207
- orbitale 342
- pellucidum 317
- penis 278
- sinuum sphenoidalium 116
seröse Drüsen 22, 137
Serotonin 44
serotoninerge Zellgruppen, Formatio reticularis 303
Sertoli-Zellen **272**
- adluminales/basales Kompartiment 273
Sesambeine 37, 42
- Patella 87
Sharpey-Fasern 30, 33, 40, 121
Shuntvitien 50
Siebbein 120
Siebbeinlabyrinth 120
Siebbeinzellen 128

Silberimprägnation 15
Singultus 222
Sinnesepithel 17, 20
Sinneszellen
- primäre 20, 327, 328
- sekundäre 20, 326, 329
Sinus
- aortae 215, 217
- caroticus 152
- cavernosus 334
- coronarius 216
- ethmoidalis **128**, 129
- frontalis 116, **128**, 129
- Großhirn 334
- lactiferi 357
- maxillaris 112, 115, **128**, 129
- obliquus pericardii 212
- petrosus inferior 125, 334
- petrosus superior 119, 334
- rectus 334
- renalis 256
- sagittalis inferior 334
- sagittalis superior 334
- sigmoideus 119, 125, 334
- sphenoidalis 116, **128**, 129
- tarsi 89
- transversus 334
- transversus pericardii 212
- venarum cavarum 213
Sinusitis 130
Sinusknoten **216**
Sinusoide 52
- Leber 245
Skalenuslücke, hintere/vordere 143
Skalenusmuskulatur 142, **143**
Skapularlinie 12
- Lungen- und Pleuragrenzen 224
Skelettmuskeln/-muskulatur 34, 40
- Ansatz 40
- Aufbau 40
- Kontraktionsformen 41
- Ursprung 40
Sklerotome 9
Skoliose 161
Skorbut, Vitamin-C-Mangel 25
Skrotalhaut 271
Sodbrennen 232
Sofortreaktion, Allergien 59
Soma, Nervenzelle 43
somatisches Nervensystem 46
somatoefferente Wurzelzellen 287
somatomotorische Efferenzen 48
Somatopleura 6, 9
somatosensible Afferenzen 48
somatosensible Rinde
- primäre 319
- sekundäre 320
Somatostatin 231, 234, 241, 248
somatotopische Gliederung, Hinterstrangbahnen 288
somatotropes Hormon (STH), Osteoblasten 31
Somiten 9

Spätreaktion, Allergien 59
Spastik 41
spastische Lähmung 46
Spatium
- epidurale 179
- episclerale subarachnoidale (intervaginale) 337
- intercostale 172
- intervaginale subarachnoidale (episclerale) 337
- perinei profundum 195
- perinei superficiale 195
- retroperitoneale 226
- retropharyngeum 207
- retropubicum 195
- subarachnoideum 180. 330
- subdurale 179, 330
- subperitoneale 277
Speiche **62**
Speichel 137
Speicheldrüsen 137
Speicherfett 28
Speiseröhre **207**
Spermatiden 273
Spermatogenese 2, 272, **273**
Spermatogonien 273
Spermatozoen, Samenerguss 280
Spermatozyten 273
Spermiogenese **273**
Spermium 270, **273**
- Akrosom 273
- Außenfibrillen 274
- Befruchtung 1
- Geißelbildung 274
- Hals 274
- Hauptstück 274
- Kernkondensation 274
- Kopf 274
- Mittelstück 274
- Zytoplasmareduktion 274
Sperrarterien 51
spezielle somatosensible Afferenzen 48
spezielle viszerosensible Afferenzen 48
Sphincter precapillaris 51
Spina(-ae)
- iliaca anterior inferior 189
- iliaca anterior superior 189, 190
- iliaca posterior inferior 189
- iliaca posterior superior 189, 190
- ischiadica 189
- mentales (Mandibula) 114
- nasalis (Os palatinum) 115
- nasalis anterior 113
- nasalis ossis frontalis 116
- ossis sphenoidalis 117
- scapulae 176
spinale Reflexe 179
Spinalkanal 179
Spinalnerven 180
Spinngewebshaut 329
Spinocerebellum 306
spinohumerale Muskelgruppe 171
spinokostale Muskelgruppe 171

spinoskapulare Muskelgruppe 171
Spiralarterien, Uterus 268
Splanchnopleura 9, 226
Splanchnopleuramesenchym 6
Splen **249**
Splenium corporis callosi 325
Splenomegalie 250
Sprachzentrum, motorisches 319
Sprungbein 89
Sprunggelenk(e)
– Dorsalextension 101
– Muskeln 99, 100
– – Funktionen 100
– oberes 89, 93
– Plantarflexion 101
– Pronation 101
– Supination 101
– unteres 94
– Weber-Fraktur 93
Squama
– frontalis 116
– occipitalis 120
– temporalis 118
Stäbchen, Retina 327, 340
Stammhirn s. Hirnstamm 291
Stammzellspermatogonien 273
Standardwirbel 161
Stapes 110, 346, **347**
statisches Organ 344, **351**
– häutige Strukturen 352
– knöcherne Strukturen 351
statoakustisches Organ 344
Steigbügel 346, **347**
Steißbeinwirbel 161, **165**
Stellknorpel 147
Stereozilien 18
– Ductus deferens 276
– Haarzellen, Corti-Organ 326
Sternum 173
Sternzellen, Kleinhirn 308
STH (Wachstumshormon) 315
Stilling-Clarke-Säule (Ncl. thoracicus
   posterior) 287, 289
Stimmband 146
Stimmritze 149
Stirnbein 116
Stirnglatze 116
Stirnhöhle 128
Stirnlappen 316
Strangzellen, Rückenmark 286
Stratum
– basale
– – (Endometrium) 267
– – (Epidermis) 354
– circulare
– – (Tunica muscularis, Gaster)
   231
– – (Tunica muscularis, Ösophagus)
   208
– corneum (Epidermis) 354
– cutaneum (Membrana tympanica)
   346
– fibrosum 42
– – (Periost) 33
– functionale (Endometrium) 267

– ganglionare
– – (Cerebellum) 307
– – (Retina) 341
– germinativum 354
– granulosum
– – (Cerebellum) 307
– – (Epidermis) 354
– – (Tertiärfollikel) 262
– limitans externum 340
– limitans internum 341
– longitudinale
– – (Tunica muscularis, Gaster) 231
– – (Tunica muscularis, Ösophagus)
   208
– lucidum (Epidermis) 354
– moleculare (Cerebellum) 308
– mucosum (Membrana tympanica)
   346
– nervosum (Retina) 340
– neuroepitheliale (Retina) 340
– neurofibrarum 341
– nucleare externum 340
– nucleare internum 341
– obliquum (Tunica muscularis,
   Gaster) 230
– osteogenicum (Periost) 33
– papillare (Dermis) 354
– pigmentosum (Retina) 340
– plexiforme externum 341
– plexiforme internum 341
– purkinjense (Cerebellum) 307
– reticulare (Dermis) 354
– spinosum (Epidermis) 354
– synoviale 42
Streifenstücke, Drüsen, exoepitheliale
   22
Stria(-ae)
– acusticae dorsales 326
– diagonalis (Broca) 322
– vascularis 350
Striatum **323**
Stroma 14
– Cornea 336
– Drüsen, exoepitheliale 22
– ovarii 261
Stützgewebe 24
– s.a. Binde- und Stützgewebe 24
– Bänder/Sehnen 27
– Knorpelgewebe 29
Subarachnoidalblutung 333
Subarachnoidalraum (Spatium subarachnoidale) 180
Subcutis 353, **354**
Subduralblutung 333
Substantia
– alba 181, 286
– compacta 38
– gelatinosa 287, 289
– grisea 181, 286
– nigra **297, 300**, 324
– propria (Cornea) 338
– spongiosa 38
Subthalamus **311, 315**
Sudor 356
Sulcus(-i)

– a. occipitalis 119
– anterolateralis 179
– arteriosi 121
– basilaris 292
– calcanei 89
– calcarinus 316, 320
– caroticus 117
– carpi 63
– centralis **316**, 318
– cerebri 316
– cinguli 316
– collateralis 316
– coronarius 211
– costae 173
– hypothalamicus 310
– intermedius posterior 179, 292
– intertubercularis 60
– interventricularis anterior 211
– interventricularis posterior 211
– lacrimalis 112
– lateralis **316**
– lateralis posterior 292
– limitans 292
– medianus 292
– medianus posterior 179, 292
– nervi radialis 60
– palatini 132
– palatinus major 115
– parietooccipitalis **316**
– posterolateralis 179
– sinus petrosi superioris 119
– sinus sagittalis 121
– sinus sagittalis superioris 120
– sinus sigmoidei 119, 120
– sinus transversi 120
– tendinis musculi fibularis longi 90
– tendinis musculi flexoris hallucis
   longi 89
– terminalis 134, 213
Supination 12
– Fuß 94
– Sprunggelenke 101
– Unterarm 75
Supplementär-motorischer Kortex 319
suprahyale Muskulatur 115
Surfactant **205**
Surfactantproteine 205
Sustentaculum tali 89
Sutura(-ae) 121
– coronalis 121
– frontomaxillaris 121
– lambdoidea 121
– nasofrontalis 121
– palatina mediana 113, 132
– palatina transversa 113, 132
– planae 121
– sagittalis 121
– serratae 121
Suturen 39
Symmetrie, bilaterale 12
Sympathektomie 47
Sympathikus 46, 285
– Bronchien 206
– ergotrope Wirkung 47
– Ganglien 47

- Grenzstrang 47
- Harnblase 259
- Herz 216
- Magen 232
- Ösophagus 209
- Tränendrüse 343
- Wirkungen 48
sympathische Neurone 286
Sympathomimetika, Asthma
  bronchiale 206
Symphysen 39
Symphysis
- intervertebralis 165
- mentalis 113
- pubica 189
Synapsen 43
synaptischer Spalt 43
Synarthrosen 39
- Symphysis pubica 189
Synchondrosen 39
Synchondrosis
- costae primae 174
- petrooccipitalis 121
- sphenopetrosa 121
- sternalis 174
Syndesmosen 39
- Schädelknochen 121
Syndesmosis tibiofibularis 93
Synergisten, Muskeln 41
Synostose 40
Synovia 38
Synzytiotrophoblast 3
Synzytium, Muskulatur, quergestreifte
  34
Systole 210

T

Tabatière 70
Tänien, Kolon 236
Talg 357
Talgdrüsen 356, **357**
Talus 89
Tarsus 89
- inferior/superior 342
Taschenklappe 214
Tastempfindungen 289
Tastsinn 288
Tawara-Schenkel 217
Tectum mesencephali 297, **298**
T-Effektorzellen 58
T-Gedächtniszellen 58
Tegmen tympani 346
Tegmentum mesencephali 292, 297,
  298
T-Helferzellen 58
T-Killerzellen 58
Tela
- subcutanea 353
- submucosa
- - (Gaster) 230
- - (Intestinum tenue) 233
- - (Ösophagus) 208

- subserosa
- - (Gaster) 230
- - (Intestinum tenue) 233
Telencephalon 291, **316**
Temperaturempfindungen 289
Temporallappen **320**
Tentorium cerebelli 329
Tertiärfollikel 262
Tertiärzotten, Plazenta 4
Testes s. Hoden 270
T-Supressorzellen 58
Thalamus 289, **310**, **312**
- Assoziationskerne 312
- Bewegungsprogramm 306
Thalamuskerne
- dorsale 313
- spezifische 312
- unspezifische 312, **313**
Thalamusstrahlung, hintere, vordere
  bzw. zentrale 325
Thalamussyndrom 313
Theca
- externa (Tertiärfollikel) 262
- folliculi 262
- interna (Tertiärfollikel) 262
Thekaluteinzellen 264
Thekaorgane 263
thermische Isolation, Speicherfett 28
Thermogenese, Fettgewebe, braunes 29
Thorakalwirbel 161, **164**
Thorax
- a.p. Röntgenaufnahme 212
- Arterien 217
- Lymphgefäße 221
- Venen 220
Thrombopoese 56
Thrombospondin 55
Thrombozyten 55
Thymus **209**
Thymusfettkörper 209
Thymusrestkörper 209
Thyreoidea-stimulierendes Hormon
  (TSH, Thyreotropin) 315
Thyreoglobulin 144
Thyroxin 144
Tibia **87**
- distaler/proximaler Abschnitt 88
- Schaft 88
Tibiofibulargelenk(e) 93
- unteres 89
tight junction 17
T-Lymphozyten 58
Tonsilla
- lingualis 135
- palatina 135
- pharyngealis 135
- tubaria 135
Torsion, Rippen 172
Torus
- levatorius 139
- tubarius 139
Trabecula(-ae)
- carneae 213
- septomarginales 214
- splenicae 250

Trabekel, Knochen 38
Trabekelarterien/-venen Milz 251
Trachea **197,** 198
Tractus
- bulbothalamicus 304
- cerebelloolivaris 309
- cerebellorubralis 309
- cerebellothalamicus 309
- cerebellovestibularis 309
- corticonuclearis 303
- corticopontinus 297, **303**
- corticospinalis 289
- corticospinalis anterior 289
- corticospinalis lateralis 289
- corticotectalis 298
- dentorubralis 309
- dentothalamicus 309
- frontopontinus 303, 325
- (Medulla spinalis) 287
- nucleoolivaris 296
- olfactorius 155, 316, 322, 328
- olivocerebellaris 296, **308**
- olivospinalis 290
- opticus 156
- parietotemporopontinus 303
- pontocerebellaris **309**
- reticulospinalis 290
- rubroolivaris 300
- rubroreticularis 300
- rubrospinalis 290, 300
- solitarius **329**
- spinocerebellaris anterior **288, 309**
- spinocerebellaris posterior 288, **289,**
  309
- spinoolivaris 288, 289, 296
- spinoreticularis 289
- spinotectalis 289, 298
- spinothalamicus 289, 304, **305**
- spinothalamicus anterior 289
- spinothalamicus lateralis 289
- spinovestibularis 288, 289
- tectospinalis 290
- tegmentalis centralis 300, 305, 310
- vestibulocerebellaris **308**
- vestibulospinalis 290
- ZNS 181
Tränenapparat 342
Tränenbein 110
Tränendrüse 343
Traglinie, Kniegelenk 93
Transdifferenzierung 13
Transport
- aktiver 5
- Kinozilien 18
- Plazenta 5
Transversalebene 12
Transzytose 5
Trigonum
- caroticum 142, 218
- lumbocostale (Bochdalek-Dreieck)
  178
- omoclaviculare 142
- sternocostale (Syn. Larrey-Spalte) 178
- thymicum 209
- vesicae 259

Trijodthyronin 144
Trikuspidalklappe 213
– Projektions- und
  Auskultationsstelle 215
Trochanter
– major (Femur) 86
– minor (Femur) 86
– tertius (Femur) 86
Trochlea
– humeri 61, 66
– (M. obliquus superior) 116
– tali 89
Trolard-Vene (V. anastomotica
  superior) 333
Trommelfell **345**
– Histologie 346
Trophoblast 2
trophotrope Wirkung,
  Parasympathikus 47
Tropoelastin, Muskulatur, glatte 37
Tropokollagen 25
Tropomyosin 35
Troponin 35
Truncothalamus 312
Truncus(-i)
– brachiocephalicus **217**
– bronchomediastinalis (dexter/
  sinister) 198, 221
– coeliacus 235, **281**
– corporis callosi 325
– costocervicalis 218
– inferior (Plexus brachialis) 80
– intestinalis **235**, 284
– jugularis (dexter/sinister) 154, 221
– lumbalis (dexter/sinister) 284
– medius (Plexus brachialis) 80
– pulmonalis 205, **214**
– subclavius (dexter und sinister) 80,
  221
– superior (Plexus brachialis) 80
– sympathicus 285
– thyrocervicalis 218, 219
– vagalis anterior 221
– vagalis posterior 222
TSH (Thyreoidea-stimulierendes Hormon) 315
T-Tubuli (Transversal-Tubuli), Muskulatur, quergestreifte 34
Tuba
– auditiva (Eustachii) 139, 346, **348**
– uterina 260, **264**
Tubargravidität 3
Tubenmandel 135
Tuber
– calcanei 89, 95
– cinereum 311
– frontale 116
– ischiadicum 189, 190
– – Geschlechtsunterschiede 192
– maxillae 112
– omentale 247
– parietale 121
– vermis 305
Tuberculum(-a)
– adductorium 86

– anterius
– – (Atlas) 163
– – (Vertebrae cervicales) 164
– articulare (Os temporale) 118
– conoideum (Clavicula) 176
– corniculatum 140
– costae 164, 173
– cuneatum 292
– cuneiforme 140
– gracile 292
– iliacum 189
– infraglenoidale 176
– intercondylare laterale/mediale
  88
– laterale/mediale (Talus) 89
– majus/minus (Humerus) 60
– mentale 113
– pharyngeum 120, 138
– olfactorium 322
– posterius
– – (Atlas) 163
– – (Vertebrae cervicales) 164
– pubicum 189, 190
– quadratum 86
– sellae 117
– supraglenoidale 176
Tuberositas
– deltoidea 60
– glutea 86
– iliaca 189
– masseterica 114
– ossis cuboidei 90
– ossis metatarsi I 90, 95
– ossis metatarsi V 90, 95
– ossis navicularis 90
– phalangis distalis (Manus) 64
– radii 63
– tibiae 88
Tubulus(-i)
– distalis 256
– intermedius 256
– proximalis 256
– renalis **255**
– reuniens 256
– seminiferi contorti/recti 272
Tumor-Nekrose-Faktor (TNF) 57
Tunica
– adventitia 50
– – (Bronchus pulmonis) 202
– – (Ductus deferens) 276
– – (Oesophagus) 208
– – (Ureter) 258
– albuginea
– – corporum cavernosorum 278
– – (Ovarium) 261
– – (Testis) 271
– conjunctiva 342
– dartos 271
– externa 50
– fibromusculocartilaginea
– – (Bronchus pulmonis) 202
– – (Trachea) 198
– fibrosa (Bulbus oculi) 338
– interna (Bulbus oculi) 338, 340
– intima 50

– media 50
– mucosa
– – (Bronchus pulmonis) 202
– – (Gaster) 230
– – (Intestinum tenue) 233
– – (Oesophagus) 208
– – (Trachea) 198
– – (Tuba uterina) 264. 265
– – (Ureter) 258
– – (Vesica biliaris) 247
– – (Vesica urinaria) 259
– – (Vesicula seminalis) 276
– muscularis
– – (Ductus deferens) 276
– – (Gaster) **230**
– – (Oesophagus) 208
– – (Tuba uterina) 265
– – (Ureter) 258
– – (Vesica biliaris) 247
– – (Vesica urinaria) 259
– – (Vesicula seminalis) 276
– serosa 234
– – (Gaster) 230
– – (Tuba uterina) 265
– – (Vesica biliaris) 247
– – (Vesica urinaria) 259
– vaginalis testis 271
– vasculosa (Bulbus oculi) **338**
Tunnel
– äußerer, Corti-Organ 351
– innerer, Corti-Organ 350
Tunnelproteine 17

U

Übergangsepithel 19, 20
– Nierenbecken 257
Überleitungsstück, Nierentubulus 256
Ulna **62**
Ulnarabduktion, Handgelenk 76
Ulnarislähmung, Krallenhand 83
Umbilikalgefäße 10
Umbo membranae tympanicae 345
Umgehungskreislauf,
  Leberschädigung 239
Uncus 317
univakuoläre Fettzellen 28
Unterarm 60, **61**
– Muskeln 73
– Pronation 75
– Pulstastung 79
– Supination 75
Unterhaut 353
Unterhorn, Seitenventrikel 330
Unterkiefer 113
Unterkieferdrüse 138
Unterkiefergrube 123
Unterlid 342
Unterschenkel
– Muskellogen 101
– Muskeln 99
Unterschläfengrube 123
Untersuchung, digitale rektale 277
Unterzungendrüse 137

Index

unverhorntes Epithel   20
Ureter   253, **257**
– Engstellen   258
Ureterknospe   254
Urethra   253, 259, **260**
– feminina   260
– masculina   260
Urkeimzellen   261
– männliche   2
Urniere   253
Urnierengang   253
Urogenitalsystem   253
Uroplakine   257
uteroplazentarer Kreislauf   4
Uterus   261, **265**
– Blastozyste   3
– Gefäße und Nerven   268
– Histologie   266
– Makroskopie   265
– Spiralarterien   268
Utriculus   350, **352**
– prostaticus   260
Uvea   **338**
Uvula   132
– vesicae   259

V

Vagina   261, **269**
– bulbi   337
– carotica   151
– communis tendinum musculorum flexorum   70
– Döderlein-Bakterien   269
– fibrosa   42, 69
– Histologie   269
– Makroskopie   269
– processus styloidei   119
– synovialis   42, 69
– tendinis   42
– – intertubercularis   65
– – musculi flexoris carpi radialis   70
– – musculi flexoris pollicis longi   70
Vallecula epiglottica   139
Valva(-ae)
– aortae   214
– atrioventricularis dextra   213
– atrioventricularis sinistra   214
– cuspidalis   213
– trunci pulmonalis   214
Valvula(-ae)
– anales   238
– semilunaris   214
Variabilitäten   12
Varizen   52
Varizenbildung   246
Vas(-a)
– afferentia, Lymphknoten   53
– communia (Cor)   213
– efferentia, Lymphknoten   53
– privata
– – (Cor)   213
– – (Hepar)   246
– – (Pulmo)   206

– publica
– – (Cor)   213
– – (Hepar)   246
– – (Pulmo)   205
– vasorum
– – Blutgefäße   50
– – (Pulmo)   206
Vasodilatation, Parasympathikus   48
Vasokonstriktion, Sympathikus   48
Vater-Pacini-(Lamellen-)Körperchen
  356
– Clitoris   270
vegetatives Nervensystem   285
Velum
– medullare inferius/superius   **292**,
  305
– palatinum   132
Vena(-ae)
– anastomotica inferior (Labbé-Vene)
  333
– anastomotica superior (Trolard-
  Vene)   333
– azygos   197, 200, **221**
– basilaris (basalis)   334
– basilica   80
– cava inferior   52, 220, **283**
– cava superior   52, 200, **220**
– centralis   244
– cephalica   80
– cysticae   247
– diploicae   334
– emissaria   125
– emissaria condylaris   125
– emissaria mastoidea   125
– epigastrica inferior   188
– epigastrica superficialis   188
– ethmoidalis anterior   125
– ethmoidalis posterior   125
– femoralis   105, 185
– gastrica dextra/sinistra   232, 283
– gluteae superiores et inferiores   283
– hemiazygos   **221**
– hepaticae   246
– iliaca communis   283
– iliaca externa   283
– iliolumbalis   283
– inferiores cerebri   333
– interlobulares (Hepar)   244, 246
– intermedia cubiti   80
– interna cerebri   334
– jugularis anterior   154
– jugularis externa   153
– jugularis interna   153
– lumbales ascendentes   221
– magna cerebri   334
– media superficialis cerebri   333
– mediana antebrachii   80
– mediana cubiti   80
– meningea media   125
– mesenterica inferior   246, 283
– mesenterica superior   246, 283
– obturatoria   283
– omphalomesentericae   241
– ophthalmica inferior   342
– ophthalmica superior   125, 342

– pancreaticoduodenalis   283
– poplitea   105
– portae hepatis   232, 233, **235**, 241,
  246, 249, **283**
– pudenda interna   270
– pulmonales   201, 202, **214**
– renalis   257
– sacrales   283
– saphena magna   105
– saphena parva   105
– splenica (Syn. V. lienalis)   246, 251,
  252, 283
– subclavia, Punktion   204
– superiores cerebri   333
– testicularis   275, 283
– thoracicae internae   188
– thoracoepigastricae   188
– umbilicalis   10, 241
– vorticosae   340
Venen   52
– Auge   342
– Extremität
– – obere   80
– – untere   104
– Großhirn   333
– Hals   153
– Haut   355
– Intestinum tenue   235
– Kopf   153
– Magen   232
– Thorax   220
Venenklappen   52
Venenstern   105
Venenwinkel   221
venöser Schenkel, Kapillaren   52
Venolen   52
Venter   **228**
– anterior (M. digastricus)   133
– posterior (M. digastricus)   133
Ventriculus
– (Cor)   210
– dexter   211, **213**
– laryngis   148
– lateralis   330
– quartus   330
– sinister   211, **214**
– tertius   310, 317, 330
Ventrikel   330
– erster   330
– zweiter   330
– dritter   310, 317, 330
– – Ausbuchtungen   310
– vierter   330
Verbindungen
– interzelluläre   16
Verdauung   225
Verdichtungszonen, Muskulatur,
  glatte   37
verhorntes Epithel   19
Verknöcherung s. Ossifikation   31
Verknöcherungspunkte   31
Vermehrungsperiode/-phase
– Oogenese   261
– Spermatogenese   273
Vermis cerebelli   305

Vertebra(-ae) 161
- cervicales 161, **164**
- coccygeae 161
- lumbales 161, **164**
- prominens 164
- sacrales 161
- thoracicae 161, **164**
Vesica
- fellea bzw. biliaris 240, 242, 246, **247**
- urinaria 253, 254, 257, **258**
Vesicula seminalis 270, **276**
Vestibulocerebellum 306
vestibulookulärer Reflex 299
Vestibulum
- bursae omentalis 244
- laryngis 148
- oris 131
- Paukenhöhle 348
- vaginae 269
Vibrationsempfinden 288
Vieleckbein, großes/kleines 63
Vierhügelplatte 156, 297
Viscerocranium 110
viszerales Mesenchym 6
viszerales Mesoderm 9
viszeromotorische Efferenzen, allgemeine 48
viszerosensible Afferenzen, spezielle 48
Vitamin-C-Mangel, Skorbut 25
Volkmann-Kanälchen 33
Vomer 110, **115**
von-Ebner-Halbmonde, Drüsen, exoepitheliale 23
von-Willebrand-Faktor 55
Vorderdarm 9
Vorderhorn
- Kerngebiete 287
- Neurone 287
- Rückenmark 181
- Seitenventrikel 330
Vorderstrang, kontralateraler, Rückenmark 289
Vorderstrangbahnen, Rückenmark 289
Vorhof 210
- Herz **212**
- Hörorgan 350
Vorkern, weiblicher 1
Vorniere 253
Vorsteherdrüse 271, **277**

W

Wachstumshormon (STH) 315
Wachstumsperiode/-phase
- Oogenese 261, 262
- Spermatogenese 273
Wadenbein **88**
Wadennerv 108
Waldeyer-Rachenring 135
Waller-Degeneration 46
Wasserspeicherung, Fettgewebe 28

Wasserstoff-Ionen, Magen 231
Weber-Frakturen, Sprunggelenk 93
Weckzentrum, Formatio reticularis **301**
Weisheitszahn 136
weiße Pulpa, Milz 251
weiße Substanz, Rückenmark 181, 286, 287
weißes Fettgewebe 28
Widerstandsgefäße 51
von-Willebrand-Faktor 55
Windkesselfunktion, Aorta 217
Wirbel 161, 162
- Verbindungen 165
Wirbelkanal 179
Wirbelkörper 162
Wirbelsäule 161
- Bänder 166
- Form 162
- Gliederung 162
- Muskeln 167
Wolff-Gang 253, 254
Würfelbein 89
Wurzelhaut 136
Wurzelscheide
- äußere, Haare 358
- innere, Haare 358
Wurzelzellen
- Rückenmark 286
- somatoefferente 287

X

X-Bein 93

Z

Zähne 135
- Halteapparat 136
Zapfen 132
Zahnbein 135
Zahnfleisch 132
Zahnformel 136
Zahnhals 135
Zahnhöhle 136
Zahnkrone 135
Zahnschmelz 135
Zahnwechsel 137
Zahnwurzel 135
Zapfen, Retina 327, 340
Zapfengelenk 39
Zehen 90
Zeis-Drüsen 342
Zellen
- Binde- und Stützgewebe 24
- dunkle, Schweißdrüsen 356
- endokrine 24
- helle, Schweißdrüsen 356
- omnipotente 2
- oxyphile, Nebenschilddrüse 145
- peritubuläre 272
- pluripotente 2
- Rückenmark 286

Zellform 19
Zellkontakte 15
Zellschichten und -reihen 18
Zement 135
Zentralarterien, Milz 251
zentrale Lähmung 46
Zentralkanal 286
Zentralvenen-Leberläppchen 244
zerebelläre Ataxie 306
zerebrale Durchblutungsstörungen 332
Zervix 266
Ziliarkörper 336, **339**
zirkumventrikuläre Organe 301
Zisternen, Großhirn 331
Zölom
- extraembryonales 6
- intraembryonales 9
Zona
- columnaris 239
- cutanea 239
- fasciculata 252
- glomerulosa 252
- orbicularis 91
- pellucida 1
- - (Ovarium) 262
- reticularis 252
Zonula(-ae)
- adhaerentes 16
- occludentes 17
Zonulafasern, Linse 336
Zotten
- Duodenum 233
- Jejunum 233, 234
- Plazenta 4
Z-Scheibe, Muskulatur, quergestreifte 35
Zunge 132
- Außenmuskulatur 134
Zungenbein 115
Zungenkörper 134
Zungenmandel 135
Zungenmuskulatur 132, 134
Zungenpapillen 134
Zungenrücken 134
Zungenschleimhaut 134
Zungenspitze 135
Zungenwurzel 134
Zuwendungsbewegungen 298
Zwerchfell 177
Zwerchfellhernie 178
Zwischenhirn 291, **310**
Zwischenwirbelscheiben 161, **165**
Zwölffingerdarm **232**
- Entwicklung 227
Zygote 2
Zymogengranula, Azinuszellen, Pankreas 249
Zytokine 57
Zytologie 11
Zytoplasmareduktion, Spermium 274
zytotoxische Reaktion, Allergien 59
Zytotrophoblast 3
- Mesenchymzellen 4